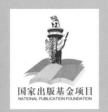

国家出版基金项目
NATIONAL PUBLICATION FOUNDATION

"十三五"国家重点图书出版规划项目

Precision
Medicine

精准医学出版工程

精准预防诊断系列

总主编 詹启敏

传染性疾病与精准预防

Infectious Diseases and
Precision Prevention

阚 飙 等

编著

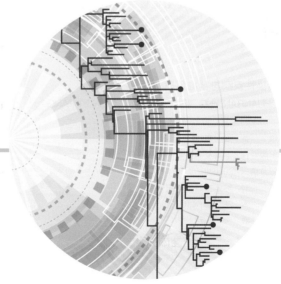

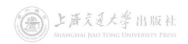

上海交通大学出版社
SHANGHAI JIAO TONG UNIVERSITY PRESS

内容提要

本书为"精准医学出版工程·精准预防诊断系列"图书之一。人类对传染病的认识和对传染病的防控能力经历了从模糊到清晰的过程。随着基因组学等多种组学、信息化、大数据、学习和分析方法的高度发展,人类对传染病诊断、预防、控制方面的认知更为深刻,技术更为精准。传染病的精准预防,实际上是通过利用组学、大数据和分析创新技术,取得更深刻和精准的传染病防控能力。本书介绍精准医学理念在传染病预防方面的发展和应用,重点在传染病的分子诊断、病原体基因组学的传染病防控应用、流行病学大数据挖掘利用、精准疫苗预防等方面,介绍基因组学、流行病学大数据的处理方法和应用,将患者、健康人、疾病、病原体、暴发、传播事件均作为个体,利用大数据深刻认识、区分个体和服务于个性化处置,实现对传染病控制和预防的精准化。本书适合从事预防医学、临床医学的科研与临床人员阅读,也适合高等医学公共卫生、临床医学和广大社区医学工作者阅读。

图书在版编目(CIP)数据

传染性疾病与精准预防/阚飙等编著. —上海:上海交通大学出版社,2020
精准医学出版工程/詹启敏主编
ISBN 978 - 7 - 313 - 20482 - 0

Ⅰ.①传… Ⅱ.①阚… Ⅲ.①防疫 Ⅳ.①R183

中国版本图书馆 CIP 数据核字(2018)第 269019 号

传染性疾病与精准预防
CHUANRANXING JIBING YU JINGZHUN YUFANG

编　　著:阚　飙　等
出版发行:上海交通大学出版社　　　　　　地　　址:上海市番禺路 951 号
邮政编码:200030　　　　　　　　　　　　电　　话:021 - 64071208
印　　制:苏州市越洋印刷有限公司　　　　经　　销:全国新华书店
开　　本:787 mm×1092 mm　1/16　　　　印　　张:25.5
字　　数:509 千字
版　　次:2020 年 3 月第 1 版　　　　　　　印　　次:2020 年 3 月第 1 次印刷
书　　号:ISBN 978 - 7 - 313 - 20482 - 0
定　　价:198.00 元

医师)

邬堂春(华中科技大学同济医学院副院长、公共卫生学院院长,教授)

曾　强(中国人民解放军总医院健康管理研究院主任,教授)

张军一(南方医科大学南方医院精准医学中心副主任,主任医师)

张路霞(北京大学健康医疗大数据国家研究院院长助理,北京大学第一医
　　　院肾内科主任医师、教授)

张　学(哈尔滨医科大学校长、党委副书记,教授)

朱宝生(昆明理工大学附属医院/云南省第一人民医院遗传诊断中心主
　　　任,国家卫健委西部孕前优生重点实验室常务副主任,教授)

学术秘书

张　华(中国医学科学院、北京协和医学院科技管理处副处长)

《传染性疾病与精准预防》
编 委 会

主 编

阚 飙（中国疾病预防控制中心传染病预防控制所副所长、腹泻病室主任，研究员）

副主编

杨瑞馥（中国人民解放军军事医学科学院微生物流行病研究所研究员）
朱凤才（江苏省疾病预防控制中心副主任，主任医师）
宋宏彬（中国人民解放军疾病预防控制中心副主任，研究员）
马学军（中国疾病预防控制中心病毒病预防控制所中心实验室主任，研究员）

编 委
（按姓氏拼音排序）

崔志刚（中国疾病预防控制中心传染病预防控制所副研究员）

郝 琴（中国疾病预防控制中心传染病预防控制所研究员）

郝荣章（中国人民解放军疾病预防控制所副研究员）

胡永飞（中国农业大学动物科学技术学院教授）

金 东（中国疾病预防控制中心传染病预防控制所副研究员）

李 伟（中国疾病预防控制中心传染病预防控制所副研究员）

刘 斌（南开大学泰达生物技术研究院研究员）

刘元宝（江苏省疾病预防控制中心副主任医师）

卢 昕（中国疾病预防控制中心传染病预防控制所副研究员）

鲁凤民（北京大学医学部基础医学院病原生物学系教授）

逄 波（中国疾病预防控制中心传染病预防控制所研究员）

钱 全（中国人民解放军疾病预防控制所助理研究员）

秦 天（中国疾病预防控制中心传染病预防控制所副研究员）

邵祝军（中国疾病预防控制中心传染病预防控制所研究员）

王　磊(中国科学院自动化研究所副研究员)

王立贵(中国人民解放军疾病预防控制中心副研究员)

王世文(中国疾病预防控制中心病毒病预防控制所副所长,研究员)

王　鑫(中国疾病预防控制中心传染病预防控制所研究员)

魏建春(中国疾病预防控制中心传染病预防控制所副研究员)

熊衍文(中国疾病预防控制中心传染病预防控制所研究员)

闫笑梅(中国疾病预防控制中心传染病预防控制所研究员)

叶长芸(中国疾病预防控制中心传染病预防控制所研究员)

张茂俊(中国疾病预防控制中心传染病预防控制所研究员)

张　雯(中国疾病预防控制中心传染病预防控制所副研究员)

郑　翰(中国疾病预防控制中心传染病预防控制所研究员)

周海健(中国疾病预防控制中心传染病预防控制所副研究员)

主编简介

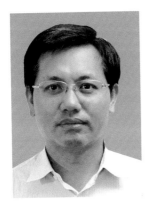

阚飙，中国预防医学科学院（现中国疾病预防控制中心）病原生物学专业医学博士，现任中国疾病预防控制中心传染病预防控制所副所长、腹泻病室主任，研究员、博士生导师。长期从事病原生物学和传染病防控技术研究，主要负责细菌性传染病分子分型实验室监测网络、传染病监测防控相关技术研究，疫情及灾害现场应急等方面工作。2002年在德国马普感染生物学研究所做访问学者。主持国家科技重大专项、973计划项目、国家自然科学基金重点项目、863计划项目等多项国家级课题。作为主要完成人获省部级科技进步二等奖4项，获"新世纪百千万人才工程"国家级人选、第十届中国青年科技奖、中华预防医学会"公共卫生与预防医学发展贡献奖"、中国科协第七届"全国优秀科技工作者"、全国卫生系统"青年岗位能手"等多项荣誉。带领科室获中央国家机关"五一"劳动奖章。兼任中华预防医学会旅行卫生专业委员会主任委员、中国微生物学会分析微生物学专业委员会副主任委员、国家卫生健康委员会疾病预防控制专家委员会传染病防治分委会委员、国家卫生健康委员会传染病标准专业委员会委员等职务。在国际期刊发表论文100余篇。获国家发明专利2项。

总序

　　"精准"是医学发展的客观追求和最终目标，也是公众对健康的必然需求。"精准医学"是生物技术、信息技术和多种前沿技术在医学临床实践的交汇融合应用，是医学科技发展的前沿方向，实施精准医学已经成为推动全民健康的国家发展战略。因此，发展精准医学，系统加强精准医学研究布局，对于我国重大疾病防控和促进全民健康，对于我国占据未来医学制高点及相关产业发展主导权，对于推动我国生命健康产业发展具有重要意义。

　　2015年初，我国开始制定"精准医学"发展战略规划，并安排中央财政经费给予专项支持，这为我国加入全球医学发展浪潮、增强我国在医学前沿领域的研究实力、提升国家竞争力提供了巨大的驱动力。国家科技部在国家"十三五"规划期间启动了"精准医学研究"重点研发专项，以我国常见高发、危害重大的疾病及若干流行率相对较高的罕见病为切入点，将建立多层次精准医学知识库体系和生物医学大数据共享平台，形成重大疾病的风险评估、预测预警、早期筛查、分型分类、个体化治疗、疗效和安全性预测及监控等精准预防诊治方案和临床决策系统，建设中国人群典型疾病精准医学临床方案的示范、应用和推广体系等。目前，精准医学已呈现快速和健康发展态势，极大地推动了我国卫生健康事业的发展。

　　精准医学几乎覆盖了所有医学门类，是一个复杂和综合的科技创新系统。为了迎接新形势下医学理论、技术和临床等方面的需求和挑战，迫切需要及时总结精准医学前沿研究成果，编著一套以"精准医学"为主题的丛书，从而助力我国精准医学的进程，带动医学科学整体发展，并能加快相关学科紧缺人才的培养和健康大产业的发展。

　　2015年6月，上海交通大学出版社以此为契机，启动了"精准医学出版工程"系列图书项目。这套丛书紧扣国家健康事业发展战略，配合精准医学快速发展的态势，拟出版一系列精准医学前沿领域的学术专著，这是一项非常适合国家精准医学发展时宜的事业。我本人作为精准医学国家规划制定的参与者，见证了我国精准医学的规划和发展，欣然接受上海交通大学出版社的邀请担任该丛书的总主编，希望为我国的精准医学发展及医学发展出一份力。出版社同时也邀请了吴孟超院士、曾溢滔院士、刘彤华院士、贺福初院士、刘昌孝院士、周宏灏院士、赵国屏院士、王红阳院士、曹雪涛院士、陈志南院士、陈润生院士、陈香美院士、徐建国院士、金力院士、周琪院士、徐国良院士、董家鸿院士、卞修武院士、陆林院士、田志刚院士、乔杰院士、黄荷凤院士等医学领域专家撰写专著、承担审校等工作,邀请的编委和撰写专家均为活跃在精准医学研究最前沿的、在各自领域有突出贡献的科学家、临床专家、生物信息学家,以确保这套"精准医学出版工程"丛书具有高品质和重大的社会价值,为我国的精准医学发展提供参考和智力支持。

编著这套丛书,一是总结整理国内外精准医学的重要成果及宝贵经验;二是更新医学知识体系,为精准医学科研与临床人员培养提供一套系统、全面的参考书,满足人才培养对教材的迫切需求;三是为精准医学实施提供有力的理论和技术支撑;四是将许多专家、教授、学者广博的学识见解和丰富的实践经验总结传承下来,旨在从系统性、完整性和实用性角度出发,把丰富的实践经验和实验室研究进一步理论化、科学化,形成具有我国特色的精准医学理论与实践相结合的知识体系。

"精准医学出版工程"丛书是国内外第一套系统总结精准医学前沿性研究成果的系列专著,内容包括"精准医学基础""精准预防""精准诊断""精准治疗""精准医学药物研发"以及"精准医学的疾病诊疗共识、标准与指南"等多个系列,旨在服务于全生命周期、全人群、健康全过程的国家大健康战略。

预计这套丛书的总规模会达到60种以上。随着学科的发展,数量还会有所增加。这套丛书首先包括"精准医学基础系列"的10种图书,其中1种为总论。从精准医学覆盖的医学全过程链条考虑,这套丛书还将包括和预防医学、临床诊断(如分子诊断、分子影像、分子病理等)及治疗相关(如细胞治疗、生物治疗、靶向治疗、机器人、手术导航、内镜等)的内容,以及一些通过精准医学现代手段对传统治疗优化后的精准治疗。此外,这套丛书还包括药物研发,临床诊断路径、标准、规范、指南等内容。"精准医学出版工程"将紧密结合国家"十三五"重大战略规划,聚焦"精准医学"目标,贯穿"十三五"始终,力求打造一个总体量超过60种的学术著作群,从而形成一个医学学术出版的高峰。

本套丛书得到国家出版基金资助,并入选了"十三五"国家重点图书出版规划项目,体现了国家对"精准医学"项目以及"精准医学出版工程"这套丛书的高度重视。这套丛书承担着记载与弘扬科技成就、积累和传播科技知识的使命,凝结了国内外精准医学领域专业人士的智慧和成果,具有较强的系统性、完整性、实用性和前瞻性,既可作为实际工作的指导用书,也可作为相关专业人员的学习参考用书。期望这套丛书能够有益于精准医学领域人才的培养,有益于精准医学的发展,有益于医学的发展。

本套丛书的"精准医学基础系列"10种图书已经出版。此次集中出版的"精准预防诊断系列"系统总结了我国精准预防与精准诊断研究各领域取得的前沿成果和突破,将为实现疾病预防控制的关口前移,减少疾病和早期发现疾病,实现由"被动医疗"向"主动健康"转变奠定基础。内容涵盖环境、食品营养、传染性疾病、重大出生缺陷、人群队列、出生人口队列与精准预防，纳米技术、生物标志物、临床分子诊断、分子影像、分子病理、孕产前筛查与精准诊断，以及健康医疗大数据的管理与应用等新兴领域和新兴学科，旨在为我国精准医学的发展和实施提供理论和科学依据，为培养和建设我国高水平的具有精准医学专业知识和先进理念的基础和临床人才队伍提供理论支撑。

希望这套丛书能在国家医学发展史上留下浓重的一笔！

北京大学常务副校长

北京大学医学部主任

中国工程院院士

2018 年 12 月 16 日

序

2014年9月，我与本书的主编阚飙研究员一起到英国约克参加全球微生物识别（Global Microbial Identifier）会议。这是关于应用病原微生物基因组测序分析以及信息化网络化应用、开展传染病全球化监测和防控的国际会议，以期实现疫情的敏感发现和早期控制。回来时路过伦敦，我们专门去了宽街，这是1854年伦敦南部市区霍乱暴发中发现由水井传播的调查和处置点。如大家所知，这个调查被载入传染病流行病学史册，被认为是流行病学调查分析的发端。但是，当时调查时，还不知道霍乱是由霍乱弧菌这种微生物引起的，认为是通过瘴气传播。虽然同年意大利解剖学家菲利波·帕齐尼（Filippo Pacini）首先发现了霍乱弧菌，但被科学界所忽略，直到30年后德国医师和微生物学家罗伯特·科赫（Robert Koch）再次独立发现霍乱弧菌，才被广泛认同。

这让我们颇有感慨。160多年后的今天，我们不仅认识了霍乱弧菌，而且知道了它的基因组中的每一个碱基，并且利用这些序列信息，开展霍乱的监测、发现暴发和追溯与控制感染源头。因此，站在那个水井的水泵前，恍如穿越了160年。

时至今日，尽管我们对传染病的病原体及其传播有了深刻的认识，有了系统和成熟的治疗、预防、控制手段，但传染病依然对人类社会的发展造成很大的阻碍。并且，因为全球化的发展，地球上任何一个地方的传染病疫情已不再是当地的局部问题，其他国家和地区同样不能高枕无忧。面对的威胁也不仅仅是新发传染病及其病原体，还包括其他地方出现的，甚至是本地既往流行过、虽然现在没再看到的（传染病及其病原体）。另外，社会和环境状况的改变，也使传染病出现了新的发生发展模式。虽然我们已有多年积累下来的对抗传染病的"武器"和能力，但面对这些新问题以及依然存在的老问题，仍然感觉缺乏主动性，还不能够及时精准地诊断出所有病例的感染病原体，很多暴发还不能预先发现，对传染病发生和转归的多影响因素本质的认识还不足，对传染病的发生和传播规律的认识还不够清晰，还缺少有效的治疗手段，还缺乏保护力更好的疫苗和更为有效的预防办法。

一个学科领域变革的技术往往在很多其他领域是相通和相互应用的，并且通过融合,迅速带来新的深刻的认识。同样,在医学领域通过不同学科技术的组合以及医学本身技术的发展,逐步丰富和提高了探索健康影响和促进因素的能力,产生了更多的认知信息,而大数据的获取和分析以及信息化的发展,让健康问题的挖掘更趋向本质,并且更趋向于对每个个体的具体而深刻的分析。精准医学概念的提出,即是基于科学以及在医学研究领域技术的进步,通过大群体、大数据和精细化研究,获得更深刻的健康认识,从而促进个体的医疗保健。

近年来,在传染病防控领域,病原诊断手段获得了新的发展,形成了更灵敏准确的检测技术。在已认识病原体的多病原体筛查和未知病原体的发现方面提出了新的方法,发展出以基因组学分析为基础,并进一步衍生发展的微生物组学、代谢组学、转录组学,以及感染免疫方向的免疫组学等传染病组学,这些新成果、新技术迅速广泛地应用于对传染病的感染诊断、治疗、预防、监测、疫情预警等方面。对于传染病的群体预防,也在整合入接种者个体的生物学状态,探索形成个体化的接种策略和免疫模式。

所有这些纵向深刻的和横向广泛的认识,形成了传染病发生发展上的认知大数据,并能够形成传染病的精准预防策略和手段——更准确的感染诊断,更个体化的治疗甚至疫苗预防,更有效的疫情监测分析和预警。通过新技术应用和大数据、大队列分析,获得群体和个体水平的传染病发生、感染与传播规律,采取更有针对性的防控措施,从而最大限度地实现预防疾病、保障健康的目的。

我非常高兴地看到本书利用精准医学概念,在传染病的精准预防策略和技术中将概念具体化,初步形成了新的理念和认识,在传染病的精准预防方面进行了非常有益的探索。160多年前,约翰·斯诺(John Snow)为了找到伦敦苏活(Soho)区霍乱暴发的原因,绘制了病例和水井分布地图。今天,我们也将利用新的理念和技术,获得更详细的数据,绘制出传染病预防控制的更精细的"地图",实现对传染病疫情、对患者个体的精准化预防,进而在认识传染病和防控传染病的斗争中取得新的胜利。

传染病预防控制国家重点实验室主任
中国工程院院士
2018年8月于北京

精准医学是通过利用组学和大数据分析技术,深入和精细认识疾病及导致患者个体发病的关联因素,通过实施个性化治疗,获得更好疗效的一门新兴学科。与经典的医学相比,主要突出以下特征:在既往医学研究基础上,整合利用基因组学、代谢组学、大数据收集与计算以及生物信息学等新技术,获得对疾病的深刻认识;利用大样本人群开展对某疾病过程的深入分析,从而精确寻找到疾病的原因和治疗的靶点;个体和群体研究相互支持,通过个体及同质群体分析发现规律和个性化特征,挖掘个性化治疗方法。在某种程度上,精准医学体现为对待相同的病症表现,实施不一样的治疗方案,获得最佳的治疗效果。

精准医学是随着当前基因组测序技术的进步、病理检测分析技术的提高以及生物信息与大数据科学的应用而发展起来的新型医学研究和治疗模式。它能够对一种疾病的不同状态和过程进行精确亚分类,对疾病和患者定制个性化的精准治疗方案,从而取得更好的疗效。

同样地,对于传染病,也存在着易感性、发病、治疗的个体化问题。传染病是由机体感染病原体引起的,其临床表现是机体和病原体相互作用的结果。相同的病原体进入不同的个体,可引起从不定殖、无症状携带到不同疾病程度的各类表现。不同的病原体感染同一个个体,会引起相同或不同的病症表现。对传染病的治疗,也会因不同的病原体、不同的个体采用不同的治疗方案。比如,对于同一种抗生素有些人会产生变态反应,因此对于同种病原细菌的感染,不同患者使用的抗生素会有所不同。

随着基因组测序、微生物各类组学和分析技术的创新应用,对于传染病不同的发生因素,也有了比以往更深刻、翔实、精确的认识。在传染病的感染病原体诊断方面,随着基因组测序技术和生物信息学分析方法的不断发展,对患者感染病原体的鉴定,已从过去限于已知的、种类有限的病原体检测,迅速发展为无须预判、客观获得样品内全部核酸序列并从中寻找病原体的阶段,使得对患者感染病原体的识别和诊断准确性大大提高,并成为发现高变异和新发病原体的重要技术手段。通过多病原体筛查和深度测序等新技术的应用,能够从不同感染者中发现更多种类的病原体,甚至是新病原体,提高病原体检出率。

对于病原体本身,基于微生物基因组测序技术的广泛应用人们已认识到,利用既往的微生物学分类方法,还不能对病原微生物进行精确的分类,还需要揭示其不同的生物学特征。比如,即便属于同种血清型沙门菌的不同菌株,其基因组序列仍会有所不同且可以携带不同的耐药基因而产生不同的耐药性。

对于暴发的判断,也不仅仅是把同时期出现相同病症的患者均纳入暴发病例,即便他们感染了相同生物型别的病原体,而是需要从微生物基因组学上对这些感染的病原体进行精细的比对分类:感染了具有相同基因组学特征病原体的那些病例,才可能是暴发相关病例,而不能仅仅依靠既往病原生物亚型水平的分类进行归类判断。

对于传染病的群体接种预防,人们也已认识到接种后不同个体免疫反应的差异。其中,个体本身遗传因素,甚至肠道微生物组成等,均可造成接种疫苗后免疫反应性的不同。个性化考虑不同接种者对于同种疫苗的反应程度,包括异常反应性以及产生保护性抗体的水平,能够更为精准地提高群体接种免疫保护。

因此,当今微生物的各类组学、人体基因组学、感染免疫分析等生物技术发展和大数据计算等信息技术开发应用,提高了人类对传染病认识、治疗和预防的精准性。将精准医学思维运用于传染病的诊断,结合当前深度测序发现病原体、多种组学检测分析技术的应用,能够提高病原体的发现能力,尤其是发现罕见病原体、新病原体,加深对病原体微生物学和致病性的认识,提高传染病诊断的客观性,避免主观误判,实现早期、快速、准确诊断,实施个体化精准治疗,发挥预防传播扩散的能力。对于以预防为最终目的的传染病监测,利用微生物分子分型和基因组序列比对分析,能够获得疫情流行中更为深刻和确切的病原体变异规律,并且可利用基因组学技术实现更为精准的暴发病例定义、疫情发现、溯源和预警能力,尤其是可开展网络化病原分子监测,产生病原体本身的序列大数据和网络实验室监测大数据,并将之应用于传染病疫情的发现。另外,通过传染病发生与传播的环境、社会、媒介等相关因素的流行病学大数据收集、分析,揭示传染病传播的流行病学规律,提出更为准确的预警,能够实现传染病监测和暴发发现与溯源的精准化。在疫苗接种这一重要预防传染病的措施方面,需要充分考虑接种者的个体特征和由此产生的针对相同疫苗的不同反应性因素,包括年龄、性别、遗传等因素,还包括个体免疫状况和免疫应答能力、共栖菌群对免疫应答的影响等。优化疫苗设计与个性化应用,提高个体和群体疫苗免疫水平,可提高预防效果。

随着各类新一代组学分析与数据处理技术、流行病学相关大数据收集和计算技术的快速发展与水平提高,人类对传染病病原体和人体本身及其相互作用、感染与发病过程、流行发生与扩散、预警与预防控制等方面的认知能力产生了质的飞跃,迅速形成了更为精确、清晰和深入的认识,推动传染病的预防控制达到精准的水平。

本书第 1 章(传染病防控与精准医学)作为开篇介绍了精准医学的概念在传染病防控中的应用,重点围绕感染的病原体确认、传染病暴发疫情中病原体以及危险因素的精准识别和精准控制、利用大数据深入认识传染病的传播规律,以及在传染病疫苗预防中实现个体化免疫等。第 2 章(传染病的分子诊断)主要介绍了高通量核酸检测技术的原理及其在检测病原微生物中的应用现状与发展趋势。第 3 章(病原体基因组学)主要介绍了基因组学技术在细菌性传染病领域的应用和普及,病原微生物基因组学在微生物分类学、耐药基因组学领域和分子血清型分型方面的发展。第 4 章(病原体基因组流行病学)介绍了利用病原体基因组监测传染病的发生与传播,从而在传染病监测中实现精准化。第 5 章(传染病大数据)主要介绍了大数据概念、基于大数据的传染病预测预警技术及监测预警系统,阐述基于大数据的传染病监测预警技术的现状及未来发展趋势。第 6 章(疫苗免疫策略制定)主要阐述了疫苗精准免疫的内涵,系统归纳了疫苗精准免疫的基本原则、影响疫苗免疫效果的因素、疫苗不良反应的发生及其影响因素,同时总结了国内外各种疫苗精准接种的推荐意见,以及影响精准接种的社会和技术因素,提出了疫苗精准免疫发展的前景和方向。第 7 章(传染病防控中非药物干预的优化和精准化)主要介绍了当前主要的非药物干预措施,相关防控策略在几种重点传染病防控方面取得的效果,干预措施的局限性和策略优化等内容。

本书第 1 章由阚飙、杨瑞馥执笔,第 2 章由马学军执笔,第 3 章由张雯、刘斌、胡永飞执笔,第 4 章由周海健、杜鹏程、张雯、崔志刚、李伟、逄波、卢昕、梁未丽、阚飙、熊衍文、金东、梁俊容、罗霞、王鑫、景怀琦、叶长芸、王艳、张茂俊、闫笑梅、郑翰、邵祝军、朱冰清、秦天、任红宇、姜海、朴东日、田国忠、赵鸿雁、刘志国、郝琴、魏建春、张慧娟、鲁凤民、宁静执笔,第 5 章由王立贵、王磊、祝丙华、宋宏彬执笔,第 6 章由贾斯月、刘元宝、王文娟、唐蓉、彭宝珍、张大卫、朱凤才执笔,第 7 章由钱全、李鹏、郝荣章、宋宏彬执笔。他们都是相关领域的专家,在研究和工作中积累了丰富的经验,对各自研究方向的发展有深刻的认识和准确的把握,并从精准医学的概念出发,进行了深入的分析。正是他们的辛勤编写和无私奉献,才保证了本书的高质量完成和出版,在此向他们表示衷心的感谢。

编著者
2018 年 8 月

目录

1 传染病防控与精准医学

随着社会的发展,当前对传染病的认识及对其防控的能力已达到前所未有的高度,已能够确认病原体并进行精细分类,识别出新出现的病原体,具有了多种多样的检测方法;建立了覆盖广泛的信息收集分析系统,开展传染病的监测、发现与控制暴发;开发出针对很多种病原体的有效疫苗,通过接种建立人群免疫屏障,实现主动预防。但传染病的防控技术和治疗问题并没有彻底解决,人类仍然面临新发传染病威胁、疫情早期发现和对其如何进行迅速有效控制等一系列挑战,需要进一步快速提升认识和防控能力,包括准确识别感染、及时发现个案和暴发以及尽早采取控制和预防措施,开展更为高效的主动防护等。

当前,在生物基因组测序、生命组学以及大数据收集处理技术等方面的突破和提高,带来了医学认知和治疗的新认识和新发展,使得对疾病及其治疗的技术能力出现了跨越式的进步,形成了精准医学的理念和技术体系。在传染病的防控领域,也通过多种生命组学和大数据获取与分析技术的发展,在个体感染识别、传染病相关多源数据挖掘与信息整合应用、疫苗免疫认识等方面产生了新的研究分析策略、技术手段和防控方案,从而逐步实现传染病的精准化预防与控制。

1.1 人类对传染病及其感染病原体的认识从模糊到精确

人类对疫病的认识,来自对自身病痛的明确感知,但病因却往往不明。因此,在中国的古典文献中,有"疫"的记载,但非常笼统[1],如西汉戴圣编录先秦社会情况、典章制度和儒家思想的《礼记》,以及成书于秦统一六国之前的《吕氏春秋》等,有"民殃于疫""疫,民皆疾也"等的记载。早期的医学巨著《黄帝内经》《诸病源候论》等记叙了各种疾病的病因、病机和证候,均明确提出了"疫"的传染性,"皆相染易,无问大小,病状相似""乃至灭门,延及外人"。这些记载显示了疾病和其中的传染病在很多人中流行的状况,但不能明确是什么样的疾病。对于导致疾病的原因,甚至提出鬼神所作,或归因于

"气"。但有一些历史记载和医学书籍中，以当时的认知和语言方式、相对准确地进行了描述，包括医疗方法。东晋葛洪在其所著的《肘后备急方》对传染病的解释是患者中了外界的疠气，而不是由鬼神引起的；记述了现在认为应该是结核病的发病状况，可以相互传染；记录了狂犬病的病症，甚至提出用狂犬的脑子敷于被咬者的伤口，以预防发病[2]。

历史上一些严重传染病的播散跨越了很远的距离，而又缺乏科学认识和有效预防措施，引发了巨大的人类灾难。14 世纪鼠疫（黑死病）开始在欧洲蔓延，而哥伦布率领的航海船队，也被认为曾引起传染病跨海洋在不同大陆的传播。另外还有霍乱、流感等的大流行，均造成人口的大幅下降。后期人们逐步认识到了能引起传染病的微小生物体。1683 年，列文·虎克用自制的显微镜，从牙垢中观察到活的细小生物，后被证实为细菌；1860 年，巴斯德提出感染的疾病为细菌（germ）所致，随后 1876 年科赫证明了传染病的细菌学基础，发现炭疽是由细菌引起，由此启动了对病原微生物的研究时代。1892 年，伊凡诺夫斯基在研究烟草花叶病时，发现了一种超微小的病原体，后被证实为病毒。1900 年时认识到黄热病是由蚊子携带的病毒引起，通过灭蚊预防和控制了黄热病的流行。

在主动免疫预防传染病方面，人类也做出了探索，虽然付出了代价。中国 16 世纪明朝时发明了种痘术预防天花，并在 17 世纪传入欧洲。18 世纪欧洲流行天花，在英国，将天花患者身上的脓液以小刀刺于健康人的皮肤下，使接种者只出现轻微症状，避免患更严重的疾病，当然这样免疫也会导致患病和死亡。1796 年，琴纳从牛场挤奶女工染上牛痘而不会得天花这一现象中得到启发，经过科学的观察和实验，发明了接种牛痘预防天花的方法，开创了免疫学的研究和疫苗预防传染病的科学领域。

需要特别提及的是应用流行病学分析手段发现传染病的传播来源并控制暴发的先驱约翰·斯诺，他被认为是麻醉医学和公共卫生医学的开拓者。1854 年，伦敦暴发霍乱期间，他通过绘制霍乱病例分布地图、生活习惯等细致的流行病学调查，证明霍乱的流行源自伦敦宽街（Broad Street）中的一口水井，将水井封住禁止使用，并应用洗手和水烧开再饮用等措施，有效控制了霍乱的流行，这成为流行病学中的经典案例。而斯诺调查时，还没有认识到霍乱弧菌这种微生物。1854 年是霍乱和传染病防控史上值得纪念的年份，除了斯诺有效控制了霍乱的暴发，意大利医生帕西尼（Pacini）还首先发现了导致霍乱的霍乱弧菌。

通过对传染病病症、病理的精确分类，尤其是对病原体的逐步深入认识，使得当前对传染病的认知和防控达到了空前的科学水平和技术高度。

1.2　感染中的病原体确认

在患者诊疗过程中明确感染的病原体，进行针对性的治疗。而对于人群传染病防控来说，通过开展感染病例的病原体诊断，能够发现感染与暴发，分析和发现变异，追踪更多病例,开展疫苗研究和免疫评价,以实施更好的预防。

1.2.1 判断感染病因

对于目前已认识的病原体,一般根据能够分离到的病原体,鉴定到病原体特异标志物或其导致的特异免疫反应指标,来确认患者感染病因。对于新发病原体的识别,则面临着较大的挑战。另外一个难题是如何确认一些条件致病微生物是否是此次感染的原因,或在此次感染中发挥什么样的作用,因为所鉴定的条件致病微生物也会存在于健康人群中。科赫根据对感染和病原体的研究,建立了科赫法则(Koch's postulates),主要内容是:该微生物存在于每一个病例中,能够自病例中纯培养到该微生物,将其接种到动物身上能够复制出该疾病,能够从试验动物中再分离到该微生物。科赫法则成为后来鉴定感染病原作为病因的重要依据。当然也逐步认识到在一些感染病原体判别中,应用该法则还存在限制,比如能否获得病原体的纯培养,以及有没有敏感的、能够复制出与人感染相似的症状和病理。另外,目前核酸扩增检测,甚至是从样本中进行宏基因组测序,能够在没有或无法获得病原体培养物的情况下得到感染病原体的标识,能够从很大程度上可靠地进行诊断,尤其是当一群病症相似的病例中均存在这种病原体的核酸标志序列。当然,利用测序判断患者感染的病原体,也存在着挑战,即如何确认测到的病原体就是病因,尤其检测到多种病原体的标志序列时,去判断是混合感染还是有主次,需要结合临床症状体征、实验室其他相关检测数据等进行综合判断。

1.2.2 条件致病微生物带来的困惑

从病例中即便分离到属于"病原体"的微生物,有一些因为是条件致病菌(或称为机会致病微生物),也难以判断出是否是感染的原因。这些所谓的"条件"或"机会"致病微生物,一是有些属于对人是正常的微生物,但寄居部位改变(异位感染)或机体免疫功能低下时引起疾病;二是属于对一些人在某些状态下(但不是异位感染或机体免疫力低下)能够引发疾病,而在健康人中同样可携带而不致病。对于后者情形中是否是感染病原体,在多数情况下很难判断,尤其是对一个病例感染进行诊断时。有时真正感染的病原体没有被检测或虽被检测到,而属于条件致病微生物范畴的微生物被分离鉴定到,但实际上并不是本次感染的原因,也容易造成误判。如何判定感染的真正病原体,在分离到条件致病微生物后如何判断是此感染的原因,还需要更多的测定指标和知识进行综合判断,其中除了考虑检测到的微生物本身,也需要纳入宿主反应指标,才能达到精准诊断的目的。

1.2.3 在微生物组的环境下判断病原体

当前随着测序技术和生物信息计算能力的提高,已清楚地认识到人体黏膜部位微生物组成的复杂性，以及这些微生物之间、微生物与人体之间所具有的远比我们以前的认知要复杂得多的相互作用和平衡能力[3]。微生物组既作为研究目标，又作为研究手段，为人体健康的平衡性研究开拓了一片崭新广阔的天地。微生物组与人体健康存在密切联系，黏膜表面的微生物组又形成了人体的第一道屏障，阻止病原微生物的感染入侵。已经明确黏膜表面微生物组成的改变，会引起人体健康平衡的破坏，诱发疾病。对于感染方面，会造成病原微生物的定殖侵袭，从而引发疾病。口服抗生素会导致肠道菌群失调，在手术治疗的患者服用广谱抗生素后，提高了患感染性腹泻的概率，主要原因是肠道菌群失调引起的伪膜性结肠炎。

因此，一些感染性疾病的发生，也需要在黏膜微生物组的"大"环境下，考虑因为微生物组紊乱造成的黏膜屏障抗病原侵袭能力下降，代谢平衡和代谢物失调，并由此引发不常见的病原体导致的感染发病。

1.2.4　病原体的诊断标志筛选

对人致病的病原体，尤其是病原细菌，在致病基因及其致病作用上非常复杂。早先对传染病病原菌的分离鉴定，使人类从微生物的整体上认识了导致疾病的因子。但与某病原细菌属于同一种和属的，对人不致病的细菌很多。例如，并非所有的霍乱弧菌种，甚至 O1 血清群霍乱弧菌对人都是致病，会引起流行的，其中引起严重腹泻和导致流行的是其中具有霍乱毒素基因、产霍乱毒素的霍乱弧菌。但这个例子也有另一个情形：有的无毒素基因、不产毒素的霍乱弧菌也可导致腹泻，这些菌株的致病因子尚未明了。这个例子显示，对病原体不能仅仅从种属来定义，需要更精确地用致病因子来界定，但也存在能导致疾病、致病因子还不明确的情况，这使得难以明确病原体的标志物。

明确病原体诊断特异标志物，以此区分能够引起疾病和不致疾病的微生物，能够准确地发现和定义病原体。目前，有多种技术方法对病原体特异的标志物进行检测，包括核酸、蛋白质、糖类、代谢物以及诱发的抗体等，但对于未能明确致病因子的微生物，如何准确检测认定为疾病原因，仍然是一个挑战。在临床怀疑感染病例标本的检测中，现在已开始应用宏基因组测序技术，能够从标本的全部核酸序列中寻找已知的或变异度不大的病原体标志序列。对于来自无菌部位的标本，在采取规范的无菌采样的情况下，则可以测定和比对出标本中含有的微生物，并提示为感染病原体。应用该项技术，还具有更大的发现变异程度高的病原体乃至新病原体的可能性。其中需要注意的是标本的规范采集，能够采集到含有一定量病原体的标本，然后通过准确的和长读长的测序，以及灵敏的序列比对计算，来判断微生物种属甚至发现新病原体序列。在这个过程中，对感染病原体的判断任务不能只交给生物信息人员，测序分析主要用于提示和缩小目标，需要结合患者的临床症状与病理表现等，从微生物学、感染与免疫、病理等方面进行综合判断，并且配合应用其他检测方法。

1.2.5 对病原体的认知进入基因组时代

从有疾病感受但不知原因,到发现为病原微生物所致,人类对传染病的认知实现了大跨越。病原体是肉眼看不到的,但近代科学技术的加速发展,使得可以通过显微镜、抗原抗体反应、发光标志等间接技术方法,逐步清晰认识到微生物的形态与结构。1928年,格里菲斯对肺炎球菌的转化实验分析,启动了对病原体的分子遗传学认识时代。到今天,已能够对微生物的基因组核酸链中的每一个碱基精确测定,通过电镜等技术,也能勾勒出病原体形态。依靠化学、物理学、生物学、数学等基础学科和应用技术的发展和联合,对生命体中承载遗传信息的核酸链,已经能够精确地解读全基因组,由此开拓出了微生物研究的崭新领域。

目前,对于病原微生物及其所致感染的诊断,已从原来的培养、形态观察、生化检测、标志物分子检测等,发展到对其全基因组序列的测定分析,能够更加准确和全面地分析解读病原体基本基因特征。而且,利用强大的测序和计算能力,能够从感染部位的样品中不经过经典的培养和抗原抗体反应检测等,读取其中全部核酸序列,精细而清晰地寻找病原基因组或其标志序列,结合患者临床指征和验证支持实验,能够发现罕见的、被忽略的、变异的,甚至新的病原体。测序仪器也在快速换代,型号更加丰富,并且在不久的将来,根据不同的临床与研究用途,形成更加细分的系列产品,在测序通量、测序时间上更加多样化,并使成本更加低廉,使诊断和研究应用迅速普及。

通过对纯培养的病原体的基因组测序,已由以前依靠间接分析获得碎片的信息和证据,提高到更全面地、从全局的角度推断和认识病原体遗传特征的水平,这使病原体分类、致病机制研究、保护抗原筛选和作为基因组分子特征应用于流行病学分析等具备了前所未有的研究手段。在临床诊断应用方面,对感染病例无菌部位样品进行深度测序,能够识别标本中可能感染病原体的核酸序列,并更容易发现混合感染,成为一种不依赖经验预判的诊断方法。而经典的临床微生物学诊断需要先验知识和判断,比如根据症状体征主观推测可能是某种或某类病原体感染,并由此选择培养方法、抗原抗体检测试剂盒,等等。从某种程度上,这属于一种试错的方式,并且受限于诊断的条件,比如是否有足够种类的试剂、检测设备等。而对样本的宏基因组测序则是一种更客观的、不需经验或依据预存知识进行判别的诊断手段,在获得样品中的所有核酸序列大数据后,依靠生物信息计算,分析可能存在哪些种类的微生物序列。到目前已经有非常多的深度测序用于临床诊断的例子,所得到的病原体种和亚型已远远超过了以前的认识。

目前,宏基因组测序用于临床诊断仍面临一些需要深入发展的问题。一是需要更快速和准确的测序,以缩短检测时间;二是需要更强大的生物信息分析计算,以敏感和快速地界定所有微生物种类,尤其是发现新病原体;三是需要尽快形成标准的操作和诊断程序,包括在样本处理方面;四是整合临床学、微生物学和感染诊断全部知识,通过深度学习形成辅助判别的程序。对于最后这个方面,需认识到,在样品的宏基因组测序后、对感染病原体的判断并非生物信息学专业人员的任务,他们的职责是针对海量序列数据、准确地映射定位到微生物种类,而对是否是感染病原体的诊断,则需要诊治医师和临床检验师结合患者症状体征,辅以其他检测指标甚至流行病学史进行综合判断。另外在此过程中,也需要发展深度学习和智能判别技术。一名患者表现的症状体征、是有多种感染病原体的可能的,往往超过了一名医生所学习过的知识范围,需要对海量的知识进行广泛的搜索比对,大数据获取、机器学习和人工智能技术与医学诊断的整合利用将是实现精准诊断的必由之路。

1.3 传染病暴发疫情需要精准的识别和控制

在公共卫生工作中,对传染病疫情的准确和早期识别,是及时采取有效控制措施、实现精准预防的要求。早期识别暴发,能够有效控制暴发规模,缩短暴发流行时间,避免出现更多病例,预防后续疫情的发生。

1.3.1 病原体分子分型和基因组分析——精准判别同种病原体中的不同株

既往对感染病原体的鉴定,主要定义到种级以及进一步的生物型别。这些鉴定依靠病原体的种属分类学、主要结构成分和数十个生化反应指标。在当前基因组和代谢组等组学时代,相比较于病原体基因组序列数据和代谢组学分析,生物型别的鉴定就显得粗糙了。具有相同表面标志和一些生化代谢指征的同种微生物,而在其基因组序列上会表现出很大的差异。因此,对一株病原体的特征定义,已从主要特征的描述和分类向全基因组序列的差异进行精细定义,从而更精准地区分出同种(型)的不同菌毒株。

对病原体的基因组差异分析,早先使用一些非直接基因组序列测定的方式,包括细菌中使用的脉冲场凝胶电泳、多基因位点序列分析、重复序列拷贝数多态性,以及病毒中的特定基因序列分析等,这些分析结果呈现出了不同菌毒株的分子指纹图谱。当前,基因组测序和生物信息分析技术的迅猛发展,已能够简便快速地获取菌毒株的全基因组序列,成为目前区分菌毒株差异的最精确的方法。

1.3.2 自不同病例发现相同分子分型特征的病原体——提示可能存在暴发

在传染病的监测中,发现暴发和流行的方式,主要是通过对病例诊断和流行病学信息的收集分析,通过人群监测发现集中出现的症状相似病例,以及观察到病例数超本底异常增高等方式达成。这种监测能够发现病例集中出现的暴发。但传染病暴发初期,除非同时暴露于感染因素,很多情形是先出现少量的、散在的病例,然后病例逐步增多,在早期如果能发现暴发、开展应急处置,则能够非常有效地控制疫情的扩散。

为达到在散发阶段即发现潜在暴发的目的,能够采取的一种有效监测策略和技术手段是从早期病例中分离病原株并进行分子分型和比对。暴发病例的特点是共同或连续暴露于一个或一类关联的感染来源,暴发疫情中的病例感染的病原体遗传特征是相同或几乎一致的,只是出现在不同患者、不同时间。因此,在日常监测和分析中,对分离病原体进行分子分型和比较,若发现来自不同患者菌毒株具有一致的遗传特征,则提示可能存在共同暴露,可能有暴发。这是基于实验室监测早期发现暴发的一种重要策略和方式,依靠实验室对病原体的分析,有别于流行病学监测数据分析,但策略是相同的,都是为寻找有传播关联的病例提供信息,早期发现相关联的聚集病例。实际上,这种实验室的病原学分析数据,也归属于暴发的流行病学监测分析信息。

利用分子分型尤其是基因组学信息对病原体进行更为精细的分型,已成为暴发发现的一个有用的工具。比如两个无流行病学关联的独立暴发都是由肠炎血清型沙门菌引起,在种和血清型上,两者的病原体种类是相同的,但分子分型会显示出两起暴发中肠炎沙门菌分离株的不同。因此,既往那种在不同的暴发中鉴定显示为同种生物亚型的病原体,在现在使用分子分型揭示出不同的基因组序列型,从而展示了不同暴发中同种类病原体的"个性化"。对暴发源头进行调查追溯中,比如在一起因实用污染食品造成腹泻暴发的事件中,从不同食品中分离出同种病原体,也可以通过对不同菌株的分子分型进行特征分析,从而确定出哪种污染食品是该起暴发的原因,实现对源头追溯的精准化。

1.3.3 精准的病例定义——增加病例-对照调查中危险因素识别的精准性

在传染病暴发和其他感染的调查中,病例-对照调查是常用的基本的分析方法,用以提示和发现导致此次暴发的危险因素。针对一些常见病多发病的暴发调查,病例组中的病例定义非常重要。这个疾病可能在当地较多见,临床表现相似,病原体常见,此时在现场调查中,需要重点考虑如何将暴发相关的患者作为病例组病例,而不会把感染相同种属病原体但与此次暴发因素不相关的病例纳入病例组。尽可能避免与真正暴发感染因素无关联的病例进入病例组,能够提高发现真正危险因素的概率,避免被无关病例和因素干扰。来自同一感染来源的菌毒株具有相同或高度相似的遗传特征,因此可利用病原体分子分型、包括目前正在积极建立和推进的病原体基因组学分析,将症状相似、感染相同种属病原体、具有相同或高度相似病原体分子特征的病例纳入病例组,而将即便感染同种病原体、但具有不同分子特征的病例排除在病例组外。这个过程类似于使用指纹进行比对验证。设定了高质量病例组,能够更容易和准确发现暴发的真正危险因素。

病原体基因组测序产生了大数据。例如,对于一株沙门菌的基因组测序,组装后基因组有 $4 \sim 5\,M$ 碱基,而为了获得这个组装序列,需要测定至少 $1 \sim 2\,G$ 的碱基序列,这些序列数据均被用来进行序列组装和随后的分析,并且成千上万的分离菌株数量,又几何级数地扩大了这个基础数据。以病例相关的各类流行病学信息和临床信息,包括个人健康、近期活动、相关联的社会和自然因素等,也大大丰富了病例感染相关数据。这些数据均能够用来分析病例及其相关因素,从而定义感染病原体并发现感染原因,预警和发现暴发,追溯感染来源及其扩散,提出将来的控制和预防措施。

1.4　流行病学大数据分析发现传播规律

流行病学监测和调查的过程首先是采集数据的过程。传染病的发生和流行虽然有时表现出一定的偶然性,但实际上是多种因素综合作用的结果。在当前信息感知、数据获取、网络化和数据处理技术高度发展的情况下,对传染病病例及其关联因素的监测和调查更趋于形成大数据,能够从更深层次的关联上分析传染病发生发展的因素[4],明显提高了传染病疫情的控制和预防能力。

1.4.1　传染病信息进入大数据时代

传染病发生、传播、消除过程中的一系列相关信息,是传染病预防控制需要的基本数据。一些信息是与疫情的发生直接联系和能被直接观察到的,比较局限,但是在流行期短和病例集中的传染病事件中,能够发挥重要的作用。当前,社会发展和科学专业技术水平的快速提高,以及高度的全球化和信息化等,能够观察和收集到更多的传染病患者以及传播相关的信息,形成了传染病大数据。就一个具体的病例来说,与传染病医疗相关的诸如临床问诊和观察记录、病原体和病理学检验结果、用药、治疗过程信息与治疗反应信息、影像资料,以及患者本身的基础健康数据等都是必需的。在对病例的流行病学调查中,还需要涉及数天内的饮食、活动范围、接触史、周边人群情况,甚至气候与地理等信息。对其分离到可能的病原微生物,还包括病原体本身微生物学特征、基因组序列、诱发的抗体与其他病原体的相关性等,从而形成了前所未见的、与感染相关的海量数据。一些环境因素也会成为流行病学分析的数据来源。例如,通过遥感技术,可以在太空中监测分析河口水体温度、叶绿素变化等,以此分析霍乱弧菌可能的生存环境条件,预警和溯源局部地区流行的可能性或发生原因。传染病的发生与传播,涉及很多因素的综合作用,当前技术和信息化发展,能够获得更多的传染病发生与传播相关因素,对这些数据的分析,能够更准确地发现、解释、预警传染病事件。

1.4.2　传染病发生和传播数据的收集和分析

传染病大数据的利用,涉及收集、整理、分析和应用。相关大数据来源多,种类复杂,收集方式也多样化,包括被动和主动、主观和客观、人为收集和设备获取等。但其中包含了与传染病分析直接相关、间接相关以及无关甚至分析时会引入反作用的数据,噪声数据影响传染病预测分析的准确性,需要针对不同性质的数据进行过滤、转化等清理。

获取的数据需要进行特征抽取,进入随后的基于不同目的的分析,并进行可视化呈现。这涉及根据不同分析目的和目标数据进行不同的定义、分层分级、归类、聚集、关联建立与评价、判别等。这将既以先验知识作为依据,但又根据不同的分析目的和数据,需要一些假设来建立可能的目标和分析规则,并且需要在分析过程中不断调整修正。获取传染病发生和传播相关大数据,需要基于不同目的和数据性质建立数据挖掘的不同方法和模式。目前也发展了多种多样的大数据计算策略和处理方法,且根据传染病的特点,建立了多种分析方法和模型,通过不同的学习机制,将环境、人体和微生物等基本大数据与传染病发生的现象进行关联学习分析,从而应用于传染病的传播、预警预测分析,实现精准预防。

需考虑的是,当前由于检测技术的应用还有限,对病例和危险因素的诊断与定义时常存在主观判断,报告系统使用程度不一,以及其他干扰等,报告的疾病相关数据并不全面和准确,可能收集的信息不能很好地代表整个发生、传播过程,使用这些数据进行分析,不能反应出真实的发生、流行情况。而使用大数据收集和处理,能够非主观地、更全面地获得发生与传播的相关信息,分析会更加准确。

1.5　疫苗接种群体免疫中的个体化

疫苗接种是传染病控制和预防的最经济有效手段之一。在漫长的文明发展历史上,人类一直在与疾病抗争,寻找抗击传染病的武器,甚至寻找具有针对性的预防方法,比如主动用沾有天花患者瘢痕浆液的衣服给没有患病的儿童穿上,或将愈合的痂皮研碎后给健康儿童吸入,以这些方法避免患天花。科学的发展和认识的进步,终于使人类掌握了完善的疫苗研制和接种技术,消灭了天花,控制了多数曾经肆虐的传染病。通过疫苗规划接种,我国也摘掉了乙肝大国的帽子。

疫苗接种是群体免疫,需要在一个人群中达到一定的接种率,才能形成人群保护。但群体接种后也发现不同接种者会产生不同的抗体水平,甚至极少见但的确存在的免疫无反应,另外也存在少量接种者出现不同程度的不良反应。这显示了群体接种中的个体化反应特点[5]。提高免疫保护反应,减少不良反应,均属于疫苗研发应用的目标。

因此,针对这些个体,需要解释其中的原因,并相应改进技术和策略,以提高其免疫保护反应和减少不良反应,使疫苗接种更具有个体化,进一步提高保护率。

对疫苗接种后不同个体反应性的状况,已有研究在探索人的遗传因素对疫苗接种反应的影响,包括建立双生子队列研究、开展人群关联性研究及前瞻性疫苗接种队列研究等,分析影响疫苗接种后免疫应答的遗传因素。已发现接种乙肝疫苗、脊髓灰质炎疫苗等后,人的遗传因素能影响所诱导的抗体水平。在一些疫苗中,细胞因子反应程度也受到遗传因素的影响。人体白细胞抗原(HLA)和非 HLA 基因也可以影响乙肝疫苗的免疫应答水平。有些个体的预存抗体和生理性免疫状况也对免疫接种效果产生影响。另外,人体肠道微生物组各有不同,已有越来越多的证据显示微生物组与人体免疫系统的作用有密切关系,如发现肠道菌群失衡对全身免疫系统的影响,从而勾勒出了人类肠道菌群与免疫应答之间相互作用的模式。疫苗免疫接种后,也很可能通过不同接种个体的不同肠道菌群诱发出不同的免疫应答,从而形成不同的接种免疫反应。

因此,在疫苗接种这一群体性的主动免疫、预防疾病的过程中,监测不同个体接种者的免疫反应,将群体性免疫以个体反应来观察分析,以精准医学的策略发现个体反应差异的遗传学免疫学基础,能够指导疫苗的进一步研发和应用,使疫苗在人群免疫中提高保护免疫反应和降低不良反应,进一步提高疫苗的保护作用。

1.6 小结

病原体感染导致感染者患病,在感染个体上表现出不同的疾病严重性,在感染群体上表现出不同的流行程度。我们已经掌握了个体和群体传染病预防和控制的基本能力,但是仍然缺乏主动性,采取措施的时间仍然滞后,防控的目标仍较笼统,不得不付出更大的努力,因此需要实现防控目标和措施的精准化。

当前在传染病的防控中,新的组学技术和大数据分析的应用,实现了对传统的传染病学、微生物学研究方法和认识的革新,对病例、病原乃至暴发事件本身,都需要进行"个体化"的分析,在其发生、感染和流行转归、治疗、预防上,以精准的概念获得深刻和准确认识,达到最有效的预防和控制水平。

通过多学科的、新建立的技术整合应用于传染病防控领域,能够在病原体的快速准确识别、疫情发生的感知和传播追溯、传染病预防与控制中建立更为灵敏和精准的技术体系。获取传染病相关的社会与自然宏观大数据以及病原与宿主的微观大数据,加以深入分析应用,将形成传染病疫情监测和防控技术研究的新领域、传染病控制的新手段,成为精准防控的决策支撑。深刻认识传染病发生与传播机制,能够创新建立精准的疫情发现与病原确认技术体系,研究与应用疫苗和治疗方案等,并能够在诊断、治疗、预防等应用上形成新颖的和更为有效的技术能力,以及形成健康保障的重要产业。

参考文献

［1］张志斌. 疫病含义与范围考［J］. 中华医史杂志,2003,33(3):159.

［2］姜玉政,张志斌.《肘后备急方》中的传染病认识［J］. 中华医史杂志,2005,35(4):224.

［3］Joseph F Petrosino. The microbiome in precision medicine:the way forward［J］. Genome Med,2018,10(1):12.

［4］Simon I Hay,Dylan B George,Catherine L. Moyes,et al. Big data opportunities for global infectious disease surveillance［J］. PLoS Med,2013,10(4):e1001413.

［5］Posteraro Brunella,Pastorino Roberta,Di Giannantonio Paolo,et al. The link between genetic variation and variability in vaccine responses:systematic review and meta-analyses［J］. Vaccine,2014,32(15):1661-1669.

2 传染病的分子诊断——提高诊断的精准性

分子水平指的是携带遗传信息的核酸和在遗传信息传递及细胞内、细胞间传递过程中发挥重要作用的蛋白质等生物大分子。分子水平上研究生命的本质,是阐明遗传、生殖、生长和发育等生命基本特征的分子机制,从而为改造生物奠定理论基础和提供新的手段。随着现代分子生物学技术的快速发展,越来越多的方法被应用于疾病控制、临床诊断及公共卫生等方面的研究。在过去的 20 年中,分子生物学技术在传染病诊断中的飞速发展和应用,使传染病病原诊断发生了革命性的进步,不仅仅是可以指导病原体的纯培养,而且能够在非培养条件下快速、灵敏和可靠地获得病原体证据,使得对传染病的诊断率大为提高[1,2]。特别是基因组测序和生物信息分析技术的迅猛发展,使得对传染病病原体的识别发现进入了崭新的基因组时代,通过对病原体的基因组测序、对感染样本中的宏基因组测序,大大扩展了对病原体的鉴定分类,对样本中罕见病原体的识别以及对新病原体发现的能力[3-5]。本章简单回顾高通量核酸检测技术的原理和检测病原微生物的应用现状并展望其发展趋势。

2.1 多重病原体高通量核酸检测技术

2.1.1 多重 PCR 技术

随着分子生物学的快速发展,聚合酶链式反应(polymerase chain reaction,PCR)技术高灵敏、特异、快速的优点为病毒的鉴定与分型提供了新的选择,在实验室和临床中得到了广泛使用。在普通 PCR 技术上发展起来的多重 PCR(multiplex PCR)技术,可同时检测多种病原体,不仅省时省力,节约单个病原体的检测成本,还可以提高样本的使用率。

多重 PCR 的原理是在反应体系内同时加入多对特异性引物,同时扩增出多条目的 DNA 片段,由于各引物的扩增片段的大小存在明显差异,根据产物的片段大小或利用分子杂交实现多病原体的同时检测。1988 年,Chamberlian 首次提出这一概念,经过多年的完善与发展,多重 PCR 技术日益成熟。但是,在多重 PCR 系统的优化中存在以下困难:特异性和灵敏度不理想,某一特定片段优先扩增(preferential amplification);由于在多重 PCR 反应体系中同时存在几对引物,使得形成引物二聚体的机会大大增加。如果这些非特异性产物优先扩增,将会大量消耗反应成分,从而降低特异性扩增的效率。因此,针对这些问题,在过去的 10 年中,许多学者开发了多种新型的多重 PCR 技术,比如双启动寡核苷酸引物(dual priming oligonucleotide,DPO)技术、多重连接依赖式探针扩增(multiplex ligation-dependent probe amplification,MLPA)技术、特异性目标延伸(target-specific extension,TSE)、靶序列富集多重 PCR(target enriched multiplex PCR,Tem-PCR)和改良的温度转变 PCR(temperature switch PCR,TSP)技术,这些技术在不同的方面对普通 PCR 的条件、步骤加以改进,从而实现高通量、高灵敏度、高特异性检测(见表 2-1)。在这些技术的基础上,一些检测呼吸道病毒的多重 PCR 试剂盒应运而生,在一个反应中可同时检测多种呼吸道病毒。

表 2-1 常用的检测呼吸道病毒的试剂盒及其关键技术突破点

商业化方法	检测病毒	检测平台	关键技术/突破点
Respifinder ssay (Pathofinder)	Adv、CoV、FluA、FluB、HRV、hMPV、PIV1-4 及 RSV	毛细电泳分析仪	MLPA 技术
Seeplex RV15(Seegene)	Adv、CoV、FluA、FluB、HEV、HBoV、HRV、hMPV、PIV1-3 及 RSV	凝胶电泳	DPO 技术
MultiCode PLx respiratory virus panel (EraGen Biosciences)	Adv、CoV、FluA、FluB、HRV、hMPV、PIV1-4 及 RSV	悬浮芯片	TSE
Xtag respiratory virus panel Fast(Luminex、Abbott)	Adv、CoV、FluA、FluB、HEV、HBoV、HRV、hMPV、PIV1-4 及 RSV	悬浮芯片	TSPE
ResPlex II (Qiagen)	Adv、CoV、FluA、FluB、HEV、HRV、hMPV、PIV1-4 及 RSV	悬浮芯片	Tem-PCR
ABT9 + 7 (Beijing applied biological tech)	Adv、CoV-OC43、CoV-NL63、CoV-229E、CoV-HKU1、FluA、FluB、sH1N1、HRV、hMPV、PIV1-3、RSVA、RSVB	毛细电泳分析仪	TSP

随着新的呼吸道病原体不断涌现,呼吸道病毒的检测范围不断扩大,简单地将几对特异引物混合成一个反应体系,单靠优化反应条件已经不能满足呼吸道检测的需求了。

新型多重 PCR 技术的出现为多重 PCR 技术的发展找到了一个突破口,商业化试剂盒也随之应运而生。这些新技术和试剂盒的出现极大限度地简化了呼吸道病毒的检测,但是这些试剂盒多数为研究专用,在保证高灵敏度和特异性的前提下,希望有更多经济快捷的试剂盒出现,可以应对呼吸道感染的常规检测和监测。

2.1.2 再测序芯片技术

再测序芯片(resequencing pathogen microarray,RPM)具有传统芯片高通量、高灵敏度的优点,同时具有测序的高特异性的特点。其原理是利用 4 对 25-mer 的寡核苷酸探针来对每条病原体基因检测序列中的每个连续核苷酸进行判定,这 4 对探针分为两套,分别用于判定靶基因序列的正链和负链。每套 4 个用于判读互补链的寡核苷酸探针在中间位点(♯13)处含有不同的碱基,分别为 A、G、C、T,而其他位点的 24 个碱基完全相同。当靶基因片段与探针杂交时,每套探针中只有一条探针会与目标序列精确匹配并提示所判读的位置。根据芯片每个位置微阵列信号的强弱,通过特殊的算法,就能推算出靶基因的准确核苷酸序列。在推算出的序列中,有杂交信号的位置会给出具体碱基(a、g、c、t),无信号的位置用 n 代替,再将核苷酸序列与最新的数据库进行局部序列排比检索工具(BLAST),就能得到病原体准确的信息以及 C3 值。其中 C3 值是指从第一个出现 3 个连续非 n 的位置到最后出现 3 个连续非 n 的位置之间的碱基数占总的检测碱基数的百分比,C3 值越高表明和检测探针杂交的靶基因片段越多,即该病原检测为阳性的可能性越大。

RPM 具有很好的特异性和灵敏度,目前已经开发出 RPM v.1、RPM v.2 和 RPM-Flu3.1 芯片。其中 RPM v.1 能同时检测 26 种病毒和细菌,RPM v.2 能同时检测 54 种病毒和细菌,RPM-Flu3.1 能同时检测 13 种病毒和 17 种细菌,其中包括 144 种 Flu A 亚型。用 RPM-Flu3.1 检测呼吸道样本的流感病毒和其他病毒、检测粪便和脑脊液样本的腺病毒以及应对突发疫情,都取得了很好的效果,于 2010 年获得了美国食品和药品监督管理局(Food and Drug Administration,FDA)的紧急使用授权令。

该方法具有高通量、高灵敏度、较高特异性的优点,可应用于传染病疫情中不明原因呼吸道感染的病毒检测,为疾病的治疗和传染病的防控提供线索,对提高我国应对突发疫情的能力具有重要意义。

2.2 下一代测序技术

自从 DNA 的双螺旋结构被人们解析开始,人们在探究健康与疾病的基因组的复杂性与差异性上做出了巨大的努力。为了支持人类基因组计划的顺利进行,研究者们在仪器和试剂上做出了巨大的改进。该计划的完成使得人们强烈地意识到我们需要更多更好的技术与数据分析能力来回答随之而来的一系列生物学问题。然而,通量的限制以及居高不下的测序成本成为研究者们进一步了解基因组的一道坎。2000 年之后推出的高通量测序平台很好地解决了这个问题。人类基因组测序的成本直接因此下降至原先的 1/50 000,并且由此产生了一个新的名词:下一代测序 (next-generation sequencing,NGS)。

在过去的 10 年中,NGS 测序的数据量增加了 100～1 000 倍。这些技术上的进展使得人们甚至可以在一条 read 上读出整条基因组序列。根据 Veritas Genomics 等人的数据,人类基因组测序的成本也已经下降到 1 000 美元/人。不仅如此,该技术已经广泛在临床诊断上得到应用。

但是,尽管 NGS 技术非常重要,却并非完美。与 NGS 技术一起出现的是该技术带来的一系列问题。NGS 可以提供海量的数据量,但是其质量却有待提高(有报道,NGS在序列拼接过程中,错误率在 0.1%～15% 之间,并且 NGS 的序列读长普遍较低,每条 read 的长度在 35～700 bp 之内,这比普通的 Sanger 测序要短),这意味着需要更严格复杂的序列拼接。尽管长读长测序可以克服 NGS 的这一大弱点,但相对而言,成本较高并且通量较低,这也限制了该技术的进一步应用。最后,NGS 同时还和其他的技术之间存在着竞争的关系。

2.2.1　短读长的下一代测序

短读长测序方法包含两种:边连接边测序(sequencing by ligation,SBL)以及边合成边测序(sequencing by synthesis,SBS)。在 SBL 方法中,带有荧光基团的探针与 DNA 片段杂交并且与邻近的寡核糖核酸连接从而得以成像。人们通过荧光基团的发射波长来判断碱基或者其互补碱基的序列。SBS 方法通常使用聚合酶,而且,诸如荧光基团在链的延伸过程中被插入其中。绝大多数的 SBL 和 SBS 方法,DNA 都是在一个固体的表面上被克隆。一个特定区域内成千上万个拷贝的 DNA 分子可以增加信号和背景信号的区分度。大量的平行同样对上百万的 reads 的读取很有帮助,每个平行只有唯一的 DNA 模板。一个测序平台可以同时从上百万的类似反应中读取数据,因此可以同时对上百万的 DNA 分子进行测序。

产生模板的克隆有几个方法:基于磁珠(bead-based)、固相介质(solid-state)以及 DNA 纳米球(DNA nanoball)技术。DNA 模板产生的第一步就是样本 DNA 的片段化,接着是连接到一个为了克隆和测序而设计的接头上。在磁珠法的准备过程中,一个接头和寡核糖核酸片段互补并且固定在珠子上。DNA 模板通过使用微乳液 PCR (emulsion PCR,emPCR)得以扩增。单个珠子上被克隆得到的 DNA 片段可以达到上百万个。这些珠子可以分为 glass surface 或者 PicoTiterPlate(罗氏诊断)。固相介质扩增避免了油包水 PCR,取而代之的是在固相介质上直接进行 PCR。该方法中,正向和反向引物结合在芯片的表面,这些引物给单链 DNA(single-stranded DNA,ssDNA)提供了末端的互补序列供其结合。最近,几个 NGS 的平台都是用了模块化的流动槽。

BGI 使用的微阵列 DNA 纳米球测序技术(DNB-seq 技术)是唯一一个在溶液中完成模板富集的技术。在这种情况下,DNA 被多次连接、成环以及剪切,从而产生一个包含 4 个不同接头的环状模板。通过滚环扩增(rolling circle amplification,RCA),可以最多产生超过 200 亿个 DNA 微球。微球混合物随后被分配到芯片表面上,使得每个微球可以占据芯片的一个位点。

2.2.1.1　边连接边测序

从根本上来说,SBL 法包含了杂交和对标记探针的连接。探针包含了一到两个特定碱基序列和一系列通用序列,这可以使得探针与模板之间进行互补配对。锚定的片段则包含一段已知的和接头互补的序列用于提供连接位点。连接之后,模板被系统进行测序反应。在锚和探针复合物或者荧光基团被完全移除之后,也或者连接位点重新生成之后,新的循环又重新开始了。

SOLiD 平台使用的是双碱基编码的探针,每个荧光基团信号代表了一个二核糖核酸。因此,原始输出的数据并非直接和已知的核糖核酸相连。因为有 16 种可能的二核糖核酸组合并不能单独结合荧光基团。每 4 种组合使用一种荧光信号,共有 4 种荧光信号。所以,每种连接信号代表了几种可能的二核糖核酸组合。SOLiD 测序过程由一系列的探针-锚的结合、连接、图像获取以及切割的循环组成。

BGI 使用探针-锚的连接方式(cPAL)或者探针-锚的合成方式(cPAS)来进行测序。在 cPAL 中,锚的序列(与 4 种接头序列其中之一的互补)以及探针杂交到 DNA 微球的不同位置。每个循环中,杂交探针是一组特定位置已知碱基序列的探针的一员。每个探针包含一段已知序列的碱基以及对应的荧光基团。获取图像之后,全部的探针-锚复合物被移除,新的探针-锚复合物被杂交。cPAS 方法是 cPAL 的修改版,增加了 read 的长度;然而,目前来说,该方法还是有局限性的。

2.2.1.2　边合成边测序

SBS 的方法是指那些依赖于大量的 DNA 聚合酶来进行测序的方法。但是,SBS 中依然包括了各种不同的测序原理。SBS 方法可分为循环可逆终止(cyclic reversible termination,CRT)以及单核苷酸添加(single-nucleotide addition,SNA)。

CRT 方法是根据类似于 Sanger 测序的终止反应来界定的,其 $3'$-OH 基团被屏蔽而被阻止继续延伸。在反应开始时,DNA 模板被一段和探针序列互补的接头结合,DNA 聚合酶也是从这段序列开始结合。每个循环过程中,4 种单独标记的复合物和 $3'$ 屏蔽的脱氧核糖核酸被添加进反应中。在延伸过程中每结合一个 dNTP,其他没有被结合的 dNTPs 被移除,并且获取图像来确定是哪个碱基在某个簇中被结合。荧光基团以及屏蔽基团随后被移除并且开始一轮新的反应。

Illumina 的 CRT 和其他平台相比,代表了最大的测序平台市场。Illumina 短读长测序的设备可以从台式的低通量单位到大型的超高通量,如应用于全基因组分析。dNTPs 是通过 2 个或者 4 个激光通道来对荧光进行分析。在绝大多数 Illumina 平台上,每种 dNTP 结合一种荧光基团,因此需要 4 种不同的激光通道。而 NextSeq 和 Mini-Seq 则使用的是双荧光基团系统。

2012 年,Qiagen 收购了 Intelligent BioSystems CRT 平台,并且在 2015 年将该平台命名为 GeneReader,重新推出并且使之商业化。与其他平台不同的是,该平台打算做一站式的 NGS 平台,从样本制备到数据分析,全部一站式解决。为此,GeneReader 系统整合了 QIAcube 样本制备系统和 Qiagen Clinical Insight 平台用于不同的数据分析。GeneReader 平台的技术原理与 Illumina 平台基本一致。然而,该平台并非让每个 DNA 模板都去结合带有荧光基团的 dNTP,而是只要有足够的 dNTP 结合到模板上就可以完成鉴定。

与 CRT 不同的是,SNA 方法依赖于单信号标记 dNTP 来对链进行延伸。4 种核糖核酸都必须反复添加到测序反应过程中。不仅如此,SNA 不需要将 dNTP 屏蔽,因为测序反应过程中下一个碱基的缺失会阻止链的延伸。碱基的寡聚体则是一个例外,在这种情况下,信号的强度会随着 dNTP 数量的增加而成比例地增强。第一个 NGS 仪器是 454 焦磷酸测序仪。这种 SNA 系统将结合有模板的珠子以及酶混合物分配到 PicoTiterPlate 中。由于一个 dNTP 只能结合到一条链上,酶复合物会对其产生生物荧光。一个特定的珠子中的一个或多个 dNTP 可以通过电荷耦合器件(charge-coupled device,CCD)检测到的荧光来确认。

Ion Torrent 是第一个没有光学感应的 NGS 平台。与酶化学复合物产生的信号相比,Ion Torrent 平台检测的是 dNTP 中释放出来的 H 离子。pH 的改变通过互补金属氧化物半导体(complementary metal-oxide-semiconductor,CMOS)以及离子敏场效应晶体管(ion-sensitive field-effect transistor,ISFET)来检测。传感器对 pH 的变化对于连续碱基的检测还不够完善,因此在测量同一碱基连续出现时的数量可能会有所误差。

2.2.1.3 短读长平台的比较

每个平台在通量、成本、错误率以及 read 结构上都大相径庭。目前有多家 NGS 技术供应商,但 NGS 研究最常用的还是 Illumina 平台。该平台极为稳定,数据可靠,但是基于其使用的单一测序的方法,还是具有系统偏好性的问题。因此,新技术的发展使得研究人员能够有完整的测序方案来获得完整的序列信息。

SOLiD 与 BGI 系统使用的 SBL 技术准确率非常高(约为 99.999%),因为每个碱基都会被标记多次。虽然这些技术非常准确,但是在敏感性与特异性之间依然不能达到完美的平衡,当一些错误的碱基变化出现时,真实的碱基变化可能被忽略。该类技术在应用上最大的限制可能就是其偏短的读长。

Illumina 由于其技术成熟，平台之间高度互补性与交叉性，使得其在短读长测序上占有很大优势。Illumina 的产品覆盖了从低通量的 Mini-Seq 到超高通量的 HiSeq X 系列，其中 HiSeq X 系列最多可以在一年内产生 1 800 多个 30× 覆盖度的人类基因组数据量。此外，其运行时间，read 结构以及 read 长度（最大 300 bp）都在不断改进。但是，作为一个依赖于 CRT 技术的 Illumina 平台，相对于 SNA 平台的优势在于其在读取核糖核酸多聚体（同一种核糖核酸多次出现）时较低的错误率。尽管 SNA 平台总体上的准确率可以达到 99.5%，但是在读取那些高 AT 富集或者高 GC 富集的片段的时候错误率差强人意。在 2008 年，Illumina 平台鉴定到的人类单核糖核酸多态性（SNPs）与基因芯片鉴定的 SNPs 具有惊人的一致性。但是，这种高度的敏感性也随之带来了 2.5% 左右的错误率。因此，其他小组计划使用 Sanger 测序来对鉴定到的 SNPs 进行重新测序以便区分测序错误导致的 SNPs 与真实的基因突变导致的 SNPs。在对所有的可能性都进行优化之后，Illumina 平台被大量的研究人员认可，在大量的领域中均有涉及：WGS 的基因组测序与外显子测序，遗传学应用如染色质免疫沉淀测序（chromatin immunoprecipitation sequencing），ATAC-Seq（transposase-accessible chromatin using sequencing）或者 DNA 甲基化测序（Methyl-Seq），RNA 转录组测序（transcriptomics applications through RNA sequencing，RNA-seq），等等。NextSeq 与 MiniDeq 平台使用的双色标记系统通过降低双色通道的扫描与荧光基团的使用达到控制成本并且增加测序速度。然而，双通道系统却会略微增加测序的错误率。HiSeq X 是目前最高通量的仪器，但由于其通量过大，因此只在部分应用上得以使用，如 WGS 与全基因组甲基化测序。不仅如此，HiSeq X 更大的局限在于其高昂的成本，以至于超过了绝大多数单位的可接受程度。

Qiagen 的 GeneReader 是专为临床诊断设计的，其主要关注点在肿瘤基因面板（panels）上，也因此其局限性较大。根据对其运行时间与功能的分析，GeneReader 与 Illumina 的 MiSeq 较为相似。尽管还没有使用数据，但是 GeneReader 和 MiSeq 平台有相同的优缺点。

454 平台和 Ion Torrent 平台相比于其他的短读长平台而言，能够提供较长的 read 读长，分别大约在 700 bp 与 400 bp，因此在基因组结构较为复杂的研究上应用较多。然而，由于同样都是基于 SNA 技术，他们都有相同的缺点。虽然，其在非碱基多聚体（non-homopolymer）的测序上正确率与其他 NGS 平台相差无几，但其插入与缺失（insertion and deletion，Indel）是最大的问题。同一碱基的多聚体是该类技术最大的问题所在。有报道，对同一碱基的多聚体的测序误差能够达到 6～8 个碱基之多。不幸的是，尽管 Ion Torrent 依然在紧跟快速进化的 NGS 平台的步伐，454 平台却由于成本与应用范围过于狭小已经被罗氏公司停产。

Ion Torrent 平台为不同研究人员的不同需求提供了不同的芯片与设备，通量从

50 Mb～15 Gb 不等,运行时间也从 2～7 小时不等。这一点使得其几乎是所有目前的二代测序平台中最快的一个。这也使得其在基因 panel 与精准临床诊断上有很大优势,包括转录组与可变剪切鉴定。Ion Torrent 先后发布 Ion Personal Genome Machine (PGM)Dx 与 Ion S5 系列希望在临床诊断上打开疆土。与 Ion Chef 文库制备试剂盒和芯片上样设备结合使用,S5 系列希望能够成为最方便操作的设备,消除其他 Ion Torrent 设备对氩的依赖。但是,其最大的缺点在于 Ion PGM Dx 系统可以进行双向测序,更高通量的 Ion Proton 与 S5 系统却并不支持双向测序,也因此限制了其在大范围基因组测序与转录组结构上的应用。

2.2.2 长读长的下一代测序

2.2.2.1 单分子长读长测序

最常用的长读长测序法平台就是使用 PacBio Biosciences(PacBio)的单分子实时测序法(single-molecule real-time sequencing,SMRT)。该设备使用了一个特制的流动单元,其中包含了成千上万的单独底部透明的皮升孔(picolitre wells)——zero-mode waveguides(ZMW)。短读长 SBS 技术需要使得聚合酶结合 DNA,沿着 DNA 进行扩增,而 PacBio 则固定聚合酶在空的底部,让 DNA 链通过 ZMW。由于聚合酶有固定的位置,因此该系统可以对单分子 DNA 进行测序。dNTP 结合在每个孔的单分子模板上,通过激光或者成像设备记录 ZMW 底部标记在核糖核酸上的发射波长的颜色与持续时间来进行序列的读取。聚合酶在结合 dNTPs 的过程中,切割 dNTP 结合的荧光基团,使得荧光基团在第 2 个标记的碱基进入 ZMW 前将前一个荧光基团去除。SMRT 平台也使用了独特的环状模板,这种方式的模板可以使得聚合酶反复读取模板的序列。尽管这种方法不太容易对长度大于 3 kb 的片段反复读取,但是短的模板却可以反复读取多次。由于多次读取同一序列,系统会产生多次测序后的保守序列(consensus sequence,CCS)。

2014 年,第一个消费级别的 Nanopore 测序仪的原型机——MinION 在 Oxford Nanopore Technologies(ONT)诞生。与其他平台不同的是,Nanopore 测序仪并不监测模板 DNA 结合或杂交的核糖核酸。其他平台通过监测次级信号、光、颜色或 pH 等来进行碱基序列的读取,而 Nanopore 则直接对天然的 ssDNA 分子进行读取。为达此目的,DNA 需要通过一个蛋白孔(protein pore),导致蛋白孔发生电压阻塞(voltage blockade)。对这些电荷瞬时的追踪称为扭曲空间(squiggle space),特定 DNA 序列通过孔会产生特定的电压改变。相比于 1～4 种可能的信号,Nanopore 拥有 1 000 多种可能的电压改变,尤其是当天然 DNA 序列中存在修饰的碱基时。最近的 MK1 Minion 流动单元由特殊应用的芯片组成,包含了 512 个独立的通道,每秒可以读取 70 bp 长度,到 2016 年能够增加到 500 bp/s。新推出的 PromethION 设备是包含了 48 个独立流动单元的高通量平台。该项工作最多可以在 2 天内输出 2~4 Tb 的数据量,这使可能其成为 HiSeq X 系列的强力竞争者。与 PacBio 的环状模板类似的是,ONT MinION 使用一个 leader-harpin library 结构。这使得正向 DNA 链可以通过孔,接着 harpin 蛋白结合双链,最后是反义链。这产生了 1D 和 2D reads,1D 链可以通过比对产生一个保守的 2D read。

2.2.2.2 合成法测序

长 reads 的合成与真正测序的平台不同的是,合成长读长技术依赖于一个 barcode 系统来结合不同的片段,通过已有的短读长测序仪来获得长读长 reads。该方法将大的 DNA 分子分割成若干个小片段到微孔中或者乳液中。每个微孔或者乳液中的模板被切割并且加上了 barcodes。这种方法允许在短读长测序仪上使用,测序后数据被通过 barcode 分开按照 barcodes 的序列进行拼接。合成法有两个系统:Illumina 长片段合成平台与 10X Genomics 乳液系统。Illumina 系统(Moleculo)分割 DNA 到小板上而不需要特殊仪器。然而,10X Genomics 乳液系统(GemCode 与 Chromium)使用乳液分隔 DNA 并且需要微流体平台(microfluidic instrument)来进行测序前的准备工作。在其实浓度低至 1 ng 的情况下,10X Genomics 乳液系统可以任意切割长的 DNA 片段(最大达到 100 kb)到微粒(GEM)中,这种威力一般包含了 ≤0.3× 的基因组以及一个独特的 barcode。

2.2.2.3 单分子测序与合成法测序的比较

基因组测序中,对长读长测序需求是肯定的。目前长读长测序最受欢迎的是 PacBio RSⅡ 和 Sequel。该设备可以产生超过 50 kb 长度的单个 read,长链建库测序平均长度为 10~15 kb。这种特性使得在基因组拼接与大范围基因组结构的应用中有很大的好处。但是,长链的单个碱基错误率在 15% 左右,使得人们对该仪器的使用有所顾虑。遗憾的是,这些错误随机分布每个 reads 也因此必须有足够高的覆盖度来消除单个碱基错误率的负面影响。PacBio 的环状模板有时候也会出现错误。单个碱基测序次数越多,结果就越可靠,其最高准确率达到 99.999%。其高准确率与 Sanger 测序相似,使得该方法与 Sanger 测序一起成为单核苷酸多态性(SNPs)的研究方法。该设备的运行时间与通量受测序读长的影响,长的模板需要更长的时间。举例来说,1 kb 的库运行 1 小时测序每个分子可以产生 7 500 个碱基,平均大约重复 8 次;而运行 4 小时每个分子可以产生大约 30 000 个碱基(大约重复 30 次)。相反的是,10 kb 的库运行 4 小时产生 30 000 个碱基只能重复 3 次左右。通量的限制以及高企的成本(1 000 美元/G),加上较高的覆盖度使得 PacBio 等三代测序仪器成为那些较小的实验室难以实际应用的技术。PacBio 新推出的 Sequel 系统,其通量与 RSⅡ 比高出了 7 倍,使得 30× 覆盖度的人类基因组测序成本大幅下降。

ONT MinION 是一个小的(3 cm×10 cm)USB 设备,并且可以在个人电脑上运行,使得其成为最小的测序平台。这使得 MinION 具有极高的便携性,在临床诊断中以及那些相对偏僻的地方有着广泛的应用前景。尽管周边设备依然只有在实验室中才有,如文库准备的恒温器,这依然可以大幅减少设备空间。与其他平台不同,MinION 在片段大小上是有限制的。从理论上来讲,任意大小的 DNA 分子都可以在该设备上测序,但是实际情况是在对长片段进行测序的过程中是有所制约的。作为 ONT 技术本身的特性,ONT 拥有超过 1 000 种独立的信号,这使得 ONT 拥有巨大的错误率——1D read 大约在 30%(主要是 indel)。有效的对核糖核酸复合物的测序也是 ONT MinION 面临的一大问题。当核糖核酸复合物超过 k-mer 长度,就很难准确鉴定前一个 k-mer 何时离开孔而下一个 k-mer 何时进入孔。因为修饰的碱基会改变原有的 k-mer 设定的电压变化,所以碱基的修饰对 MinION 而言同样也是一大挑战。好在最近的一系列对试剂以及算法的改进使得其准确率提高不少。

2.2.3 下一代测序技术的应用

在传染病疫情调查方面,目前已有对粪便直接测序进行宏基因组研究的报道。例如,在 2011 年欧洲产志贺毒素的大肠埃希菌 O104:H4 感染性疾病的暴发调查中,研究人员对患者粪便标本开展宏基因组测序,结果证明对标本直接测序不仅能够鉴定标本里的病原菌及其毒力基因和耐药基因,而且可以获得传统的 MLST 和 wgSNP 的分型数据[6]。另外,在 2014 年西非埃博拉病毒疫情中,研究人员在几内亚通过便携式测序仪对埃博拉患者的样品进行实时测序,严密监控埃博拉的进化及疫情发展,便携式测序仪在 24 小时内就能生成测序信息,为世界卫生组织提供详细的序列数据[7]。

在食源性病原菌检测方面,宏基因组测序也展现了应用前景。宏基因组测序在大数据量的情况下可以直接从复杂食品中检测病原菌。通过增菌可以有效地提升宏基因组测序在食源性暴发中的有效检出率。对食源性暴发样品进行 48 小时增菌后,其中的单增李斯特通过宏基因组测序所得到的组装结果就可以和纯培养后得到的纯菌序列相近。该策略可以很好地在受污染的冰淇淋样品中快速进行检测和溯源,可比传统时间减少一半[8]。

下一代测序技术在临床上也已经有诊断危重患者的成功案例。2013 年,一位 14 岁的男孩出现发热头痛等症状多日,经过多次入院治疗仍不见好转,且病情出现恶化情况,在常规手段不能确定病因的情况下,主治医师采用了下一代测序技术,抽取了患者的脑脊液样本和血液样本,提取 DNA 进行二代测序,共获得 800 多万条 reads。通过分析,脑脊液样本测的 300 多万条 reads 中有 475 条 reads(约占 0.016%)比对上了钩端螺旋体,指示该病例是钩端螺旋体感染。之后医师对症治疗,使用静脉大剂量注射针对钩端螺旋体的抗生素,患者 7 天后开始康复,14 天后出院[9]。另外一个案例是假体周边关节感染诊断。一位 62 岁的老人,3 年前做过膝盖关节成型术,随后假体感染,于是他接受了假体切除术,所有的培养方法均不能找到感染的病原体。但通过对手术中取出的样品进行下一代测序,找到了狗链球菌,这种细菌通常是生存于狗的口腔中的。随后的流行病学调查发现该患者在发病之前曾被狗抓伤,并且狗曾经舔过他的伤口。诊断后根据这株狗链球菌的敏感性来进行抗生素治疗,患者很快痊愈[10]。

当前不论是已较成熟的、还是尚缺乏能力的传染病防控体系,新发传染病都是一个严重的挑战。另外,在临床上对感染病原体的病例、病因探查困难。多病原体筛查以及宏基因组测序分析这些技术的发展和应用,大大提高了临床上对传染病病例感染病原体的诊断能力。例如,临床上既往肺炎、脑膜炎、脓毒血症等病原体确认率很低,而当前利用多病原筛查和 NGS 技术,很多罕见和新病原也被确认出来。传染病的分子诊断成熟应用于临床,使临床医师更为精准地识别感染病因,早期诊断,早期治疗,从传染病的控制和预防上,也通过这些精准检测技术,提高了控制和预防的精准度。

2.3　小结

利用分子生物学方法检测传染病的感染病原体,使得诊断技术摆脱了耗时和低敏感度的病原体分离培养和鉴定,目前很多病原体还不能培养,因此分子诊断技术较传统培养技术具有明显优势。传统的感染病原体的核酸检测技术(如 PCR),以及一些变通的核酸特异片段检测方法(如等温扩增技术)能够快速而灵敏地检测样本中的目标病原体核酸,但仍存在方法学的不足,一是一个反应仅检测一种或少量几种病原体或特异序列,二是不能检测尚未认知的新病原体或序列变异度大的病原体。

在传染病诊断中,应用多重病原体核酸扩增检测方法扩大了病例样本中多个病原体筛查的范围,而不是根据症状、体征等预判是什么病原体再选择这个病原体的检测方法。多重病原体核酸扩增检测虽然提高了病原体筛查效率,但仍然难以发现新的病原体或序列变异大的病原体。将 NGS 测序技术应用于临床传染病病例的病原学诊断,大大提高了发现病原体的效率和能力,尤其是能够发现高变异病原体、罕见病原体以及新发病原体。这种技术已越来越多地应用于临床感染和传染病疫情中的病原体诊断,这克服了临床医师限于知识或病原体诊断试剂种类有限而不能明确病因的困难,无须先预判可能是哪种或哪些病原体再选择检测方法进行尝试的方式,实现对样本直接进行宏基因组测序,利用生物信息学方法对测定的序列进行分析,获得可能病原体的核酸信息,再用其他分子诊断技术进行验证检测。

当前,基于 NGS 的宏基因组测序诊断技术仍处在发展完善过程中,测序的速度、准确度和读长还需要提高,生物信息学分析的时间需要缩短,依据序列信息判断真正感染病因的多学科融合甚至智能分析判别也需要建立,测序技术用于临床诊断的样本处理和操作过程需要进一步标准化,才能使这个技术更为规范和高效地应用于传染病的病因诊断，提高诊断的精准性。

参考文献

［1］ Tang Y W，Procop G W，Persing D H. Molecular diagnostics of infectious diseases［J］. Clin Chem. 1997，43(11)：2021-2038.

［2］ Rodrigues C M C，Groves H. Community-acquired pneumonia in children：the challenges of microbiological diagnosis［J］. J Clin Microbiol. 2018，56(3)：e01318-1317.

［3］ Bragg L，Tyson G W. Metagenomics using next-generation sequencing［J］. Methods Mol Biol，2014，1096：183-201.

［4］ Rossen J W A，Friedrich A W，Moran-Gilad J，et al. Practical issues in implementing whole-genome-sequencing in routine diagnostic microbiology［J］. Clin Microbiol Infect，2018，24(4)：355-360.

［5］ Dunne W M Jr，Westblade L F，Ford B. Next-generation and whole-genome sequencing in the diagnostic clinical microbiology laboratory［J］. Eur J Clin Microbiol Infect Dis，2012，31(8)：1719-1726.

［6］ Loman N J，Constantinidou C，Christner M，et al. Culture-independent sequence-based metagenomics approach to the investigation of an outbreak of Shiga-toxigenic Escherichia coli O104：H4［J］. JAMA，2013，309(14)：1502-1510.

［7］ Quick J，Loman N J，Duraffour S，et al. Real-time，portable genome sequencing for Ebola surveillance［J］. Nature，2016，530(7589)：228-232.

［8］ Allard M W，Bell R，Ferreira C M，et al. Genomics of foodborne pathogens for microbial food safety［J］. Curr Opin Biotechnol，2018，49：224-229.

［9］ Wilson M R，Naccache S N，Samayoa E，et al. Actionable diagnosis of neuroleptospirosis by next-generation sequencing［J］. N Engl J Med，2014，370(25)：2408-2417.

［10］ Tarabichi M，Alvand A，Shohat N，et al. Diagnosis of streptococcus canis periprosthetic joint infection：the utility of next-generation sequencing［J］. Arthroplast Today，2017，4(1)：20-23.

3

病原体基因组学—— 对病原体的深入认识

近年来,DNA 测序技术的迅猛发展加速了人类对自身和其他物种基因组的认识。基因组学(genomics)是指阐明整个基因组的结构、结构与功能的关系以及基因之间相互作用的科学,即以分子生物学技术、电子计算机技术和信息网络技术为手段,以生物体内基因组的全部基因为研究对象,从整体水平上探索全基因组在生命活动的作用及其内在规律和内外环境影响机制的科学。近 10 年来,基因组学技术在细菌性传染病领域的应用和普及也逐步催生了一个新的学科——病原微生物基因组学。该学科特别是其在微生物分类学、耐药基因组学领域和分子血清型分型方面的发展尤为受到瞩目。

3.1　病原微生物基因组学

细菌基因组学(bacterial genomics)是指通过高通量测序的方法,针对细菌基因组进行测定,并利用生物信息学方法,进行细菌分类、分型及 DNA 序列结构和功能学方面研究的学科。

细菌基因组是指菌体内染色体和质粒所含的全部 DNA 序列。绝大多数细菌的染色体仅有一个,一般呈环状。

1995 年,科学家获得了流感嗜血杆菌(*Haemophilus influenzae* Rd)的全基因组序列,这是第一个完整的基因组序列,也是第一个完成的细菌基因组序列。紧接着古细菌詹氏甲烷球菌(*Methanococcus jannaschii*)基因组、大肠埃希菌(*Escherichia coli* K-12)基因组等也相继完成。细菌基因组研究不仅有利于研究细菌的基本生命过程,同时也对高等真核生物的基因组学及后基因组学研究提供了参考和平台。到 2017 年 6 月 9 日为止,美国国家生物技术信息中心(NCBI)数据库上已记录了 2 785 个细菌全基因组序列和 6 970 个细菌基因组草图(draft genome)[1]。细菌基因组学以全面认识细菌生物学功能为目标,在分析细胞遗传变异机制、研究细胞毒力、感染性疾病发生机制、感染性疾病准确诊断、设计和开发抗生素类药物和疫苗、鉴定工业用酶类和生物降解性酶类等领域显示出巨大的潜力。

　　根据研究目标的不同,细菌基因组学可以细分为:细菌比较基因组学、细菌进化基因组学、细菌转录组学、细菌功能基因组学和细菌范基因组学等[2]。

3.1.1　细菌基因组学的发展历史

　　细菌基因组测序,20 年来经历了三次大的革命[3]。引领第一次革命的核心技术是全基因组鸟枪法测序。微生物基因组测序,基本上和人类基因组计划同时起步,最初的目的是想确定一些模式菌株(如大肠埃希菌、枯草芽孢杆菌等)的全基因组。作为一种非病源菌,嗜血流感杆菌第一个测序完成带有一定的偶然性;但是这项工作的完成,却像打开了一扇大门,在随后的几年中数个病源菌、模式菌、极端微生物相继完成测序,如结核分枝杆菌、鼠疫耶尔森菌等。这一阶段完成的基因组,基本上都是没有缺失碱基的真正全基因组完成图。对于细菌基因组常见的基因变异、基因组结构变化、水平基因转移等的研究,催生出了比较基因组学。出于设计芯片探针、研究基因表达的需要,又催生出了功能基因组学、结构基因组学和蛋白质组学等。同时,宏基因组研究也登上了历史舞台。出于对基因组拼接及注释的需要,这一阶段涌现出了如 Phred、Phrap、Glimmer、Artemis 等著名生物信息学工具。

　　进入 21 世纪第一个十年的下半段,以 454、Illumina 为代表的高通量测序技术的诞生,带动了细菌基因组测序的第二次革命。这项技术大大降低了测序成本,使得普通大学和医院实验室也可以广泛使用;而且可以有效地克服某些对宿主有害基因不能克隆所有不能用鸟枪法建库测序的弊端,辅之以基于 SNP 的系统进化分析方法,因此迅速应用于临床转化医学研究及药物开发等领域。高通量测序技术也使得宏基因研究空前发展起来,对于解析肠道微生物等一些不能纯培养的微生物生态群落发挥了重要作用。测序通量的大幅增加,在一定程度上牺牲了测序的读长。因此,一些长的重复序列不能被跨越,得到的细菌基因组很多情况下只能算是草图。这一阶段涌现出了 Newbler、SOAPdenovo、Velvet 等一些序列拼接和生物信息学工具。

　　为了解决短读长带来的一些问题,以单分子实时(SMRT)技术、纳米孔技术为代表的长读长测序技术掀起了第三次革命的新浪潮。这些技术使得细菌基因组完整图再度成为可能,因此一经推出,就迅速被广泛采纳,也必将发挥更大的作用。在不远的将来,细菌基因组测序的成本可能降到只要 1 美元,测序可能会在一系列我们现在都想象不到的应用中成为人们的首选技术。对于微生物研究工作者(包括临床和环境研究)来说,未来是十分光明的。

3.1.2　细菌基因组学技术

　　细菌基因组学的测序分析过程主要分为 DNA 建库、高通量测序、生物信息分析三大步骤。

3.1.2.1 建库技术

建库,即文库制备,是指将样本处理成可被测序仪读取的DNA片段。该片段需满足一定的长度,且在两端都连接了指定的序列(锚定序列、测序引物序列、标签序列等)。

目前,已有商品化的自动建库自动工作站,但对于一些测序平台以及某些特殊情况下的基因组测序,建库工作还要依靠实验室人员手工操作。建库结果取决于采用的实验方案、试剂种类、熟练程度等诸多因素影响。可以说建库工作量差不多占据了整个高通量测序实验中工作量的80%,其结果直接决定了测序下机数据的好坏。

(1)机器打断法:是指利用超声波将DNA破碎成一定的长度后,再通过连接酶,在DNA两侧添加接头。采用这种策略建库必须配备超声波打断仪。这个方法具有较高的稳定性,无GC偏好,准确性较高。对DNA起始量要求较高。全长>50 kb,浓度20～35 ng/μl,体积130 μl,A260/A280=1.8～2.0。该建库方法可适用于各种类型的建库,最常用于全基因组测序,例如细菌基因组测序。

(2)转座酶建库法:是指运用高活性的转座酶,完成DNA的片段化和加接头。采用这种策略建库无须配套专门的仪器,一般的分子实验室皆可完成。市面上成熟的试剂盒较多,实验操作过程简单,稳定性高。缺点是插入序列具有偏好性。要求DNA起始量低,最低起始浓度为1 ng DNA。对DNA的纯度和DNA浓度准确性要求较高。适合样品量有限的样品建库。

(3)扩增法建库:是指利用PCR方法扩增特定的分子片段,并在扩增过程中引入接头和测序引物区域的建库方法。其目前在微生物领域应用最广,主要应用在宏基因组测序,用于检测微生物群体的组成结构。主要包括16S rDNA测序、18S rDNA测序、ITS测序及目标区域扩增子测序等。采用第二代高通量测序平台测定的16S/18S/ITS某个高变区域的序列,来反应环境样品在细菌、真菌、古菌分类方面物种之间的差异,对研究海洋、土壤、肠道粪便等环境中的微生物构成有重要的指导作用。其操作过程目前主要有两种流程选择(一步法建库和两步法建库)。一步法建库是指通过一轮PCR反应,同时进行16S扩增和接头连接的工作。两步法建库是指通过两轮PCR反应,分别进行16S扩增以及接头连接的工作。

扩增子测序只能检测样本中某一或几个特定基因片段,而并非所有的基因。建库过程中经过了PCR富集和筛选,将研究者所感兴趣的片段几万、几十万倍地放大。好处是研究有针对性,有的放矢;缺点是信息不全面。例如,只能检测样本中某种菌的有无,却不可能检测其耐药性或毒力。

扩增子建库过程中,受酶、扩增循环数等诸多因素影响。最终检测的微生物群体组成和样本中真实状态会有一定的偏差。基本上,样本起始浓度越高,建库循环数越大,实验中采用的酶越便宜,实验结果与真实情况偏差越远。

3.1.2.2 测序技术

目前,主要细菌基因组测序基于以下几种测序平台:① 罗氏 454 平台;② Illumina 平台;③ Ion Torrent 平台;④ BGIseq 平台;⑤ PacBio 平台及其他技术平台。不同的测序平台有其自身的特点和适用性(见表 3-1)。

表 3-1　不同的测序平台的特点和适用性

代序	公司	平台名称	测序方法	大约读长/bp	优点	相对局限性
第一代	ABI/生命技术公司	3130xL-3730xL	桑格-毛细管电泳测序法	600~1 000	高读长,准确度一次性达标率高,能很好处理重复序列和多聚序列	通量低;样品制备成本高,使之难以做大量的平行测序
第二代	Roche/454	基因组测序仪FLX 系统	焦磷酸测序法	300~700	在第 2 代中最高读长;比第 1 代的测序通量大	样品制备较难;难于处理重复和同种碱基多聚区域;试剂冲洗带来错误累积;仪器昂贵
第二代	Illumina	HiSeq 2000,HiSeq 2500/MiSeq	可逆链终止物和合成测序法	2×150	通量高	仪器昂贵;用于数据分析的费用很高
第二代	ABI/Solid	5500xlSolid系统	连接测序法	25~35	准确率较高	读长短,造成成本高,数据分析困难和基因组拼接困难;仪器昂贵
第三代	PacBio	PacBio RS	实时单分子DNA 测序	约 10 000	单分子测序读长较长	准确性一次性达标的机会低(81% ~ 83%);总体上每个碱基测序成本高(仪器昂贵)

1) 罗氏 454 平台

罗氏 454 测序系统是最早出现的新一代测序系统,是基于焦磷酸测序法的超高通量基因组测序系统,开创了第 2 代测序技术的先河。该技术是通过合成反应而测序(SBS)的原理进行测序的,已被广泛应用在全基因组从头(*de novo*)测序和 BAC 文库重测序、扩增产物重测序、转录组分析、基因调节的研究等基因组学研究中。可惜由于企业重心转移，该款测序仪已停止升级和试剂供应。

2）Illumina 平台

新一代高通量测序技术最早在 2005 年出现，并在 2007 年获得长足的进步，其中 Illumina 公司的边合成边测序技术成为最成功且应用最广的新一代测序技术。Illumina 高通量测序技术最早由两位剑桥大学的化学家创立，利用专利核心技术"DNA 簇"和"可逆性末端终结"，达成自动化样本制备及基因组数百万个碱基大规模平行测序。Illumina 的测序技术因其极高的通量、数据准确性、较长的测序读长和极简便的操作流程，目前在测序市场上占据主流位置。

HiSeq 2000 是 Illumina 公司于 2010 年推出的新款测序仪，测序原理与 Genome Analyzer 相同，采用稳定的可逆终止法边合成边测序技术。该技术使用 4 种含有末端阻断基团和不同荧光信号的碱基进行模板互补链合成，不仅确保了测序的高精确性和高顺序性，而且排除了由重复序列和同聚物导致的测序错误。与 Genome Analyzer 不同的是，HiSeq 2000 融合了最新的光学系统和制造工艺，采用 2 个激光源对 Flow Cell 扫描，用 4 台照相机对 4 种碱基分别进行记录，减少了不同碱基间的信号干扰，提高了测序准确度。HiSeq 2000 因采用了 Flow Cell 双表面成像技术，增加了 Flow Cell 的有效面积，从而增大了测序通量，降低了测序成本。Illumina Miseq 是 2011 年 2 月推出的新一代小型化（bench-top）测序仪。这款仪器使用了 Illumina TruSeq 可逆中止碱基边合成边测序的化学方法，与 HiSeq 2000 相比，虽然每个 Run 的测序通量很低，但是久经考验的新一代测序试剂带来无可比拟的准确性，结合上全新的流体系统，使得一个测序循环时间缩短至不足原先的 1/8。

3）Ion Torrent 平台

Ion Torrent 平台是基于半导体技术的台式高通量测序仪。该平台使用了一种布满小孔的高密度半导体芯片，一个小孔就是一个测序反应池，孔底部带有感应器。当 DNA 聚合酶把核苷酸聚合到延伸的 DNA 链上时，会释放出一个氢离子，反应池中的 pH 发生改变，位于池下的离子感受器就会感受到信号，把化学信号直接转化为数字信号，从而读出 DNA 序列。与其他新一代测序仪相比，Ion Torrent 平台不需要激发光、CCD 成像仪及荧光标记，能直接并快速"读"出 DNA 序列，具有简单、快速、准确、灵活和低成本等显著优势。

4）BGIseq 平台

2015 年，国内华大基因发布了第一台国内自主研发的新型桌面化测序系统 BGISEQ-500，又于 2016 年 11 月推出了其自主研发的一款高通量台式测序系统 BGISEQ-50。该测序平台采用联合探针锚定聚合技术（cPAS）和 DNA 纳米球（DNB）核心测序技术。相比常见的桥式 PCR 扩增方式，华大基因测序平台所采用的独特的扩增模式能够做到在高效率扩增的同时扩增错误零累积。目前，华大基因所推出的

BGISEQ-500 测序平台提供 SE35、SE50、SE100、PE50、PE100 等多种读长模式,能够全面满足目前市面上的大部分测序应用。而 BGISEQ-50 则主打 SE50 读长模式,面向小通量的快速测序需求。

5）PacBio

PacBio 测序技术常称为第 3 代测序技术。商业化仪器最早出现于 2010 年,其基本原理是单分子实时测序,每条 DNA 测序反应都在独立的小孔(零模波导孔)中完成,并实时记录碱基合成顺序。单分子实时测序突破了光学检测的瓶颈,使得在测序过程中,无须像二代测序一样对 DNA 分子进行扩增,直接检测单条 DNA 分子上的荧光信号。单分子实时测序(SMRT)具有读长长、一致性准确度高、无序列偏好性等特点。在PacBio 目前的 Sequel 平台上,平均测序读长可达 10～18 kb,最长至 60 kb;由于单分子实时测序无须 PCR,测序结果不受高 GC、高 AT、回文序列和同聚物序列等影响,具有极佳的覆盖度和均一性;同时,未经扩增的原始 DNA 保留了天然的碱基修饰,测序同时可以获得碱基修饰信息,是可以将基因组学与表观遗传学合二为一的测序技术。

3.1.2.3 分析技术

生物信息分析是指利用计算机科学,实现细菌基因组组装、基因预测、基因注释、基因组比对、进化分析等多个方面的数据挖掘和科学研究。

1）数据格式

测序数据常见的数据格式为 Fasta、fastq 等。FastQ 格式是下机序列格式中最常见的一种,FASTQ 格式的序列一般都包含有 4 行,第 1 行由"@"开始,后面跟着序列的描述信息,这点与 FASTA 格式是一样的。第 2 行是序列。第 3 行由"+"开始,后面也可以跟着序列的描述信息。第 4 行是第 2 行序列的质量评价(quality evaluation,注:应该是测序的质量评价),字符数与第 2 行的序列是相等的。碱基质量值(quality score 或 Q-score)是碱基识别(base calling)出错的概率的整数映射。通常使用的 Phred 碱基质量值公式为:$Q_{-score} = -10 \times \lg P$。碱基质量值越高表明碱基识别越可靠,碱基测错的可能性越小。比如,对于碱基质量值为 Q20 的碱基识别,100 个碱基中有一个会识别出错;对于碱基质量值为 Q30 的碱基识别,1 000 个碱基中有一个会识别出错;Q40 表示10 000 个碱基中才有一个会识别出错。

2）数据质量控制

在开始数据分析之前,一个很重要的工作就是对数据进行评估。评估测序数据质量的好坏,因为数据质量会直接影响到数据分析的结果。这就好比我们在做一道菜之前需要对多种食材进行处理一样,如果不去除一些不好的食材,虽然厨师的水平很高,但是这道菜就无法做到色香味俱全。数据处理也是一样,我们经过大量的实际的数据分析发现,如果不对数据进行评估处理,会对分析结果产生非常大的影响,不仅浪费了很多时间,甚至会得出错误的结论。因此对数据进行评估非常重要,FastQC(http://

www. bioinformatics. babraham. ac. uk/projects/fastqc/)是常用的可用于测序数据质量控制的一种重要分析软件。FastQC 软件支持多种平台数据的评估,包括 illumina、454、pacbio 等。

3）测序数据组装

序列的拼接与组装是基因组测序数据处理中一个至关重要的步骤,对于高通量测序产生的海量短序列,拼接与组装显得尤为重要。常见的拼接工具如 Velvet、SOAP、Spades 等。

4）数据比对

序列比对是将已有基因组序列作为参考基因序列(reference),将短序列与参考基因序列进行序列比对,并在参考基因序列上进行精确定位。通过序列比对可以发现生物序列中的功能、结构和进化的信息。目前已有上百种序列比对工具。

Bowtie2 是一个超高速的,节约内存且灵活与成熟的短序列比对软件,比较适合下一代测序技术。通常使用全文分索引(FM-index)和 Burrows Wheeler 变换(BWT)索引基因组,使得比对非常快速且内存高效,但是这种方法不适合于找到较长的、带缺口的序列比对。

BWA 主要应用二代测序后的大量短小片段与参考基因组之间的定位比对。需要先对参考序列建立索引,BWA 也是基于 BWT 和 FM-Index 理论来对参考基因组做索引。根据测序方法的不同,有单末端序列(single-end,SE)比对和双末端序列(paired-end,PE)比对。

MAQ 是使用质量分数推导序列和比对序列的一致性的短序列比对工具,并且 MAQ 充分利用配对信息,估计每个比对 read 的错误的概率,同时也使贝叶斯统计模型来评估最后的基因型错误概率。

SOAP2 是短寡核苷酸比对程序(short oligonucleotide alignment program)的一个显著改进版本,它减少了计算机内存使用,并极大地提高了比对速度。SOAP2 使用一个 burrows wheeler transformation(BWT)压缩索引替代种子策略在主存储器中索引参考序列。SOAP2 适合于单末端片段和双末端片段。

3.1.3　细菌基因组学数据库

目前,国际上已建立起许多公共微生物基因组数据库,这些数据库由专门专业的机构建立和维护,他们负责收集、组织、管理和发布相应数据,并提供数据检索和分析工具,向生物学研究人员提供大量有用的信息,最大限度地满足他们研究和应用的需要,为科研人员的研究服务。

由于生物信息数据的高速增长,同时为了满足生物信息学及相关领域研究人员迅速获得最新实验数据,大量生物信息数据库应运而生。数据库及其相关的分析软件是生物信息学研究和应用的重要基础,也是生物信息学研究必备的工具。

3.1.3.1 NCBI

由美国国家医学图书馆(NLM)于 1988 年 11 月 4 日所建立的 NCBI 数据库,是国际上三大核苷酸数据库之一[4]。该数据库的主要任务是:① 为储存和分析分子生物学、生物化学、遗传学知识创建自动化系统;② 从事研究基于计算机的信息处理过程的高级方法,用于分析生物学上重要的分子和化合物的结构与功能;③ 促进生物学研究人员和医护人员应用数据库和软件;④ 努力协作以获取世界范围内的生物技术信息。

NCBI 数据库是一个综合性数据库,包含了所有已知的核酸序列和蛋白质序列,以及与它们相关的文献著作和生物学注释。它的数据来源主要分为 3 类:① 由测序工作者提交的序列;② 由测序中心提交的大量 EST 序列和其他测序数据;③ 与欧洲的EMBL 数据库,日本的 DDBJ 数据库协作交换数据,进行数据同步。

NCBI 数据库的检索查询系统是 Entrez,可以为用户提供整合的序列访问、定位、分类和结构数据的搜索。Entrez 的一个强大和独特的特点是检索相关的序列、结构和参考文献的能力。NCBI 还提供了序列相似性搜索程序——BLAST,可以作为鉴别基因和遗传特点的手段。BLAST 工具能够在小于 15 秒的时间内对整个 DNA 数据库执行序列搜索。NCBI 提供的附加软件工具有:开放阅读框寻觅器(ORF Finder)、电子 PCR和序列提交工具、Sequin 和 BankIt。NCBI 还有 E-mail 服务器,提供用文本搜索或序列相似搜索访问数据库一种可选方法。所有的 NCBI 数据库和软件工具均可以从 WWW或 FTP 获得。

3.1.3.2 EMBL-EBI

欧洲生物信息研究所(European Bioinformatics Institute,EBI)建立于 1994 年,是欧洲分子生物学实验室(European Molecular Biology Laboratory,EMBL)的一部分[5]。EMBL-EBI 数据库向全球提供免费的生物信息服务,发展和维护着多种用于浏览、检索、分析处理生物数据的工具服务。

EMBL 核酸序列数据库也称作 EMBL 银行,是欧洲最重要的核酸序列资源,其所拥有的 DNA 和 RNA 的主要信息来源于单独的研究者、基因组测序计划和应用专利等。同时,该数据库还会与美国的 NCBI 和日本的 DDBJ 数据库进行数据交换,保证信息共享。EMBL-EBI 发展了多种工具用于浏览和检索生物学相关序列和文献,其中 SRS(序列检索系统)是最为强大的浏览/检索工具。SRS 为用户提供了快速、便捷和友好的界面以搜索超过 400 个局域和公众数据库中大量不同种类的生命科学类数据。

EMBL-EBI 管理和维护着多个数据库,其中 European Nucleotide Archive(ENA)数据库是最著名的一个。ENA 数据库收录和展示了与核苷酸测序相关的实验工作流程的所有信息。一个典型的工作流程包括:用于测序材料的分离和制备,产生测序数据的测序平台，对测序数据进行生物信息学分析的流程。ENA 将所有信息都记录在涵盖了输入信息（样本、实验设置、机器配置），输出机器数据（序列条数和质量）和解释信息（拼接、比对、功能注释）的数据模型中。ENA 数据库的基本单位也是序列条目，包括核苷酸碱基排列顺序和注释两部分。序列条目由字段组成，每个字段由标识字起始，后面为该字段的具体说明。

3.1.3.3　DDBJ

日本 DNA 数据库（DNA Data Bank of Japan，DDBJ）是由国家遗传研究所（NIG）于 1984 年建立的[6]，也是一个全面的核酸序列数据库，与美国 NCBI、欧洲 EMBL 数据库每日都交换更新数据和信息。

DDBJ 主要收录 DNA 序列信息并赋予其数据存取号，信息来源主要是日本的研究机构，同时也接受其他国家上传的 DNA 序列。此外，DDBJ 数据库还与国家生物科学数据库中心（NBDC）合作，建立了一个专门收录日本人基因型和表型的数据库（JGA）。该数据库的数据收集工作都是根据授权协议进行的，其数据的授权发布也仅仅针对特定的研究用途。同时，JGA 数据库的访问是受到严格控制的，JGA 数据的存储、管理和发布都是由 NBDC 协同管理的。

DDBJ 数据库也提供了序列分析服务，其装备的 NIG 超级计算机可以专门分析大规模的序列数据。该 NIG 超级计算机为建设 DDBJ 数据库和分析服务提供了计算基础设施，并为研究人员提供了大规模的数据分析和超级计算环境。DDBJ 数据库可以通过 WWW、FTP 服务器或 e-mail 的方式为广大研究人员服务。

3.1.3.4　GOLD

基因组在线数据库（Genomes Online Database，GOLD）是由美国能源联合基因组研究所（DOE JGI）于 1999 年建立的[7]。该数据库是一个综合性数据库，收录了基因组和宏基因组测序项目及其相关元信息。GOLD 数据库是由基于四级分类明确的系统构成的，用于区分不同组织以及为了更好地实现元数据的跟踪和管理。这 4 个层级分别是科研项目、生物样品或有机体、测序项目（SP）和分析项目（AP）。每个级别都有自己一套独一无二的元数据字段，并可以链接到一个或多个级别上去。

GOLD 数据库中的数据主要有 3 种来源：① 研究者自己存储的项目数据；② 公共数据库的资源，如 NCBI 的 BioProject 和 BioSample 数据库；③ JGI 机构所测序的项目。用户需要对所存储的数据进行定期查看，从而确保存储数据的准确性和一致性。同时，GOLD 数据库作为一个开创性的集中式公共资源，可以用于监控测序项目及其相关元数据，促进项目的管理和序列数据的比较分析。

GOLD 数据库提供免登录的方式对数据进行查询浏览，检索方式快捷方便，具有用户友好的网页设计。GOLD 数据库提供了与综合微生物基因组（IMG）系统的无缝对接，并支持和促进了基因标准联盟（Genomic Standards Consortium，GSC）的最低信息标准。

3.1.3.5 生命与健康大数据中心

生命与健康大数据中心(BIG Data Center),是由中国科学院北京基因组研究所于 2016 年推出的[8]。该数据库作为北京基因组研究所的重要研究单元,承担了相关公共数据库资源体系的研究与建设任务——面向我国人口健康和社会可持续发展的重大战略需求,围绕国家精准医学和重要战略生物资源的组学数据,建立海量生物组学大数据储存、整合与挖掘分析研究体系,发展组学大数据系统构建、挖掘与分析的新技术、新方法,建设组学大数据汇交、应用与共享平台。

BIGD 数据库主要分为 6 个部分,分别是:基于高通量测序的组学原始数据归档库(Genome Sequence Archive,GSA),围绕国家重要战略生物资源的基因组数据库(Genome Warehouse,GWH),基于测序数据的基因表达数据库(Gene Expression Nebulas,GEN),基于中国人群以及国家重要物种群体的基因组变异数据库(Genome Variation Map,GVM),基于全基因组 DNA 甲基化图谱的表观基因组数据库(Methylation Bank,MethBank)以及基于大众审编的生命科学维基知识库(Science Wikis)。BIGD 数据库目前具备 5 000 个以上 CPU 计算核心及总容量超过 8 PB 数据存储资源,已经开发形成了一系列的多组学数据库系统,初步形成了我国生命与健康数据交汇与共享的平台,具备可服务于全球的基因组数据共享网络。

3.1.3.6 微生物基因组数据库管理系统

微生物基因组数据库管理系统是由中国疾病预防控制中心传染病所、生物信息室进行创建和管理的。微生物基因组数据库旨在建立病原微生物领域专业的数据库,并提供基因组数据检索、下载和信息共享服务,为用户提供全面公开可用的基因组和宏基因组数据,同时实现基因组数据的在线动态可视化展示,方便科研人员进行数据的分析和管理。

微生物基因组数据库综合了细菌、古细菌的基因组,以及人、环境、动物、植物的相关样本的宏基因组序列信息。数据库的数据来源于研究者和研究机构测序数据的提交以及公共数据的下载整合。所有数据通过统一标准进行收录整理,方便研究人员进行数据分析和共享。数据的检索方式多样,具有模糊搜索、高级搜索、分类搜索及热词搜索 4 种检索方式,便于用户对数据的查询和浏览。序列信息提供可视化展示,通过鼠标的拖拽、放大和缩小功能使序列信息浏览更直观。同时,数据库具有充足的存储空间,为了保证数据上传下载的速度和稳定性,数据库开发了相应的客户端,用于数据的上传和下载。数据库的网站和客户端都具有友好的用户界面,使用简单方便。

3.1.3.7 Ensembl

Ensembl 数据库是 European Bioinformatics Institute(EBI)与 Wellcome Trust Sanger Institute(WTSI)共同合作开发的数据库项目[9]。Ensembl 数据库的项目是 1999 年开始的,由于当时研究人员无法及时获取最新数据,Ensembl 的开发团队决定进

行基因组数据的自动注释,将该注释与其他可用的生物数据整合,并通过网络公开获取。自从 2000 年 7 月推出网站以来,Ensembl 逐渐增加了更多的基因组,可用数据的范围也扩大到比较基因组学、变异和常规数据。

Ensembl 也是一个综合基因数据库,包括所有公开的基因组 DNA 序列,通过注释形成的关于序列的特征,如基因、单核苷酸多态性(single nucleotide polymorphism,SNP)、重复序列、同源序列等。此外,Ensembl 数据库还提供疾病、细胞等方面的信息,并且提供数据搜索、数据下载、统计分析等服务。Ensembl 数据库中的数据可以通过多种方式下载:少量数据,如单个基因序列可以直接在网页上下载;如果需要下载大量数据,可以使用公开的 MySQL 服务器或 REST 服务器;如果想下载全库,可以通过 FTP 站点到 MySQL 转储下载整个数据库。Ensembl 数据库的目标是:精确地、全自动地分析基因组数据;实时更新数据,使其数据保持最新;包含大部分已测序的动物的基因组数据;可以通过网页形式获得其数据的分析结果。Ensembl 数据库为人们提供了一个全面的基因组信息库,包括基因数据存储、信息整合、数据分析以及生物信息可视化处理等功能。

3.2 微生物基因组的分类学

微生物分类就是遵循分类学原理和方法,对生物的各种类群进行命名和等级划分。近代分类学诞生于 18 世纪,它的奠基人是瑞典植物学家林奈(Linnalus,1707—1778),他建立了双名制的学名。双命名法包括属名和种名,属名在前,字首大写,种名在后,字首小写。有时在种名后还有附加部分。属名规定了微生物的主要形态特征、生理特征等,而种名往往补充说明微生物的颜色性状、用途等次要特征。近代微生物分类体系通常包括 7 个主要层次:界、门、纲、目、科、属、种。种(物种)是基本单元,近缘的种归合为属,近缘的属归合为科,科隶于目,目隶于纲,纲隶于门,门隶于界。随着研究的进展,分类层次又有增加,如亚纲、亚目、亚科、族(介于亚科和属之间)、亚种等。"种"(species)是该体系的基本单元,由有着共同祖先(其类似的行为,近似的遗传特征)的微生物组成,在外界环境条件的不断的自然选择过程中,逐渐区别于其他微生物。在研究和生产过程中常采用菌株(strain)这个词。菌株又称品系,它表示任何一个由独立分离的单细胞繁殖而成的纯遗传型群体及其一切后代。因此,一种微生物的每一不同来源的纯培养物(pure culture)或纯分离物(pure isolate)均可称为某菌种的一个菌株。伴随着测序技术的发展,基因组学技术已逐渐开始应用于微生物分类。

3.2.1 分类学发展史

细菌分类学始于 19 世纪后半叶,起初主要根据形态特征、生理生化反应等方面的相似程度将细菌进行简单分类。例如，菌落形态、生长条件或者有无致病可能性等，这可称为经典的分类鉴定方法。检测方法包括培养特征，例如菌落的形状、大小、颜色、隆起、表面状况、质地、光泽等，以及形态特征，例如个体细胞形态、大小、排列方式、运动性、特殊构造和染色反应等，此外，还包括生理、生化反应，如营养要求（能源、碳源、氮源、生长因子等），产酶种类和反应特性等，代谢产物，环境要求和对药物的敏感性等，以及繁殖方式与生活史、血清学反应、噬菌体敏感性等。通常目前在工业微生物的研究和生产中常用的微生物分类鉴定还是采用形态和生理特征为基础的方法。

然而这种经典的表型分类方法仅适用于菌种的常规鉴定，在揭示细菌间的系统发育关系方面具有一定的局限性[10]。以肠杆菌科细菌为例，肠杆菌科(Enterobacteriaceae)细菌是与人类关系最为密切的一类细菌，广泛分布于人与动物的粪便、水、土壤和腐物中，包含多种重要的肠道致病菌，如痢疾杆菌和致病性大肠埃希菌等。肠杆菌科菌具有一些共同的特征：革兰染色阴性，杆状，无芽孢等，并基于此发展出一系列检测方法（分类培养＋生化反应＋血清分型＋毒力试验）。传统方法检测需经富集培养、分离培养、形态特征观察、生理生化反应、血清学鉴定以及必要的动物试验等过程，步骤烦琐费时，一般7天才能获得较确切的结果，难以及时指导疾病的治疗。另外，对于难以培养的，或者生化反应差异模糊的，种系发生关系密切的近缘物种（如大肠埃希菌和志贺菌），很难依靠这些方法鉴定。

随着分子生物学技术的发展，对细菌分子鉴定的技术逐渐成熟。典型的技术手段如16S rDNA/MLST[11]。相对于传统鉴别方法，分子检测具备灵敏度高、检测快捷的优点，既可用于分离的细菌，也可直接用于粪便、食物或环境水样品等的快速检测，但存在自动化程度低、一次检测信息量有限、难以实现高通量筛检、对未知来源或新出现的菌株鉴定难度大等不足。发展中的高通量测序技术正可以弥补这些不足。近年来，随着454、Illumina、SOLiD等第2代高通量测序技术的大规模应用，已有越来越多的微生物基因组完成测序。通过对细菌进行比较基因组学研究，可以从基因组水平研究细菌进化的机制，为细菌分类、分型提供依据。

3.2.2 常用基因组分类学方法

3.2.2.1 基因组平均遗传相似度

基因组平均核苷酸一致性(average nucleotide identity，ANI)是指两个细菌基因组之间同源基因的相似性。ANI值可以通过两种运算方法得出：一种是以MUMmer运算法则为基础(ANIm)；另一种是以BLASTn方法为基础(ANIb)，相比之下后者应用更为广泛。普遍认为亲缘关系较近的种群间ANI值至少为70%～75%，而定义一个种的ANI值需要达到95%～96%以上，并且引起人们关注的是这些ANI的数值与"金标准"——DDH有紧密的对应关系。ANI具有方便、耗费工作量少、错误率低、分辨率高的优点,近年来得到了微生物分类学家们的青睐[12]。

Zhang 及其研究团队通过计算比较 1 226 个细菌菌株全基因组序列间的 ANI 值后,发现处于同一种的菌株间 ANI 值为 93.6%,同一属的菌株间 ANI 值为 83.6%,而同一科菌株间 ANI 值为 78.9%。作者认为在测序技术快速发展的这一机遇下,ANI 可以同时用于可培养和不可培养微生物的种属鉴定中。Kim 等通过研究 6 787 个基因组序列样本以期确定 16S rRNA 基因序列相似性的值和 ANI 值之间的相关性,发现用来区分两个不同种的 98.65% 的 16S rRNA 基因相似性值与 95%~96% 的 ANI 值相对应。在这一方法良好准确性的前提下,ANI 在解决微生物分类的实际问题中发挥着重大的作用。

目前已有各类成熟的 ANI 值的计算工具,比如本地运算软件 Jspecies(http://www.imedea.uib.es/jspecies)、Gegenees(http://www.gegenees.org/documentation.html)和在线计算工具 ANI caculator(http:/enveomics.gatech.edu/)、EzGenome(http://www.ezbiocloud.net/ezgenome/ani)和 ANItools(http://ani.mypathogen.cn/)。

3.2.2.2　最大唯一匹配指数法

最大唯一匹配指数法(maximal unique matches index,MUMi)是以两个基因组间的最大唯一配对数(maximalunique and exact matches,MUMs)为基础并结合 MUMmer 这一生物信息软件来计算基因组距离的方法,可用于种内比较。MUMi 值在 0~1 之间变动,值越小代表这两个基因组之间的亲缘关系越近。许多研究发现这种方法在衡量基因组亲缘关系时与 ANI 及 DDH 都有很好的关联性,0.33±0.03 的 MUMi 对应于 95%±0.5% 的 ANI 和 70% 的 DDH[13]。

3.2.2.3　最小核心基因组分型

最小核心基因组分型(minimum core genome typing,MCGT)是指利用存在于同一菌种的所有菌株中的基因序列——核心基因组(core genome)鉴定菌株间亲缘关系的方法。

对于核心基因组在微生物分类中的应用,通常是将核心基因组进行比对,并据此绘制系统发育树。Chen 等人对 85 株猪链球菌进行全基因组测序并研究了其群体进化关系,发现 MCGT 分型相较于传统分型方法(血清型和 MLST 法)具有更高的分辨率,能更准确地揭示群体内的进化关系。Qin 等人利用 MCGT 法构建了 53 株嗜肺军团菌的群体结构,揭示了组间遗传差异和细胞生长能力及致病性间的关联性。

3.2.2.4　K 串组分矢量法

K 串(K-string)组分矢量法是一种通过计算蛋白质序列或者 DNA 序列中寡肽的出现频率来推断基因组相关性的方法。K 串是指在一个长度为 N 的 DNA 或者 RNA 序列中长度为 K 的连续结构,对于基因序列有 4K 个可能的 K 串。K 可以选择 1 到 N 之间的任意数。长 K 值侧重于强调种的特异性,而短 K 值重点在于反映不同种之间的共同特征。通过观察由此方法建立的系统发育树可以看出，$K=5$ 或者 $K=6$ 是最适用于细菌系统发育构建的 K 值，并且也有学者指出没有必要选择大于 7 的 K 值。K 串组分矢量法在种系发生关系分析中取得了重要的成就，并且适用范围广，可用于细菌、古菌及真菌的鉴定中。然而研究发现并不是所有的 K 串都可以有效地用于种系发生树的建立上，并且水平基因转移也会影响到这一方法的准确性。

3.2.2.5　基因流动性分析

基因流动性（genomic fluidity）是指在一组个数为 N 的基因组中，独特基因数和总体基因的比值，它是属于一种基因容量的比对方法，可简单认为是基因组之间非重叠部分的度量，其最初主要用于衡量微生物种群内基因多样性。基因流动性的数值越小代表对应基因组的特异性程度越小，当基因流动性的值 φ 为 0.1 的时候，代表一对基因组有 10% 的独特基因，相应有 90% 的共同基因。基因流动性这一方法在计算时，它的优点在于不会因提供的基因序列过短或是鉴定基因同源性方法的不同而影响其结果的精确性，缺点是准确性同样也会受到水平基因转移的影响。

3.3　分子血清学分型

细菌的血清学鉴定在细菌鉴定和分类体系中，位于种/属水平的鉴定和菌株水平的鉴定（噬菌体分型、MLST、PFGE 等）之间，为细菌的种/属内分类提供了重要的框架。细菌的血清型与致病性密切相关，同一种内不同血清型细菌的致病性往往存在着很大差异。例如：大肠埃希菌共有 186 个 O 血清型，其中 53 个 O 血清型与致病性密切相关（如大肠埃希菌 O157、O111 等）；又如肺炎链球菌具有 90 个 K 血清型，其中的 23 个血清型可引起 85% 以上的侵袭性感染。此外，一些非致病性血清型的菌株虽然绝大多数情况下对人类的健康和安全没有威胁，然而在一定条件下却可以通过基因重组或突变等方式进化为新发致病菌，如 2011 年德国暴发流行的肠出血性大肠埃希菌 O104 即是由非致病菌进化而来。由于上述原因，在实际工作中仅将细菌鉴定到种/属水平的方法不能满足需求，人们迫切需要对细菌进行更全面、更高精度的血清型水平鉴定，从而对各种致病菌进行有效防控。

血清学分型自 20 世纪 30 年代开始被广泛使用，至今已有超过 80 年的历史。目前，血清学鉴定方法仍然是使用最为普遍的致病菌鉴定和溯源方法。例如，我国针对志贺菌（GB/T 4789.5—2012）、致泻性大肠埃希菌（GB/T 4789.6—2003）、大肠埃希菌 O157：H7（GB/T 4789.36—2008）、副溶血狐菌（GB/T 4789.7—2013）、沙门菌（GB/T 4789.4—2010）和小肠结肠耶尔森菌（GB/T 4789.8—2008）等致病菌检验的国家标准中均采用了血清学鉴定的方法。

3.3.1 传统的细菌血清学分型

传统血清学鉴定方法虽被广泛使用,但仍存在诸多缺陷。主要包括:① 建立血清学分型系统的工作烦琐、周期长。例如,建立一个较为全面的大肠埃希菌血清学分型系统经历了 30 余年的时间(约 1944—1977)。此外,一些重要致病菌的血清学分型系统尚未建立,严重限制针对这些致病菌的鉴定、监测和溯源。② 很多抗血清国际上只有少数几家单位能够生产和保存,且用于鉴定的抗血清严重不全,国际上生产细菌抗血清的主要公司有美国的 Difco 公司、日本的 Denka Seiken 公司、泰国 S&A 公司等,但提供不到实际需要种类的 20%;我国在该方面基础较为薄弱,在售的诊断血清仅涵盖 4 个种/属致病菌的 180 余个血清型,限制了血清学鉴定的应用和我国相关诊断标准的提高。例如,由于缺乏诊断血清,我国国家标准中仅要求检测猪链球菌 2 型,而国际上普遍检测全部 35 个血清型。③ 制备诊断血清的关键步骤是去除交叉反应,需要特定的技术、经验和菌株,但我国均未掌握,这也是我国诊断血清研发能力薄弱的主要原因。④ 血清学鉴定的操作过程耗时较长,以沙门菌为例,自获得纯培养物至完成血清型鉴定需要 2～6 天。

3.3.2 分子生物学技术

1998 年,在美国国家传染病控制中心召开了世界各国专家和官员参加的讨论如何改进传统血清学鉴定方法的会议,其主要结论便是必须尽快研究可靠的基于 DNA 分子的细菌鉴定方法。分子生物学检测技术的发展,已为致病菌的快速检测提供了良好的技术平台。但当前应用于致病菌检测的一些主要的分子生物学技术亦有缺陷。例如,当前应用最为广泛的 PCR 和 RT-PCR 方法,往往选取致病菌的毒力基因,或反应其进化地位的基因(16S rRNA、16S-23S rRNA 间区)作为靶基因,只能将致病菌鉴定到种属水平,无法确定具体的血清型,难以满足疾控系统对特定致病菌监控和溯源的需要[14]。

建立与传统血清学方法相对应的分子生物学鉴定技术,不但可大幅度提高细菌血清型鉴定的速度、准确性和通量,而且可使基于传统血清学鉴定和分子生物学鉴定的各种流行病学数据之间能够有效整合,并可方便使用不同细菌鉴定技术的实验室之间进行数据交流,从而有利于传染病多层次防控体系的建立。

3.3.3 细菌表面多糖抗原的高度多样性

细菌表面多糖抗原主要包括 O 多糖(O 抗原)、普通抗原(CA)、胞外多糖抗原、芽孢以及荚膜多糖(K 抗原)等。上述细菌表面多糖抗原在细菌和外部环境的相互作用中起着非常重要的作用。特别是它们常常是免疫系统对入侵的致病菌的首要识别及攻击目标,同时也在致病性细菌黏附、侵染宿主细胞以及躲避宿主细胞的免疫攻击的过程中起着重要的作用[15]。

O 抗原和 K 抗原的多样性是构成细菌血清学分类的基础。其中,O 抗原位于细菌表面脂多糖(LPS)的最外层,一般由寡糖重复单位(≤50)组成,每个重复单位通常由 3~8 个单糖组成。构成 O 抗原的单糖包括自然界的常见糖(戊糖、己糖等)和罕见糖(6-脱氧己糖、3,6-双脱氧糖、己酰氨基脱氧糖等),以及它们的衍生物。O 抗原结构由于构成重复单位的单糖种类、排列顺序、结合方式及多糖链的空间结构不同而不同,因而具有高度的多样性。根据 O 抗原的多样性,细菌可被分为不同的血清型。例如,大肠埃希菌带有 184 种不同结构的 O 抗原[16],志贺菌带有 34 种不同结构的 O 抗原[17],沙门菌根据 O 抗原的不同可分为 46 个血清群[18]。K 抗原的结构与 O 抗原类似,其区别主要在于 K 抗原除了与核心寡糖和类脂 A 链接外(K_{LPS}),还可松散分泌到细胞外与一些脂类链接。组成 K 抗原的单糖重复单位中单糖种类、排列顺序、结合方式及多糖链的空间结构不同而不同,也具有高度的多样性,也构成了很多细菌血清学分类的基础。例如,大肠埃希菌有 80 种 K 抗原[19],副溶血弧菌有 71 种 K 抗原[20]。

3.3.4 基因水平的遗传学多样性

参与细菌表面多糖抗原合成的基因一般以基因簇的形式存在于染色体上一个特定位点。例如,在绝大多数大肠埃希菌、志贺菌和沙门菌中,O 抗原合成基因簇均位于 galF 和 gnd 基因之间。不同结构的 O 抗原之间的区别几乎完全取决于 O 抗原基因簇的遗传学多样性[21]。再如,大肠埃希菌 K 抗原分为 4 种类型,即 Group 1-4。Group 1 和 Group 4 的 K 抗原只与少部分 O 抗原共同表达,这是因为,在这些细菌中,编码 K 抗原的基因簇占据了 O 抗原基因簇的位置(galF-gnd),而 O 抗原的基因簇则位于染色体的其他位置。克雷伯菌属中,K 抗原合成的基因簇也与大肠埃希菌 Group 1 的 K 抗原基因簇相似。Group 2 和 Group 3 的 K 抗原与大部分 O 抗原共同表达,编码这 2 类 K 抗原的基因簇位于 kps 位点[19]。上述多糖抗原基因簇中,其内部基因按照行使功能的不同可分为 3 类:单糖合成酶基因,糖基转移酶基因和寡糖单位处理酶基因。其中,单糖合成酶基因负责表面多糖抗原中各个单糖前体,即二磷酸核苷-糖或脱氧二磷酸核苷-糖的合成;糖基转移酶负责各个单糖前体的特异性链接形成寡糖重复单元,寡糖单位处理酶基因则负责寡糖重复单元的跨膜转运和聚合形成完成的表面多糖抗原。基于不同的寡糖重复单元的跨膜转运和聚合途径,细菌表面多糖的合成又可分为 Wzx/Wzy 依赖型、Wzm/Wzt 依赖型(也称为 ABC transporter 依赖型)和合成酶依赖型。其中 Wzx/Wzy 依赖型和 Wzx/Wzy 依赖型是绝大多数细菌表面多糖合成采用的路径,而合成酶依赖型只在沙门菌 O54 血清型中有过报道。

1998 年,澳大利亚悉尼大学的 Peter Reeves 教授最早提出并证明了 O 抗原基因簇中的寡糖单位处理酶基因具有血清型特异性的这一理论,对于建立可靠的细菌血清型分子分型体系具有重要意义。之后,对于已有传统血清学分型体系的一些细菌,特别是大肠埃希菌、志贺菌、沙门菌、铜绿假单胞菌等常见致病菌,科学家们首先在上述理论的指导下,纷纷破译了多种常见致病菌的表面多糖抗原基因簇,并对上述基因簇进行了详细的功能注释,甚至是遗传和进化分析。之后,以挖掘出的血清型特异基因-寡糖单位处理酶基因为靶点,利用 RFLP、PCR、基因芯片等分子生物学手段,建立了针对这些致病菌的分子血清学鉴定方法。例如,南开大学团队首先对志贺菌和沙门菌的全部血清型 O 抗原基因簇进行破译,并深入研究了两者 O 抗原基因簇的遗传和进化机制。在此基础上,其团队开发了针对上述两类致病菌部分严重致病或全部血清型的基因芯片鉴定技术。而针对不同致病类型大肠埃希菌的特定血清学分型体系,多年来的技术手段更是层出不穷。

3.3.5　分子血清学分型技术体系的建立

根据 Springer 出版社出版的《伯杰氏系统细菌学手册》、卫生部公布的《人间传染的病原微生物名录》和人民卫生出版社出版的《临床微生物学和微生物检验》的统计,目前我国较常见的重要致病菌共有 63 个种/属,其中只有一半建立了血清型分型系统,其余种/属缺乏血清型分型系统,严重限制了对这些致病菌的鉴定、流行病学监测和溯源。另一方面,随着新发致病菌的不断涌现,以及菌株监测规模的不断扩大,越来越多的菌株被发现不能被现有的血清学分型系统所覆盖,这很可能给新发传染病的暴发流行埋下隐患。在近 30 年的工作中,中国疾病预防控制中心、军事医学科学院等单位在致病菌监测工作中发现了大量无法进行血清分型的菌株。鉴定这些致病菌的血清型,可有效弥补现有血清学分型系统的盲点,提高新发致病菌的监测能力,对于致病菌监测和防控具有重要意义。然而,传统血清学分型体系建立工作烦琐、建立周期长,且血清学检测周期长(通常 2～6 天),交叉反应严重。因此,建立基于分子生物学技术的血清学鉴定体系成为致病菌血清学鉴定的发展趋势。2011 年,南开大学科研团队利用分子生物学和传统血清学相结合的方法,实现了对阪崎肠杆菌血清学分型体系的建立和不同血清型的特异鉴定,在国际上率先建立了致病菌分子血清学分型技术体系[22]。阪崎肠杆菌是重要的新生儿致病菌,可引起新生儿坏死性小肠结肠炎、败血症和脑膜炎,致死率高。在该研究中,科学家们收集了 120 余株来自我国多个地区的阪崎肠杆菌菌株,通过限制片段长度多态性(RFLP)检测技术,共发现了 7 个不同的组,同一组内的不同菌株拥有相同的 RFLP 条带带型。接下来,研究人员从每个组中分别筛选一株细菌进行抗血清的制备和相应的凝集反应,经吸收后发现,每种抗血清只能够与所在组内的细菌抗原发生凝集反应。因此 RFLP 检测结果与传统血清学实验结果完全一致,充分证明了应用分子生物学技术建立细菌血清学分型体系的可靠性。随后,团队研究人员在揭示全部 O 抗原基因簇序列多样性的基础上,还开发了针对阪崎肠杆菌全部血清型的多重

PCR 鉴定方法[23]。

过去几年,南开大学、中国疾病预防控制中心的科学家们利用基因组测序技术,通过多糖抗原数据库比对和生物信息学分析,结合多糖抗原化学结构破译和传统的血清学凝集反应等手段,鉴定了一系列在我国新出现的肠道致病菌的新的血清型。例如,2014 年,中国疾病预防控制中心的科研人员利用上述手段,发现并鉴定了一个 2 000 年至今在我国引起 80 余万病例的志贺菌新血清型(福氏志贺菌 Xv 型)[24]。2015 年,南开大学的科研人员鉴定并发表了大肠埃希菌两个新的 O 抗原血清型,扩展了该菌已有的血清学分型体系[25]。2016 年,该团队的人员利用相同的技术手段,鉴定了副溶血弧菌 3 个新的 O 抗原血清型[26]。

3.3.6 分子血清学分型技术的发展前景

如前文所述,利用分子生物学技术实现致病菌的血清学分型和鉴定,是国际上公认的致病菌检测技术发展方向,其技术发展和应用需要突破两个方面的瓶颈。第一,即是在技术层面,如何在建立致病菌分子血清学分型体系的基础上,筛选获得与血清型一一对应的 DNA 特异分子标志物。因为,拥有更多的、高质量的血清型特异分子标志物是掌握血清型分子鉴定技术体系和产品开发主动权的关键。虽然传统血清学鉴定方法最先由西方国家建立,但这些国家至今只建立了针对少数致病菌的血清型分子鉴定技术,包括美国 CDC 开发的可检测部分沙门菌血清型(6 个 O 血清型、36 个 H 血清型)的液相检测芯片、荷兰 Check-Points 公司开发的针对沙门菌 13 个 O 血清型和 40 个 H 血清型的检测芯片等,造成这一局面的最主要的原因是这些国家的研究机构缺乏足够的血清型特异分子标志物,因此使相关研究只能以"零敲碎打"为主,不能形成系统。而相关的技术瓶颈已在我国实现了突破。在"十一五""十二五"艾滋病和病毒性肝炎等重大传染病防治国家科技重大专项的资助下,我国南开大学的科学家们联合中国疾病预防控制中心、军事医学科学院等共同攻关,建立了一套较为成熟的致病菌血清学分子分型体系,以及血清型特异分子标志物筛选的核心技术,在国际上处于领先地位。当前,我国已建立了国际上容量最大的血清型特异分子标志物库,可覆盖 31 种常见致病菌的 1 690 个血清型,抢占了该领域的技术制高点。第二,在应用方面,是如何根据不同单位、不同现场的实际需求进行差异化的血清学分子鉴定技术体系的开发。例如,我国各级疾控单位建有不同层次的用于致病菌检测的分子生物学技术平台:国家级和条件较好的省级疾控单位一般具有由测序平台、生物芯片检测平台以及荧光定量 PCR 检测平台组成的多层次技术体系;大部分省级疾控单位和条件较好的基层疾控单位以荧光定量 PCR 检测平台为主;而大部分基层疾控单位以普通 PCR 检测平台为主。这就要求我们进行差异化的高通量分子甄别技术体系的开发,以满足不同层次单位的差异化需求。

当前,随着测序技术的发展,测序成本不断降低,全基因组测序被越来越普遍地应用于微生物检测。包括大肠埃希菌[27]、沙门菌[28]、铜绿假单胞菌[29]、单增李斯特菌[30]等一些重要致病菌都已经建立了基于基因组测序手段的、在已知血清学体系范围内的血清型鉴定方法。但基因组测序技术作为微生物鉴定和溯源的常规检测仍需要克服一些关键和瓶颈问题。首先,随着测序数据的不断产生,公共数据库中可用微生物序列及信息资源丰富,但这些数据一般以原始数据形式存在于一级数据库中,缺乏像血清型水平特异性分子标志物库这样的二级数据资源,更缺乏整合的、格式统一的微生物综合性信息资源数据库。因此,将全基因测序技术应用于致病菌的鉴定和溯源,首先就要解决综合信息数据库缺乏的问题。其次,全基因组测序数据的比对、检索需要大量的计算资源,例如,一个全基因组测序数据的比对、聚类和分析,需要 160 CPU 小时,这意味着如果是 20 个 CPU 的小型机,计算时长将达到 8 小时;如果在一次疫情中,同时进行 100个以上基因组的检测,使用小型机计算的时间将达到一个月,无法满足防控需求。因此,使用超级计算机解决大量计算资源的问题是必然趋势。但现有的比对算法和程序与超算系统兼容性较差,如何开发相关程序,实现不同存储和计算系统的有效对接,是基因组比对和分析技术需要解决的另一关键问题。最后,在数据比对、结果判读和结果整合方面,尚缺少自动化、准确、快速地确定致病菌种/属以及血清型、致病性等信息的分析流程和方法。如何构建细菌基因组自动化检索、比对流程,形成统一的数据分析、质控标准,规范统一的结果文件格式,并搭建可实现远程登录、数据提交和下载等功能的 web 可视化界面,解决全基因组数据检索和比对是下一步需要解决的关键问题。

3.4　基于基因组分析耐药

细菌耐药性是一个重要的公共卫生问题,是对现代医学成就的巨大挑战。随着技术手段的不断进步和研究的不断深入,人们逐渐认识到细菌耐药性不仅仅是一个临床问题,而是一个更为宏观的微生物生态学问题。普遍认为,细菌耐药性的出现要远远早于人类利用抗生素对抗感染性疾病的时间。因此,我们目前面临的各种各样的耐药细菌,根本上来说起源于环境微生物。而抗生素的大量使用,加速了耐药细菌的富集、进化和传播,使得耐药细菌又不断向环境中扩散。因此,这一"从环境中来,到环境中去"的耐药细菌的循环体现了细菌耐药与微生物生态的紧密关联[31]。

抗生素具有不同的作用机制,细菌从而进化出多种不同的耐药机制。总体上,不同耐药机制都是由相应的耐药基因所编码。这些耐药基因广泛存在于环境、动物及人体微生物组中,形成一个巨大的耐药基因"蓄水池"。如何从生态学角度对这些耐药基因进行追踪,揭示其"源头"及"流向"是细菌耐药组学研究的重要问题,也是深入认识和防控细菌耐药性的重要手段。

3.4.1 细菌耐药组的定义

细菌耐药组的定义起始于对土壤微生物的研究。2006 年 1 月,加拿大麦克马斯特大学的 Gerard D. Wright 教授在《科学》杂志上发表了对土壤微生物耐药性的研究论文,首次提出"Resistome(耐药组)"这一名词,用以指代土壤微生物中含有的大量耐药基因[32]。研究认为这些耐药基因具有潜在的转移性,很可能出现在临床相关耐药细菌中;深入认识土壤微生物中这些耐药基因的多样性和耐药机制,对于今后耐药细菌的产生具有预警作用。Gerard D. Wright 教授随后于 2007 年 3 月在《自然综述微生物学》杂志上进一步对耐药组概念进行了补充,即"微生物中所有耐药基因的总和称为耐药组"[33]。耐药组概念涵盖所有病原细菌中和抗生素产生细菌中的耐药基因(包括细菌基因组中某些隐性的耐药基因,暂时没有表现出耐药活性);也包括某些前体的耐药基因,这些基因仅表现出适度的耐药活性和对抗生素的亲和性,但可能进化成真正的具有耐药活性的耐药基因。总之,耐药组指代了耐药基因的集合,因此,我们也将"耐药组"称为"耐药基因组"。耐药基因组也隐含了另外一层含义,即通过基因组学手段对细菌耐药性进行研究。

在耐药组学概念提出后,很多研究进一步丰富了其定义的范畴。包括某类抗生素的耐药组,如四环素药物的所有耐药基因称为"四环素耐药组"[34];某一特定细菌种耐药组,如铜绿假单胞菌耐药组[35];某一特定环境的耐药组,如人体肠道菌群耐药组等[36]。此外,需要说明的是,耐药组的研究并不是从这个概念本身提出之后开始进行的。早期对一个特定环境或某一特定细菌,甚至一个特定分离株中潜在的所有耐药基因的研究都可划归为耐药组的研究范围。

3.4.2 细菌耐药组的分类

细菌的耐药基因大体上可分为两类:一类是细菌基因组固有的耐药基因,这些耐药基因在一个细菌种或近源种内几乎所有分离株的基因组中都存在,属于核心基因组(core-genome),通常情况下不被可移动遗传元件如质粒、噬菌体等携带在细菌间进行传播;与之相反,另外一类属于细菌泛基因组(pan-genome),能够由各种可移动遗传元件所携带,并进行水平基因转移,从而对耐药性进行扩散。上述两种类型耐药基因的集合被分别称为固有耐药组和可移动耐药组[37]。

3.4.2.1 固有耐药组

细菌基因组中存在大量固有耐药基因,比如细菌的外排泵系统。研究表明,外排泵系统存在于几乎所有的细菌基因组中,而且单个基因组中可以存在多个不同的外排泵系统。除此之外,细菌基因组中也存在编码众多修饰和水解酶类的基因,其中某些酶恰好可以以抗生素为底物,从而被认为是一个固有耐药基因。因此,通常认为细菌固有耐药基因组与抗生素的使用无关,是细菌生理活动所必需的一些基因,然而功能恰好与细菌对抗抗生素重合[38]。固有耐药基因组虽然不引起临床高水平抗药性,但研究认为很多目前广泛传播的耐药基因都由固有耐药基因进化而来。此外,有证据表明固有耐药基因可以被细菌可移动遗传元件所捕获,从而在细菌间传播[39]。因此,研究固有耐药基因组有助于深入认识细菌耐药基因的起源和进化,也是对未来临床可能出现的新型耐药基因的前瞻性研究。

3.4.2.2 可移动耐药组

可移动耐药组即所有能够水平转移的耐药基因的总和。实际上,可移动耐药基因是细菌获得性耐药产生的两个重要途径之一;另外一种获得性耐药途径为基因组的突变。可移动耐药组由多种不同的可移动遗传元件所携带,如最为常见的质粒系统是可移动耐药组的重要载体。此外,转座子、整合子、IS 插入元件、噬菌体等都在可移动耐药基因的转移过程中发挥重要作用。研究显示已知的可移动耐药基因主要分布于 4 个细菌门中:变形菌门、拟杆菌门、硬壁菌门和放线菌门;其中在变形菌门中显著富集,而且它们在变形菌门中的活跃度和转移频率也显著高于其他细菌门[40]。原因很可能是变形菌门细菌很多与人类及动物临床疾病密切相关,因而受到了更多的抗生素选择性压力。由于可移动耐药组的高转移性,可移动耐药组相比固有耐药组具有更高的风险等级,是基础及临床研究需要密切关注的耐药基因。

3.4.3 细菌耐药组的研究手段

细菌耐药组的研究包含基因序列和基因功能两个层面的研究。因此,其研究手段涵盖分子生物学、生物化学、基因组学、遗传学、生物信息学等。实际上,这些手段同样适用单个耐药基因的研究,但组学层面更关注进化、传播规律和多样性及丰富性的比较分析。早期耐药组的研究更多通过耐药细菌的培养手段,随后进行耐药基因的克隆和功能研究。随着耐药基因的不断发现,耐药基因数据库的不断完善,直接通过分子生物学手段开展群体耐药组的研究已成为主流趋势。

3.4.3.1 PCR、实时定量 PCR 及芯片

PCR 及实时定量 PCR 是开展耐药组学研究的重要手段。根据耐药基因的保守序列,设计特定引物可以对不同样品中的耐药基因进行检测并总结规律。实时定量 PCR 还可用于对不同样品中耐药基因丰度的比较。例如,Zhu 等通过实时定量 PCR 手段,从我国三个大的猪场的堆肥样品中检测到 149 个耐药基因,其中 63 个耐药基因的丰度与对照样品相比高出了 192～28 000 倍[41]。基于 PCR 技术的耐药组研究手段需要大量的引物设计和烦琐的各个基因 PCR 操作,而且很难涵盖所有已知基因。此外,由于需要基于保守序列进行引物设计,限制了对基因相似度较低的耐药基因的研究。基因芯片手段的使用大大降低了 PCR 操作的烦琐性。通过将已知耐药基因进行探针设计并制备芯片进行样品杂交,一次性对所有目的耐药基因进行检测,显著地提高了研究通量水

平。例如,根据抗生素抗性基因数据库(ARDB)收录的耐药基因,研究者设计了 8 746 条探针序列,针对 2 915 个耐药基因在不同年龄段人群中的分布规律进行了研究,发现了耐药基因与个体年龄之间的相关性[42]。

3.4.3.2 宏基因组学

随着 1998 年不依赖于培养的宏基因组学(有些研究者也称之为元基因组学)技术手段的建立,耐药组学的研究进入了一个重要阶段。宏基因组学在耐药组的研究中可以分为两种不同的策略:基于功能的宏基因组学研究手段和基于序列的宏基因组学研究手段[43]。

与开展其他基因研究类似,功能宏基因组学研究手段主要通过细菌群体基因组文库的构建,然后通过不同抗生素进行筛选,获得携带不同抗性基因的克隆,随后通过测序获得耐药基因序列。这种策略涉及构建基因组文库宿主的选择和载体的选择。大肠埃希菌是使用最为频繁的外源宿主系统,具有较为成熟的遗传操作和培养体系;然而缺点是不是所有耐药基因都能够在其中正确折叠和成功表达。载体通常使用质粒、Fosmid 和 Cosmid 等。质粒文库操作相对简单,转化效率较高,可以直接测序获得所携带耐药基因信息;然而质粒文库包含的外源基因信息较小,需要更多的克隆才能达到一定的覆盖度。Fosmid 和 Cosmid 携带的基因信息量较大,是质粒的 10 倍左右,有助于耐药基因的筛选,并有助于获得耐药基因所处的遗传环境信息;缺点是操作相对烦琐,需要后续进行亚克隆文库构建等方法获得耐药基因信息。总体上,功能宏基因组学是研究耐药组的一个非常重要的工具。这种手段不完全依赖于已知耐药基因的序列信息,能够发现全新的耐药基因。此外,该方法能够在获得耐药基因序列的同时验证耐药基因功能。

随着高通量测序技术的发展,对群体微生物 DNA 直接进行测序,通过生物信息学进行序列组装并预测基因,随后通过数据库对耐药基因进行注释是目前耐药组研究普遍使用的手段。通过计算测序原始序列对每个耐药基因的覆盖程度,能够准确计算每个耐药基因的相对丰度,并进行样品间的比较分析。同时,可以对不同样本间的耐药基因进行序列相似性或单核苷酸多态性的比较分析,揭示耐药基因的进化和来源等。这一策略具有高通量、高分辨率等优势。然而,宏基因组学测序策略对计算和生物信息学分析能力具有一定要求。此外,非常重要的一点是该方法更加依赖基因注释及耐药基因数据库的准确性。

3.4.3.3 耐药基因数据库

如上所述,每种耐药组学的研究手段都或多或少都依赖于已知耐药基因的信息。功能宏(元)基因组学的手段尽管初期不需要依赖已知基因,但克隆测序后仍需对基因进行注释并对潜在的新型耐药基因与已知耐药基因进行比对和进化分析。因此,已知耐药基因信息或耐药基因数据库贯穿耐药组学研究的整个过程。近年来,随着耐药基因的不断发现，耐药基因数据库也在不断完善。耐药组研究中使用较多的耐药基因数据库包括以下几种。

1）抗生素抗性基因数据库（ARDB）

ARDB 数据库是早期较为完善的耐药基因数据库（http：//ardb. cbcb. umd. edu/）[44]。该数据库首先收集已知功能的耐药基因，然后通过序列相似性从公共数据库中调取同源基因，构建了一个含有 13 293 个耐药基因、377 个耐药基因型，对应 257 个抗生素、3 369 个细菌种和 124 细菌属的信息的综合数据库。数据库同时含有耐药基因对应的耐药机制、COG 分类和 CDD 注释。ARDB 数据库提供基于序列相似性的 BLAST 检索工具。该数据库由于缺少经费支持，于 2009 年 7 月不再更新，由 CARD 所取代。

2）抗生素抗性综合数据库（CARD）

CARD 是目前使用较为频繁的耐药基因数据库（http：//arpcard. mcmaster. ca/），可以看作是 ARDB 的升级版[45]。CARD 涵盖 ARDB 中收集的所有信息，同时提供了基于抗生素抗性本体（ontology）（ARO）的方法对耐药基因进行分类注释。CARD 提供了 BLAST 工具用以鉴定基因组中存在的已知耐药基因和潜在的新型耐药基因，并整合每个耐药基因对应的抗生素、抗生素作用靶标、相关联的其他耐药基因及与该耐药基因相关的参考文献。目前，CARD 数据库收集了超过 7 000 个耐药基因，其中 4 120 个基因与抗生素分子、抗生素生物合成及抗性相关，3 008 个基因与特定的耐药性相关。

3）抗生素抗性基因注释数据库（ARG-ANNOT）

ARG-ANNOT 含有耐药基因数目较少，共有 1 752 个耐药基因（http：//www. mediterranee-infection. com/article. php？laref=282&titre=arg-annot）[46]。该耐药数据库最重要的特点是能够整合到生物学软件 Bio-Edit 中，通过 Bio-Edit 自带的 BLAST 程序实现本地化的耐药基因分析，而无须借助网页界面（受到数据量和访问的限制）。对于非生物信息人员来讲，该数据库具有操作友好的优势。

4）耐药基因查找数据库（ResFinder）和抗性决定因子数据库（RED-DB）

ResFinder 数据库是一个鉴定细菌基因组中获得性耐药基因的数据库（https：//cge. cbs. dtu. dk//services/ResFinder/）[47]。目前版本为 2.1，含有 2 319 个获得性耐药基因信息（不包括突变基因）。实际上，这些获得性耐药基因主要指可移动耐药基因，能够在细菌间进行水平转移，从而导致耐药性的扩散。因此该数据库对于鉴定细菌中高风险的耐药基因具有重要的临床意义。与 ResFinder 类似，RED-DB 是另外一个可移动耐药基因数据库（http：//www. fibim. unisi. it/REDDB/），但包含更多的耐药基因（8 961 个）。

5）耐药基因家族数据库（Resfams）

目前，绝大多数数据库对耐药基因的注释都基于序列的同源性，而 Resfams 数据库提供了基于序列保守结构域的注释方式（http：//www. dantaslab. org/resfams）[48]。该数据库通过耐药基因结构域的分析,将耐药基因分为不同的耐药基因家族,利用隐马尔可夫模型（HMM）对目的基因进行注释,有助于发现全局序列差异较大,但重要结构域较为保守的新型耐药基因。Resfams 提供两种不同耐药基因家族集合：核心基因家族和扩展基因家族。核心基因家族主要通过目前已知的耐药基因构建,而扩展基因家族涵盖了更多结构域保守的相似基因。

除了上述耐药基因数据库之外,也有一些针对特定抗生素的耐药基因数据库,如 β-内酰胺酶基因数据库、大环内酯和四环素抗性基因数据、整合子相关耐药基因盒数据库等。

3.4.4 环境、动物及人体细菌耐药组

近年来,随着耐药组学研究的广泛开展,人们对耐药基因的多样性及生态学分布有了更加深入的认识,对耐药基因在环境、动物和人体微生物组中的进化和传播规律也有了全新的理解。

3.4.4.1 环境菌群耐药组

普遍接受的观点认为耐药基因与细菌中产生的抗菌活性天然产物（抗生素）同样古老。因为产生抗生素的细菌必须"装备"耐药基因以防所产生的抗生素对自身造成伤害。有研究推测,抗生素生物合成途径在细菌中的出现可追溯到几亿年前,因此耐药基因很可能在相同的时间段出现。因此,自然环境必然是耐药组的天然储存库。较为全面认识这一问题的研究发表于 2006 年。研究者从不同区域的土壤样品中分离了 480 个可以形成孢子的细菌（主要为链霉菌）,研究这些细菌对 21 种不同的抗生素的耐药性[32]。令人惊讶的是这些细菌分离株平均能够对抗多达 7～8 种不同的抗生素,甚至能够对抗人工合成的抗生素；说明土壤微生物中具有相当丰富的耐药基因储备。甚至有研究表明某些土壤细菌能够以抗生素为食,而这些细菌很多在进化关系上与人类病原菌接近,且能够抵抗多种抗生素。此外,土壤微生物中的含有的耐药基因甚至与人类临床病原菌中含有的耐药基因几乎完全一致[49]。

除了陆生环境之外,水生环境同样是耐药基因的聚集地。与土壤不同,水体可能更容易受到人类活动的影响。例如,自然水体可能受到人类和动物污水的污染而聚集耐药基因,因为这些污水中可能含有人体和动物的耐药病原菌、抗生素和消毒剂等的残留。此外,水产养殖中大量使用的预防性抗生素可能导致耐药细菌的快速进化及耐药基因的快速扩散。目前,水生环境耐药组被广泛研究,包括生活污水、医院及动物养殖污水、地下水、地表水、饮用水,等等[50]。这些环境中频繁发现的耐药基因包括对抗四环素类抗生素的 *tet* 基因,对抗氨基糖苷类抗生素的 *aac*、*aph*、*ant* 等,多种对抗 β-内酰胺类抗生素的 *bla* 基因。此外,海洋环境也含有数量众多的耐药基因,而且很多是从未被

分类的全新的耐药基因[51]。

3.4.4.2　动物菌群耐药组

自然环境耐药组相对而言受到的扰动较少,更体现了一种自然进化状态下耐药基因的演变。宿主相关的环境,尤其是动物及人体肠道微生物群体更加频繁地受到抗生素选择性压力的影响,其耐药基因的多样性和丰富度更值得关注。此外,宿主环境相关的耐药基因更容易与动物及人体病原细菌交换耐药基因,具有更重要的临床意义。数据显示,美国80%的抗生素用于养殖动物的促生长、疾病预防和治疗[52];其他国家的情况可能与美国相当,甚至高于这一数字。因此,有理由相信动物肠道菌群是一个巨大的耐药基因储存库。这些耐药基因或耐药细菌同时是一个潜在的重要的污染源。一方面,养殖动物肠道中的耐药菌株随粪便排泄后,经多种途径进入环境中,直接导致耐药菌株的广泛传播;另一方面,抗生素进入动物体内最终以原型或代谢物形式经粪便排泄到外界环境也可以造成耐药细菌的产生和大量繁殖。这些耐药细菌及其携带的耐药基因很可能通过食物加工和销售环节,或者以其他方式进行传播和扩散,对食品、饮用水安全等公共健康构成潜在威胁。养殖动物中,猪肠道菌群的耐药组研究较为广泛。Zhu等的研究显示,我国猪场的堆肥样品中含有大量的耐药基因,在检测到的149个基因中,超过40%的基因的相对丰度相比对照高出几百倍至上万倍。最主要的耐药基因类别为外排泵系统、抗生素灭活酶类和细胞保护系统[41]。也有研究显示在不使用任何抗生素的有机饲养的猪肠道菌群中发现众多耐药基因[34]。最近研究建立了猪肠道菌群的参考基因集,发现杆菌肽、头孢菌素、大环内酯、链阳菌素B和四环素类的抗性基因普遍存在于不同国家的猪肠道菌群中;饲养体系的差异、抗生素使用的偏好性显著影响猪肠道中的耐药基因多样性和比例[53]。

3.4.4.3　人体菌群耐药组

人体肠道菌群的研究近年来备受关注,这一人体中最大的生态系统与人体健康的方方面面都具有紧密关联。抗生素的使用对人体肠道菌群的影响以及由此导致的耐药组的变化早在20世纪60—70年代便引起注意[54, 55]。然而,受到研究手段和方法的限制,直到最近10年,人体肠道菌群耐药组的研究才得以广泛开展。2004年首次提出人体肠道菌群是一个耐药基因的"集散地"[56]。认为肠道菌群含有大量耐药基因,大部分情况下,这些耐药基因只在肠道共生菌之间进行交换;然而一旦共生菌群导致术后感染,便会出现严重问题。另一方面,人体肠道是一个相对开放的环境,很多过路细菌会经过人体肠道,从而与肠道共生菌交换耐药基因,导致耐药基因从环境到人体、从人体到环境的扩散。大规模的人体肠道菌群耐药组分析同样支持这一观点。比如通过对所有已知人体肠道菌群耐药组比较分析发现,最近出现的新型多黏菌素耐药基因 $mcr-1$ 早在几年前就已传播到了健康人的肠道菌群中[57]。该基因最初发现于动物,可能由于动物中大量使用多黏菌素所导致。在人体肠道菌群中发现该基因,一方面说明人体肠道菌群会不断地从外界获得耐药基因,另一方面说明动物抗生素的使用对人体具有潜在的影响。与动物类似,人体肠道菌群耐药组同样能够反映出不用国家抗生素的使用偏好。比如中国人肠道菌群耐药基因的多样性和丰度显著高于欧洲国家[58]。早期投入使用的抗生素对应的耐药基因在肠道菌群中更为丰富[59]。另外,动物中大量和长期使用的抗生素会导致人体肠道菌群中相应耐药基因的积累,如四环素类耐药基因在各个国家人群中都占有最高的比例。人体肠道菌群耐药组研究也证实了肠道菌群中的耐药基因随着个体年龄的增长而不断变得复杂和多样,也就是说耐药基因在人体肠道菌群中是不断富集的[42]。

3.4.5 细菌耐药组研究展望

3.4.5.1 耐药组研究存在的问题

随着高通量测序技术的不断进步和大规模组学数据的不断累积,耐药组学的研究在揭示细菌耐药性的起源、进化和传播过程中仍将发挥不可替代的作用。然而,基于组学手段对耐药组的研究存在一些尚需解决的问题[37]。首先,如何通过生物信息学分析对耐药基因进行准确注释尚没有统一标准。注释的准确性也在较大程度上依赖所使用数据库和注释方法本身,主要体现在以下两个方面:① 目前,很多耐药数据库中收录真正被功能验证的耐药基因数量十分有限。很多数据库中收录的耐药基因本身就是通过同源性比对从公共组学数据库中提取出来的。这些基因本身是否能够作为参考基因对未知序列进行注释尚有待商榷。此外,数据库中除了包括耐药基因之外,还包含很多耐药相关基因,如抗性调控基因、抗生素靶标基因、介导抗生素进入的转运基因等。这些基因并非真正意义上的耐药基因,注释时如何加以区分也值得考虑。② 注释没有统一规范。很大程度上依赖于人为的经验标准。比如多大相似程度可以认为目的基因是一个真正的耐药基因,不同耐药基因的相似性标准是否一致,大规模分析时是否及应该如何进行区别对待等问题尚无统一答案。

其次,很多耐药组学研究认为所研究的样本中含有大量的耐药基因,这些耐药基因将对人体健康造成潜在的危害。然而,如上文所提到的,耐药组可分为固有耐药组和可移动耐药组;而固有耐药组是特定细菌核心基因组的一部分,这些基因不会,或者说具有很小的可能性在细菌间进行广泛传播,从而造成耐药性的扩散。因此,在对耐药组研究结果进行解读时,耐药基因的风险等级需要区别看待。Martínez 等将耐药基因按照是否会在细菌间转移而导致病原菌耐药的标准,划分成了 7 个等级。其中最高风险等级(RESCon 1)的耐药基因指已明确耐药功能,并且在人类病原菌中由可移动遗传元件所携带;最低风险等级(RESCon 7)的耐药基因指那些仅仅通过序列相似性进行预测获得,且没有证据显示与任何已知可移动遗传元件关联的基因[60]。这种分类具有一定合理性,在耐药组的研究中值得借鉴。然而,由于高通量测序片段长度的限制,加上可移动遗传元件本身的复杂性,很难从环境样品中组装出覆盖耐药基因遗传环境的可移动遗传元件的长片段序列。因此,如何从高通量测序数据中解析可移动遗传元件结构仍需探索。

最后,耐药组研究中获得的大量耐药基因,仅有很小一部分进行了功能验证,或者仅有很小一部分是通过功能宏(元)基因学手段获得的。尽管功能验证较为烦琐,然而鉴定耐药组中具有功能活性的耐药基因意义重大,尤其是在通过序列比对发现具有新序列耐药基因的情况下。因此,今后基于功能宏(元)基因学或通过表型耐药实验研究耐药组将成为后耐药组时代的一项重要工作。此外,新的培养方法的建立以分离耐药菌株,研究特定耐药基因在其原始宿主中的耐药机制及转移能力等工作有待深入开展。

3.4.5.2 耐药组研究的新方法和新方向

目前,耐药组的研究仍然注重于揭示群体微生物中耐药基因的多样性、耐药基因的生态学分布规律等。这些耐药基因是否及如何对人体健康造成影响是今后应重点关注的方向。以人体肠道菌群耐药组为例,由于很多耐药基因可通过食物链进行传播,因此肠道菌群首当其冲会接触到多种多样的耐药基因;这些耐药基因是否会在人类病原中出现并散播值得持续关注和监测。

鉴于人体肠道菌群的重要性,新型治疗方法菌群移植(FMT)备受关注。FMT 在建立新型肠道菌群、治疗肠道菌群紊乱导致的疾病以及肠道感染性疾病当中具有重要的应用价值。然而,目前对于 FMT 供体的选择主要包括近 3 个月无抗生素使用史,无炎症性肠炎、肠应激综合征、肠道肿瘤等病史,无传染性疾病,近期没有接触 HIV 病毒、乙型和丙型肝炎病毒等[61]。然而,耐药组的检测并没有被纳入标准,或者说并没有考虑到耐药组的检测。鉴于 FMT 的过程同样是一个耐药组转移的过程,通过高通量测序对供体菌群中耐药组进行普查,或者至少通过 PCR 等手段对高风险等级的耐药基因进行筛查值得推荐。此外,随着肠道菌群研究的不断深入,益生菌未来将会在肠道菌群的调节等方面具有更多的应用。因此,对益生菌进行耐药组的研究,揭示其是否携带耐药基因以及这些基因的转移能力等,将对今后减少益生菌使用带来的潜在风险具有重要意义[62]。

细菌耐药组的研究,无论是针对单个细菌的耐药组,还是针对群体细菌耐药组,无论是环境还是宿主相关菌群的耐药组,更值得关注的是其中的可移动耐药组,即由可移动遗传元件所携带的高风险等级的耐药基因。揭示携带这些耐药基因的可移动遗传元件的精细结构,并与已知的各种元件进行比较分析才能够更好地认识耐药基因的进化和传播机制。然而,由于可移动遗传元件往往结构高变,含有很多重复序列和可移动基因如转座酶和整合酶等,对现有生物信息学拼接技术带来了挑战。近来,有研究利用 TrueSeq 长片段测序技术结合目前主流的短片段测序技术获得了人体肠道微生物组更长的拼接片段。通过改进的生物信息学算法,研究获得了 22 个长度超过 1 MB 的连续群(contig)[63]。这样的长片段对于细菌种属进化关系、重要产物的合成基因簇、可移动遗传元件的分析等带来了极大优势。除了 TrueSeq 之外,近年来第 3 代单分子测序技术手段(PacBio)取得了长足的进步。PacBio 技术最大的优势之一就是它的长片段读长,平均长度能达到 5～10 kb[64]。因此,随着第 3 代测序技术成本的降低及通量的提高,我们有理由相信今后第 3 代测序技术与第 2 代测序技术结合开展耐药组学的研究将有更大的用武之地,也将为耐药组的研究带来新的曙光。

3.5　小结

病原体基因组学,既包含是针对单个细菌的基因组学研究,又包括针对群体细菌的宏基因组学研究,其应用范围涵盖微生物鉴定、分类、功能基因组学、生态学等多个方面。近年来,如长片段测序、单细胞测序、实时测序等最新测序技术的面世以及测序成本指数型下降的趋势,都让我们有理由相信病原菌基因组学在公共卫生和临床医疗领域将有更大的应用,也将为精准医学的发展带来新的方向。

参考文献

[1] 美国国立生物技术信息中心 NCBI 数据库[EB/OL]. http://www.ncbi.nlm.nih.gov/.

[2] 周冬生,杨瑞馥. 细菌比较基因组学和进化基因组学[J]. 微生物学杂志,2003,23(5):31-34.

[3] Loman N J, Pallen M J. Twenty years of bacterial genome sequencing[J]. Nat Rev Microbiol, 2015,13(12):787.

[4] NCBI Resource Coordinators. Database resources of the national center for biotechnology information[J]. Nucleic Acids Res, 2017,45(D1):D12-D17.

[5] Toribio A L, Alako B, Amid C, et al. European nucleotide archive in 2016[J]. Nucleic Acids Res, 2017,45(D1):D32.

[6] Mashima J, Kodama Y, Fujisawa T, et al. DNA data bank of japan[J]. Nucleic Acids Res, 2017, 45(D1):D25-D31.

[7] Mukherjee S, Stamatis D, Bertsch J, et al. Genomes online database (GOLD) v.6: data updates and feature enhancements[J]. Nucleic Acids Res, 2016.

[8] BIG Data Center members. The BIG data center: from deposition to integration to translation[J]. Nucleic Acids Res, 2017,45(D1):D18.

[9] Andrew Y, Wasiu A, Ridwan A M, et al. Ensembl 2016[J]. Nucleic Acids Res, 2016,44(D1): D710-D716.

[10] Schleifer K H. Classification of bacteria and archaea: past, present and future[J]. Syst Appl Microbiol, 2009,32(8):533-542.

[11] Fo G E x, Pechman K R, Woese C R. Comparative cataloging of 16S ribosomal ribonucleic acid: molecular approach to prokaryoticsystematics[J]. Int J Syst Bacteriol, 1977,27(1):44-57.

[12] Konstantinidis K T, Ramette A, Tiedje J M. The bacterial species definition in the genomic era

［J］. Philos Trans R Soc Lond B Biol Sci，2006，361(1475)：1929-1940.

［13］Deloger M，Karoui M E，Petit M A. A genomic distance based on MUM indicates discontinuity between most bacterial species and genera［J］. J Bacteriol，2009，191(1)：91-99.

［14］Sibley C D，Peirano G，Church D L. Molecular methods for pathogen and microbial community detection and characterization：current and potential application in diagnostic microbiology［J］. Infect Genet Evol，2012，12(3)：505-521.

［15］Islam S T，Lam J S. Synthesis of bacterial polysaccharides via the Wzx/Wzy-dependent pathway ［J］. Can J Microbiol，2014，60(11)：697-716.

［16］Iguchi A，Iyoda S，Kikuchi T，et al. A complete view of the genetic diversity of the Escherichia coli O-antigen biosynthesis gene cluster［J］. DNA Res，2015，22：105-107.

［17］Liu B，Knirel Y A，Feng L，et al. Structure and genetics of shigella O antigens［J］. FEMS Microbiol Rev，2008，32：627-653.

［18］Liu B，Knirel Y A，FengL，et al. Structural diversity in salmonella O antigens and its genetic basis ［J］. FEMS Microbiol Rev，2013，38：56-89.

［19］Whitfield C. Biosynthesis and assembly of capsular polysaccharides in Escherichia coli［J］. Annu Rev Biochem，2006，75：39-68.

［20］Chen M，Guo D，Wong H C，et al. Development of O-serogroup specific PCR assay for detection and identification of Vibrio parahaemolyticus［J］. Int J Food Microbiol，2012，159：122-129.

［21］Liu D，Verma N K，Romana L K，et al. Relationships among the rfb regions of Salmonella serovars A，B，and D［J］. J Bacteriol，1991，173：4814-4819.

［22］Sun Y，Wang M，Liu H，et al. Development of an O-antigen serotyping scheme for Cronobacter sakazakii［J］. Appl Environ Microbiol，2011，77：2209-2214.

［23］Sun Y，Wang M，Wang Q，et al. Genetic analysis of the Cronobacter sakazakii O4 to O7 O-antigen gene clusters and development of a PCR assay for identification of all C. sakazakii O serotypes［J］. Appl Environ Microbiol，2012，78：3966-3974.

［24］Sun Q，Knirel Y A，Lan R，et al. Dissemination and serotype modification potential of pSFxv_2，an O-antigen PEtN modification plasmid in shigella flexneri［J］. Glycobiology，2014，24(3)：305-313.

［25］Chen M，Shpirt A M，Guo X，et al. Identification serologically，chemically and genetically of two Escherichia coli strains as candidates for new O serogroups. ［J］ Microbiology，2015，16：1790-1796.

［26］Guo X，Liu B，Chen M，et al. Genetic and serological identification of three Vibrio parahaemolyticus strains as candidates for novel provisional O serotypes［J］. Int J Food Microbiol，2016，245：53-58.

［27］Joensen K G，Tetzschner A M，Iguchi A，et al. Rapid and easy in silico serotyping of Escherichia coli isolates by use of whole-Genome sequencing data［J］. J Clin Microbiol，2015，53：2410-2426.

［28］Zhang S，Yin Y，Jones M B，et al. Salmonella serotype determination utilizing high-throughput genome sequencing data［J］. J Clin Microbiol，2015，53：1685-1692.

［29］Thrane S W，Taylor V L，Lund O，et al. Application of WGS data for O-specific antigen analysis and in silico serotyping of pseudomonas aeruginosa isolates［J］. J Clin Microbiol，2016，54(7)：1782.

［30］Kwong J C，Mercoulia K，Tomita T，et al. Prospective whole-genome sequencing enhances national surveillance of listeria monocytogenes［J］. J Clin Microbiol，2015，54：333-342.

［31］Hu Y，Gao G F，Zhu B．The antibiotic resistome：gene flow in environments，animals and human beings［J］．Front Med，2017，11(2)：161-168．

［32］D'Costa V M，McGrann K M，Hughes D W，et al．Sampling the antibiotic resistome［J］．Science，2006，311(5759)：374-377．

［33］Wright G D．The antibiotic resistome：the nexus of chemical and genetic diversity［J］．Nat Rev Microbiol，2007，5(3)：175-186．

［34］Kazimierczak K A，Scott K P，Kelly D，et al．Tetracycline resistome of the organic pig gut［J］．Appl Environ Microbiol，2009，75(6)：1717-1722．

［35］Kos V N，Deraspe M，McLaughlin R E，et al．The resistome of pseudomonas aeruginosa in relationship to phenotypic susceptibility［J］．Antimicrob Agents Chemother，2015，59 (1)：427-436．

［36］Moore A M，Ahmadi S，Patel S，et al．Gut resistome development in healthy twin pairs in the first year of life［J］．Microbiome，2015，3：27．

［37］Hu Y，Zhu B．The human gut antibiotic resistome in the metagenomic era：Progress and perspectives［J］．Infect Dis Transl Med，2016，2(1)：41-47．

［38］Allen H K，Donato J，Wang H H，et al．Call of the wild：antibiotic resistance genes in natural environments．Nat Rev Microbiol，2010，8(4)：251-259．

［39］Wang C，Sui Z，Leclercq S O，et al．Functional characterization and phylogenetic analysis of acquired and intrinsic macrolide phosphotransferases in the bacillus cereus group［J］．Environ Microbiol，2015，17(5)：1560-1573．

［40］Hu Y，Yang X，Li J，et al．The transfer network of bacterial mobile resistome connecting animal and human microbiome［J］．Appl Environ Microbiol，2016，82(22)：6672-6681．

［41］Zhu Y G，Johnson T A，Su J Q，et al．Diverse and abundant antibiotic resistance genes in chinese swine farms［J］．Proc Natl Acad Sci U S A，2013，110(9)：3435-3440．

［42］Lu N，Hu Y，Zhu L，et al．DNA microarray analysis reveals that antibiotic resistance-gene diversity in human gut microbiota is age related［J］．Sci Rep，2014，4：4302．

［43］Schmieder R，Edwards R．Insights into antibiotic resistance through metagenomic approaches［J］．Future Microbiol，2012，7(1)：73-89．

［44］Liu B，Pop M．ARDB — antibiotic resistance genes database［J］．Nucleic Acids Res，2009，37 (suppl 1)：D443-D447．

［45］McArthur A G，Waglechner N，Nizam F，et al．The comprehensive antibiotic resistance database ［J］．Antimicrob Agents Chemother，2013，57(7)：3348-3357．

［46］Gupta S K，Padmanabhan B R，Diene S M，et al．ARG-ANNOT，a new bioinformatic tool to discover antibiotic resistance genes in bacterial genomes［J］．Antimicrob Agents Chemother，2014，58(1)：212-220．

［47］Zankari E，Hasman H，Cosentino S，et al．Identification of acquired antimicrobial resistance genes ［J］．J Antimicrob Chemother，2012，67(11)：2640-2644．

［48］Gibson M K，Forsberg K J，Dantas G．Improved annotation of antibiotic resistance determinants reveals microbial resistomes cluster by ecology［J］．ISME J，2015，9(1)：207-216．

［49］Dantas G，Sommer M O，Oluwasegun R D，et al．Bacteria subsisting on antibiotics［J］．Science，2008，320(5872)：100-103．

［50］Baquero F，Martinez J L，Canton R．Antibiotics and antibiotic resistance in water environments ［J］．Curr Opin Biotechnol，2008，19(3)：260-265．

[51] Hatosy S M, Martiny A C. The ocean as a global reservoir of antibiotic resistance genes[J]. Appl Environ Microbiol, 2015, 81(21): 7593-7599.

[52] Yap M N. The double life of antibiotics[J]. Mo Med, 2013, 110(4): 320-324.

[53] Xiao L, Estelle J, Kiilerich P, et al. A reference gene catalogue of the pig gut microbiome[J]. Nat Microbiol, 2016, 1: 16161.

[54] Weinstein L, Goldfield M, Chang T-W. Infections occurring during chemotherapy: a study of their frequency, type and predisposing factors[J]. N Engl J Med, 1954, 251(7): 247-255.

[55] Anderson E S. The ecology of transferable drug resistance in the enterobacteria[J]. Annu Rev Microbiol, 1968, 22: 131-180.

[56] Salyers A A, Gupta A, Wang Y. Human intestinal bacteria as reservoirs for antibiotic resistance genes[J]. Trends Microbiol, 2004, 12(9): 412-416.

[57] Hu Y, Liu F, Lin I Y, et al. Dissemination of the mcr-1 colistin resistance gene[J]. Lancet Infect Dis, 2016, 16(2): 146-147.

[58] Hu Y, Yang X, Qin J, et al. Metagenome-wide analysis of antibiotic resistance genes in a large cohort of human gut microbiota[J]. Nat Commun, 2013, 4: 2151.

[59] Forslund K, Sunagawa S, Kultima J R, et al. Country-specific antibiotic use practices impact the human gut resistome[J]. Genome Res, 2013, 23(7): 1163-1169.

[60] Martinez J L, Coque T M, Baquero F. What is a resistance gene? Ranking risk in resistomes[J]. Nat Rev Microbiol, 2015, 13(2): 116-123.

[61] Owens C, Broussard E, Surawicz C. Fecal microbiota transplantation and donor standardization [J]. Trends Microbiol, 2013, 21(9): 443-445.

[62] Mathur S, Singh R. Antibiotic resistance in food lactic acid bacteria — a review[J]. Int J Food Microbiol, 2005, 105(3): 281-295.

[63] Kuleshov V, Jiang C, Zhou W, et al. Synthetic long-read sequencing reveals intraspecies diversity in the human microbiome[J]. Nat Biotechnol, 2016, 34(1): 64-69.

[64] Roberts R J, Carneiro M O, Schatz M C. The advantages of SMRT sequencing[J]. Genome Biol, 2013, 14(6): 405.

4

病原体基因组流行病学——传染病监测精准化

将病原体基因组测序和生物信息分析技术应用于传染病监测,是传染病流行病学的最新突破。在过去的 10 年里,借助测序技术快速、高通量的优势,使得病原体基因组测序在一般实验室均可实现,也逐步催生了传染病领域一个新的学科——基因组流行病学,以解决传统流行病学和实验室手段不能解决的问题。通过揭示病原体基因组序列上的异同,在种的水平下对微生物进行分型,可以分析不同株系之间的相关性,推断病例的出现具有成簇性,从而协助识别暴发、发现传染源并揭示传播途径,从而更细致地描述暴发和流行。目前,病原体基因组测序和生物信息分析技术已大量应用于院内、社区、全国范围内甚至国际传播的传染病暴发和流行事件调查中,并起到了关键性的作用。

4.1 病原体基因组流行病学分析应用

在过去的 10 年里,测序技术的快速发展,尤其是从 Sanger 测序技术到二代和三代测序技术的转变,加快了其在很多领域的实际应用,其中包括传染病流行病学。借助于下一代测序技术快速、高通量的优势,以及其越来越低的价格,使得病原微生物的全基因组测序在科研和临床实验室都可以实现。将基因组数据用于传染病的流行病学分析是疾病防控的新策略和新方法。新一代测序技术的发展以及其在传染病研究各个方面的集成应用,促使形成了一系列传染病流行病学领域新的术语。全基因组测序不仅可以发现暴发菌株和非暴发株基因组差异,而且还可以对暴发内部或成簇性菌株进行基因序列细节上的比较。在长期或者大范围的调查或者常规监测中,应用基因组序列测定和比对分析,可以通过其相似性而发现聚集性病例,预警暴发。而且,还可以通过基因组序列对暴发的传播来源和途径做出精确的推断,从而在暴发和流行的早期进行控制。另外,病原细菌的一些重要的基因特征,比如耐药基因、毒力基因等可以通过基因组获得。

4.1.1　在传染病监测和暴发调查中应用细菌基因组测序的方法和策略

随着测序技术的飞速发展,目前已经能够快速获得完整或近乎完整的病原体基因组序列。通过对原始测序数据、组装序列分别应用不同策略进行比对分析,能够准确获得 SNP、插入缺失等序列变异特征。这些序列多态性特征可作为识别不同亚型的生物标记,并据此分析不同菌毒株间的遗传变异关系。基因组信息在疾病监测和暴发调查研究中的应用可被定义为:根据基因组信息构建病原分离株之间的分子流行病学关系,结合其他自然、社会信息,重构传播链,解释传染病的发生和扩散,对疫情进行溯源,进而明确病原体的传播模式和传染病的发生模式。

上述调查过程一般包括:① 分离株的获得;② 高通量基因组数据的产生;③ 基因组水平序列多态性的识别和有效信息的筛选;④ 根据获得的多态性信息构建菌株间的遗传关系;⑤ 结合生物学特征(表型特征、其他分型结果等)、现场流行病学调查结果、自然和社会因素等大数据,重构传播链。目前,第一步主要依赖于经典微生物学方法,而第二步随着测序技术的发展已经十分成熟可靠。第五步则涉及多种来源和不同类型数据,目前尚未形成一定的规范和标准,需要依靠大数据技术的发展进一步改进与提高。而第三、第四步是基因组流行病学的核心内容,是应用生物信息学方法和策略将海量基因组大数据转化为可靠的流行病学关联信息的关键步骤,目前已有多种方法得到应用,包括针对细菌的有基于序列的方法如全基因组/核心基因组 SNP、基于位点型的全基因组/核心基因组 MLST(wgMLST/cgMLST),针对病毒的基于序列的全基因组 SNP。

基于序列的方法重点关注于直接使用基因组序列信息构建大量菌株间的关联。由于大量基因组的直接多序列比对依赖于高性能计算集群,时效性低,目前主要方法是通过与参考序列进行比对筛选有效信息位点,主要是 SNP,将不同菌株中的有效位点序列连接用于随后的菌株相似度计算、进化关系构建等。上述过程包括测序和组装、SNP 位点识别、根据筛选的 SNP 位点构建多序列对齐结果、通过 SNP 多序列对齐结果重构进化关系。目前,已有多种生物信息软件和流程用于 SNP 的识别和筛选,包括 CFSAN SNP、SnpFilt、Lyve-SET 等。此类方法已经在大部分病原细菌和少数病毒(如流感病毒、诺如病毒、腺病毒)中得到应用并显示了良好的分型能力。

基于位点型的方法与 MLST 类似,但是是基于上千个基因位点。此类方法主要包括 wgMLST 和 cgMLST,将 MLST 扩展到全基因组水平,构建等位基因亚型和位点编码系统。此类方法已经在多种病原菌中得到应用并显示了良好的分型能力,包括空肠弯曲菌、脑膜炎奈瑟菌(Neisseria meningitidis,Nm)、单增李斯特菌、结核分枝杆菌、金黄色葡萄球菌、嗜肺军团菌、屎肠球菌、肺炎克雷伯菌等。

相较于仅应用了一小部分基因组信息的多基因位点顺序分型(MLST)、脉冲(电)场凝胶电泳(PFGE)和多位点可变数目串联重复序列(MLVA)等传统分型方法,基于全基因组的方法能够在暴发溯源研究中更详细地解析传播动态。这些方法还显示了极高的分型力、分辨力和可重复性,便于构建公共数据库和网络化应用。

4.1.2 利用病原体基因组序列信息识别暴发

病原体的许多分型方法被用于鉴别暴发,其中 PFGE 是在细菌性传染病常规监测中使用最多的基因分型方法,尤其是在发现聚集性病例中起到很好的作用。但是,PFGE 不能提供病原菌的遗传进化信息,而基于核酸高通量测序的方法可以提供遗传进化信息。基于全基因组序测序的分型方法不仅可以鉴别暴发和非暴发菌株,而且可以对同一起暴发内部的分离株进行更细致的分析。全基因组测序也可以鉴别全国甚至全球范围内发生的暴发。在常规监测中,对传统流行病学信息(如分离时间、分离地点)确定的散发病例的分离株、所有可能相关的环境和(或)食品分离株进行全基因组测序。通过生物信息分析发现具有相同或相似全基因组序列的菌株,从而鉴别聚集性病例或暴发。随后,实验室全基因组序列信息和流行病学信息反馈给感染调查人员,启动流行病学调查,制定针对性的干预和控制措施。

一个典型例子是利用实时全基因组测序开展单增李斯特菌的监测。全基因组测序可以鉴别暴发和聚集性病例,以及患者菌株和食品菌株之间的关系。而且,全基因组测序可以揭示 PFGE 定义的聚集性病例中含有不高度相关的菌株。实时的全基因组测序和分析也已经用于沙门菌、耐甲氧西林金黄色葡萄球菌、耐万古霉素肠球菌、多重耐药大肠埃希菌、多重耐药铜绿假单胞菌的感染调查。另外,针对腺病毒的回顾性研究表明,全基因组测序可以揭示传统监测方法发现不了的暴发、聚集性病例和传播链。这些技术给出了精准的结果,帮助研究者发现疑似暴发和聚集性病例,从而及时提出防控措施。全基因组测序在常规监测中发现暴发和聚集性病例的一个关键挑战是确定多少遗传差异以内可以判断为流行相关的簇。需要根据各个菌种内存在的遗传差异、分子钟、暴发和流行的特征来建立新的判断标准。

4.1.3 追踪病原体的传播

相较于 PFGE 等传统分子生物学方法,基于细菌基因组的传染病暴发溯源方法在跨国跨洲的大时间尺度上已被证实具有更高的分辨率。例如,2010 年海地暴发了严重的霍乱疫情,截至 2011 年 7 月 7 日,据报道已有 386 429 例霍乱病例,其中包括了 5 885 例死亡病例。PFGE 方法无法区分此次海地暴发中发现的菌株和来自南亚及其他区域的菌株间的区别。有研究采用全基因组测序分型的方法,分析了来自尼泊尔和海地的霍乱菌株,发现它们具有相同的基因组分型结果,彼此间 SNP 的差异仅有 1～2 个,显著低于其他菌株,且来自尼泊尔和海地的菌株在基于基因组构建的进化关系树上呈簇存在,这些基因组分析结果表明海地霍乱菌株可能来自尼泊尔。对另外一种重要病原菌鼠疫耶尔森菌的比对基因组学研究结果表明,某次鼠疫疫情很可能起源于西藏高原东部,并通过丝绸之路和古代贸易路线沿线传播。

细菌基因组流行病学可用于某次暴发疫情内的病原菌来源的追溯。以2006—2008年加拿大地区的结核病疫情为例,传统的MIRU-VNTR方法未能建立起此次疫情内的各病例菌株间的关联性,因此采用了更高分辨率的基因组分型方法,对32株此次疫情中收集到的菌株和4株其他来源的菌株进行了全基因组测序和序列比对,发现这些菌株虽然拥有同样的MIRU-VNTR型别,然而在基因组水平上具有206个SNP位点。基于206个SNP位点以及流行病学资料,重建了此次疫情中的菌株传播途径,推测此次暴发的菌株是来源于同一克隆株的两个组,并且在这些患者中发现了一个多次感染他人的病例(super spreader)存在。2010年中国云南暴发了一次引起601例患者感染的由甲型副伤寒沙门菌引起的疫情,基于此次疫情所获得菌株的全基因组序列测序及溯源结果发现,此次疫情中患者感染的源头是被医院污水排入市政排水所污染的菜地中种植的蔬菜。

细菌基因组流行病学通过分析来源于患者和医护人员的菌株间关系,也有助于及时发现院内感染及传播途径。北京某医院利用艰难梭菌的基因组流行病学方法,发现了2012—2014年间两起艰难梭菌的院内暴发。泰国某医院通过其从医院中采样所得的耐甲氧西林金黄色葡萄球菌(MRSA)菌株的细菌基因组序列比对发现,有5株菌株具有非常相近的遗传距离,且采样来自邻近的病房,因此推测物理距离和这次院内病原菌传播具有直接的关联性。有研究人员在甲型流感院内感染暴发中应用全基因组测序和分析技术,在同一起暴发中鉴定出两条传播链,更精细地揭示甲型流感院内感染暴发的内在传播关系,而传统的流行病学调查只能确定哪些患者感染了相同型别的流感以及哪些患者在时间和空间上存在交集。

4.1.4　发现新的传播模式和途径

通过应用分子生物学技术检测病原体并进行分型和调查,流行病学调查的准确性得到了极大提高。在判定个体病例是否属于传播链,检测和确认流行病学关联,识别传播模式和长期动态等方面,基于全基因组数据的方法相较于此前的MLST等方法更加有效,能够弥补这些方法的不足。

基于全基因组的方法在中国四川省2005年发生的人感染猪链球菌病暴发调查中发现了更多的流行病学特征。在为期约8周的暴发中,在12个地级市的203个村子中发现了215个病例,其中39人死亡。调查发现在广大的地理区域内病例在短时间内集中出现,194个村子中仅有1个病例,很难发现相互之间的流行病学关联。常规的流行病学调查分析明确了携带猪链球菌或发病的猪为传染源,患者通过与猪的直接接触受到感染。病原体分离培养、生化表型和血清型鉴定表明病原体均为相同的血清型、

PFGE 型和 ST 型。利用基因组比对分析获得 160 个特异性 SNP 位点,将上述菌株划分为 6 个分支,其中导致 2005 年暴发的菌株在 2002 年 2 月至 2004 年 8 月间出现。41 个谱系在 2004 年底出现并发展为 68 个基因组型。这些发现表明上述病例是在各自区域内受到感染的,并得到其他信息的支持,包括当地生猪的养殖模式、地理、交通和经济因素等。在另一项分析中国副伤寒沙门菌传播特征的研究中,利用基因组 SNP 位点分析了 4 个高流行省份菌株的进化关系。利用基因组信息和流行病学信息对病例的流行病学关联进行了推断。结果提示,中国各省流行的主要菌群来源于浙江这一沿海省份,更早的可能主要由东南亚地区传入。中国菌株传播呈现出了两种模式:由沿海省份逐步向内陆省份扩散,由沿海省份直接传入不相邻内陆省份。20 世纪 90 年代中期,副伤寒在浙江出现,而内陆的传播集中发生于 1998—2002 年。这些发现也得到了人口流动和经济转型等社会学数据的支持。自然和社会环境的不同或改变,人类活动的变化等因素均能导致传染病传播模式的改变,例如在加拿大不列颠哥伦比亚的一个中型社区中为期 3 年的基于基因组和社会网络分析的结核病调查研究中,研究人员发现社会环境因素影响了结核病的传播,可卡因的使用可能在导致疾病的发生和持续传播中起到了一定作用。而应用基因组流行病学,结合社会经济、自然地理等因素,可以深入认识这些新型的传染病传播模式。

4.1.5　鉴别新的克隆群

新的流行克隆群和暴发菌株相对于以往的菌株会呈现一些新的基因组特征,例如新的毒力基因、耐药基因等。这些新的基因组特征呈现能引起重要的表型特征变化。这些表型特征能在流行或暴发中导致高病死率和治疗失败。确定基因组特征对及时控制传染病是有很多帮助的。在 2010 年的海地霍乱暴发中,通过全基因组测序确定了暴发菌株的毒力基因特征,包括超级整合子、VSP-Ⅱ、SXT、ctxB 区域的结构变异。这些变异在暴发早期被鉴定,随后作为追溯海地暴发菌株来源的标记。在 2011 年欧洲 O104:H4 大肠埃希菌暴发中,通过全基因组测序鉴定出毒力基因和耐药基因特征,包括 stx2 前噬菌体和 pESBLTY2482 质粒。毒力和耐药特征在解释菌株的致病性、避免治疗失败、降低病死率方面起重要作用。过去只能通过表型实验来确定已知的特征或者通过分子检测来确定基因,现在通过全基因组测序可以获得详细的全景基因组特征。通过全基因组测序获得的所有毒力基因和耐药基因合集分别称为"毒力组"和"耐药组"。

基于全基因组测序的分型还可以鉴定具有特殊公共卫生意义的克隆,例如能够引起严重临床感染、大范围暴发或高毒力的流行克隆。随着细菌的进化,会形成一些具有重要公共卫生学意义的生物学标志物,包括毒力、耐药性等相关的标志物。例如,最小核心基因组分型将猪链球菌分为 7 个克隆群。能引起严重人类感染、死亡和暴发的菌株均被分入克隆群1。猪链球菌的最小核心基因组分型可以区分人源和动物源、散发和暴发、引起人类严重感染和较轻感染的菌株。而且,遗传分析和毒力基因检测确定猪链球菌在进化过程中逐步获得毒力基因。最小核心基因组分型也成功地应用于嗜肺军团菌分型,能够区分具有高、低细胞内生长能力的菌株。基于最小核心基因组分型的种群结构分析将53株嗜肺军团菌分为9个克隆群,其中8个克隆群的菌株具有高细胞内生长能力,1个克隆群的菌株具有低细胞内生长能力,后者可以作为疫苗候选株。

4.1.6 在区域和全球监测网络中利用微生物基因组监测传染病

病原体全基因组测序技术的出现彻底革新了微生物学在公共卫生中的应用。传染病可以在区域或者全球传播,全基因组测序技术已被一些组织机构用来确认病原体和识别暴发。美国FDA利用全基因组测序技术成功识别了田纳西沙门菌暴发与食用受污染的花生酱有关。FDA认为全基因组测序技术可以有效地判断食源性暴发的污染源头。英国公共卫生署将全基因组测序技术定位为是沙门菌公共卫生监测中的分型工具,wgMLST方法可以进一步替代传统的血清型分型方法。

基于全基因组测序技术的分型策略在识别传染病暴发时展现出更灵敏、更特异、更及时的优点。因此,美国PulseNet组织和国际PulseNet组织在网络中正在推进全基因组测序技术用于识别和分型食源性致病菌。国际PulseNet组织致力于推进在区域和国家实验室网络中实时共享信息来支持全球监测和暴发应对;同时国际PulseNet组织还致力于构建标准化的流程和操作流程并提供给参与者作为暴发调查中的工具。

GMI组织的宗旨是帮助全球的参与者提升全基因组测序技术的质量,GMI组织构想建成一个全球化的DNA基因数据库来支持病原菌的识别和诊断。通过授权使用这一全球的资源,世界各国的基层实验室都可以实现对于健康威胁的专业应对。

全基因组测序技术可以推动分子流行病学研究、公共卫生实验室监测和传染病防控。细菌基因组测序数据应在暴发识别、监测中予以应用,并且还可以用于研究其他问题,包括耐药、传播方式和细菌的群体结构。理想情况下,全基因组测序技术以一种低成本的形式可以被应用于各个国家,用来实时发现传染病的发生,并且以规范化的形式进行数据的共享。但虽然全基因组测序可以为找寻菌株之间的关系提供线索,但是它是不可替代流行病学调查的。谨慎的流行病学调查、回顾研究和实验室数据在判断暴发中仍然是十分重要的线索。

4.2 病原体分子分型方法

细菌性传染病分子流行病学主要通过对微生物进行鉴定和分型,甄别与疾病发生或暴发流行相关的病原菌及其特征,进而研究病原菌的流行情况。细菌性传染病分子流行病学研究的一个重要内容是确定病原体的克隆特征。克隆特征的两个基本方面是遗传的稳定性和变异。遗传的稳定性是指病原体在传播的过程中，即使某些不同株系间已经无法观察到流行病学上的关联性，但是不同标本来源、不同分离时间和不同分离地点的株系之间由于具有共同的祖先而具有相同的表型和基因组特征。同时，所有微生物即使在没有选择压力的情况下，在自然传代过程中也会发生点突变、基因丢失和获得、重组等遗传变异事件。正因为同时存在遗传的稳定性和变异性，所以同一菌种的细菌经过一定的时间会形成若干个相对稳定的克隆。这些克隆虽然性状基本相同，但在某些方面仍有一定差异。差异较明显的称为亚种（subspecies），差异小的称为型（type）。

有许多方法已经被用于细菌的分型，包括表型分型和分子分型方法。常用的表型分型方法有生物分型、血清学分型、噬菌体分型、抗生素敏感谱分型等。这些表型分型方法分辨力低，可重复性差，并不适用于所有病原菌，但作为初级分型仍在常规使用。常用的分子分型方法有脉冲电场凝胶电泳（pulsed-field gel electrophoresis，PFGE）分型、多位点序列分型（multilocus sequence typing，MLST）、多位点可变数目串联重复序列分析（multilocus variable-number tandem repeat analysis，MLVA）、基于 PCR 方法的分型等。所有分子分型方法均是利用病原基因组信息开展分型。相对于表型分型方法，基因分型方法分辨力高，可重复性好，易于标准化及自动化，而且能适用于几乎所有细菌。表型和基因分型各有优缺点，各有适用性，联合使用是主流。对于病毒，一般通过基因分型，主要是通过测序或 PCR 的方法，寻找不同毒株在基因组序列上的差异，从而实现分型。

4.2.1 病原体分子分型方法的评价指标

评价分型方法的主要指标有分型力（typeability）、分辨力（discriminatory power）、可重复性（reproducibility）、可比性（typing system concordance）和流行病学一致性（epidemiologic concordance）。① 分型力是指通过分型能够获得结果并且能被指定成为一个型的菌株在所有分析菌株中的比率。那些通过分型得不到可用结果的菌株称为不可分型菌株，比如 PFGE 中重复多次实验始终发生染色体降解而得不到可用图谱的菌株、MLST 实验中更换多个引物但是某一位点 PCR 扩增始终没有产物的菌株、血清学分型中使用已知血清均不发生凝集从而不能被指定为某一血清型的菌株。② 分辨力是指分型方法区分不相关菌株的能力。分辨力是评价分型方法最重要的指标，因为其代表具有相同或者高度相似型别的菌株是同一克隆以及在相同传播链里的概率。分辨力可以通过 Simpson 差异指数来计算。理想的情况是每一株不相关菌株都具有独特的分型结果从而被区分为不同的克隆。实际应用中，一种分型方法或者多种分型方法组合的 Simpson 差异指数应该达到大于 0.95 的标准，因为这时候出现 Ⅰ 类错误（拒真错误）的概率小于 5%，在统计学上属于小概率事件。③ 可重复性是指一种分型方法对同一菌株反复测试能够获得相同结果的能力,主要受技术因素和生物因素的影响。技术因素是由于不同实验人员操作的差异和某些实验固有的不稳定性导致同一菌株进行多次实验出现不同结果。生物因素是指细菌在传代过程中存在生物学变异,代表同一菌株的不同菌落的检测结果可能会有不同。④ 可比性指不同实验室之间分型结果能够放在一起分析并且得到可信结果的能力。⑤ 流行病学一致性是指分型方法能够将同一起暴发事件中分离的流行病学上相关的菌株划分为同一克隆的能力。流行病学一致性需要用一定数量的流行病学背景清晰地暴发和散发菌株进行评价。另外,能被广泛使用的分型方法还需具有快速、费用低、易于操作等优点。

基于基因组测序的分型方法已经被广泛使用,也是发展方向,它能够提供更全面、更详细的信息。随着基因组测序成本的不断降低和生物信息分析技术的不断进步,全基因组测序正在逐步应用到处于疾病预防控制领域前沿阵地的暴发调查和流行病学分析中。当前,如果我们对一次具有重大社会影响力或重要科研价值的疫情进行实验室调查时,血清学分型、抗生素敏感谱分型、PFGE、MLST 和全基因组分析,都是应该开展的,相应的开展特定菌种的特殊分型方法也是有必要的。

4.2.2　病原体分子分型技术

4.2.2.1　全基因组测序

近年,随着基因组测序成本的降低和生物信息分析技术的进步,病原体全基因组测序(whole genome sequencing,WGS)的应用不仅仅局限于遗传进化领域,正在逐步应用到暴发调查和流行病学分析中。WGS 在传染病暴发调查和流行病学分析中已经显示了很好的应用能力,比如 2010 年海地地震后的霍乱暴发菌株溯源、2011 年发生在欧洲的 O104∶H4 大肠埃希菌暴发事件调查等。

基于 WGS 的病原体分子分型方法中目前使用比较多的两种技术是基于全基因组测序的单核苷酸多态性(whole genome-based single-nucleotide polymorphism,wgSNP)分型和全基因组多位点序列分型(whole genome multilocus sequence typing,wgMLST)。这两种方法比传统分子分型方法具有更高的分辨力。同时,基于测序和序列多态性的分型方法因为结果是序列信息,具有很好的分型力、可重复性和实验室间可比性,便于建立分析网站和公共数据库,容易实现标准化和网络化应用。

wgSNP 是在全基因组序列的水平上选择一定数目的 SNP,比较不同病原体个体的基因组中这些 SNP 的信息,从而达到将同一个种内的不同菌株进行分型的目的。wgSNP 分型一般基于基因组重测序的方法进行,可以根据参考序列进行比对搜索 SNP,也可以不根据参考序列只在样本之间进行两两或者多重比对搜索 SNP,根据不同个体间的所有 SNP 或者经过一定条件筛选后的 SNP(剔除疑似的重组)进行比对,从而实现分型。wgSNP 在霍乱弧菌、沙门菌、结核分枝杆菌、肺炎克雷伯菌、金黄色葡萄球菌、嗜肺军团菌等多种病原菌的分型和分子流行病学研究中已经显示了很好的作用。不同的病原菌由于其基因组组成成分不同,SNP 数量和分布存在差异。暴发内菌株间存在的 SNP 数目在不同种病原菌中数目不一,这可能与菌株本身的变异速率和不同的暴发模式(地域范围、时间跨度等)有关。由于在 wgSNP 中,无法确定 SNP 的产生是由于点突变还是重组,而理论上一次重组产生的 SNP 相当于若干次点突变产生的 SNP,所以在构建进化树呈现菌株关系时可能会由于未区分重组和点突变而错误地估计菌株之间的距离。但是在暴发调查中,我们仅仅应用基因组分型进行菌株分型和种群结构分析,不需要深入揭示菌株之间的遗传距离,所以是否剔除重组对于 wgSNP 分型的影响可能并没有我们想象的那么大。另外一方面,wgSNP 分型忽略了可移动元件携带的基因,这些基因中包括毒力基因和耐药基因,是揭示菌株致病性和耐药性两大特征的基因组成分,所以在进行 wgSNP 的同时进行毒力基因和耐药基因检测,有助于更精准地揭示被分析菌株的种群结构特征、临床意义和流行病学意义。

wgMLST 是使用某一个种的细菌核心基因组中的成百上千个基因位点的序列差异对菌株进行区分和分型的方法。与传统的 MLST 分型不同的是,MLST 检测和比对 7 个基因位点的序列差异,而 wgMLST 检测和比对成百上千个基因位点的序列差异。在 wgMLST 中,沿用传统 MLST 的数据分析方法,以基因比对的方式在核心基因组中搜寻等位基因差异,赋予每株菌一组等位基因编号来进行分型。这种以基因为单元的比对和分型方法,不但比传统的 MLST 方法具有更高的分辨力,而且与 wgSNP 分型相比降低了对生物信息分析的要求,在结核分枝杆菌、金黄色葡萄球菌、嗜肺军团菌等多种病原菌的分型和分子流行病学研究中已经显示了其应用前景。其中 wgMLST 如果使用的是核心基因组序列,就称为核心基因组多位点序列分型(core genome multilocus sequence typing, cgMLST)。在建立 cgMLST 方法时,需要挑选一定数量的不同来源(流行病学上无直接关联)、不同血清群和不同分子型别(PFGE、MLST、MLVA 等)的实验菌株作为研究群体进行核心基因的筛选,这是所建立方法是否适用的首要关键点。wgMLST 和 cgMLST 具有很好的应用前景。目前已有研究团队建立了 wgMLST 和 cgMLST 分型的公共网站和数据库,包括沙门菌、大肠埃希菌、志贺菌、耶尔森菌等多种病原菌。

另外,基因组测序除了对菌株进行分型,还能够获得分子血清型、耐药基因、毒力基因等信息。随着测序成本的降低,基因组分型的费用必将降低;而随着生物信息技术的发展,基因组分型的数据获得周期也必将缩短。只要满足了这两个条件,临床实验室和基层公共卫生实验室都可以开展基因组测序。在对基因组分型方法进行了优化和标准化之后,可以建立公共分型网站和各种菌的数据库,不同的实验室可以通过查询和比对公共数据库进行分型,同时也能获知全球的流行情况。

同时,随着测序技术的不断发展,非培养依赖的标本直接测序技术会大大缩短检测和分型的时间，而且可以鉴定出常规培养难以检出的病原体。目前，已有对粪便、尿液、脑脊液等标本直接测序进行病原体鉴定、分型、毒力基因检测的报道。结果证明标本直接测序不仅能够鉴定标本里的病原菌及其毒力基因和耐药基因，而且可以获得传统的MLST 和 wgSNP 的分型数据。在时间上，非培养依赖的标本直接测序技术可以将传统的病原菌培养和药物敏感性实验从 3～10 天缩短至 1 天，而且同时能获得细菌分型的结果。所以非培养依赖的标本直接测序技术不仅在临床微生物的鉴定和药物敏感性方面缩短时间，而且在传染病疫情暴发时可以在第一时间里获得病原微生物种类、药物敏感性、分子血清型和分子分型等数据。

4.2.2.2　脉冲电场凝胶电泳分型

脉冲电场凝胶电泳（PFGE）分型选用识别稀有酶切位点的限制性内切酶切割基因组 DNA，获得的 DNA 片段在外加脉冲电场的低浓度琼脂糖凝胶中分离，产生数量有限的 DNA 条带。其原理是 DNA 分子在脉冲电场中随着电泳方向的改变不断改变其分子构象，挤过凝胶间隙。小的 DNA 分子比大的分子重新定向快，在凝胶中移动快，从而使不同大小的 DNA 片段彼此分离，在凝胶上按 DNA 片段长度的不同而呈现出电泳带型。

目前，大部分致病菌都有标准化 PFGE 分型方法，可将来自不同实验室的图谱进行比较。可通过分析软件把来自不同实验室的 PFGE 图谱进行比较。目前常用的分析软件是 BioNumerics 软件（Applied Maths，Inc.）。录入软件数据库的 PFGE 图谱，经过修正后可以进行直观的比较，也可以进行聚类分析。聚类分析时，以 Dice 系数法计算菌株之间的相似性系数，使用非加权配对算术平均法（unweighted pair-group method with arithmetic means，UPGMA）进行聚类。

在细菌分型的实际应用中，PFGE 显示了比其他分型方法更强的分辨力和流行病学调查能力。PFGE 被广泛应用于细菌的分子流行病学研究中，能够用于分析菌株之间的相关性，协助追踪感染来源，在疫情控制方面可发挥重要的作用。具体表现为以下几个方面：① 可用于对已确认的暴发疫情进行传染源的追踪，从而采取相应的控制措施，预防疫情的再次发生；② 应用 PFGE 进行主动监测，能在表面上散在分布的病例中寻找可能的联系，及时发现疫情；③ PFGE 可用于追踪抗生素敏感菌和耐药菌的传播模式；④ PFGE 还能为患者的诊断和治疗提供线索，对继发性感染患者分离菌株进行PFGE 分析可以区分是复发还是由新的菌株引发的感染。在基于全基因组测序的分型技术成熟之前，PFGE 仍将是细菌性疾病暴发调查中分子分型的"金标准"。

4.2.2.3　多位点序列分型

多位点序列分型（MLST）是在多位点酶电泳（multilocus enzyme electrophoresis，MLEE）的基础上发展起来的一种分型方法。MLEE 是基于分离菌株的同工酶的多态性对细菌进行分型的一种表型分型方法。通过对酶分子量和电荷的变异情况进行研究，可以推算出其对应的基因位点的多态性，并通过多个酶基因位点的综合分析，可以获得细菌的型别。这是一种用表型多态性推测基因多态性的方法,在 20 世纪 70—80 年代被广泛使用,目前已基本不再使用。在测序技术发展和普及以后,MLEE 被 MLST 方法取代。

MLST 在 20 世纪 90 年代初首次被应用于细菌的分子分型和分子流行病学研究。第一个建立 MLST 方法的细菌是脑膜炎奈瑟菌,至今已有数十种病原菌建立了 MLST 方法,并且建立了国际化的数据库,常用的有 http://www. mlst. net/、http://pubmlst. org/、http://bigsdb. pasteur. fr/和 http://mlst. warwick. ac. uk/mlst/。在 MLST 中,一般通过对 7 个管家基因(housekeeping gene)位点分别进行序列测定和比对,得到每株菌的 7 个基因位点的等位基因编号(allele type),7 个等位基因编号组成等位基因谱(allele profile);进一步比对进而获得 MLST 型(multilocus sequence type)。MLST 数据可以用 eBURST 或者 BioNumerics 等软件分析,进行分组(分为不同的 Group、Cluster、Clonal complex 等)、构建聚类树和最小生成树,揭示菌株之间的种群结构特征。

MLST 目前的主要用途是大范围、长时期内收集菌株的种群结构分析和分子流行病学研究。由于细菌的管家基因在细菌进化过程中承受的选择性压力小,变异慢,导致基于管家基因的 MLST 分型在一些细菌分型中分辨力低。所以有研究者在 MLST 中纳入了毒力基因和外膜蛋白编码基因等变异速率大的基因。例如,嗜肺军团菌的 MLST 分型方案中纳入了 *mip* 等毒力基因。但是即使这样,MLST 的分辨力也达不到 PFGE 的水平,不能单独用于暴发菌株溯源分析。

4.2.2.4　单基因和单基因簇测序分型

在一些病原细菌和病毒中,建立了基于单个基因或者某一基因簇序列多态性的分型方法。主要是应用针对单个基因或基因簇的完整或者局部高变异区段的核酸进行体外扩增、序列测定和比对的技术手段对同种不同株的细菌进行分型。

脑膜炎奈瑟菌 *porA*、*porB* 和 *fetA* 基因分别编码该菌外膜蛋白,根据基因序列的不同可以对菌株进行分型,分别称为 porA 分型(porA typing)、porB 分型(porB typing)和 fetA 分型(fetA typing)。化脓性链球菌的 *emm* 基因是 M 蛋白的编码基因,可以根据其基因序列预测基因 M 蛋白多样性的血清型。这种分型方法在很多文献里被称为 emm 分型(emm typing)。因为 emm 序列的多态性比 M 蛋白的多态性更大,所以 emm 分型提供的信息比 M 血清分型更详细。肺炎链球菌的荚膜是重要的毒力因子,不同荚膜型的菌株属于不同的血清型,其致病力和传播能力均不同。肺炎链球菌的荚膜由 *cps* 基因编码。应用一对引物对调控基因 *cpsB* 进行体外扩增可以扩增出 92 个血清型中的 84 个,并且对其中的 46 个进行分型。耐甲氧西林金黄色葡萄球菌(methicillin-resistant *Staphylococcus aureus*, MRSA)基因组中有一个葡萄球菌染色体盒,称为 SCC*mec*。SCC*mec* 携带决定甲氧西林耐受性的 *mec*A 基因、编码与 SCC*mec* 水平转移相关的重组子($ccrAB$ 或 $ccrC$)的 ccr 位点。SCCmec 型是综合 mec 克隆群、ccr 型和 J 区多态性获得的。

许多病毒,例如流感病毒、诺如病毒等,都能通过对其基因组中的一个或者多个基因片段进行序列比对从而进行分型。在不同种的病毒里,这些基因片段的数目和长度有所区别。这些片段大多是位于保守区附近的高变异基因或基因片段。在进行病毒的分子流行病学研究时,不同的病毒株通过与参考菌株进行基因序列的比对,被分为公认的基因型或者簇里。几乎所有常见的感染人类的病毒都有基于基因或基因片段的分型方法;理论上所有的病毒都能通过基因或基因片段序列的差异进行分型。

4.2.2.5 多位点可变数目串联重复序列分型

在微生物基因组中广泛分布着一类在不同菌株间数目不同的重复序列,叫作可变数目串联重复序列(variable-number tandem repeat,VNTR)。相同的 VNTR 在同种的不同菌株个体间核心序列的数目不同,这种不同可以用于细菌分型。当同时使用多个 VNTR 位点进行分型时,就称为多位点可变数目串联重复序列分析(MLVA)。滑链突变是 VNTR 多态性产生的分子机制。由于 VNTR 位点变异快,多态性大,MLVA 普遍具有很高的分辨力。VNTR 的搜索和确定需要有参考基因组,使用 Tandem Repeats Finder 等软件搜索,通过实验筛选确定。一个成熟的 MLVA 方案的实验操作包括 PCR 扩增所有的 VNTR 位点,确定扩增片段长度,计算获得 VNTR 核心序列的拷贝数。确定单重或者多重 PCR 扩增片段长度的方法有琼脂糖电泳、毛细管电泳、测序等。根据每株菌不同 VNTR 核心序列的拷贝数组合判断该菌株的 MLVA 型。

MLVA 应用广泛,目前几乎所有传染病相关致病菌、院内感染致病菌、食源性致病菌均有 MLVA 方法报道。该方法的优点是操作简单、通量高、费用低。但是其最重要的优点是分辨力高。在许多细菌中,MLVA 的分辨力相当于或者甚至高于 PFGE。MLVA 与 PFGE 相比还有一个优点是在提取 DNA 后不再需要进行活菌操作,所以在鼠疫杆菌、炭疽杆菌、布鲁菌等高致病性病原菌中实际应用价值很大。

4.2.2.6 质粒图谱分析

质粒是细菌染色体外的遗传物质,为环形闭合的双股 DNA,存在于细胞质中。其大小为 1 kb 至大于 1Mb。质粒编码非细菌生命所必需的某些生物学性状,如性菌毛、细菌素、毒素和耐药性等。质粒具有可自主复制、传给子代、可丢失及在细菌之间转移等特性,为细菌重要的遗传变异元件。应用质粒图谱进行分型的原理是基于不同的细菌个体携带的质粒大小和数量不同。将细菌细胞裂解,并且使染色体 DNA 降解,保留质粒,进而直接或者酶切后通过电泳分离质粒或者质粒片段,根据电泳图谱的异同进行分型。

质粒图谱适用于所有细菌并且在方法上不存在种特异性,所有细菌的实验和分析方法一样。其优点是操作简单、快速、不需要特殊仪器。但是由于质粒可丢失和获得,影响了本方法的遗传稳定性,即菌株经过一定代数的体外传代后会发生质粒图谱的变化。另外,由于质粒结构的特殊性和多样性,图谱反应的质粒大小和数目可能跟实际情况有所出入。

由于质粒是独立于细菌染色体存在并且可以在不同细菌间水平转移,所以质粒图谱分析只反映不同细菌携带质粒的多态性和相似度,不能反映细菌之间的流行病学关联性和遗传进化关系。由于携带耐药基因的质粒容易在不同种属的细菌间转移,这些不同种属但是具有相同耐药特征的细菌会引起院内感染暴发,所以在此类暴发中,质粒图谱分析是必须开展的流行病学分析实验。

4.2.2.7 限制性片段长度多态性

限制性片段长度多态性(restriction fragment length polymorphism,RFLP)的原理是:微生物的基因组能够被限制性内切酶切割成一定数量大小不等的 DNA 片段。相同的微生物个体所获得的 DNA 片段的数量和大小一样,即属于相同的型别;进化关系越近的微生物个体所获得的 DNA 片段的数量和大小越相似,进化关系越远的微生物个体所获得的 DNA 片段的数量和大小越不同。通过酶切、电泳、显影 3 个基本步骤就能获得每个微生物个体的 RFLP 图谱,可以根据图谱的异同进行型别的划分。

该技术起源于 20 世纪 70 年代末期和 80 年代,应用于细菌、真菌、病毒、寄生虫等的分型,使用高频率限制性内切酶将微生物基因组切割成数十甚至多达数百个 1 kb 以下至 30 kb 大小的 DNA 片段。虽然 RFLP 方法简单易于操作,但是如此多的片段难以区分,往往得不到清晰可供分析的图谱。所以通过在酶切或显影两个环节减少 RFLP 的最终条带数,达到在保证分辨力的情况下获得清晰可分析图谱的目的。比如脉冲电场凝胶电泳(PFGE)分型以低频率限制性内切酶切割片段在酶切环节减少条带数,而组合了杂交技术的结核分枝杆菌 IS*6110* 指纹图谱(IS*6110* Fingerprinting)分型属于在显影环节减少条带数。另外,还在 RFLP 的基础上发展了结合 PCR 方法的针对单个基因或操纵子的 PCR-RFLP 方法应用双酶切结合两次 PCR 技术的扩增片段长度多态性(AFLP)分型。

PCR-RFLP 是指先对一个基因或者操纵子的一部分或者全部片段进行 PCR 扩增,然后对扩增产物进行酶切、电泳,获得每株菌的图谱,通过比对图谱的异同进行分型。例如,对产志贺毒素的大肠埃希菌(Shiga toxin-production *Escherichia coli*,STEC)的 *stx* 基因或其上游基因进行 PCR-RFLP 分型可以确定 Stx2 亚型;对沙门菌、STEC O157 菌、弯曲菌的鞭毛相关基因进行 PCR-RFLP 分型可以鉴别鞭毛抗原。也有报道对原核生物的 16S rRNA 基因和真核生物的 18S rRNA 基因进行 PCR-RFLP,进而进行种的鉴定。这种方法可以鉴定出一些表型方法无法鉴定的菌。例如,分枝杆菌和不动杆菌属细菌。虽然 PCR-RFLP 实验操作简单,但是其分辨力远远低于 PFGE,只能作为初筛方法或者其他方法的补充。不能单独用于暴发溯源或者分子流行病学调查。

IS*6110* 指纹图谱(IS*6110* Fingerprinting)是结核分枝杆菌独有的一种分型方法。该技术在全基因组 RFLP 的基础上,使用 IS*6110* 基因探针对 DNA 片段进行 DNA-DNA 杂交,从而筛选出只包含 IS*6110* 的片段进行显影。IS*6110* 只存在于结核分枝杆菌和牛分枝杆菌中。在结核分枝杆菌中 10～12 个拷贝的 IS*6110*,而在牛分枝杆菌中 1 或者 3 个拷贝的 IS*6110*,所以对牛分枝杆菌的分辨力极低。该技术具有很好的分型力、可重复性和分辨力,已经广泛应用于结核分枝杆菌的分子流行病学调查。该技术的缺点是实验操作烦琐,只限于结核分枝杆菌的分型,不能推广到其他细菌中使用。

4.2.2.8　扩增限制性片段长度多态性分型

扩增片段长度多态性(amplified fragment length polymorphism,AFLP)分型的基本原理是对基因组 DNA 双酶切后的限制性片段进行选择性扩增,再通过对扩增片段电泳后形成的图谱进行比较,在基因组水平揭示细菌之间的多样性。AFLP 在全基因组水平检测基因的变异,所以不仅能发现短期内细菌的变异,而且能用于研究细菌的长期进化过程。最初使用放射性物质标记的引物,现在多使用荧光标记的引物。AFLP 分型只需使用少量的细菌 DNA,可以对所有细菌进行分型。目前,大部分细菌都有 AFLP 分型方法的报道,也有商品化的 AFLP 分型试剂盒供购买和使用。虽然 AFLP 实验操作简单,但是如果要获得很好的可重复性,需要有绝对的标准化,尤其是分型数据需要在不同实验室间比较的时候,对操作技术的要求非常高。

4.2.2.9　核糖体分型

核糖体分型(ribotyping)是在 RFLP 和 DNA 印迹的基础上发展起来的一种分型方法。其主要步骤是:提取细菌染色体 DNA,用限制性内切酶消化,经电泳分离和 Southern 印迹后,与经标记的 rRNA 基因探针杂交,根据带型的不同对细菌进行分型。核糖体分型的分型力和可重复性好,全自动核糖体分型仪器也使得结果具有实验室间可比性。但是其突出的缺点是分辨力差,很多细菌在种内的区分水平能力差。而且传统的手工操作烦琐,全自动核糖体分型仪器大大降低了实验操作难度,但是仪器和实验试剂昂贵,不适合推广使用。

4.2.2.10　全基因组图谱

全基因组图谱(whole-genome mapping,WGM)是一种基于全基因组多态性的技术,在实验中将单链的 DNA 拉伸附着在玻片表面,进行限制性酶切,通过荧光显微镜观察 DNA 片段。WGM 不仅可以检测酶切片段的大小和数量,而且可以观察到这些片段在基因组中的排列顺序,已经被自动化和商业化,在金黄色葡萄球菌、铜绿假单胞菌、嗜肺军团菌等中成功应用。但是该技术实验费用昂贵(高于全基因组测序),需要特殊的试剂盒和数据分析软件,限制了它的推广使用。

4.2.2.11　随机引物 PCR

随机引物 PCR(arbitrary primed PCR,AP-PCR)也叫随机扩增多态性 DNA

（random amplified polymorphic DNA，RAPD），首次报道于 20 世纪 90 年代初。其原理是通过随意设计的一条寡核苷酸片段为非特异性引物（一般小于 14 bp），在低褪火温度下使引物与模板 DNA 通过错配而复性，经 Taq 聚合酶作用使引物延伸；数十循环后，在严格条件下继续扩增。最终扩增产物通过电泳分离，得到一组不连续的 DNA 片段，即 RAPD 分型图谱。根据扩增产生条带大小和数目的差异对细菌进行分型。RAPD 特点是不需预先了解目的基因和相应序列，实验周期短，操作简便，无须使用昂贵仪器，一般实验室皆可使用。理论上，AP-PCR 能够用于所有细菌的分型。在实际应用中，AP-PCR 适合用于单独一家实验室一段时期内分离菌株的分型。由于 AP-PCR 是随机设计的引物，受本身条件的限制，实验结果可重复性差，所以不可能建立基于标准化方法的分型数据库。

4.2.2.12　重复片段 PCR

重复片段 PCR（repetitive element PCR，rep-PCR）是最常用的基于 PCR 方法的细菌分型方法。在细菌基因组中存在着大量的重复片段，而且相同种属细菌的重复片段序列非常保守。假如同一株菌基因组中的两个重复片段相邻很近，那么它们之间的基因组序列可以通过 PCR 扩增而获取。通常一株细菌中会有多个大小不等的基因片段被扩增出来。rep-PCR 就是通过 PCR 扩增细菌基因组的重复片段之间的序列，然后通过电泳等手段区分大小不同的扩增片段，从而来获取菌株的特异性图谱。许多类型的重复片段已经被鉴定和证实，其中最常用的是基因外重复回文序列（repetitive extragenic palindrome，REP）、肠道细菌重复性基因内一致性序列（enterobacterial repetitive intergenic consensus，ERIC）和盒式元件（BOX），分别为 33～40 bp、124～127 bp 和 154 bp。相应地建立了 REP-PCR、ERIC-PCR 和 BOX-PCR 分型方法。

rep-PCR 分型的分型力好，几乎能对所有的细菌进行分型；分辨力高，但是低于 PFGE；可重复性和实验室间可比性一般，同一批菌株重复多次实验获得的结果可能存在差异，而且在不同的实验室、不同的仪器和分析平台上所获得的结果也会存在差异。

4.3　病原体分子分型和基因组学监测应用

首先需要指出的是，基于全基因组测序的分型方法适用于所有病原体的所有应用场景。但是针对传统的分子分型方法，如 PFGE、MLST、MLVA，由于不同的病原体具有不同的流行和基因组特征，所以需要根据不同情况选择合适的分型方法。肠道病原体如霍乱弧菌、大肠埃希菌、沙门菌、志贺菌等，以及易于引起食源性疾病暴发的病原体如单增李斯特菌、副溶血弧菌等，和易于引起院内感染暴发的病原体如肺炎克雷伯菌、鲍曼不动杆菌、金黄色葡萄球菌等，全基因组序列分型和 PFGE 具有很好的分型和暴发识别能力，适合用于暴发调查和流行监测；针对呼吸道病原体，如脑膜炎奈瑟菌、肺炎链球菌、流感嗜血杆菌，由于其在人群间的传播特征以及全国乃至全球监测的需要，全基因组序列分型和MLST具有很好的应用价值；针对重要人兽共患病原体如鼠疫耶尔森菌、炭疽杆菌、布鲁菌，由于其基因组序列比较保守导致MLST分辨力差，以及其在PFGE实验操作时存在高生物安全风险，所以全基因组序列分型和MLVA是比较合适的分型手段。

4.3.1 鼠疫耶尔森菌

4.3.1.1 概述

1）基本分类、微生物学结构

（1）基本分类：鼠疫由鼠疫耶尔森菌（*Yersinia pestis*）引起。鼠疫耶尔森菌属细菌纲（Bacteria）、肠杆菌科（Enterobacteriaceae）、耶尔森菌属（*Yersinia*）、鼠疫耶尔森菌（*Yersinia pesti*s），鼠疫耶尔森菌简称鼠疫菌。

目前耶尔森菌属至少有19个种，其中3个种是对人致病菌，分别为鼠疫耶尔森菌、假结核耶尔森菌（*Y. pseudotuberculosis*）和小肠结肠炎耶尔森菌（*Y. enterocolitica*）。鼠疫耶尔森菌和假结核耶尔森菌亲缘关系近缘。

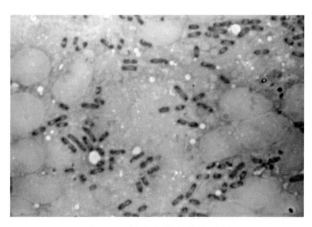

图4-1 鼠疫菌革兰染色涂片

（2）微生物学结构：鼠疫菌为一种短而粗、中端膨大、两端钝圆且两极浓染的卵圆形小杆菌，长1～2 μm，宽0.5～0.7 μm，有荚膜，无鞭毛，无芽孢，革兰染色阴性（见图4-1）。

鼠疫菌兼性厌氧。鼠疫菌在5℃即可分裂繁殖，最适生长温度为27～30℃，生长耐受温度范围是4～40℃。pH耐受范围是5～9.6，最适pH为6.9～7.2。鼠疫菌在普通培养基上生长缓慢，在含血液或组织培养液的培养基上24～48小时可形成柔软、黏稠的菌落。在肉汤培养基中，开始时呈浑浊生长，24小时后表现为沉淀生长，48小时后逐渐形成菌膜，稍加摇动，菌膜呈"钟乳石"状下沉，此特征有一定鉴别意义。

不同疫源地鼠疫耶尔森菌的生化特性不相同。依据硝酸盐还原和甘油酵解及阿拉伯糖的代谢能力，鼠疫耶尔森菌分成4个生物变种：古典变种（Antiqua）：能酵解甘油并脱氮阳性，能酵解阿拉伯糖；中世纪变种（Medievalis）：能酵解甘油，但是不能脱氮，能酵解阿拉伯糖；东方变种（Orientalis）：不能酵解甘油，但脱氮阳性，能酵解阿拉伯糖；田鼠变种：能酵解甘油，但不能脱氮，不能酵解阿拉伯糖。前3个变种分别对应于三次世界性鼠疫大流行。

鼠疫菌表面的脂多糖没有侧链,也无鞭毛,因此无血清型。目前,鼠疫菌仅有一个噬菌体型。

2)所致疾病、流行概况

(1)所致疾病:鼠疫是一种危害严重的烈性传染病,原发于啮齿动物之间,能造成人类感染。人类感染鼠疫的传染源主要是啮齿动物,传播媒介主要是蚤类,肺鼠疫患者也可成为传染源,形成人群间传播流行。鼠疫传染性强,传播速度快,病死率高。《中华人民共和国传染病防治法》将鼠疫规定为甲类传染病。鼠疫菌也是一种生物武器,存在生物恐怖袭击的可能。

(2)流行概况:人类历史上曾发生过三次世界性的鼠疫大流行,死亡者数以亿计。第一次世界性的鼠疫大流行始发生于公元6世纪,首发于地中海附近地区。导致了东罗马帝国的衰退,史称"汝斯丁(Justinian)瘟疫"。第二次世界性的鼠疫大流行始于14世纪,起源于黑海(中亚地区),流行范围遍及欧洲、亚洲和非洲北部,以欧洲为甚。欧洲死亡约2 500万人,占当时人口的1/4。这次鼠疫大流行在医学史上称为黑死病(black death)。第三次世界性的鼠疫大流行又称现代鼠疫(19世纪末至20世纪中叶),起源于中国云南,经香港传播至亚洲、欧洲、美洲、非洲等60多个国家,几乎遍及当时全世界沿海各港埠城市及其附近内陆居民区。

20世纪前半叶(1900—1949年),中国鼠疫流行达到顶峰,在2/3以上的省市出现鼠疫。这期间有6次较大的流行:① 19世纪末到20世纪中期,东南沿海各省受第三次世界性鼠疫大流行的影响,鼠疫由沿海向内陆、城市向乡村传播,持续五六十年。据不完全统计,这次鼠疫大流行死亡人数在100万人以上。② 1910—1911年,东北三省及内蒙古东部暴发了第一次肺鼠疫大流行,由满洲里开始沿铁路传到黑龙江、吉林、辽宁、河北、山东各省,死亡6万~7万人。伍连德受清政府委派全权处理该次疫情,伍连德等采取严格的隔离消毒、焚烧尸体、封锁疫区和交通检疫等措施,在短短3个月内基本控制了疫情。③ 1917—1918年,内蒙古西部及山西等地肺鼠疫大流行,死亡人数近2万。④ 1920—1921年,东北各省暴发第二次肺鼠疫大流行,近1万人死亡。⑤ 1928—1931年,内蒙古、山西、陕西肺鼠疫大流行,死亡近5 000人。⑥ 1947—1948年,东北及内蒙古东部鼠疫大流行,死亡3万多人。

在日本侵华战争和朝鲜战争时期,我国还深受鼠疫细菌战的危害。日本帝国主义在我国哈尔滨秘密进行细菌武器研究,灭绝人性地拿人做试验,并在我国常德、宁波等地使用鼠疫菌细菌武器,造成大量人员伤亡。

中华人民共和国成立后,采取以灭鼠为中心的综合防治措施,使我国人间鼠疫得到了有效的控制。人间鼠疫的暴发流行到1955年就基本得到控制。进入20世纪90年代,人间鼠疫疫情呈现上升趋势,其主要原因是南方家鼠疫源地动物鼠疫复燃波及人类。2003 年以来,随着南方家鼠鼠疫疫源地疫情下降,我国人间鼠疫发病人数呈现明显下降趋势,仅在个别地区有散发病例。

3) 生存环境、感染传播途径

(1) 生存环境:鼠疫是一种典型的自然疫源性疾病。鼠疫菌及其宿主与媒介,连同维持宿主与媒介生存的自然条件,构成了维持鼠疫在地球上长期存在的生态体系,称为鼠疫自然疫源地。

鼠疫自然疫源地有明显的区域性,鼠疫动物病只在限定的区域内长期存在和流行。鼠疫自然疫源地有明显的季节性,存在明显的年际流行强度的变化。

从生态学的角度来看,鼠疫耶尔森菌存在于自然界是一个生态学问题,即鼠疫耶尔森菌只是在特定的生态系中才能长存。换言之,鼠疫耶尔森菌和宿主、媒介同样是这个生态系中的一个成员。它们之间以及和生态系中每个成员都有着相互依存、相互制约。鼠疫自然疫源地也受人类经济活动影响,人类的经济活动可以影响鼠疫生态系的改变,从而影响鼠疫在动物或人群中的流行。

根据疫源地的地理景观、宿主、媒介、鼠疫菌生态型等特点,目前,我国已确定 12 种类型的鼠疫自然疫源地。松辽平原达乌尔黄鼠鼠疫自然疫源地,内蒙古高原长爪沙鼠鼠疫自然疫源地,青藏高原喜马拉雅旱獭鼠疫自然疫源地,帕米尔高原长尾旱獭鼠疫自然疫源地,天山山地灰旱獭、长尾旱獭鼠疫自然疫源地,甘宁黄土高原阿拉善黄鼠鼠疫自然疫源地,锡林郭勒高原布氏田鼠鼠疫自然疫源地,呼伦贝尔高原蒙古旱獭鼠疫自然疫源地,滇西纵谷齐氏姬鼠、大绒鼠鼠疫自然疫源地,滇闽粤居民区黄胸鼠鼠疫自然疫源地,青藏高原青海田鼠鼠疫自然疫源地(见表 4-1),我国已确定的 12 种类型的鼠疫自然疫源地具体情况见表 4-1。

表 4-1 中国各鼠疫自然疫源地主要宿主、主要传播媒介和分布

鼠疫自然疫源地	面积/km²	主要宿主	主要媒介	分 布
松辽平原达乌尔黄鼠鼠疫自然疫源地	161 918	达乌尔黄鼠	方形黄鼠蚤松江亚种	黑龙江、吉林、辽宁、内蒙古
内蒙古高原长爪沙鼠鼠疫自然疫源地	139 912	长爪沙鼠	秃病蚤蒙冀亚种 近代新蚤东方亚种 同形客蚤指名亚种	内蒙古、河北、宁夏、陕西
青藏高原喜马拉雅旱獭鼠疫自然疫源地	628 329	喜马拉雅旱獭	斧形盖蚤、谢氏山蚤	青海、甘肃、西藏、新疆、四川
帕米尔高原长尾旱獭鼠疫自然疫源地	18 400	长尾旱獭	谢氏山蚤	新疆
天山山地灰旱獭、长尾黄鼠鼠疫自然疫源地	45 600	灰旱獭、长尾黄鼠	方形黄鼠蚤七河亚种	新疆

（续表）

鼠疫自然疫源地	面积/km²	主要宿主	主要媒介	分　布
甘宁黄土高原阿拉善黄鼠鼠疫自然疫源地	8 997	阿拉善黄鼠	方形黄鼠蚤蒙古亚种	宁夏、甘肃
锡林郭勒高原布氏田鼠鼠疫自然疫源地	66 414	布氏田鼠	原双蚤田野亚种 光亮额蚤指名亚种	内蒙古
呼伦贝尔高原蒙古旱獭鼠疫自然疫源地	35 198	蒙古旱獭	谢氏山蚤	内蒙古
滇西山地齐氏姬鼠大绒鼠鼠疫自然疫源地	1 810	齐氏姬鼠、大绒鼠	特新蚤指名亚种	云南
滇西山地闽广沿海居民区黄胸鼠鼠疫自然疫源地	140 730	黄胸鼠	印鼠客蚤	云南、福建、广东、广西、贵州、江西、浙江
青藏高原青海田鼠鼠疫自然疫源地	21 000	青海田鼠	细钩黄鼠蚤 直缘双蚤指名亚种	四川、青海
准噶尔荒漠大沙鼠鼠疫自然疫源地	160 000	大沙鼠	臀突客蚤 簇鬃客蚤	新疆
12 类	1 428 308	14 种	16 种	19 省区

（2）感染传播途径。

鼠疫的传染源主要是染疫的啮齿动物。自然感染鼠疫的动物较多，这些染疫动物都可以作为人间鼠疫的传染源，包括啮齿动物（主要是鼠类、旱獭）、野生食肉类动物（狐狸、狼、猞猁、鼬等）、野生偶蹄类动物（黄羊、岩羊、马鹿等）、家畜（犬、猫、藏系绵羊等）。现证实我国有 14 种啮齿动物分别是不同鼠疫自然疫源地的主要宿主动物。包括灰旱獭、喜马拉雅旱獭、长尾旱獭、蒙古旱獭、达乌尔黄鼠、阿拉善黄鼠、长尾黄鼠、长爪沙鼠、布氏田鼠、齐氏姬鼠、大绒鼠、黄胸鼠、青海田鼠、大沙鼠。

鼠疫的传播途径多样，主要有：媒介传播、飞沫传播、接触传播。

鼠疫媒介传播主要是通过跳蚤吸血传播。最常见的是印度客蚤，该蚤主要寄生于家栖鼠类。寄生蚤吸食染疫动物或人的血液后，通过叮咬，将鼠疫菌注入被叮咬的动物或人体。次要媒介包括蜱、螨、虱等。

飞沫传播是由于肺鼠疫患者呼吸道分泌物中含有大量鼠疫菌，患者通过呼吸、咳嗽时便将鼠疫菌排入周围空气中，形成细菌微粒及气溶胶，这种细菌悬浮物极易感染他人，造成原发性肺鼠疫。当鼠疫菌感染人发展成为肺鼠疫时，即使在疾病早期也有传染性。人传人的肺鼠疫传播方式可造成大流行。感染鼠疫的犬、猫等也可以直接经呼吸道飞沫引起人的原发性肺鼠疫感染。

接触传播是由于人类通过猎捕、宰杀、剥皮及食肉等方式直接接触染疫动物时,鼠疫菌可以通过手部伤口进入人体,经淋巴管或血液引起腺鼠疫或败血型鼠疫。这种直接接触感染甚至可以通过非常细小的伤口完成。旱獭疫源地人间鼠疫多由直接接触染疫动物而感染,特别是通过捕猎、剥食旱獭,剥食病死绵羊等感染。

4) 致病菌株和非致病菌株,以及致病菌株的毒力因子和致病机制

(1) 致病菌株和非致病菌株:CO92菌株是东方型菌株,分离自美国科罗拉多州原发肺鼠疫的死亡患者(1992),该患者经由感染鼠疫的猫而感染。91001菌株分离自我国布氏田鼠鼠疫疫源地,属于田鼠生物型菌株。云南鼠疫菌D106004分离自丽江玉龙暴发流行(2005年5人原发肺鼠疫,2人死亡)的次年(2006)。另外分离自剑川(D182038)(1982)和那曲(Z176003,1976年分离自喜马拉雅旱獭)均属于古典型菌株(见表4-2)。

表4-2 鼠疫菌代表菌株的染色体特征

Accession 号	AE017042	AL590842	AE009952
菌株名称	91001	CO92	KIM10
染色体长度/bp	4 595 065	4 653 728	4 600 755
G+C 含量/%	47.65	47.64	47.64
ORF 数目	4 037	4 012	4 198
假基因数目	141	149	54
编码密度/	81.6	83.8	86.0
基因平均长度/bp	966	998	940
rRNA 操纵子	7X(16S—23S—5S)+5S	6X(16S—23S—5S)	7X(16S—23S—5S)
tRNAs	72	70	73

目前,我国分离自布氏田鼠的91001菌株,属于生物型田鼠型。该菌株对于皮下注射小鼠(mice)的半数致死剂量是23.2(CFU),而对人皮下注射 1.5×10^7 CFU 也不引起人发病。

(2) 致病菌株的毒力因子和致病机制:鼠疫菌具有两种生活状态。即宿主体外生活状态(主要是在蚤类体内)和宿主体内生活状态。

鼠疫菌 pMT1 编码的鼠毒素(Ymt)可以防止鼠疫菌在蚤消化道被消化,实现鼠-蚤-鼠的跨物种传播。鼠疫杆菌素(Pst1)是一种单体多肽,由 pPCP1 质粒编码,它的主要作用是可以抑制一些在分类学上关系密切的细菌生长,如血清I型假结核耶尔森菌等。这种能力被视为有利于鼠疫菌在外环境微生态中的生存。位于鼠疫菌染色体上的

102 kb的毒力岛(HPI)上的 *pgm* 基因簇是鼠疫菌在跳蚤前胃形成生物膜的关键基因簇。鼠疫菌在蚤体前胃形成生物膜后引起蚤消化道栓塞,这时蚤处于饥饿状态。于是它反复刺咬动物,被吸吮的血液于消化道内不断冲洗菌栓并反吐注入被叮咬的动物或人体内。

鼠疫菌进入宿主动物后,鼠疫菌在感染部位被中性粒细胞和单核-巨噬细胞吞噬。鼠疫菌可以抵挡巨噬细胞的杀伤作用,因此能在巨噬溶酶体中存活,随巨噬细胞转移到局部淋巴结内繁殖,形成转运播散。pMT1质粒上的 *caf* 基因簇激活,大量合成 F1 抗原并运送到菌体表面,形成一层"封套",阻止鼠疫菌被吞噬细胞吞噬,同时大量消耗宿主体内的补体。pPCP1质粒上的血浆纤维蛋白溶酶原激活因子(plasminogen activator, Pla)蛋白具有血浆纤维蛋白酶原激酶活性,造成凝固的血块崩解,抑制炎性反应,促使鼠疫菌播散至全身。

pCD1质粒上的外膜蛋白(Yops)组成Ⅲ型分泌系统,向靶细胞(主要是免疫细胞)内注入效应分子,破坏细胞信号转导,诱导细胞凋亡和细胞骨架的重排,解除免疫反应相关细胞的防御能力,持续对抗宿主的免疫防御系统。在 VWa 抗原体系中,存在于胞质中,V 抗原是一种蛋白质,W 抗原为脂蛋白。VWa 抗原由 pCD1 质粒编码,主要作用是在宿主体温和内环境下,释放具有细胞毒性的耶尔森菌表面蛋白,破坏吞噬细胞功能,支持鼠疫菌在巨噬细胞中的存活和重新释放。V-W 抗原具有免疫保护作用,但不是鼠疫耶尔森菌的特异性抗原,大多数假结核菌也能产生。

鼠疫毒力因子 F1 抗原(Fra1),由质粒 pMT1 编码,是一种糖蛋白,是鼠疫主要的特异性和保护性抗原。37℃时,鼠疫菌能产生大量的 F1 抗原形成荚膜封套,阻止机体的补体嵌入类脂双层,使感染早期的补体大量消耗。同时 F1 抗原可以阻止巨噬细胞对鼠疫菌的吞噬作用,使鼠疫菌能够在细胞外迅速繁殖。

鼠疫菌具有上述抵抗宿主细胞防御和侵染宿主的能力,鼠疫菌在宿主细胞质外高速增殖,在宿主死亡时每毫升血液内细菌数量可达 10^8 水平,在脾脏内,可超过 10^{11}。鼠疫菌菌体裂解后释放内毒素,使毛细血管损害,实质器官细胞变性和坏死。大量炎性介质,包括肿瘤坏死因子、干扰素以及各种白细胞介素等的释放引起宿主迅速死亡。

5) 耐药概况、耐药基因

在人类与鼠疫进行的斗争中,人们一直在寻找征服鼠疫的方法。在抗生素问世之前,人们对治疗鼠疫没有有效可靠的方法。1944 年,链霉素被发现后,链霉素对鼠疫菌有很强的杀菌作用,鼠疫病例救治取得了突破性进展。鼠疫患者治愈率明显上升,治愈率达到了97.06%～100%,病死率由 50%～90%降低到 5%以下。链霉素自 20 世纪 40 年代末以来,一直作为治疗鼠疫的首选药物,至今链霉素依然是国内外治疗鼠疫的首选药物。

世界卫生组织鼠疫专家委员会推荐四环素是治疗鼠疫的可选药物。但四环素和氯霉素的不良反应也不容忽视,四环素可引起肝肾损害,氯霉素可引起骨髓组织损害,这些不良反应在某种程度上限制了它们的应用。2012年,美FDA批准左氧氟沙星防治鼠疫,FDA此前批准过的鼠疫防治药物有链霉素、四环素、多西环素(强力霉素)和其他四环素类抗生素。若因过敏等原因不能使用链霉素者,可考虑选用庆大霉素、氯霉素、四环素、多西环素、环丙沙星等。但妊娠妇女,最好选用氨基糖苷类,如庆大霉素、卡那霉素、阿米卡星。

国内多人体外药敏实验30种新型抗菌药物中有27种敏感性优于链霉素,最敏感的是头孢唑肟,喹诺酮类以氟哌酸优于其他药物,鼠疫菌对环丙沙星的敏感性仅次于头孢类药物。联合用药治疗实验感染动物鼠疫,可减少抗生素用量,缩短病程,动物恢复快,治疗效果良好。动物鼠疫用环丙沙星治疗实验感染鼠疫的家兔,结果治愈率达到100%,多种抗生素组合(环丙沙星+链霉素,头孢曲松+链霉素)治愈率100%,表明联合用药可减少抗生素用量,缩短病程,动物恢复快,治疗效果良好,毒副反应和不良反应也减少。

1995年,在非洲马达加斯加分离到耐链霉素菌株和多重耐药菌株(IP275菌株)。该菌株对所有推荐用于治疗鼠疫的药物(链霉素、氯霉素、四环素)和预防(磺胺类药物、四环素),以及一些经典治疗方案中确定的替代药物(氨苄西林、卡那霉素、壮观霉素)均耐药。仅对头孢菌素、一些氨基糖苷类、喹诺酮类及甲氧苄啶类抗生素敏感,这引起人们的高度重视。

国内多人对我国自1980年以后从不同地区、不同疫源地、不同年代分离的鼠疫菌进行链霉素的耐药性监测,结果发现鼠疫菌对链霉素均敏感,未发现耐链霉素菌株。

4.3.1.2 菌株的基因组

1) 致病菌株的基因组结构特征

鼠疫菌第1个被测序的菌株是CO92。CO92菌株染色体大小4.65 Mb,包含3个质粒pCD1(70.3 kb)、pMT1(96.2 kb)和pPCP1(9.6 kb)。插入序列占整个鼠疫基因组的3.7%。由于这些IS序列的存在,使鼠疫菌的染色体DNA具有高度的可塑性,基因组不停地发生重排。

第2个测序菌株为KIM10+,生物型中世纪型,该菌株广泛用于世界各实验室。

91001菌株分离自我国布氏田鼠鼠疫疫源地,属于田鼠生物型菌株。除上述3个质粒外,91001菌株还包括一个编码四型分泌系统的质粒pCRY1(21.7 kb)。

IP275菌株来源于马达加斯加(1995),为生物东方型,该菌株对多个抗生素耐药,原因是该菌株包含有可以自我转移的质粒(pIP1202,113.3 kb)。该质粒是接到这种多抗生素耐药的抗性。

大多数鼠疫菌含有3个重要质粒pMT1、pPCP1和pCD1。pCD1为鼠疫耶尔森菌、假结核耶尔森菌和小肠结肠炎耶尔森菌所共有,而另两种质粒为鼠疫菌独有。鼠疫耶尔森菌与其他肠致病耶尔森菌的另一重要区别是,鼠疫菌的染色体和质粒中存在大量的插入序列(IS),如 IS100、IS1661、IS1541、IS285。

2) 致病菌株的群体基因组学

野生型鼠疫耶尔森菌的染色体 DNA 与假结核耶尔森菌的染色体 DNA 具有高度的同源性,16S rRNA 的核苷酸序列一致,表明这两种耶尔森菌具有很近的亲缘关系。估算鼠疫耶尔森菌在 1 500～20 000 年前由假结核耶尔森菌进化而来。pCD1 质粒也为耶尔森菌属 3 种病原菌(鼠疫耶尔森菌、假结核耶尔森菌和小肠结肠炎耶尔森菌)所共有。

利用 76 个 SNP 位点,Achtman 等首先描述了鼠疫菌种群关系,即 3 支式进化关系,即由假结核耶尔森菌进化成古老的鼠疫菌(古典型),古老的古典型鼠疫菌分别进化出中世纪型和东方型菌株。结合 SNP 定义的种群关系和传统的生物分型,Achtman 等提出了鼠疫菌的命名系统,即分支加生物型缩写(ANT,Antiqua;PE,pestoides (Microtus);MED,Medievalis;ORI,Orientalis),点后是序列种群数。这个命名系统广泛被用于序列分析和进化研究。3 个生物型的拓扑关系见图 4-2[1]。

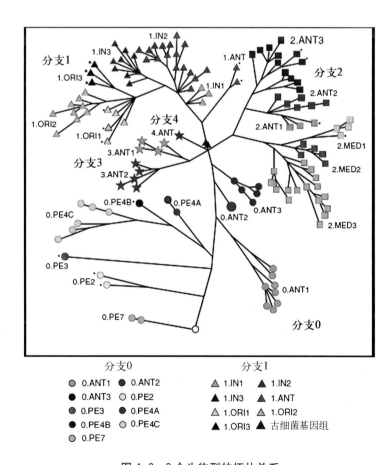

图 4-2　3 个生物型的拓扑关系

田鼠型菌株(*Pestoides* 或 *Microtus*)在 branch 0 上分化而出,因此是鼠疫菌的原始种群。多数东方型菌株在 branch 1(1. ORI)上,branch 1 上还包括一些古典型菌株(1. ANT)。Branch 2 包括所有的中世纪型菌株(2. MED)和另外的一群古典型菌株(2. ANT)。说明单纯生物型不能被用于进化和分类。

杨瑞馥研究组选取了 118 株中国鼠疫菌和 15 个公布的序列,应用 Illumina 第 2 代测序技术进行深度测序,并将测序结果与以前发表的 15 株鼠疫菌全基因组序列和 1 株假结核菌株序列,使用全基因组范围的 SNP,进行了系统发育基因组学分析。通过发育树的拓扑结构,鉴定出鼠疫菌的 2 个全新主要分支(从 branch 0 支的 N07 分化出的 branche 3 和 branche 4),与以前的 3 个分支一起共同构成 5 大种系分支(Branch 0~4)的种群结构。系统发育树各分支的分化时间以及黑死患者残骸中得到的古 DNA 基因组变异均表明,4 个年轻种系分支的形成可能与中世纪鼠疫大流行密切相关。

将系统发育关系与菌株地理分布相关联(系统发育地理学分析,phylogeograhpical analysis),可以对鼠疫菌的历史传播情况进行推测。分析结果显示,中国古代商路(丝绸之路、唐蕃古道和茶马古道)与鼠疫菌的地理分布存在惊人的一致性,说明历史上人类商贸活动在鼠疫的传播中发挥重要作用。由于青藏高原东部地区菌型复杂,包含了五大分支中 4 个分支的菌株,且包含目前发现的最古老鼠疫菌种群(0. PE7),提示该地区可能是鼠疫菌物种的发源地。

3) 非致病菌株与致病菌株的比较基因组学

在原始假结核菌寄生的某个生态占位,原始假结核菌获得两个关键质粒(pMT1 和 pPCP),使得鼠疫菌获得毒力和适应力的飞跃(见前节所述)。

假结核进化为古老鼠疫菌的过程中,获得前噬菌体的 09 和 14 岛,同时侵袭基因 *inv* 失活,编码黏附素的基因 *yadA* 失活,编码鞭毛的基因簇的突变失活,这些都被认为是由于假结核耶尔森菌和鼠疫菌寄宿的部位不同,在假结核转化成古老鼠疫菌过程中发生的废退性变化。类似的还包括假结核耶尔森菌种编码尿素酶 ureD 的基因在鼠疫菌中突变而导致蛋白合成提前终止。类似的假基因还包括抑制生物膜形成的 *rcsA* 基因。这些都是由假结核转化成鼠疫菌过程中的阳性选择结果。

由于鼠疫菌在 O 抗原合成的 5 个基因的突变,鼠疫菌种 LPS 是一种截断的侧链结构脂多糖,因此鼠疫菌缺乏 O 抗原。使得这种截断的 LPS 不能有效地触发 Toll-like 受体 4(TLR4)引起宿主免疫。这也是鼠疫菌适应宿主免疫体系环境的一种变化[2]。

在古老鼠疫菌(甘油+,脱氮+,阿拉伯糖+)转化出田鼠型鼠疫菌(甘油+,脱氮-,阿拉伯糖-)的过程中,也是由于硝酸盐还原酶基因 *napA* 突变和阿拉伯糖合成基因 *araC* 失活所致。

在古典鼠疫菌(甘油+,脱氮+,阿拉伯糖+)转化为中世纪型鼠疫菌(甘油+,脱氮-,阿拉伯糖+)的过程中,是另外一种机制造成 *napA* 基因失活,以及 *napA* 基因第

205位GAA-TAA表达提前终止转录造成。

在古典鼠疫菌(甘油＋脱氮＋,阿拉伯糖＋)转化为东方型鼠疫菌(甘油－,脱氮＋,阿拉伯糖＋)的过程中获得了Island15(原噬菌体)。另外,甘油-3-磷酸脱氢酶基因*glpD*发生93bp缺失失活(见图4-3)。

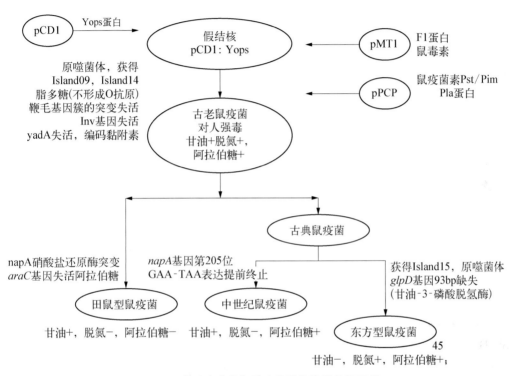

图4-3　非致病菌株与致病菌株的比较基因组学

(图片修改自参考文献[2])

4.3.1.3　应用于预防控制、流行病学的分子分型和基因组分型分析

应用于鼠疫预防控制和分子流行病学的技术包括:差异区段(DFR)分析、基因组SNP分布特征、插入序列(IS)、规律成簇间隔短回文重复(CRISPR)以及串联重复序列(MLVA)特征等。这些基因型别多和鼠疫菌地理区域和致病力相关。

鼠疫菌DFR基因分型差异区段分析(different region,DFR)的指标是细菌基因组中存在或缺失的基因片段。这些基因片段在鼠疫菌进化过程中表现出或者存在,或者缺失的基因现象,这种存在/缺失反映出鼠疫菌自然选择条件下的适应性进化。利用PCR方法检测鼠疫菌差异区段的存在与否,即DFR分析方法。DFR分析方法采用23个DFR位点的指标体系(由于DFR1、DFR2、DFR3在pTM1质粒上,质粒具有丢失的可能性,因此增加了检测pTM1质粒是否存在的指标,这样就形成共24对引物)。目前,中国鼠疫菌分离株的*DFR*基因组型至少包括52个基因型(genomovars),基因型的分布具有明显的疫源地特异性，多数疫源地拥有占优势数量的基因型，将其命名为主要基因型（major genomovar），主要基因型可以作为某特定疫源地的特征基因组型；同时，种类多样，但数量稀少的一些基因型（命名为次要基因型，minor genomovar）可以在同一疫源地与主要基因型并存。根据简约进化理论，本研究组推测了各基因型鼠疫菌之间的进化关系，并进一步阐明了第三次鼠疫世界大流行的起源和传播过程。

成簇的规律间隔性短回文重复序列（clustered regularly interspaced short palindromic repeats，CRISPR）是一种特殊结构的重复序列。它是由 21～47 bp 的同向重复序列将间区序列（spacer）隔开形成的一种重复方式，其间区序列的排布具有种群对应关系。CRISPR 序列和前导序列被认为是在细菌和噬菌体相互作用条件下，细菌发展的基于核酸 spacer 序列的可遗传的抗噬菌体的免疫机制。解析 spacer 序列即能了解鼠疫菌在历史进化过程中的"编年史"。有研究者收集了分离自中国 12 个疫源地以及苏联和蒙古 14 个疫源地的鼠疫菌共 125 株，结合已有的 7 株全基因组序列，充分分析了鼠疫菌 CRISPR 位点的遗传多样性，综合 3 个 CRISPR 位点上 spacer 阵列的排列规律，构建了鼠疫菌进化模型。

插入序列（insertion sequence，IS）方法是细菌基因组中可移动的 DNA 元件，其在基因组中发生转座时，会促进基因组的转置、重排，改变基因的排列，进而导致功能和表型的变化。鼠疫菌基因组中存在 4 种 IS 序列（IS100、IS285、IS1541 和 IS1661），各类 IS 均有多个拷贝。1999 年，Achtman 等人研究 IS100 为探针对 49 株鼠疫菌，通过构建邻接树，将基于 IS100 多样性的鼠疫菌系统发育关系与传统的生物型（基于生化表型的鼠疫菌分型系统）进行了比较。系统发育树显示，3 个已知生物型从一个共同祖先衍生出来，且形成相互隔离的不同分支。推测古典型和中世纪型菌株起源较早，而东方型菌株起源最晚。

VNTR 是一段相同或相似的核苷酸序列首尾相连重复的序列，它广泛分布于原核和真核生物基因组中。同一物种不同个体 VNTR 位点的重复数可能不同，会形成种内的遗传多态性。将多个位点的 VNTR 组合进行分子分型鉴别的方法，称为 MLVA 方法。MLVA 分型方法以 PCR 技术为基础，结合毛细管电泳、水平电泳（重复单元大于 9 bp 以上的片段）、扩增产物测序来确定 VNTR 序列的重复数，通过多个 VNTR 重复数的数组聚类，确定基因型别。

2004 年，Pourcel 等人通过对 5 株耶尔森菌（包括 3 株鼠疫菌和 2 株假结核菌）的研究发现，有 25 个 VNTR 位点在鼠疫菌中表现出了多态性。由于其中 2 个位点在多株中国各疫源地代表性鼠疫菌株中发生缺失，2004 年，Girard 等人使用 43 个 VNTR 位点的 MLVA 方案，对美国亚利桑那州一片约 350 km^2 的鼠疫疫源地分离菌株进行了分析。实验结果表明，VNTR 位点的体内和体外突变速率基本一致，VNTR 的实验室突变速率可建立鼠疫菌传播模型。模型表明，鼠疫传播会经历 2 个主要阶段，首先是种群数量增长造成的快速扩张期，随后会进入传播速度减慢的一个持续期。这种模式可能适用于鼠疫在局部地区乃至全球范围的鼠疫生存和传播规律。

杨瑞馥团队结合国内外 MLVA 策略中不同组合和基于基因组 SNP 的种群分析，确定 MLVA(14+12)策略，该策略 14 个指标产生的种群关系和基于全基因组的 SNP 种群对应，另外 1～2 个指标的加入(也可以 12 个指标)可以继续细分，用于溯源分析。

1) 鼠疫病原分子分型遗传分析：以 2014 年云南省丽江市鼠间鼠疫风险分析和评估为例

2014 年 5 月 7 日，云南省丽江市疾病预防控制中心报告玉龙县南溪村委会满上村、满中村以及太安乡吉子村委会汝南化(3、4 组)发生鼠间鼠疫流行；15 日，又增加古城区后山村委会木梳村疫点(见图 4-4)。

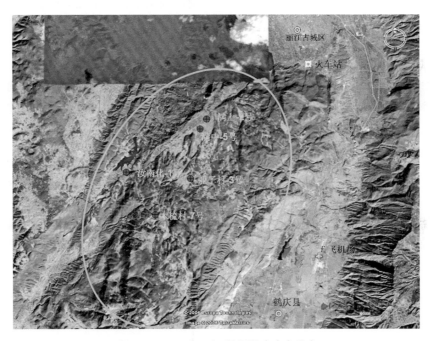

图 4-4　2014 年丽江鼠间鼠疫疫点分布

5 月 7 日省地病所派工作组赶赴丽江，对 7 份腐败干枯鼠尸进行病原学检测：由于鼠尸严重腐败干枯，未从阳性材料中分离获得菌株。但 5 份鼠尸材料鼠疫菌抗原检测阳性(胶体金试验、反相血凝抑制试验)；鼠疫菌核酸普通 PCR 和实时荧光 PCR 检测阳性。5 月 20 日，国家卫生计生委委派中国疾病预防控制中心传染病预防控制所鼠疫实验室技术人员前往疫区协助判明疫情性质，指导疫情处置。21 日，中国疾病预防控制中心传染病所和云南省地病所技术人员通过提取阳性鼠尸材料中的鼠疫菌核酸，使用 3 种鼠疫菌分析其遗传特征的分子分型技术、包括鼠疫菌染色体 DNA 差异区段分析(DFR)、间隔重复片段序列分析(SRISPR)、串联重复序列分析(MLVA)，对鼠疫阳性材料中的 DNA 残体开展鼠疫菌遗传特征鉴定获得成功。通过综合比对国家鼠疫菌株遗传特征数据库中鼠疫菌遗传特征,对 2014 年云南省丽江市鼠间鼠疫菌株特征以及可能风险作出初步评估。

(1)云南鼠疫历史背景:云南省存在家、野两型鼠疫疫源地。云南家鼠鼠疫自 20 世纪 80 年代开始流行,至 2006 年停止并处于静息期。而云南野鼠鼠疫疫源地于 1975 年发现,主要分布在滇西北剑川及其周围 5 个县的山区。

丽江市鼠疫疫源地的发现:2005 年 10 月下旬,在丽江市玉龙县黄山镇南溪村委会鹿子村先后发现高热、咳嗽、咳痰(痰中带血)、呼吸困难患者 5 例,死亡 2 例,初步诊断为"不明原因重症肺炎",称为"丽江事件"。经原卫生部自然疫源性疾病专家委员会鼠疫专家组认定为"肺鼠疫"人间疫情。2006 年,通过细菌学证实玉龙县和古城区存在新的野鼠鼠疫自然疫源地。丽江鼠疫概述见表 4-3。

表 4-3　丽江鼠疫概述

年　份	疫　点	疫情描述	依　据	疫情判定
2005	鹿子自然村	5 例肺鼠疫患者,其中 2 人死亡	临床诊断和抗体检测阳性	人间肺鼠疫
2006	鹿子自然村	鼠间鼠疫	自毙鼠中分到鼠疫菌 5 株,古城区指示动物多份血清阳性	判定丽江新的野鼠疫源地性质
2007—2009	满下和鹿子自然村	鼠间鼠疫	2008 年和 2009 年各分到鼠疫菌 1 株	鼠间鼠疫持续流行
2010—2011	没有鼠疫疫情报告			
2012	鹿子自然村	鼠间鼠疫	自毙鼠反向血凝阳性	鼠间鼠疫持续流行
2013	没有鼠疫疫情报告			
2014	满上村、满中村以及太安乡吉子村古城区后山村委会木梳村	鼠间鼠疫	5 份抗原和核酸检测材料阳性	鼠间鼠疫持续流行,疫点面积扩大

(2)丽江鼠疫和病原遗传特征分析:2014 年,丽江发生鼠间鼠疫,疫点数增至 5 个(2006 年 1 个疫点、2008 年 2 个疫点),疫点涉及面积有所扩大。截至 6 月 10 日尚未发现疑似鼠疫患者。

2014 年丽江鼠疫病原特征和 2006 年、2008 年、2009 年丽江玉龙县黄山镇南溪大队鹿子村分离的鼠疫菌遗传特征总体一致(3 种分子分型方法综合分析遗传相似度

97.31%～98.5%），仅存在较小差异；与毗邻剑川疫源地近源（相似度 71.2%），与云南家鼠疫源地菌株遗传特征差异明显（相似度 68.6%）。DFR、SRISPR、MLVA 3 种方法综合聚类图见图 4-5。

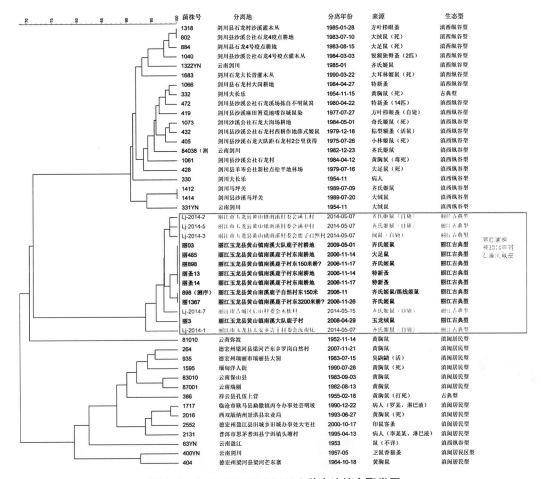

图 4-5　DFR、SRISPR、MLVA 3 种方法综合聚类图

2014 年丽江鼠间鼠疫和既往丽江鼠疫菌株种群一致。CRISPR 序列（共 3 组）和 DFR（共 23 组指标）显示丽江 2014 年鼠间鼠疫感染材料中鼠疫菌核酸与丽江既往鼠疫菌分子分型结果相同，而与云南省其他地区和时间的菌株不同，见图 4-5。

MLVA 分子分型显示，2014 年丽江鼠间鼠疫阳性材料中的病原也与既往丽江菌株非常相关，但 MLVA 结果显示，2014 年丽江鼠间鼠疫不属于同一个暴发流行，应是往年丽江鼠疫菌继续遗传分化的结果。2014 年，鼠间鼠疫阳性材料中，来自不同鼠种的 3 份标本病原非常相似，这 3 个疫点位置较近，集中在南溪村委会的 3 个村（南溪村委会是 2005—2006 人间和鼠间鼠疫的中心区）；另有两份阳性材料略有不同，来源地是位于

2014年新发现的汝南化村和木梳村,这些特点提示2014年丽江鼠疫既与既往鼠疫菌高度相关、又出现了轻微的变化(见图4-5)。

丽江鼠疫疫源地菌株和其毗邻的剑川疫源地在遗传关系上更近源。比较丽江/剑川鼠疫、家鼠鼠疫、云南西部的喜马拉雅旱獭鼠疫的菌株遗传特征,发现丽江/剑川鼠疫同喜马拉雅旱獭鼠疫的遗传关系较家鼠鼠疫更近源。

2) 依托鼠疫菌分子分型和基因组分析的溯源技术:以青海兴海县由狗传染源的一次肺鼠疫流行分析

(1) 疫情概述:2009年7月29日,青海省兴海县报告一起肺鼠疫暴发疫情。包括首发肺鼠疫患者,12个继发感染病例,其中3人死亡。61名直接接触者没有感染。首发病例(患者A),34岁,男性,牧民,发生于冬季牧场转移至夏季牧场的志海沟(西宁县)。7月22日,给牧民发现其家的一条牧羊犬丢失,找到该牧羊犬后,牧民将牧羊犬扛在肩上并且埋葬了它,期间被感染。7月24日发病,呈现肺鼠疫症状,期间其家属等11人近距离接触继发感染,另包括1名医生(F),均为肺鼠疫。

(2) 分子分型溯源分析:结合现场调查和MLVA(46个VNTR指标)分析技术利用MLVA开展溯源分析了7个菌株(包括狗和患者)。利用46个指标的MLVA分析了发生地和环青海湖周边地区的菌株共12株。发现患者和病死狗呈现一个MLVA型别,该型别不同于兴海县1962年患者和分离自跳蚤的菌株。揭示该疫情源于一条牧羊犬。既往狗作为指示动物,由狗引起的肺鼠疫不多见,本次疫情说明如果条件成立,狗也可以成为一个重要的鼠疫传染源,并引起人感染鼠疫,包括肺鼠疫和败血症型鼠疫(见图4-6)。

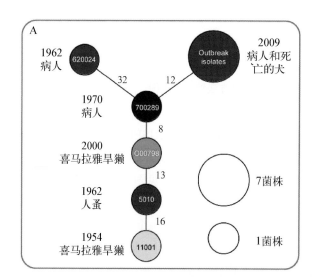
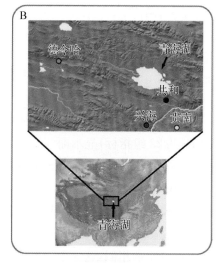

图4-6　MLVA分析2009年发生在青海兴海县的人间肺鼠疫疫情

　　基于基因组的两步溯源技术：第一步包括在所有鼠疫菌种中定义所在的遗传位置，第二步对暴发菌株和疫情相关菌株通过精细溯源聚类。通过该策略，研究人员观察到该鼠疫流行源于当地鼠疫自然疫源地。这个疫源地也是青藏高原的一个主要历史疫区（见图 4-7）。

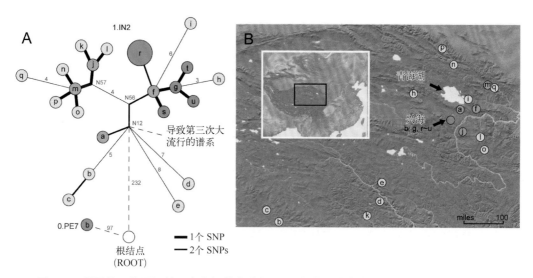

图 4-7　利用基于基因组的两步溯源技术分析 2009 年发生在青海兴海县的人间肺鼠疫疫情

4.3.2　霍乱弧菌

4.3.2.1　概述

1）基本分类、微生物学结构

　　霍乱弧菌属于弧菌属，从生化实验和 DNA 同源性分析上，霍乱弧菌是一个界定比较明确的种。霍乱弧菌为革兰阴性，短小稍弯曲的杆菌，形态呈弧形或者逗点状，菌体两端钝圆或者稍平，菌体单端有一根鞭毛，长度可达菌体长度的 4～5 倍，运动极为活泼。

　　霍乱弧菌的培养要求简单，在普通培养基上生长良好，属于兼性厌氧菌。生长温度为 16～42℃，最适培养温度为 37℃。可生长、繁殖的 pH 为 6.0～9.2，适宜的 pH 为 7.2～7.4。为抑制其他细菌生长，用于初分离培养的选择性培养基和增菌培养基 pH 为 8.4～8.6。霍乱弧菌是生长最快的细菌之一，在碱性蛋白胨水中生长迅速。在固体培养基上，一般呈无色、透明、光滑、湿润、圆形、扁平或者稍凸起、边缘整齐的菌落。

　　2）所致疾病、流行概况

　　霍乱弧菌是霍乱的病原体，通过饮食途径传染，在人小肠内定居，并通过分泌霍乱毒素引起严重的水样腹泻，导致感染者脱水、血容量减少性休克、酸中毒和死亡。该疾病流行的特点是传播快，短时间内引起人群暴发，波及面广，甚至可以跨越洲界播散。

霍乱作为一种传染病的最明显特征就是突然的暴发(甚至多个地区同时暴发)以及其可跨地区和年份引起全球性的大流行。目前为止共发生过 7 次霍乱全球大流行,且每次均从亚洲开始,并扩散到其他大陆并延续多年。除目前的第七次大流行源自印度尼西亚的苏拉威西岛外,其他 6 次均起自印度次大陆。1992 年末,印度 Madras 等地以及孟加拉国南部报告发生霍乱流行,后证实为一种新的血清群——O139 群霍乱弧菌,O139 群是除 O1 群之外的第一个引起流行和地区间扩散的霍乱弧菌,世界卫生组织已将 O139 霍乱列为新发传染病。目前,O139 霍乱暴发仅仅局限于亚洲。

3) 生存环境、感染传播途径

霍乱弧菌是河口、海水中的正常细菌群,被认为是水体生态系统中的一个组成成员。非 O1/非 O139 群菌株比 O1 群和 O139 群菌株在环境中更容易分离到。霍乱是经粪-口感染的肠道传染病。主要经水、食物及生活密切接触传播。

4) 致病菌株和非致病菌株,以及致病菌株的毒力因子和致病机制

霍乱弧菌中存在多种毒力因子,包括毒素、定居因子以及其他毒力因子。其中,毒素包括霍乱毒素、溶血素/溶细胞素、RTX 毒素和志贺样毒素、热稳定毒素(ST)、钠通道抑制剂、热稳定直接溶血素等。定居因子包括 TCP、血凝素、Ⅳ 型菌毛和外膜蛋白等。其他毒力因子主要是 TLC。根据是否能够产生霍乱毒素(或者是否携带编码霍乱毒素的基因)可以将霍乱弧菌分成致病菌株和非致病菌株。霍乱毒素存在于细菌分泌物中,其结合受体是小肠上皮细胞的神经节苷脂(ganglioside)GM1,[Galβ1→3GalNAcβ1 (NeuAcα2→3)→Glc-ceramide]霍乱毒素的 B 亚单位与肠黏膜上皮细胞 GM1 受体结合后,促使毒素 A 亚单位进入细胞内,与 G 蛋白的调节路径相联系。A 亚单位裂解出 A1 肽,A1 肽在细胞内的作用效应位点是腺苷酸环化酶,该酶活性被 G 蛋白介导调节,而 G 蛋白在细胞内负责把细胞表面受体与膜上效应蛋白相联系起来。A1 肽的酶活性将 NAD 的 ADP-核糖部分转移给 Gsα 蛋白,导致受 Gsα 调节的腺苷酸环化酶激活,代谢 ATP 成 cAMP。cAMP 是细胞内多个作用途径的关键信使分子,细胞内 cAMP 升高,激活一个 cAMP 依赖的蛋白激酶,引起蛋白质磷酸化。在隐窝细胞内,蛋白质磷酸化导致 Cl⁻ 分泌增加,在绒毛细胞内,可导致 NaCl 偶联吸收能力降低。由于离子交换紊乱,造成肠内水、离子丢失,引起严重的霍乱特征性的水样腹泻。

5) 耐药概况、耐药基因

(1) O1 血清群霍乱弧菌的耐药性:第七次霍乱大流行早期分离的 O1 血清群霍乱弧菌菌株对大多数抗生素是敏感的。然而,随着时间的推移,O1 群霍乱弧菌逐渐表现出耐药特征。在霍乱的第七次全球大流行的 Wave1 的中后期,分离自非洲的菌株表现出对 AMP、STR、SUL、COT、CHL 和 TET 的耐药性,且菌株中的耐药比例逐渐升高,这种耐药性主要与 IncA/C 质粒的存在与否有关[3]。从 Wave2 的中期开始,分离自亚洲、非洲以及美洲的 O1 血清群菌株表现出对 STR、SUL、COT 和 CHL 的耐药性,其中

部分 Wave3 中分离自亚洲的 O1 群菌株还表现出对 TET 的耐药性,但是值得注意的是,这些菌株在表现出对 TET 耐药性的同时变得对 CHL 敏感。基因组分析提示,Wave2 和 Wave3 中 O1 群霍乱弧菌的耐药能力是由于这些菌株携带 SXT 所导致,SXT 中携带的耐药基因包括:$aphA$,streptomycin 3-adenylyltransferase($aadA$),dihydropteroate synthase(sul),cat,bla_{SHV-1},$strAB$,$tetAR$,$qacED1$ 和 $merRTPCADE$,可赋予宿主菌对氨基糖苷类、磺胺类药、甲氧苄氨嘧、β-内酰胺类、四环素、季胺类化合物以及汞离子的耐药性,甚至导致对多种抗生素同时耐药的特征。根据结构变异,目前已经报道了至少 10 种不同的 SXT[4]。不同型别的 SXT 携带的耐药基因往往是不同的,因此导致宿主菌的耐药谱也不尽相同。而 Wave3 中不同菌株对 TET 和 CHL 耐药性的差异则是由于这些菌株携带包含不同类型耐药基因的 SXT 所导致[3]。

(2) O139 血清群霍乱弧菌的耐药性:对于 1992 年开始出现的 O139 群霍乱弧菌来说,早期(1998 年以前)分离的菌株只表现出对链霉素、复方磺胺甲噁唑和多黏菌素 B 耐药,但是,1998 年之后分离的 47% 的 O139 群霍乱弧菌表现出多耐药的特点,这些菌株对氨苄西林、链霉素、四环素、氯霉素、复方磺胺甲噁唑、萘啶酸、红霉素和卡那霉素均表现出耐药[5]。基因组测序结果提示,O139 群霍乱弧菌的多耐药与其携带的 IncA/C 耐药大质粒和 SXT 均有关系。

4.3.2.2 菌株的分子分型和基因组学

1) 分子分型

目前,最常用于霍乱弧菌的实验室分型方法有表型分型和分子分型方法。其中表型分型中的血清分型和噬菌体-生物分型是得到菌株基本信息以及进行流行病学调查不可缺少的手段。自从 20 世纪 90 年代以来,随着分子生物学的飞速发展和数据的迅速积累,以核酸序列差异分析为主的分子分型逐步建立并且成熟,在菌株进化研究、流行病学溯源调查等方面均显示了很好的适用性。

(1) 脉冲场凝胶电泳:目前普遍使用的霍乱弧菌的 PFGE 分型方法以 Not Ⅰ 或者 Sfi Ⅰ 作为限制性内切酶,电泳参数为 2~10 s,13 h;20~25 s,6 h。标准化后的霍乱弧菌 PFGE 分型方法已经被我国全国性的细菌性传染病监测网络——国家致病菌识别网推荐为霍乱弧菌 PFGE 标准化操作方法。同时,在致病菌识别网中已经形成了拥有全国各地分离的 3 000 多株菌,1 228 种带型的中国霍乱弧菌 PFGE 分型数据库,全国的网络实验室可以比对和查询该数据库,开展霍乱弧菌暴发溯源和传播的跨地区协查。

但是,PFGE 在霍乱弧菌分型和应用中依然存在着局限性。PFGE 图谱包含的信息只是片段的多少和大小,并没有具体的序列信息,所以两个带型一样的菌株中可能存在着大小相当而碱基序列不同的片段,这些差别在 PFGE 分型分析时是常被忽略的。同时,一部分霍乱弧菌,尤其是环境分离株在进行 PFGE 分型时容易发生核酸降解,即使在电泳液中添加了硫脲后，仍有一部分菌株不能获得可用的分型图谱。

（2）扩增片段长度多态性分析：AFLP分辨力的大小在很大程度上取决于限制性内切酶组合和选择性引物的选择，每一种细菌都有其最适用的限制性内切酶组合和选择性引物。Jiang等同时使用两对内切酶组合对霍乱弧菌进行了AFLP分析，发现$Hind$Ⅲ/TaqI组合更适合检测环境中菌株的多样性；而ApaI/TaqI组合能将O1群和O139群菌株分开，却不能只用一对引物将26株第七次大流行菌株分开。娄静等使用EcoRI/MseI组合的全部16对引物对明确具有不同的PFGE带型的47株霍乱弧菌进行了分析，结果显示EcoRI/MseI的16对引物对霍乱弧菌的分辨力均很好，其中EcoRI-G/MseI-T组合的分辨力最佳。这个结果也与之前实验报道的结论相同。

Lan等应用AFLP技术分析了45株第7次大流行菌株，得到38个AFLP带型。他们认为AFLP是研究第7次大流行菌株克隆关系最好的工具，并且提出可以根据AFLP图谱设计特异的引物用于多重PCR和微阵列技术来进行流行病学分析。Thompson等应用AFLP技术对1991—2001年从巴西分离的106株各血清群霍乱弧菌进行分析，聚类结果把106株细菌分为7大类，有些带型长期在不同的地点存在，表明了霍乱弧菌对环境变化的适应能力极强。

（3）多位点可变数目串联重复序列分析：多位点可变数目串联重复序列分析（MLVA）是另一种在霍乱弧菌中分辨力较高的分子分型方法。与其他分型方法相比，MLVA相对来说易于操作，而且具有较高的分辨力。而且MLVA的实验结果可以在不同的实验室间进行比较，易于交流和做多中心调查。霍乱弧菌N16961基因组中有9个可用于分型的VNTR位点：VC0147、VC0437、VC1650、VC1418、VC1457、VC0500、VCA0171、VCA0283、VCA1082，其中VC0147、VC0437、VC1650、VCA0171、VCA0283具有高分辨力，其余4个位点分辨力低。研究者对9个位点组成的不同位点组合进行了分辨力的比较，发现3个位点（VC0147、VCA0171、VCA0283）就能达到和9个位点相当的分辨力，但是如果要开展种群结构分析，需要使用6个位点（VC0147、VC0437、VC1457、VC1650、VCA0171、VCA0283）的分型组合。尽管MLVA对霍乱弧菌具有很高的分辨力，但是其在暴发调查中的应用能力还需要进一步验证。

（4）自动化核糖体分型（automatic ribotyping）：核糖体分型技术是第一个用于细菌分型的分子生物学方法。但是传统的手工方法操作烦琐、稳定性差、耗时耗力。基于仪器分析的自动化核糖体分型方法克服了这些缺点，操作简化，易于标准化，使实验室之间的比较成为可能。研究者对霍乱弧菌Auto-Ribotyping的分型参数进行了系统的优化和评价，结果显示PvuⅡ酶切将81株流行病学不相关菌株分为38个ribotypes，分辨力略低于PFGE，不能单独用于暴发调查。

（5）多位点序列分型：多位点序列分型（MLST）在霍乱弧菌里应用不是很广泛，因为其分辨力低，对第七次大流行霍乱弧菌几乎没有区分能力，不能用于暴发溯源和流行病学调查。目前，Pubmlst 数据库中的霍乱弧菌 MLST 分型方案是使用 adk、gyrB、metE、mdh、pntA、purM、pyrC 7 个管家基因进行 PCR 扩增、测序和比对进行分型。公共数据库为 https：//pubmlst. org/vcholerae/。截至 2018 年 6 月 8 日，已经包括 1 264 株菌，617 个 MLST 型。随着数据库中菌株数量的增多，必将揭示更多的流行和种群特征。

（6）基于芯片的比较基因组杂交分型：基于芯片的比较基因组杂交（array comparative genome hybridization，CGH）分型是利用基因芯片检测霍乱弧菌等细菌的基因组构成的分型方法，其核心原理是核酸杂交。研究人员以 El Tor 菌株 N16961 的基因组序列为依据制备了芯片，检测了分离自 40 年间的 O1 群和 O139 群霍乱弧菌的基因组构成差异。结果显示，基因组芯片杂交的方法可以将这些菌株清晰地区分为 O1 群产毒株、O139 群产毒株、O1 群非产毒株和 O139 群非产毒株。但是该方法无法区分分离时间相隔 20 年的 O1 群霍乱弧菌产毒株。O1 和 O139 群霍乱弧菌产毒株基因组构成较为保守，分离自同一起暴发的菌株具有相同的基因组构成。值得注意的是，随着时间的推移，O1 群产毒株逐渐累积了微小的变异，但是这些差异却不足以区分分离时间相隔 20 年的菌株。这两个血清群的非产毒株的基因组构成变异则非常明显，而且变异的区域主要集中在基因组岛，其中以超级整合子区域的变异最为突出。除了基因有无的变异之外，在非产毒株中还检测到基因序列的变异，这些都可以作为区分不同菌株的标志[6]。

（7）基于全基因组的分型：随着基因组测序技术的快速发展，全基因组测序和基因组分型技术逐渐被建立并应用到霍乱弧菌引起的暴发溯源和传播途径调查中。基于全基因组测序的霍乱弧菌分型方法中目前被使用比较多的技术是基于全基因组测序的单核苷酸多态性（wgSNP）分型。wgSNP 分型一般基于基因组重测序的方法进行，可以根据参考序列进行比对搜索 SNP，根据不同个体间的所有 SNP 或者经过一定的条件筛选后的 SNP 进行比对，从而实现分型。

这种方法由于是在全基因组的水平基于序列多态性进行分型，理论上比传统分子分型方法（MLST、PFGE、MLVA 等）具有更高的分辨力。同时，基于测序和序列多态性的分型方法因为结果是序列信息，具有很好的分型力、重复性和实验室间可比性，便于建立分析网站和公共数据库，容易实现标准化和网络化应用。

（8）不同霍乱弧菌分子分型方法的比较：研究人员对霍乱弧菌的各种传统分子分型方法进行了比较，包括 PFGE、Auto-Ribotyping、AFLP、MLVA、MLST 和 CGH，对每种方法的分辨力、分型力、可重复性进行了实验评价，结果显示虽然 PFGE 操作烦琐，实验周期长，但是其分辨力、分型力均好于其他分型方法，是霍乱弧菌分型和暴发调查的最佳工具。当然，全基因组测序分型以其高分辨力，逐步会代替 PFGE 成为霍乱弧菌分型的常规工具。

2) 致病菌株的基因组结构特征

到目前为止,已经发现了 200 多个血清群的霍乱弧菌。虽然未能对这些血清群的霍乱弧菌全部进行基因组测序,但是,已有的数据提示霍乱弧菌具有较高的群体多样性。例如,霍乱弧菌 N16961 中约有 4 000 个基因[7],而 148 株霍乱弧菌的核心基因组只有 2 105 个基因;但是,其中的 SNP 数目却高达 169 738 个[8]。即使是在 O1 群霍乱弧菌致病菌株中,古典型菌株和 El Tor 菌株的基因组也有较大差异,古典型菌株与 El Tor 型菌株之间的 SNP 约为 20 000 个[9],而这两种生物型之间的 SNP 的 98% 由重组事件引起。

与此形成鲜明对比的是,任何一种生物型的霍乱弧菌致病菌株,其基因组都显示出较高的克隆性,不同致病菌株基因组差异主要集中在横向基因转移成分中。对于引起第七次霍乱世界大流行的 El Tor 致病菌株来说,虽然不同的研究选取的菌株的数量和来源有较大差异,但是不同菌株之间的骨架差异很小,核心基因组中的差异以 SNP 为主,兼有少量的小片段的 indel[9]。

(1) 主要毒力基因结构变异特点。

① *ctxB*:根据 *ctxB* 基因的变异,目前将 *ctxB* 分成 9 种基因型。其中根据第 39、46 和 68 位氨基酸的变异,将 *ctxB* 基因分成基因型 1、基因型 2 和基因型 3。这 3 种类型主要存在于 O1 群菌株中[11]。基因型 1 主要存在于古典型菌株和美国海湾株(39His,46Phe,68Tyr);基因型 2 主要存在于澳大利亚分离的 El Tor 菌株中(39His,46Leu,68Tyr);基因型 3 主要存在于第七次大流行的 El Tor 菌株中(39Tyr,46Phe,68Ile)。基因型 3b 与基因型 3 最相似,在基因型 3 的 62 和 63 位氨基酸之间插入了 11 个氨基酸,目前只在中国的 O1 群菌株中检测到。基因型 4、基因型 5 和基因型 6 存在于 O139 群霍乱弧菌中,其中,基因型 4 与基因型 1 类似,只不过第 34 位的氨基酸发生了变化(H 变成 G);基因型 5 也与基因型 1 类似,其中第 28 位氨基酸发生了变化(D 变成 A);基因型 6 也与基因型 1 类似,只不过第 34 位的氨基酸发生了变化(H 变成 P)。基因型 7 与基因型 1 类似,只不过第 20 位的氨基酸发生了变化(H 变成 N),主要存在与印度和海地的 O1 群菌株中;基因型 8 与基因型 3 相似,在 36 和 55 位氨基酸发生了变化(36A,55N)。基因型 9 与基因型 5 最相似,在 24 位氨基酸发生了变化(Q 变成 H)。基因型 8 和基因型 9 的 *ctxB* 最初在中国的 O1 群菌株中发现。

② *tcpA*:霍乱弧菌的 *tcpA* 基因全长 675 bp,前 23 个氨基酸折叠修饰后,形成保守性的前导肽。第 24～53 氨基酸组成 α1N 疏水结构的保守信号肽,帮助 TcpA 定位于霍乱弧菌细胞膜表面。第 54～199 氨基酸构成了 TcpA 的主要功能结构域,具有很强的多态性。霍乱弧菌致病菌株的 *tcpA* 的型别主要包括 classical 和 El Tor 两种,还有一些少见的类型,例如 TcpA-0618、TcpA-0618、TcpA-06109 和 TcpA-VCE232 等。

③ VSP-Ⅱ:VSP-Ⅱ 是第七次霍乱大流行中的流行株中广泛存在的一个基因簇,其

功能未明,推测可能与第七次霍乱大流行菌株的流行能力相关[12]。其在 El Tor 型霍乱弧菌 N16961 基因组的位置为 I 号染色体的 VC0495-VC0516。目前为止,发现了 6 种 VSP-II 的变异型,分别是 var. WASA、var. Cameroon、var. 1(VC495∷ISVch4)、var. 2(VC495-VC498)、var. 3(VC495-VC500)和 var. 4(VC495-VC512)。

④ SXT:SXT 是一个携带多种耐药基因的整合结合元件,最初在 O139 群霍乱弧菌中发现[13]。比较基因组研究发现,SXT 可以分成骨架区和变异区。根据变异区的差异,在第七次霍乱大流行菌株中目前已经鉴定了 5 组 SXT 元件,分别是 ICEVchInd5、ICEVchMoz10、SXT、ICEVchInd6 和 ICEVchBan11[4]。每种 SXT 元件都携带不同的抗生素耐药基因。其中 SXT、ICEVchBan11、ICEVchMoz10 和 ICEVchInd5 存在于 Wave2 的菌株中;Wave3 中的菌株主要携带 ICEVchInd5,有少部分 2000 年后分离自南亚国家的菌株携带 ICEVchInd6。非洲的菌株中只检测到 ICEVchInd5[14]。

⑤ VPI-II:弧菌毒力岛 2(*Vibrio* pathogenicity island 2)也是一个在霍乱弧菌大流行菌株中广泛存在的毒力岛,长度约 57.3 kb,(G+C)% 为 42%。该毒力岛编码 3 个重要的基因簇,分别是 I 型限制修复系统、与氨基糖利用相关的基因簇(nan-nag 区域)以及编码神经氨酸酶的基因簇。该毒力岛最初在 O1 群 El Tor 菌株 N16961 中发现[15]。随后的研究显示,O1 和 O139 群霍乱弧菌的产毒株中都能够检测到 VPI-II,而在非产毒株中均检测不到该毒力岛。另外,在绝大多数 O139 群霍乱弧菌的产毒株中,检测不到 I 型限制修复系统和 nan-nag 区域。

⑥ super integron:超级整合子(super-integron,SI),首先是在霍乱弧菌中发现[15],后来在弧菌属其他种中及其他菌属中都发现了 SI。在 O1 群 El Tor 霍乱弧菌 N16961 中,SI 位于 2 号染色体上,跨越 125.3 kb,包含 216 个开放读框(ORF)。SI 中大部分基因功能未明,目前的研究认为,SI 可能与细菌的适应性生存相关。SI 的基本组成单位是基因盒(gene cassette,GC),由 VCR(*Vibrio* cholera repeat sequence)和一个到多个的 ORF 组成。霍乱弧菌大流行菌株中 SI 的结构较为保守,O1 群 El Tor 大流行菌株的 SI 可以分成 4 种类型[16]。其中以 N16961 为代表的为 I 型,主要存在于 20 世纪 80 年代的菌株中;II 型 SI 与 I 型 SI 相比,缺少了 VCA0292 和 VCA0293 两个 ORF,主要存在于 20 世纪 60 年代和 70 年代的菌株中。III 型 SI 与 I 型 SI 相比,除了缺少 VCA0292 和 VCA0293 两个 ORF 外,还缺少了 VCA0395~VCA0438 之间的 43 个 ORF,主要存在于 20 世纪 90 年代的菌株中。IV 型 SI 数量较少,散落存在于 20 世纪 60、70 和 80 年代的菌株中。与 I 型相比,除了缺少 VCA0292 和 VCA0293 两个 ORF 外,还缺少了 VCA0294~VCA0324 以及 VCA0338~VCA0369 之间的 ORF,其中,VCA0338~VCA0369 之间的 ORF 被新的片段所代替。在 O139 群霍乱弧菌产毒株中的 SI 结构属于 III 型[17]。与 O1 群霍乱弧菌产毒株中的 SI 相比,O139 群霍乱弧菌产毒株的 SI 变异较小。虽然根据基因盒的差异能将 O139 群霍乱弧菌产毒株中的 SI 分为 9

种亚型,但是不同亚型之间的差异仅限于1～2个基因盒。

(2)基因水平转移:霍乱弧菌中最重要的基因水平转移是*ctxAB*基因的转移。编码霍乱毒素的基因*ctxAB*位于丝状噬菌体CTXΦ上,CTXΦ能够以TCP为受体感染霍乱弧菌非产毒株将其转变为产毒株,从而实现*ctxAB*的水平转移。最初进行体外实验时,利用RV508(由古典菌株569B改造而来,能够表达CT,TCP菌毛和其他ToxR调控的基因产物)和SM44(携带单拷贝的CTX元件,其*ctxAB*由编码卡那霉素耐药的基因片段替代,而且SM44缺少质粒、噬菌体以及其他已知的可转移元件)进行plate mating实验,结果显示Km耐药重组子的频率很低。当研究其中的水平转移机制的时候,发现来源于具有卡那霉素抗性的RV508受体菌无细胞的上清液能够以很高的效率把KmR转移给古典型菌株O395,这说明CTXΦ元件能够以病毒样颗粒被转导。由此推断,*ctxAB*能够通过CTXΦ在菌株之间进行转导。另外,研究显示,对于El Tor受体菌来说,与CTXΦ供体菌共同在肠道培养后,大约有0.5%的受体菌被成功转导,这个数值比体外培养的情况高6个数量级。而当受体菌换成古典型菌株时,在相同的条件下,高达50%的受体菌获得了CTXΦ。

3)致病菌株的基因组变异和进化

对于霍乱弧菌来说,目前基因组研究最多的是导致第七次霍乱大流行的El Tor霍乱弧菌产毒株。第七次霍乱大流行中的菌株可以分成3个主要的群,这3个群的菌株携带不同类型的霍乱毒素,这从另一个侧面说明这3个不同的群代表3次独立的传播。基因组水平的SNP分析显示,123个El Tor霍乱弧菌产毒株基因组各自与参考菌株的基因组只有50～250个SNP的差异。基于此样本的SNP分析,构建了高分辨率的El Tor霍乱弧菌产毒株的系统发生关系树。该系统发生关系树明确显示目前的霍乱大流行中的菌株的基因组是单一形态的,而且来源于同一个源头,在传播过程中该克隆不断扩张。另外,与参考菌株N16961相比,相差最远的菌株是分离时间与其差异最大的菌株。例如,分离自1957年和2010年的菌株与N16961的SNP差异最大。因此,说明当前大流行中的霍乱弧菌产毒株在传播过程中具有明显的时间标志。从核心基因组来看,第七次霍乱大流行中分离到的El Tor产毒株基因组的变异速率是3.3个SNP/年。从整个基因组水平上来看,第七次霍乱大流行中菌株的变异速率是8.3×10^{-7}SNP/site/年。除了CTXΦ区域,第七次霍乱弧菌大流行菌株的基因组中极少观察到重组现象。2 027个SNP中有1 930个SNP的分布与进化树一致,剩余的97个SNP为homoplasy,与进化树不一致,有可能是重组或者自然选择导致。在第七次大流行菌株构建的进化树中,只在两个分支中观察到少量的重组现象,分别位于演化出WASA的分支以及演化出O139群霍乱弧菌的分支。除了CTXphi和SXT/R391 ICE区域之外,只有在155个基因中观察到基因的获得和丢失[8]。

El Tor霍乱弧菌产毒株是一个高度单形态性的群体,与此相比,El Tor霍乱弧菌非产毒株则是一个高度多态性的群体。从整体上来看,霍乱弧菌非产毒株部分菌株的基因组具有与产毒株基因组类似的骨架结构,但是更多的非产毒株基因组骨架与产毒株截然不同[11]。从 SNP 水平上来看,在包括 143 个基因组的 O1 群霍乱弧菌菌株基因组分析中,与 El Tor 霍乱弧菌产毒株 N16961 相比,El Tor 霍乱弧菌非产毒株的 SNP 的数量介于 2 700~54 000 个[8];而在包含 148 个霍乱弧菌非产毒株的基因组分析中,SNP 的数量可达 17 万个[10]。从可移动成分的水平上来看,El Tor 霍乱非产毒株中携带 VSP-Ⅰ 和 VSP-Ⅱ 的比例非常低,通常小于 5%[10]。

4.3.2.3 分子分型和基因组分型的传染病防控应用

1) 流行克隆化分析和新亚型发现

2010 年 8 月,巴基斯坦发生了霍乱暴发。将暴发中分离的霍乱弧菌测序后,与全球分离的霍乱弧菌的 146 株代表株的基因组进行了比较。在全球霍乱弧菌菌株的系统发生树中,所有分离自 2010 年巴基斯坦的菌株独自形成了两个新的亚 clade,PSC-1 和 PSC-2。这两个亚 clade 均位于第七次大流行谱系的第三次流行高峰中。PSC-1 和 PSC-2 与第三次流行高峰中的最近共同祖先菌株之间分别仅仅有 12 个和 22 个 SNP 的差异。在 PSC-1 和 PSC-2 各自内部菌株之间分别有 4 个和 76 个 SNP 的差异。这两个亚 clade 中的菌株具有标志性的序列缺失以及特异性的抗生素敏感性结果。所有的 PSC-1 中的菌株都缺失了 VPI-Ⅰ 中的 3 个基因(VC0819~0821)以及 VSP-Ⅱ 中的 4 个基因(VC0495~498)。而所有的 PSC-2 中的菌株均缺失了 VSP-Ⅱ 中的 18 个基因(VC0495~512)。所有的菌株都对链霉素、甲氧苄氨嘧啶、复方磺胺甲噁唑以及萘啶酸耐药,所有来自洪水影响地区的菌株菌对环丙沙星、氧氟沙星、氯霉素、氨苄西林、头孢噻肟、头孢他啶和四环素敏感。从地理上来看,PSC-1 的菌株起源于沿海,而 PSC-2 菌株起源于内陆被 Indus 河的洪水影响的地区[18]。

2011 年,菲律宾 Palawan 发生霍乱暴发,通过基因组测序发现,引起此次暴发的菌株独自形成一个紧密的、单形态的分支。该分支与亚洲和非洲分离的杂交型 El Tor 霍乱弧菌关系密切。此外,基因组序列分析还提示这些菌株均携带一个新的 15 kb 的基因组岛,该基因组岛编码Ⅰ型限制修饰系统。这些菲律宾分离的菌株的 CTXphi-RS1 区域与 1991 年分离自孟加拉国的杂交型霍乱弧菌 MG116926 中的 RS 区域类似。再者,与其他大多数 1990 年之后分离到的 O1 群 El Tor 菌株不同的是,这些菌株的基因组中没有检测到 SXT 元件。这些信息提示引起此次暴发的霍乱弧菌是一个目前还没有扩散到其他区域的新的亚型,其目前在菲律宾属于地方性流行,并且呈现出克隆化现象[19]。

2) 应用于流行传播分析

利用分离自第七次大流行期间的 154 株霍乱弧菌的基因组重测序的序列,可以将第七次大流行分成 3 个流行高峰。第一次流行高峰从 1977 年开始,持续至 1992 年;这些年代期间分离的菌株均不携带 SXT/R391 家族的整合结合元件,并且在此期间,第七次霍乱大流行从非洲西部到达南美洲。贝叶斯分析提示,霍乱大概在 1981—1985 年期间传入南美洲。这个包含西非-南美洲的分支与其他菌株相比,具有新的 *VSP-Ⅱ* 基因和新的基因组岛(WASA1)。第二次流行高峰从 1981 年开始,持续至 1988 年;根据系统发生树推测,在第一次和第二次流行高峰期间,霍乱弧菌的流行株获得了 SXT/R391整合结合元件;类似地,在前两次流行高峰期间,出现了 O1 和 O139 血清群菌株的最早共同祖先(MRCA)。第二次流行高峰期间分离的菌株形成一个独立的簇,但是这些菌株中 CTX 的结构变异却非常明显,并且菌株的地理分布非常广泛,包括南亚、东南亚的许多个多家。第三次流行高峰从 1988 年开始一直持续到现在,2000 年以来流行地区主要集中在非洲和南亚。在这 3 次相互重叠的霍乱流行高峰中,共发生了 4 次由偶然时间引发的长距离的跨洲传播,而始于 2010 年南美洲海地的霍乱暴发则是这种时间的典型代表[8]。

在包含 154 株霍乱弧菌基因组研究的基础上,我国学者加入了分离自中国 1961—2008 年间、分离自 1961 年印度尼西亚、分离自 1991 年南美洲、分离自 1980 年毛里塔尼亚、分离自 1991 年泰国的共 79 株霍乱弧菌的基因组,重新分析霍乱在全球的流行。研究发现,之前定义的 3 次霍乱全球大流行在时间上存在着相互重叠,这模糊了 3 次流行高峰之间的界限,因此在 3 次流行高峰的基础上提出了流行 clade 的概念。其中,Wave 1 中包括 Clade 1. A,Clade 1. B,Clade 1. C,Clade 1. D 和 Clade 1. E;Wave 2 中包括 Clade 2. A,Clade 2. B 和 Clade 2. C;Wave 3 中包括 Clade 3. A,Clade 3. B 和 Clade 3. C。在 3 次霍乱的全球播散过程中,中国既是霍乱的输入国,也是霍乱的输出国。在第七次霍乱大流行中,共发生过 6 次霍乱传入中国的事件,分别是 1955 年由印度尼西亚传入中国,1986 年由东南亚传入中国以及 1975 年、1987 年、2000 和 2004 年由南亚传入中国。与此同时,共发生过 4 次霍乱从中国传播到其他国家和地区的过程。分别是 1967 年、1977 年和 1999 年从中国传入到南亚,2007 年从中国传入东南亚。因此,中国在霍乱传播中发挥着"放大器"的作用[9]。

在上述两个研究的基础之上,研究人员加入了 1 070 株分离自非洲 45 个国家、跨越49 年的霍乱弧菌的基因组来详尽分析非洲霍乱的来源和传播情况。该研究发现,在过去的 50 多年中,共发生过 11 次霍乱传入非洲以及一次从非洲传入南美洲的事件,命名为 T1-T12。霍乱第一次传入非洲发生在 1970 年,地点在西非。霍乱在 1970 年传入西非,推测可能是从南亚或东亚传入俄罗斯和中东后传到非洲的。这个亚分支后来引起南部非洲 1970 年代的霍乱流行,并且在该区域循环存在直到 1990 年代。1970 年霍乱传入西非之后,又相继发生了至少 3 次霍乱传入非洲的事件,并且延伸到了 Gulf of Guinea region 和 Lake Chad Basin。这 3 次事件分别发生在 1982—1984 年间(T7),1988—1991 年间(T9)和 2007 年(T12)。霍乱第二次传入非洲也发生在 1970 年,是从东非(主要是埃塞俄比亚)传入。这些分离自东非的菌株与同时期约旦和以色列的基因组只有 3～9 个 SNP 的差异,因此推测此次传入事件可能是经由中东地区的约旦或者以色列发生的。除了 T2 之外,在第七次霍乱大流行中还鉴定了另外 4 次传入东部非洲(T4、T5、T6、T10)和 2 次传入南部非洲(T8、T11)的事件,其中 T5 和 T10 亚分支的菌株与非洲大湖地区持续 10 年的霍乱流行直接相关。值得注意的是,T5 亚分支与卢旺达难民营 1994 年的霍乱暴发有关,而 T8 亚分支与南非 2001—2002 年期间以及津巴布韦 2008—2009 年间发生的霍乱暴发有关,T11 亚分支也与津巴布韦 2008—2009 年间发生的霍乱暴发有关。T1、T3、T4、T5、T6、T8,可能还有 T9 事件中涉及的菌株在传入非洲之前已经在南亚或者东亚循环存在多年了。另外,T1 传播事件中 1975 年分离自科摩罗群岛暴发的菌株与从麦加朝圣返回的朝圣者相关。最近传入非洲的事件(T10 和 T12)又可能是直接从南亚输入的。总而言之,非洲的霍乱传播呈现周期性的特点。不同的霍乱弧菌亚分支不断地进入西部非洲和东/南部非洲,进入这些地区之后,霍乱弧菌在当地引起暴发并不断增殖,在某些情况下,霍乱又从这些地区传播到中非[3]。

历史上,南美洲有过两次大的霍乱流行,分别发生在 1991 年和 2010 年。但是,南美洲本地的霍乱与全球霍乱大流行之间的关系依然没有明确的解释。为了研究南美洲霍乱的流行特点,研究者测定了过去 40 年间分离自南美洲的 225 株霍乱弧菌的基因组,并与前期研究的结果相结合探讨南美洲霍乱流行的特征。研究发现,225 株霍乱弧菌中的 164 株属于第七次霍乱大流行的菌株,而剩余的 61 株霍乱弧菌属于南美洲本地的菌株。这些本地流行的霍乱弧菌与引起霍乱全球大流行的菌株在系统发生树处于不同的分支,且具有明显的基因组多态性。将这属于第七次霍乱大流行的 164 株霍乱弧菌的基因组与全球霍乱大流行代表株的基因组共同分析,可以看到来自南美洲的第七次霍乱大流行的菌株形成 3 个簇,分别是 LAT-1、LAT-2 和 LAT-3,代表着霍乱 3 次传入南美洲。霍乱第一次传入南美洲发生在 1991 年。引起这次霍乱流行的菌株属于流行高峰中的西非南美洲(west-African south American,WASA)谱系。这些菌株属于稻叶血清型、核糖体 5 型、ET4 型。LAT-1 中的菌株携带 ctxB3 型霍乱毒素。LAT-1 菌株的祖先菌株是 1980 年代分离自西部或者中部非洲国家的菌株。这些非洲菌株与 LAT-1 亚谱系的菌株的差异只有 13 个非重组 SNP。另外,分离自非洲乌干达和尼日利亚的菌株也在 LAT-1 亚谱系中。除此之外,还有几个证据支持这个结论。第一,系统发生树提示这次霍乱传入事件发生在 1985 年至 1989 年之间,LAT-1 菌株的最近共同祖先发生在 1989 年;第二,LAT-1 亚谱系具有 VSP-Ⅱ变异(VC_510 和 VC_516 之间的插入序列)和 WASA-1 基因组岛,这些标志性特征在 1980 年代末期非洲霍乱传入南美洲之前的菌株中就已经出现了。LAT-1 亚谱系的菌株直到 2010 年还能够从墨西哥分离到。霍乱第二次传入南美洲同样发生在 1991 年,最初暴发地点位于墨西哥的墨西哥城的一个小山村。这些菌株(LAT-2)属于小川血清型、核糖体 6a 型、ET3 型,对呋呋唑酮、磺胺甲噁唑和链霉素耐药,这些菌株的耐药特征与 GI-15 存在密切相关。1993 年之后,这类菌株是墨西哥的主要流行型别,并且持续到 2000 年。系统发生树分析提示,LAT-2 菌株于 1987—1989 年之间传入南美洲。其耐药特征是其与 LAT-1 亚谱系菌株的典型差异。LAT-2 菌株与南亚、东南亚、西亚以及东欧分离的霍乱弧菌关系最为密切。这些菌株以及 LAT-2 亚谱系的菌株菌均在小染色体上携带 *ctxB*1 型霍乱毒素,因此这个亚谱系的菌株有可能起源于南亚或者东南亚。霍乱第三次传入南美洲发生在 2010 年,最初是从南亚输入海地。这个克隆群后来播散到了古巴、多米尼加共和国、美国和墨西哥。这些菌株都携带 *ctxB*7 型霍乱毒素,并且具有标志性的 VSP-Ⅱ 缺失(VC_0495-VC_0512)[10]。

3)应用于暴发识别预警和溯源

除了分析霍乱的全球大流行特征之外,霍乱弧菌的全基因组测序数据还被广泛应用于霍乱的暴发识别和溯源。2010 年 10 月,在绝迹 100 年之后,霍乱再次在海地暴发[20,21]。截至 2017 年 2 月底,海地共报告霍乱病例接近 80 000 例,其中死亡病例超过 9 000 例。研究人员使用三代单分子实时 DNA 测序方法测定了从海地暴发中的两株临床分离的霍乱弧菌的基因组序列。同时测定了一株 1991 年引起拉丁美洲霍乱的霍乱弧菌以及分离自 2002 年和 2008 年南亚的各一株霍乱弧菌的基因组序列。将这 5 株霍乱弧菌的基因组序列与历史上分离的具有代表性的 23 株霍乱弧菌的基因组进行分析以研究海地霍乱暴发的可能来源。对 28 株霍乱弧菌基因组的 SNV 分析结果显示,两株海地霍乱暴发菌株位于第七次霍乱大流行群体中。更细致的基因组 SNP 分析显示,这两株霍乱弧菌属于大流行菌株群体的 GroupⅤ。在 1.8 M 的核心基因组中,两株海地霍乱暴发菌株基本相同,而且他们与南亚分离的 M4 要比 1991 年分离自秘鲁的 C6(GroupⅡ)关系更为相似,这说明海地的菌株与同时代分离自南亚的菌株具有更密切的关系。在分析核心基因组之后,研究人员又分析了 28 个基因组中的 5 个代表性菌株(H1、H2、C6、M4 和 N5)的基因组中 20 个高度重组的染色体元件。这 20 个遗传元件中的大部分元件在 5 个菌株中是保守的,但是在 3 个遗传元件中有明显的变异。这 3 个元件分别是超级整合子(superintegron 或 chromosomal integron)、VSP-Ⅱ(弧菌第七次大流行岛 *Vibrio* Seventh PandemicⅡ)和 SXT。在超级整合子方面,H1 和 M4 相同,并且与其他 3 株霍乱弧菌的超级整合子不同。在 VSP 方面,H1、M4 和 C6 具有不同的缺失区域。在 SXT 方面,H1 和 M4 的结构非常相似,具有相同的序列缺失。除此之外,在 CTX 原噬菌体方面,与 N16961 相比,H1 和 H2 在 *ctxB* 基因上具有 3 个非同义点突变,其中前两个突变在古典型菌株和最近南亚分离的霍乱弧菌中均能检测到,而第 3 个点突变只在最近南亚分离的 El Tor 菌株和西非分离的菌株中检测到。在此基础之上,研究人员将这两个基因组与美国 CDC 测定的另外 3 株分离自此次暴发的霍乱弧菌的基因组进行了比较,发现这 5 株霍乱弧菌的基因组具有完全相同的高度重组的遗传元件结构,另外,在 H1 和 H2 中检测到的 *ctxB* 的点突变也能够在另外 3 株霍乱弧菌的基因组中检测到。基于以上数据,研究人员认为引起这次海地霍乱暴发是由同一个克隆群的菌株引起的,该克隆群的菌株与南亚的菌株有着更为密切的亲缘关系,这次暴发由可能是由人类的活动从南亚传入海地的[22]。

海地霍乱暴发后,有谣言说是来自尼泊尔的联合国维和部队将霍乱带到了海地。为了确认海地霍乱与尼泊尔霍乱之间的关系,研究人员在尼泊尔收集了 24 株霍乱弧菌,分离时间为 2010 年 7 月至 2010 年 10 月,来自尼泊尔的 5 个区[23]。将这 24 株霍乱弧菌的基因组与包括海地菌株在内的 10 株霍乱弧菌的基因组进行共同分析,同时还对这些菌株进行了抗生素敏感性实验以及 PFGE 实验。结果显示,分离自尼泊尔的霍乱弧菌菌株表现出与海地菌株一致的抗生素敏感性结果,即对四环素敏感,而对甲氧苄氨嘧啶、磺胺甲噁唑和萘啶酸耐药,对环丙沙星敏感性降低。基于全基因组测序的遗传系统发生树显示,来自尼泊尔的 24 株霍乱弧菌属于一个单一的单形性群体 Group Ⅴ,该群体里面还包括了分离自孟加拉国和海地的霍乱弧菌,并且分离自孟加拉国的菌株位于进化树的根部,提示其遗传学上的祖先位置,分离自海地的菌株则处于衍生位置。在基于这 34 株霍乱弧菌 752 个 SNP 构建的最大简约树中,尼泊尔菌株可以分成 4 个密切联系的簇,分别是 Nepal-1,Nepal-2,Nepal-3 和 Nepal-4。其中 Nepal-4 中的 3 株菌与3 株分离自海地的菌株极度密切相关,并且形成自己的单形性 subclade,该 subclade 由7 个 SNP 所支持。通过直接比对 Nepal-4 中的 3 株菌株和 3 株海地菌株的基因组发现两个群体之间的差异仅在 1~2SNP,说明两个群体之间的密切关系。除此之外,这两个菌株簇的底部(进化树上靠近根部的位置)仍然是来自尼泊尔的菌株,这些都提示海地的霍乱暴发来自这个克隆群。PFGE 分析显示,尼泊尔菌株可以分成 4 个难以区分的簇。其中一个簇中菌株与海地优势菌株的变异型完全一致;而另外一簇中的菌株的PFGE 型别与海地最常见的菌株 PFGE 型别无法区分。尽管 PFGE 结果显示海地菌株与尼泊尔菌株之间有极大相似性,但是在细节上,其结果与全基因组结果不一致,这可能是某些菌株发生了收敛性进化的结果。因此研究者认为,全基因组测序的结果能够提供最为直接和准确的实验室数据。

2008 年,在我国的海南;2010 年,在我国的安徽和江苏发生了 3 次霍乱暴发。为了研究这 3 次霍乱暴发之间的关系以及可能的来源,研究人员测定了这 3 次暴发中分离的霍乱弧菌的基因组序列,并将这些序列与之前研究中的全球代表性霍乱弧菌菌株的基因组进行集成分析[24]。根据 3 970 个 SNP 构建的最大似然(ML)遗传关系树中,分离自海南以及分离自安徽和江苏菌株都属于第七次大流行中的 Clade 3.B。其中,分离自海南的三株菌形成了一个紧密的簇,在核心基因组上相互之间只有 5 个 SNP 的差异。在遗传进化树上,与海南菌株遗传距离最近的是 2007 年分离自越南的菌株。在核心基因组水平上,越南菌株与海南菌株之间只有 4 个 SNP 的差异。另外,分离自 2010 年安徽和江苏暴发的菌株也形成了另外一个簇，这个簇与海南菌株形成的簇之间在核心基因组上只有 3 个 SNP 的差异。但是，安徽和江苏的菌株与越南及海南的菌株属于不同的进化分支。在附属基因组分析中，这 5 个菌株菌拥有完整的 VSP-Ⅰ、VSP-Ⅱ 和 VPⅠ-Ⅱ。同时，这些菌株也有相同的 *rstR*（El Tor 型）和 *ctxB* 基因（classical 型）。在 SXT 元件中，3 株分离自海南的菌株和 2007 年分离自越南的菌株都拥有标志性的插入和缺失片段 INDEL1、INDEL2 和 INDEL3（与 O139 群霍乱弧菌 MO10 中的 SXT 相比）。而 2010 年分离自安徽和江苏的菌株除了都具有 INDEL1、INDEL2 和 INDEL3 之外，还有特异性的 INDEL4。这从另外一个侧面说明引起 2008 年海南霍乱暴发与引起 2010 年安徽和江苏霍乱暴发的霍乱弧菌属于不同的克隆群。

4.3.3　沙门菌

4.3.3.1　概述

1) 基本分类、微生物学结构

沙门菌属（*Salmonella*）属肠杆菌科，是一大群寄生在人类和动物肠道中，生化反应和抗原结构相似的革兰阴性杆菌。为了纪念美国细菌学家 D. E. Salmon，将本菌属定名为沙门菌属。

沙门菌大小为（2～4）µm×（0.6～1.0）µm，革兰染色阴性，一般无荚膜，无芽孢。除鸡沙门菌（*S. Gallinarum*）和雏鸭沙门菌（*S. Pullorum*）等个别菌种外，都有周身鞭毛，能运动。营养要求不高，需氧或兼性厌氧，在普通琼脂平板上形成直径 2～3 mm 中等大小、圆形、湿润、无色半透明的 S 型菌落。生化反应较有规律，不发酵乳糖和蔗糖，对葡萄糖、麦芽糖和甘露糖发酵，除伤寒沙门菌不产气外，其他沙门菌均产酸产气。

2) 所致疾病、流行概况

肠道中的血清型沙门菌，诸如伤寒、副伤寒沙门菌引起系统的感染和肠热症；但是其他诸如鼠伤寒沙门菌可引起胃肠炎。伤寒、副伤寒沙门菌具宿主特异性，仅感染人类；但是鼠伤寒沙门菌、肠炎沙门菌（*S. Enteritidis*）、鸭沙门菌（*S. Anatum*）等其他细菌宿主范围比较广，能感染人和其他许多哺乳类动物。宿主范围广的血清型沙门菌常以家畜作为食源性疾病传播的带菌者，这正是非伤寒沙门菌疾病在全世界范围高发的主要原因。人类沙门菌感染的流行病学特点为：广布于世界各地，以热带和亚热带多见；全年均可发病，但季节性较强，呈明显的夏、秋季高峰；以水源性和食源性暴发多见；青壮年多发；无明显性别差异。近年来，甲型副伤寒有增多现象，由于耐药性较强，缺乏有效的疫苗，人群免疫力低，易引起局部暴发。

3) 生存环境

沙门菌对热抵抗力不强，60℃ 30 min 或 65℃ 15 min 可将其杀死。在水中存活 2～3 周，粪便中存活 1～2 月，可在冻土中过冬。对一般化学消毒剂敏感，在 5% 苯酚（石炭酸)溶液中 5 min 可将其杀死,饮用水中消毒余氯达 0.2~0.4 mg/L 时迅速死亡。

4) 致病菌株和非致病菌株,以及致病菌株的毒力因子和致病机制

沙门菌有较强的内毒素和一定的侵袭力。沙门菌有毒株侵袭小肠黏膜,经一类称为 M(microfold,微皱褶)细胞的特殊上皮细胞进入机体。菌体死亡后释放出的内毒素,可引起宿主体温升高,白细胞数下降,大剂量时导致中毒症状和休克。个别沙门菌,如鼠伤寒沙门菌可产生类似于肠产毒型大肠埃希菌(enterotoxigenic E. coli)产生的肠毒素。

5) 耐药概况、耐药基因

(1) 沙门菌的耐药机制:抗生素药物作为预防、治疗细菌类疾病的首选药物在畜牧生产中被广泛使用,但由于使用不当和用药压力,使细菌出现了耐药现象。沙门菌在长期进化过程中也出现了耐药情况,且不断变化并出现多重耐药现象。大量研究表明,沙门菌产生耐药性的机制是多方面的,目前沙门菌产生耐药的机制主要有以下几种:① 抗生素靶位基因突变引起的耐药性:抗生素靶位基因突变是导致细菌耐药的重要原因之一。沙门菌通过改变抗生素作用靶位使抗菌药物不能识别,从而产生耐药性。对喹诺酮类药物耐药性主要就是通过靶位基因的突变产生耐药性,主要是编码 DNA 旋转酶的 *gyrA*、*gyrB* 和编码拓扑异构酶Ⅳ的 *parC*、*parE*,*gyrA* 中第 83 位和 87 位,*parC* 中第 57 位和 80 位氨基酸位点,使其发生突变。② 外排泵引起的耐药性:外排泵是革兰阴性菌细胞膜上将有毒物质(包括抗生素)从胞内排出到胞外环境的转运蛋白。目前,一般认为 *acrAB* 是沙门菌最主要的外排泵,它与四环素、氯霉素等多重耐药性的产生有关。③ 酶类引起的耐药性:沙门菌可以产生氨基糖苷类钝化酶、β-内酰胺酶等对氨基糖苷类药物和 β-内酰胺酶药物产生抗性,目前已经发现和分离的与沙门菌耐药性相关的还有氯霉素乙酰转移酶、红霉素酯化酶等灭活酶。④ 质粒介导的耐药性:质粒是可赋予宿主细菌相应特性的染色体外遗传 DNA,带有各种各样的决定簇,使得它们的宿主菌能在不利环境中更易生存。对抗生素耐药性编码的质粒(R 质粒)最常见,含有抗性质粒的沙门菌因其质粒携带有抗性基因而表现为对氯霉素、链霉素、氨苄青霉素、四环素、磺胺甲噁唑和卡那霉素等几种抗生素或其他药物的抗性,且编码抗性的基因是成簇存在于 R1 质粒上。沙门菌还可以通过其他可移动单元如转座子、整合子等在菌株间传播耐药基因,使菌株获得耐药性。

(2) 沙门菌的耐药性现状及分析:近年来,在沙门菌中出现了由质粒介导的抗包括头孢曲松在内的超广谱 β-内酰胺类抗生素的超广谱 β-内酰胺酶,可水解青霉素类、单酰胺类、第三代甚至第四代头孢菌素类等抗生素。头孢菌素类药物通常作为治疗严重沙门菌感染的首选药物,然而产 *ESBLs* 菌株的出现,使治疗过程中药物的疗效受到阻碍,加大了临床治疗的难度。

师伟等对临床分离非伤寒沙门菌耐药性及对头孢曲松耐药机制进行了研究,为防

治核靶向序列(NTS)感染与合理使用抗菌药物提供依据。她们选取 2014 年 5—10 月天津医科大学第二医院和天津医科大学总医院肠道门诊急性腹泻患者粪便标本分离的 108 株 NTS,对其进行药敏试验。108 株 NTS 对 11 种抗菌药物的单药耐药率为 49.07%(53 株),多重耐药率为 17.59%。对萘啶酸、左氧氟沙星、环丙沙星、头孢曲松和厄他培南的敏感率依次为 61.11%、66.67%、68.52%、97.22% 和 100%。说明该地区临床分离 NTS 对喹诺酮类抗菌药物敏感率不高,出现了携带 *ESBLs* 基因的多重耐药菌株。

酒跃光等对 2008—2015 年收集的 249 株沙门菌进行 25 种耐药基因的 PCR 扩增,通过相关性分析评估耐药基因和耐药表型的变化规律,分析健康猪源和病猪源沙门菌耐药性的差异和病猪源沙门菌耐药性的变化规律,并对沙门菌进行耐药基因检测,探究菌株耐药基因和耐药表型之间的联系,为揭示耐药性形成机制提供理论依据。研究发现,健康猪源沙门菌的耐药性低于病猪源沙门菌,且近年来病猪源沙门菌对头孢噻肟的耐药率逐步上升,健康猪源沙门菌也存在较强的环丙沙星耐药性,这些都严重威胁生猪养殖和人类健康。对耐药表型与耐药基因检测的相关性分析表明,耐药基因型并不总是与相应抗生素的耐药表型保持一致,不同来源的猪源沙门菌可能存在着不同的耐药机制。因此,必须加强对耐药致病菌株的监测,并且在畜牧生产和兽医临床上合理使用抗生素,避免耐药性的产生。

细菌的耐药性不仅与菌种特性有关,与抗菌药物的使用同样密切相关。细菌产生耐药性是抗生素使用中不可避免的不良反应,与畜禽在养殖过程、疾病治疗过程长期使用抗生素有关,同时也反映出生鲜动物性食品中可能存在抗生素残留。对使用时间越久、使用范围越广、使用频率越高的抗生素,耐药性现象越普遍。目前,抗生素作为预防、治疗以及生长促进剂被广泛地用在畜禽养殖业中,但抗生素的滥用会导致细菌产生耐药性,甚至引起耐药沙门菌的暴发流行。潘志明等曾对我国部分地区 1962—1999 年间分离的 346 株鸡白痢沙门菌进行药物敏感性测定,结果表明在近 40 年的时间里,沙门菌的多重耐药率明显增加,其中 1990 年代分离的菌株仅七重耐药以上的就达到 83.7%。这提示近年来我国各地区的大量或不合理给食源性动物使用抗生素是造成耐药菌出现的重要因素。

4.3.3.2 沙门菌的分子分型和基因组学

1) 分子分型

(1) 脉冲场凝胶电泳:脉冲场凝胶电泳(PFGE)是国际上公认的食源性疾病研究与暴发调查、溯源的重要手段,被广泛应用于沙门菌及其他肠道腹泻病的多病原综合监测工作中。与其他方法相比,具有重复性好、分辨率高、结果稳定、易于标准化的优点。能在细菌基因组很庞大的情况下,尽可能反映较多的变异信息。用标准化程序得到的 PFGE 基因图谱可与数据库中的病原菌 PFGE 图谱比较,分析菌株之间的相关性,协助追踪感染来源,故 PFGE 已成为目前分子流行病学研究技术的"金标准"。在美国"鼠伤寒沙门菌污染花生酱事件"暴发疫情及国内类似疫情的处置过程中,以 PFGE 技术为代表的网络化监测溯源平台就发挥了不可替代的重要作用。Goh 等用 PFGE 分型方法对印度尼西亚、巴基斯坦、印度、马来西亚的甲型副伤寒沙门菌流行和散发菌株的相似性进行分析,发现同一个国家的散发或暴发菌株可能是相同或不同的克隆系,而大部分不同国家的菌株则亲缘关系较远,属于不同的克隆系。同样,东南亚一些对当地甲型副伤寒暴发菌株所做的分子流行病学分析,发现型别有限和高度克隆化的特征。已进行的研究中,李伟等分析中所使用的大部分中国甲型副伤寒沙门菌相似度高,闫梅英等使用国际病原菌分子分型监测网络的沙门菌分型方法对 1998—2002 年间分离自广东、贵州、浙江、江苏的 37 株甲型副伤寒菌株进行 PFGE 分型,仅分出 4 种不同的带型,要少于同期流行的伤寒沙门菌。

(2) 多位点基因序列分型技术:1998 年问世的多位点基因序列分型技术(MLST)提出了选用多个管家基因进行序列分析比较的方法。该技术是一种基于 DNA 水平的分子流行病学研究方法,在实验过程的可操作性及实验结果的可靠性之间取得了平衡。MLST 技术中必须采用高度保守的管家基因或广泛存在的毒力基因。目前已有报道的沙门菌 MLST 方法,常采用沙门菌的 7 个管家基因:*thrA*、*sucA*、*hisD*、*aroC*、*hemD*、*purE*、*dnaN* 用来进行比较。这 7 个基因为国际权威网站 http://mlst. warwick. ac. uk/mlst/中沙门菌属推荐采用的基因。由于该方法结果明确,具有良好的实验室间可比性,因此已被广泛应用于病原菌的进化分析和流行病学调查。

李燕俊等采用 MLST 技术在研究食品分离的肠炎沙门菌株鉴定中发现肠炎标准沙门菌株 50 041 和 18 株食品分离株之间,6 个管家基因 PCR 产物范围内的近 60 000 个核苷酸序列完全相同,未观察到同一血清型内的基因突变。而与 LT2 相比,基因产物发生了 1 到 6 个点突变。说明 MLST 方法适用于不同血清型沙门菌株间的分型研究,而不适于同一血清型的菌株分型。

2007—2013 年,广东省共收集散发腹泻病例 63 687 例,分离得到肠炎沙门菌 386 株,菌株分离主要来源于广州、东莞,并以珠三角城市群为中心呈散发趋势。研究者通过对 386 株肠炎沙门菌株进行分子分型研究,综合评价了 MLST 的分型能力和实际应用价值。MLST 的分子分型结果表明,在沙门菌同一血清型内各菌株管家基因碱基序列高度保守,而 PFGE 则提示肠炎沙门菌的分化程度不高;对于肠炎沙门菌来说,MLST 和 PFGE 的分辨力均较低,还需用其他分辨力更高的分子分型方法。MLST 主要通过管家基因变异进行分型,而管家基因在细菌进化过程中高度保守,所以 MLST 不能区分高度关联的菌株,对遗传关系相近的不同血清型不能有效鉴别。但在遗传关系较远的血清型分型研究中,MLST 有着绝对的优势。

(3) 多位点数目可变串联重复序列分析:多位点数目可变串联重复序列分析(MLVA),是一种根据散在于菌株基因组中不同独立位点可变数目串联重复序列

(VNTR)的拷贝数多少来进行基因分型的分子分型技术,得益于 DNA 测序技术的成熟和自动化,MLVA 技术已成功应用于多种细菌的分子分型。根据不同菌株间多个 VNTR 位点拷贝数的差异对菌株分型,所研究细菌遗传学的差异性则决定了需要检测的 VNTR 的位点数目(肠炎沙门菌可变数目串联重复序列位点用于多位点可变数目串联重复序列分型分析的评价,2011)。MLVA 技术对实验室设备和技术人员要求不高,操作简单快速。对于菌株间同源性较高的细菌 MLVA 技术展示了其强大的分型能力。根据国际 PulseNet 公布的肠炎沙门菌 MLVA 和 PFGE 分型方案,有研究对来自我国 6 个省(直辖市)的 289 株肠炎沙门菌进行分子分型分析,并结合流行病学资料,评价这两种分型方法对我国肠炎沙门菌分离株的分型能力。结果表明 MLVA 与 PFGE 分型方法的分辨能力在肠炎沙门菌中较低,在确认肠炎沙门菌引起的暴发事件时,需紧密结合流行病学调查资料,采用双酶切 PFGE 或 MLVA 进行分型分析。

(4)单核苷酸多态性:Leekitcharoenphon 等用全基因组测序的手段对既往发生的 6 起鼠伤寒沙门菌暴发、两起肠炎沙门菌暴发、1 起德尔卑沙门菌暴发共 26 株沙门菌以及 21 株散发病例分离株进行了 wgSNP 分析。结果显示,针对鼠伤寒沙门菌和德尔卑沙门菌,wgSNP 能够很好地把各起暴发菌株聚集成簇,而与散发菌株明显地区分开;针对肠炎沙门菌,wgSNP 不能够将 2 起暴发的菌株区分开,也不能够将暴发菌株和其他无直接流行病学关联的菌株区分开,表明 wgSNP 分型对肠炎沙门菌的分辨力低。但是在最近的一项研究中,Deng 等应用 wgSNP 分型分析了 16 起暴发分离的肠炎沙门菌,并且将分析结果同 PFGE、MLVA 和基于成簇的有规律的间隔的短回文重复序列结合多位点毒力基因序列分型进行了比较,结果显示 wgSNP 可以很好地区分不同暴发的菌株,分辨力高于其他 3 种分型方法。

瑞典研究团队对来自 26 个不同牛群的 28 株都柏林沙门菌进行全基因组分型,将结果与流行病学调查相比较,结果显示暴发株之间差异很小,非流行病学相关菌株与流行病学相关菌株区分明显。全基因组分型可以作为都柏林沙门菌的暴发调查有力工具。

伤寒在东南亚仍是严重的公共卫生问题。针对来自全球的 1 826 株伤寒菌株,全基因组 MLST 分析显示全球主要的流行地区主要是 ST1 和 ST2 两个型别,在非洲主要是 ST8 型。ST8 型在很早就从 ST1/ST2 型中分化出来。ST1/ST2 型在毒力基因中展示出差异。在测序数据超乎预料增加的情况中,利用全基因组 MLST 方案可以快速高效地进行比较基因组学分析,从而更为精细地分析出致病菌的进化和群体结构。

2015 年 4 月,英国公共卫生署将全基因组测序作为沙门菌公共卫生调查的常规手段,取代了传统的 MLST。对于 *S. enterica subspecies* Ⅰ,全基因组 MLST 是一种高通量、准确可靠的分型方案,可以很好地符合公共卫生调查。

EnteroBase 数据库是一个有效、友好的在线分析平台,可以可视化地分析基因组变异。目前，数据库中包括的沙门菌数据可达 147 727 株的数据。对于沙门菌，EnteroBase 分析平台上的 MLST 策略包括 146 766 条数据，cgMLST 包括 139 446 条数据，wgMLST 包括 135 888 条数据。自 2012 年，沙门菌的全基因组数据呈现几何级别的增长。国际 PulseNet 组织推荐使用 wgMLST 策略用于沙门菌的分型。另外，cgMLST 方案也可作为一种可选的方案。目前为止，EnteroBase 数据库已经根据全基因信息对 110 000 沙门菌基因组进行了群体结构的再分析。

截至 2017 年 11 月 1 日，EnteroBase 数据库中收集了 651 个沙门菌的常见 ST 型别，另有 2 261 个不常见的 ST 型只在基于基因组序列的数据中被发现，1 017 个 ST 型只在基于 ABI 测序数据中发现。EnteroBase 数据库认为这 1 017 个只存在于 ABI 序列数据中的 ST 型别可能存在错误。所以，EnteroBase 数据库目前只接收能符合数据库最低标准的框架图，标准项目涉及 contig 数量（N50≥20 kb）、基因组大小（≥4 Mb）、明确的碱基响应（≥97%）。

国际 PulseNet 推荐 wgMLST 可以作为替代 PFGE 的技术用于精细的流行病学调查。全基因组 SNP 方法一度被英国公共卫生署和 GenomeTrakr 认定是很好的方法，但是随着基因组数量的急剧增长，call SNP 成为计算上的难题。但 EnteroBase 数据库则认为 cgMLST 方案更适合用于暴发调查。

2）致病菌株的基因组结构特征

沙门菌属细菌的基因组为一环状染色体，两种测序菌株 CT18 和 LT2 的基因组大小分别为 4 809 kb 和 4 857 kb，（G+C）% 含量为 52.09%～53%。但沙门菌属细菌具有相当大的遗传多样性，其基因组大小随菌株不同而有所变化，有较大的可塑性。此外，沙门菌属细菌一般含有一到两个大质粒，这些质粒多与细菌抗药性有关。

伤寒沙门菌 CT18 株染色体上包括假基因在内的编码序列（coding sequence，CDS）为 4 599 个，假基因数为 204 个[25]。鼠伤寒沙门菌 LT2 株的染色体上包括假基因在内的编码序列有 4 489 个，其中假基因有 39 个，有 7 个 rRNA 簇，85 个 tRNA[26]。

不同的肠道菌其染色体上的基因结构和排列顺序通常是很保守的，形象地说，肠道菌的染色体组成为一嵌合体，在共线性的区域间散布着某个种独特的基因岛（islands）或环（loops）。已完成全基因组测序的鼠伤寒沙门菌株 LT2、伤寒沙门菌 CT18、大肠埃希菌 K12 和 O157：H7 的基因组比较表明，除了复制末端反向序列外，这 4 种菌株的大部分基因组成呈显著的共线性排列，这些保守基因或许是细菌基本生活类型的生动体现，如小肠定居、环境生存和传播的能力等；而独特的基因簇或许与细菌适应环境、宿主和致病性有关。伤寒沙门菌与鼠伤寒沙门菌尽管仍存在明显的不同，但两者的关系要比与大肠埃希菌的近得多。

（1）毒力因子。

① 鞭毛：鞭毛不仅是细菌的运动器官，也是其重要的毒力因子，鞭毛所提供的动力

可能是细菌入侵细胞的重要因素,鞭毛蛋白可以作为黏附素,有助于细菌在细胞表面的吸附及其后的侵袭与定居。大约有 80% 的细菌能凭借鞭毛的动力逃离不良环境(化学制剂、光线、温度等),向有利环境运动,所以在一定程度上细菌鞭毛基因的转录是对不良环境的一种适应。

鞭毛基因的转录由不同于一般基因转录的 σ 因子起始并呈严格的分级调控。沙门菌中的 50 个鞭毛相关基因聚集在染色体上的 4 个区域(Ⅰ、Ⅱ、Ⅲ、Ⅳ),共形成 17 个操纵子,这些操纵子根据其表达顺序(时序)分 3 级,最高一级的主操纵子通过激活第二级操纵子决定其他基因的表达,二级操纵子中的鞭毛特异性 σ 因子调节同级或下一级其他操纵子的表达。

沙门菌染色体上有两个编码不同鞭毛(H1 和 H2)的非等位基因,各有各的启动子。一个菌株不能同时产生Ⅰ相鞭毛 H1 和Ⅱ相鞭毛 H2,这种转换称为相变异。相变异的产生源于染色体 DNA 重排,*hin* 基因编码的位点特异性重组酶起了关键作用。细菌的不良生长状态增加 *hin* 基因的表达,Hin 进而促进 H2 鞭毛的产生,这样通过 H1 抗原的消失,H2 新抗原的出现产生免疫逃逸,从而增加存活概率。

② 肠毒素:鼠伤寒沙门菌能产生霍乱毒素 CT 样的肠毒素,引起结扎的兔肠段中肠液分泌和中国仓鼠卵巢细胞(CHO)变长。肠毒素编码基因 *stn* 长 749 bp,编码一相对分子质量为 29 073 的单链多肽。*stn* 基因的一个显著特点是稀有起始密码子(TTG)替代了经典的起始密码子(ATG)。总体上,Stn 的氨基酸序列与其他任何已发表的蛋白序列有显著差异,其中包括霍乱毒素和另外一些腺苷酸环化酶激活蛋白。但是 Stn 有一小区域的氨基酸序列与另外几个 ADP-核糖基化(ADP-ribosylate)宿主细胞蛋白的部分氨基酸序列有同源性,推测该同源区域为处于活性中心的保守基序,与激发腺苷酸还化酶活性有关。

因鼠伤寒沙门菌中 *stn* 编码产物量低,从而给 *stn* 编码产物的分离、纯化及功能和致病机制的研究带来较大困难。新近研究表明,鼠伤寒沙门菌与上皮细胞的接触会增加 *stn* 基因的表达。大肠埃希菌中 *stn* 重组基因的表达产物能使兔肠黏膜中腺苷酸环化酶和前列腺素的分泌明显增加,刺激小鼠肠腔肠液分泌,并且这种作用可被抗霍乱毒素的抗体减弱。与野生株相比,*stn* 基因突变株对小鼠的致死菌量明显高于野生株,其诱发小鼠肠液分泌的能力明显减弱,而当被逆转恢复为野生株状态后,诱发小鼠结扎肠断肠液分泌的能力即恢复。这些结果都提示 *stn* 基因是鼠伤寒沙门菌的重要毒力因子,但其在伤寒沙门菌致病过程中的作用尚不清楚。

③ 菌毛:菌毛是细菌的主要黏附因子,在细菌的致病中起着重要作用。

伤寒沙门菌具有严格的宿主特异性,仅感染人类和高级灵长类动物。新近研究表明该血清型沙门菌具有一个Ⅳ型菌毛操纵子和 12 个分子伴侣引导组装的菌毛操纵子,这 12 个操纵子分别命名为 *sef*、*fim*、*saf*、*tcf*、*bcf*、*sta*、*stb*、*ste*、*std*、*stc*、*stg* 和 *sth*。推测该血清型的宿主特异性可能与其具有以上多个操纵子有关。

鼠伤寒沙门菌 LT2 中未发现编码 IV 型菌毛的基因,只包含 12 个分子伴侣引导组装的菌毛操纵子:*stc*(在 *E. coli* 中称为 *yehABCD*)、*bcf*、*fim*、*lpf*、*saf*、*stb*、*std*、*stf*、*sth*、*sti*、*stj*,所有这些基因位于染色体上,而 *pef* 基因位于质粒上。操纵子 *bcf*、*fim*、*lpf* 和 *pef* 在鼠伤寒沙门菌株 LT2 中报道较早,同时证明具有一定的功能;*saf*、*stb*、*std* 和 *sth* 仅通过杂交技术检测到,*sti* 和 *stj* 操纵子以前并未检测到。

④ Vi 抗原:沙门菌属中的少数菌如伤寒沙门菌、副伤寒沙门菌具有毒力相关抗原,称为 Vi 抗原,Vi 抗原的相对分子质量为 3.5×10^8。Vi 抗原的合成、运输和表达受控于染色体上的 viaB 位点,其中的 *vipA*、*vipB* 和 *vipC* 基因参与 Vi 脂多糖的生物合成,*viaB* 是其结构基因,另外 5 个基因 *vexA*、*vexB*、*vexC*、*vexD* 和 *vexE* 可能与 Vi 脂多糖转位有关。VexA、VexB、VexC 和 VexD 与荚膜转运子 II 组分有一定的相似性,VexC 有一推测的 ATP 结合位点。*vipR* 基因对 Vi 抗原的合成起正向调节作用,*vipR* 基因的突变导致 Vi 抗原表达的减弱。

Vi 抗原与沙门菌的胞内存活有关,目前 Vi 抗原广泛用来制备 Vi 脂多糖疫苗。

(2) *spv* 毒力位点:*spv* 毒力位点增强菌株的整体毒力,促进其在系统间的传播扩散和在关键目标组织中的定居,从而增加肠道和系统性疾病的严重性。鼠伤寒血清型中携带 *spv* 基因位点的菌株与人类胃肠道感染相关性显著。

spv 毒力位点在沙门菌属中的分布呈显著的种系发生特异性。不存在于邦戈沙门菌中,存在于肠道沙门菌的亚种 I、II、IIIa、IV 和 VII 中。在亚种 II、IIIa、IV 和 VII 中 *spv* 基因簇存在于染色体上;在亚种 I 中 *spv* 基因簇存在于一些血清型菌株携带的大的毒力质粒上,如鼠伤寒沙门菌、肠炎沙门菌、都柏林沙门菌、猪霍乱沙门菌等。令人感到迷惑不解的是伤寒沙门菌中不存在 *spv* 毒力位点,这可能是肠热症的发病机制与非肠热症引起的菌血症的发病机制根本不同的显著提示。

肠道沙门菌亚种 I 不同菌株中的 *spv* 位点有同源性,包括 1 个转录调节基因 *spvR* 和 4 个结构基因 *spvABCD*,亚利桑那血清型(肠道亚种 IIIa)菌株没有 *spvD* 基因。SpvR 蛋白是 *spvA* 启动子的转录激活子;*spvA* 基因的部分序列变异度较大包括插入、缺失和碱基替换和移码突变,但 *spvR* 和 *spvA* 基因启动子的调节区域在亚种 I 和亚利桑那血清型中高度保守,转录激活子 SpvR 结合在两者启动子序列上游-25 的位置;*spvB* 和 *spvC* 基因在亚种 I 和亚利桑那血清型中均高度保守,SpvB 蛋白为 ADP 核糖基转移酶,诱发细胞毒作用,通过解聚肌动蛋白破坏感染细胞的细胞骨架,增强病原菌的生长,它主要决定了 *spv* 位点毒力表型。

(3) SPI 毒力岛:SPI 毒力岛是能够水平获得的基因簇,经常插在 tRNA 位点附近,赋予宿主菌毒力相关特性。沙门菌属中已发现 5 个 SPI,SPI1 和 SPI2 编码 III 型分泌系统(type III secretion system,TTSS),将效应分子直接注入宿主细胞,操纵宿主细胞的功能,是沙门菌的重要毒力决定簇。SPI1 存在于沙门菌所有血清型中,但不存在于 *E. coli* 中,它赋予沙门菌侵袭入宿主肠上皮细胞的能力。现认为获得 SPI1 是该两属细菌开始分化的基础步骤。SPI2 的获得在 SPI1 之后,SPI2、SPI3、SPI4 均与沙门菌在巨噬细胞中的存活并造成系统性播散有关。关于 SPI1、SPI2、SPI3 和 SPI4 的结构与功能,将在下文中详细论述。

SPI5 位于沙门菌染色体 20 分钟处,(G+C)% 为 43.6%,其一侧是 *SerT* 位点,另一侧是 *copS/copR*。SPI5 含有 6 个基因分别是 *sopB*、*pipA*、*pipB*、*pipC*、*pipD* 和 *orfX*。*SopB*、*pipA*、*pipB*、*pipC*、*pipD* 基因突变的菌株具有相同的表型,即在结扎的牛肠段中积液量减少,炎性反应减弱,但在鼠的系统性感染中毒力正常,所以认为 SPI5 主要与沙门菌的肠道致病性有关。

SopB 基因编码一肌醇磷酸盐磷酸酶,被 SPI-1 分泌系统转位到上皮细胞中促进液体分泌和炎性细胞反应,破坏 *sopB* 显著降低菌株的肠道致病性,但不影响肠侵袭性。SPI5 序列在所有沙门菌并不完全保守,*sopB* 存在于所有沙门菌中,*pipB* 不存在于邦戈沙门菌中。

新近研究表明沙门菌 SPI 间存在功能和调节上的交叉现象。比如,SPI2 毒力岛基因的突变会影响 SPI1 基因的转录和菌株对抗生素的耐受性;SPI5 编码的 *sopB* 是 SPI1 的转位效应分子;*pipB* 是 SPI2 调节子的一部分,*pipB* 通过 SPI2 编码的 TTSS 转位至包含有沙门菌的囊泡(salmonella-containing vacuoles,SCVs),邦戈沙门菌中既没有 *pipB* 基因,也没有 SPI2 编码的Ⅲ型分泌系统。

4.3.3.3 分子分型和基因组分型的传染病防控应用

1) 应用于流行传播分析

沙门菌是一种肠道致病菌,常常因为误食不洁食物引起,感染者出现严重腹泻。沙门菌是人类食物中毒的主要病原之一。据世界卫生组织的报告,1985 年以来,在世界范围内,由沙门菌引起的已确诊的人类患病人数显著增加,在一些欧洲国家已增加 5 倍以上。在我国内陆地区,由沙门菌引起的食物中毒屡居首位。据资料统计,在我国细菌性食物中毒中,70%~80% 是由沙门菌引起,而在引起沙门菌中毒的食品中,90% 以上是肉类等动物性产品。

研究人员在 3 年间收集了 110 株肠炎沙门菌,这些分离株中有 47 株由 34 所西班牙实验室提交,其来源如下:人(16 株),食物(23 株),病畜(6 株)和环境来源,其余 63 株分离株(猪组)来自 4 个猪场屠宰的 48 头猪的粪便和肠系膜淋巴结,饲养在这些农场的猪共享相同的饲料供应并具有相似的遗传背景。在 24 株已鉴定的 PFGE 谱中,19% 的人源菌株检出了一个优势克隆,52% 来自食物,62% 来自猪。该克隆从猪肉产品中分离出来,表明为猪源。

为了识别克隆关系,研究者使用血清分型和 PFGE 进行了大量分析,分析了从单个猪的回肠、扁桃体、屠体和下颌骨和回结肠淋巴结中分离出的 69 株沙门菌分离株。XbaI 能够区分 8 种鉴定的血清型中的 18 种基因型,同一猪肉样本中鉴定的血清型和基因型总是相同的,从而可以揭示沙门菌的可能传播途径。

伤寒沙门菌是一种变异程度较低的克隆,研究人员使用 38 个 SNP 位点作为标记,开发了用于伤寒沙门菌的分子分型方法。他们从加拿大卡尔加里大学沙门菌遗传库存中心获得了全球的 73 株伤寒沙门菌分离株,选择了 37 个 SNP 来分析世界范围内的伤寒沙门菌分离株的群体,这些分离株被分为 23 个 SNP 型别,其中 17 个 SNP 位点由两株或更多株分离株所共有,而有 16 个 SNP 位点和 4 个 SNP 位点被发现对于 CT18 和 Ty2 分别是特有的。通过分析,发现使用 38 个 SNP 位点进行分型可以给出 0.87 的鉴别能力,并且最少可以使用 16 个 SNP 位点来实现相同的分化水平,表明 SNP 分型是用于基因分型和确定伤寒沙门菌分离株的进化关系的很好的工具。

伤寒沙门菌在尼泊尔加德满都儿童中引起伤寒,研究团队使用新的测序技术来鉴定近 2 000 个 SNP 位点,他们可以作为明确的系统发生标记,同时他们使用 GoldenGate 平台在加德满都帕坦医院住院期间导致严重伤寒的 62 株伤寒沙门菌分离株测定了 1 500 个 SNP 位点。研究期间团队鉴定了 8 种不同的伤寒沙门菌单倍型,其中 68% 属于之前定义的 H58S 伤寒亚克隆。该亚克隆与萘啶酮抗性密切相关,所有来自该组的菌株均表现出抗性表型并且在 GyrA 中具有相同的耐药相关 SNP 突变(Phe83)。该数据表明 SNP 在一定时间内在单一地方性流行中,对监测细菌种群分型具有效用,研究者提供了基因型的证据,并确定了伤寒沙门菌的萘啶酮抗性亚克隆,这是加德满都严重儿科伤寒的主要原因。

2)应用于暴发识别预警和溯源

2003—2009 年,摩洛哥的巴斯德研究所从不同的食品和人类样本中收集肠道沙门菌,使用限制性内切酶 *Xba* I 以及 PFGE 方法对 26 株婴儿血清型沙门菌分离株进行分析,结果显示本研究中分离的所有沙门菌菌株都具有相关的基因型,26 个分离株分型成 5 个 *Xba* I 型别,相差 1~4 个条带,表明 PFGE 方法有足够的分型能力并且是鉴别婴儿血清型沙门菌的有力工具。传统的表型方法如血清分型已应用于暴发调查中对沙门菌分离株的鉴定,然而这些方法在沙门菌流行传播分析方面的效用有限,因为他们对密切相关的分离株的辨别能力较差,PFGE 基因分型方法是流行病学调查中分离沙门菌的标准分型方法。

在冰岛,研究者对暴发期间收集的 37 株人源沙门菌、35 株动物来源沙门菌、2 株来自屠宰场的排水管和 1 株来自进口食品(鸭腿)的鼠伤寒沙门菌进行分析,通过 PFGE 和噬菌体分型分析了 75 株鼠伤寒沙门菌分离株,显示 84% 的菌株属于相同的 PFGE 类型即 PFGE 1Aa 型,63 株鉴定为暴发株,11 株菌株与暴发菌株不同。PFGE 的应用提供了流行病学关联的精确信息,在暴发情况下是非常有用和可靠的。

2008 年 11 月 10 日,CDC 的 PulseNet 工作人员注意到 12 个州报告的 13 株鼠伤寒沙门菌分离株的高度分散的聚集簇具有不常见的 PFGE 模式(XbaⅠ PFGE 型别 JPXX01.1818)。11 月 25 日,CDC 的 OutbreakNet 团队发现该聚集簇已增至 35 个菌株。12 月 2 日,CDC 评估 41 个鼠伤寒沙门菌分离株,第二簇(XbaⅠ 型别 JPXX01.0459/JPXX01.1825)的 PFGE 带型与第一簇中的模式非常相似,并且在 11 月 24 日由 PulseNet 首次指出,随后增加到 41 株。以前在 PulseNet 鼠伤寒沙门菌数据库中没有看到这些模式。使用第二种 PFGE 酶(BlnⅠ)进行测试显示来自两个簇的分离株具有相同的模式(JPXA26.0462),并且通过 MLVA 分析难以区分。这些菌株在流行病学上也有相似之处,所以这两种型别被归为一个单一的暴发菌株。1 月 22 日,FDA 实验室从花生酱容器收集到了相同 PFGE 型的沙门菌血清型,与 2006—2007 年由花生受到污染引起的多级疫情暴发株难以区分。

在一次沙门菌暴发事件中,实验者首次从患者剩余的花生酱中分离出了与暴发菌株 PFGE 带型匹配的沙门菌,最终从 298 个开封和未开封的品牌 X 和 Y 花生酱罐中分离出 34 个与暴发菌株相同带型的分离株;从菲律宾一家商店获得的 X 牌花生酱罐头也分离到了 1 株暴发菌株,美国 FDA 从烘烤室收集的 2 份植物环境样品中分离出 1 株暴发菌株,推断植物中的环境污染菌株可能导致这次暴发。公共卫生响应为应对此次疫情,A 公司安装了新设备,对工厂进行维修清洁和消毒,确保避免交叉污染,并实施了修订的沙门菌环境检测计划。该工厂重新开放以后,沙门菌感染没有再增加。

澳大利亚和加拿大的卫生机构注意到当地的斯坦利沙门菌感染病例增加,随后在英格兰也发现了感染病例,在暴发调查中,澳大利亚从进口的花生中分离出斯坦利血清型沙门菌,英格兰和威尔士的健康保护局食品微生物实验室也从同一公司生产的类似花生产品中鉴定出斯坦利沙门菌和纽波特沙门菌,并进一步用 PFGE 分析。英国调查人员将斯坦利沙门菌疫情株的 PFGE 带型指定为 SSTAXB.0002,将纽波特沙门菌指定为 SNWPXB.0030。PFGE 结果显示,在 4 个国家有 60 株(澳大利亚 16 株、英格兰和威尔士 8 株、苏格兰 2 株、加拿大 34 株)人源斯坦利沙门菌分离株是暴发株。

在一起与无症状感染的食品加工工人相关的餐厅沙门菌暴发中,通过对肠炎沙门菌分离株进行常规 PFGE 分型,在两名食品加工工人中发现了肠炎沙门菌的暴发。对病例进行例行访谈以及进行聚类调查,及时发现了肠炎沙门菌感染暴发的源头。

2012 年 11 月,在新西兰发生了一起广泛的沙门菌暴发,与食用从土耳其进口的被污染的芝麻酱有关,新西兰实验人员对 11 株蒙得维的亚沙门菌感染者进行检测,临床和食品分离物最初是血清型分型,然后通过 PFGE 进一步分型,并将 PFGE 图谱文件发送到 PulseNet 发布国际警报。在食用芝麻酱的人群中检测到的分离株与所涉及的三种芝麻酱中的分离株具有相同的血清型,并且发现了这些分离株具有无法区分的 PFGE

带型。在2012年9月至12月期间检测到27例病例,其中16例(59%)病例的PFGE带型与暴发株带型一致。

研究者对来源于2000—2010年丹麦实验室的人类胃肠道感染监测系统的沙门菌菌株进行研究,使用生物信息学方法对假定的流行病学相关和非相关肠炎沙门菌菌株进行测序和分析,SNP树将鼠伤寒沙门菌暴发相关菌株聚为一簇,发现具有100%的一致性,并可将其与其他散发分离菌准确区分。将4个公开可用的有散发和暴发相关的菌株组成的沙门菌数据库通过SNP方法分析发现,暴发内菌株之间SNP差异的数量非常小,位点范围在2~12个之间。暴发内菌株之间的SNP距离可能在4~249之间。SNP进化树能够通过聚集分析对肠炎沙门菌进行暴发菌株的区分。

4.3.4 致泻性大肠埃希菌

4.3.4.1 概述

大肠埃希菌(*Escherichia coli*)为革兰阴性杆菌,通常为人和温血动物肠道的正常菌群,但有少部分菌株可引起肠道疾病,称为肠道致病性大肠埃希菌或致泻性大肠埃希菌(diarrheagenic *E. coli*,DEC)。根据毒力因子、致病机制、临床表现和流行病学等特征,目前主要将致泻性大肠埃希菌分为5类:即① 肠出血性大肠埃希菌(enterohemorrhagic *E. coli*,EHEC)或产志贺毒素大肠埃希菌(Shiga toxin-producing *E. coli*,STEC);② 肠产毒性大肠埃希菌(enterotoxigenic *E. coli*,ETEC);③ 肠侵袭性大肠埃希菌(enteroinvasive *E. coli*,EIEC);④ 肠致病性大肠埃希菌(enteropathogenic *E. coli*,EPEC);⑤ 肠集聚性大肠埃希菌(enteroaggregative *E. coli*,EAEC)[27]。每种致病型的大肠埃希菌具有不同的致病机制和毒力特点、不同的优势O:H血清型以及不同的临床表现和流行病学特征。致泻性大肠埃希菌主要通过被病原体污染的食物、水等粪-口途径传播,也可通过与动物的直接接触传播,某些致病型的大肠埃希菌偶尔也可通过气溶胶传播。

1) 肠出血性大肠埃希菌(EHEC)

EHEC首次于1982年在美国俄勒冈州和密执安州的一起出血性肠炎暴发中分离到。O157:H7是EHEC中最主要的血清型,也包括其他较常见的如O26、O45、O103、O111、O121及O145(Top six)等血清群的部分菌株。EHEC感染的临床症状包括无症状感染、轻度腹泻以及出血性结肠炎(hemorrhagic colitis,HC)和溶血性尿毒症综合征(hemolytic uremic syndrome,HUS)。出血性肠炎是EHEC感染最常见的症状,典型临床表现为:腹部剧烈疼痛,先前水样便,继而有类似下消化道出血的血性粪便、低热或不发热。HUS是最严重的症状,可达5%~10%的病死率。EHEC主要致病物质是志贺毒素(Shiga toxin,Stx),由糖苷酶活性的A亚基(相对分子质量为32 000)与B亚基(7 500)构成的AB5型多肽亚基结构,其受体为神经酰胺三己糖苷(globotriaosylceramide,

Gb3）。Stx 通过与 Gb3 受体结合，干扰细胞蛋白质的合成，导致细胞损伤和死亡。志贺毒素包括免疫反应不交叉的两类毒素，即志贺毒素 1(Stx1)和志贺毒素 2(Stx2)，均由位于染色体的前噬菌体介导。此外，大多数 EHEC 菌株有一个染色体编码的 LEE(locus of enterocyte effacement)毒力岛，编码 3 型分泌系统使细菌紧密黏附于肠道上皮细胞并对宿主细胞造成黏附/抹平(attaching and effacing，A/E)损伤。

EHEC 流行呈世界性，已成为一个重要的全球公共卫生问题。我国 1986 年首次从江苏省徐州市一例出血性腹泻患者的粪便样本中分离出大肠埃希菌 O157：H7，此后山东、浙江、北京等地也陆续报道分离到该菌株或发现散发病例。1999 年，在我国江苏安徽两省毗邻地区发生了大肠埃希菌 O157：H7 的暴发流行。报告有腹泻病史的急性肾衰竭患者 195 人，其中死亡 177 人，估计感染人数逾 2 万例。自 2005 年中国疾病预防控制中心在江苏、安徽、河南和山东 4 省共 9 个国家级监测点开展监测以来，每年均能从腹泻患者、宿主动物或食品中分离出大肠埃希菌 O157：H7 菌株，但分离率相对较低，且近年来无暴发疫情的报道。

STEC 是一类能产生一种或一种以上志贺毒素的大肠埃希菌的总称。STEC 包括的范围比 EHEC 更广，目前发现的 STEC 血清型有 400 余种，其中 O157：H7 是最主要且致病性强的血清型。但近年来，非 O157 STEC 造成暴发流行以及散发感染的报道越来越多，尤其是 2011 年 5 月德国暴发了 O104：H4 感染疫情，波及北美及欧洲 16 个国家，4 000 余人感染，其中 54 例死亡，22%的患者发生 HUS，是迄今为止世界范围内造成 HUS 病例最多的一次非 O157 STEC 感染暴发，并由此引起人们对非 O157 STEC 的极大关注[28]。最近的调查也表明，非 O157 STEC 在我国腹泻患者中也存在，并且多种动物和食品中有较高的分离率，提示我国也应加强对这类菌株的监测。

2）肠产毒性大肠埃希菌(ETEC)

ETEC 是引起旅游者腹泻和发展中国家儿童特别是 2 岁以下儿童腹泻的重要病原菌。ETEC 的致病物质主要是肠毒素和定植因子。定植因子介导细菌定植于宿主小肠，而肠毒素有不耐热肠毒素(LT)和耐热肠毒素(ST)两种，不同的菌株可以同时携带两种毒素，也有的菌株仅携带 LT 或 ST。LT 与腺苷环化酶作用，使胞内 cAMP 水平增高，导致肠黏膜细胞内水、钠、氯等过度分泌至肠腔，导致腹泻；而 ST 通过激活肠黏膜细胞上的鸟苷环化酶，使胞内 cGMP 升高而导致腹泻。

ETEC 感染患者临床表现为分泌性腹泻，大便呈水样，通常不带有黏液、红细胞、白细胞，伴有腹部痉挛、恶心、呕吐、头痛、肌痛，但很少发热。潜伏期通常为 1～3 天，病程通常持续不超过 5 天，有些患者病程可持续 1 周或以上，但不超过 3 周。患者病情轻重不等，有的仅有轻微腹泻，严重的呈重症霍乱样，重度脱水、酸中毒，甚至死亡。

ETEC 主要通过污染的食物和水传播，感染主要发生在发展中国家，可呈散发或暴发流行，多表现为"旅游者腹泻"或食物中毒。人群对 ETEC 普遍易感，成人、小儿均可发病,但经多次 ETEC 感染后可获得免疫,因此年龄稍大的儿童和成年人发病较少。

3) 肠侵袭性大肠埃希菌(EIEC)

EIEC 引起的肠道黏膜和黏膜下炎性疾病与志贺菌属引起的病变类似,两者在遗传上也非常类似。EIEC 不产生肠毒素,能侵袭结肠黏膜上皮细胞并在其中生长繁殖,其侵袭与携带的致病性大质粒有关。EIEC 的 O 抗原与志贺菌的 O 抗原有交叉反应。临床上,EIEC 引起的水样腹泻症状比痢疾更常见,发病往往开始于剧烈的腹部痉挛、不适、水样便、里急后重和发热,有时与细菌性痢疾不易区分。

EIEC 主要通过粪-口途径传播,在卫生条件差的发展中国家是重要的腹泻病病原菌之一,其导致的腹泻占就诊腹泻患者的 1%~5%。发达国家很少有 EIEC 感染和暴发的报道。

4) 肠致病性大肠埃希菌(EPEC)

EPEC 是流行病学研究中最早发现的与腹泻相关的大肠埃希菌。20 世纪 40—50 年代发现某些 O:H 血清型的大肠埃希菌与婴儿夏季腹泻、育婴室腹泻暴发和社区婴儿腹泻流行有关,遂认为这一类大肠埃希菌能引起腹泻。EPEC 不产生肠毒素及其他外毒素,无侵袭力。细菌在十二指肠、空肠和回肠上段黏膜表面大量繁殖,黏附于微绒毛,导致刷状缘破坏、微绒毛萎缩、上皮细胞排列紊乱和功能受损,造成严重腹泻。EPEC 主要引起 1 岁以下儿童腹泻,症状包括含有黏液的水样泻、发热和脱水。这种婴儿腹泻不仅症状严重而且持续时间长,在经济条件差的发展中国家有一定的病死率。

EPEC 的主要致病机制是具有肠细胞抹平位点(locus of enterocyte effacement, LEE)毒力岛,LEE 编码的蛋白可介导细菌紧密地黏附于宿主上皮细胞上,激活宿主上皮细胞的信号转导途径,被感染的上皮细胞发生细胞骨架重排,肌动蛋白积聚并在细菌黏附处形成致密的蛋白垫。宿主上皮细胞膜杯状内陷包绕细菌,细胞的刷状缘脱落并失去微绒毛,这种典型的病理损伤过程被称为是 A/E 损伤。EPEC 对 HEp-2 细胞表现为局灶性黏附。通过分子生物学方法检测相关的毒力因子可以鉴定 EPEC,选择的目标基因通常为 LEE 岛中编码紧密素的基因 *eae* 以及 EAF(EPEC adherence factor)质粒中编码束状菌毛的基因 *bfpA*。典型 EPEC 含有 LEE 及毒力质粒 EAF,而非典型 EPEC 含有 LEE 但不含毒力质粒 EAF,通过检测 *eae* 及 *bfpA* 基因,可以区分典型 EPEC 和非典型 EPEC。需要注意的是,很多 STEC 菌株也携带有类似的 LEE 岛,但两者的区别是 EPEC 不产志贺毒素(志贺毒素基因阴性)。

EPEC 以粪-口途径为主要传播方式。通过被病原体污染的婴儿配方食品在婴儿的传播中起重要作用。在托幼机构,如果洗手不当,可通过被病原体污染的手和污染物品传播。自 20 世纪 60 年代开始,EPEC 在北美和欧洲已不再是婴儿腹泻的重要病因,但在许多发展中国家和地区,EPEC 仍然是导致婴儿腹泻的主要病原体。我国人群中

EPEC 仍具有较高的检出率,但以非典型 EPEC 为主。

5) 肠集聚性大肠埃希菌(EAEC)

EAEC 是一类新发现的致泻性大肠埃希菌,其特征是对 HEp-2 细胞的"叠砖样"集聚性黏附表型(aggregative "stacked-brick" pattern)。EAEC 于 1987 年首次报道,并从一名患有顽固性腹泻的智利儿童体内分离到。EAEC 目前已在世界各发达和发展中国家引起散发或暴发流行,是发达国家儿童、艾滋病患者等持续性腹泻和营养不良的病因之一,同时也是旅行者腹泻的第二大常见病因。EAEC 感染的典型症状包括水样、黏液样、分泌性腹泻,通常无呕吐或很少出现呕吐,不伴有发热或仅有低热。部分患者粪便中可以检测到血细胞。EAEC 感染的志愿者表现为少量黏液性大便,粪便中无隐血和白细胞,所有感染志愿者均未出现发热。EAEC 引起小儿顽固性腹泻症状可持续 2 周或以上,近年来,引起急性腹泻的报道也越来越多。

EAEC 不侵袭细胞,可产生毒素和黏附素。毒素包括肠集聚耐热毒素(enteroaggregative heat-stable toxin,EAST)和不耐热毒素(plasmid encoding toxin,Pet)。EAST 抗原上与 ETEC 的 ST 有关,可导致大量液体分泌。另一毒素似大肠埃希菌的 α 溶血素。目前发现 EAEC 至少有 4 种以上不同形态的菌毛,细菌通过菌毛黏附于肠黏膜上皮细胞,在细胞表面聚集,形成砖状排列。

EAEC 主要通过粪-口途径传播,人是主要储存宿主。EAEC 感染是发展中国家腹泻的重要病因,也是发达国家散发和暴发腹泻的重要病因。巴西的研究数据表明,EAEC 感染是小儿腹泻最常见的病因,在小于 2 岁的儿童中,EAEC 与发病具有较高的相关性。EAEC 也与旅行者腹泻相关,在美国,EAEC 是继 ETEC 之后成人旅行者腹泻的第二大病原菌。EAEC 除引起散发感染外,日本、意大利、英国、墨西哥、塞尔维亚等国均有 EAEC 引起腹泻暴发的报道,此外,也有 EAEC 引起欧洲社区获得性腹泻病例的报道。需要注意的是,EAEC 菌株间具有很大的异质性,其对人的致病性可能存在较大的差异,特别是在健康成人中往往也具有较高的检出率。

4.3.4.2 菌株的分子分型和基因组学

1) 分子分型

(1) 脉冲场凝胶电泳(PFGE):是将细菌包埋于琼脂糖胶块中,用适当的内切酶在原位对整个细菌基因组进行酶切,酶切片段在特定的电泳系统中通过电场方向不断交替变换及合适的脉冲时间等条件下而得到对大片段良好的分离效果。PFGE 由于能够进行标准化等优势而被广泛应用于不同实验室的分子分型,以追踪监测细菌传染性疾病的暴发流行。PFGE 目前仍然在分析菌株之间的遗传差异及相关性、协助追踪感染来源、控制继发性感染等方面发挥着不可替代的作用。PulseNet International 提供了详细的大肠埃希菌 O157 和非 O157 STEC 标准操作方法,便于不同实验室间结果的标准化与可比性,从而实现对跨区域甚至跨国际的传染源追踪或协查。PFGE 一度作为分子分型的重要手段,目前在致泻性大肠埃希菌分型方面仍具有重要的应用价值,除 STEC O157∶H7 外,其他致病型的大肠埃希菌均可使用非 O157 STEC 的 PFGE 标准操作方法(http∶//www. pulsenetinternational. org/assets/PulseNet/uploads/pfge/ PNL05_Ec-Sal-ShigPFGEprotocol. pdf)。

(2) 多位点串联重复序列分析(MLVA):是基于细菌基因组中存在的数目可变的串联重复序列(VNTR)。VNTR 通常由几个核苷酸(最常见为 2~4 个)作为核心序列串联重复形成的 DNA 序列,这种串联序列重复数的差异,可反映其基因组的多态性,从而实现对菌株的分型。MLVA 方法已成功用于大肠埃希菌 O157∶H7 的分型分析,具体方法可参考《PulseNet International 操作手册》(http∶//www. pulsenetinternational. org/assets/Uploads/PNL19-MLVA-Beckman-Protocol. pdf)。对于其他类型致泻性大肠埃希菌,目前尚无统一的 MLVA 标准方法。近年来,随着测序技术的快速进展,MLVA 在致泻性大肠埃希菌分型中的优势并不明显,应用越来越少。

(3) 多位点序列分型(MLST):是通过分析多个管家基因 500 bp 左右的核心片段的核酸序列,从而对菌株的等位基因进行多样性的比较,同一基因不同的序列作为不同的等位基因型,不同菌株的不同等位基因的排列组合作为一个序列型(sequence type, ST 型)。目前,国际上提供大肠埃希菌 MLST 方案的网站主要有 3 个,分别是: ① Warwick Medical School,基于 7 个管家基因:*adk*(adenylate kinase)、*fumC*(umarate hydratase)、*gyrB*(DNA gyrase)、*icd*(isocitrate/isopropylmalate dehydrogenase)、*mdh*(malate dehydrogenase)、*purA*(adenylosuccinate dehydrogenase)及 *recA*(ATP/GTP binding motif),该数据库使用最广泛,目前涵盖 7 万余株菌的 7 000 多个 ST 型别信息(http∶//enterobase. warwick. ac. uk/species/ ecoli/allele_ st _ search);② Michigan State University,提供 7 个管家基因 *aspC*(aspartate aminotransferase)、*clpX*(ATP-dependent Clp protease)、*fadD*(cyl-CoA synthetase)、*icd*(isocitrate dehydrogenase)、*lysP*(lysine-specific permease)、*mdh*(malate dehydrogenase)及 *uidA*(beta-D-glucuronidase)或根据对分辨率的需要,可扩展到 15 个管家基因的 MLST 比对分析,该数据库主要包含了较多的 STEC 菌株信息(http∶//www. shigatox. net/ecmlst/cgi-bin/index);③ Pasteur Institute,提供 7 个管家基因的信息,*dinB*(DNA polymerase)、*icdA*(isocitrate dehydrogenase)、*pabB*(p-aminobenzoate synthase)、*polB*(polymerase Pol Ⅱ)、*putP*(proline permease)、*trpA*(tryptophan synthase subunit A)、*trpB*(tryptophan synthase subunit B)及 *uidA*(beta-glucuronidase),该数据库目前包含的菌株信息有限,使用者也相对较少(http∶// bigsdb. pasteur. fr/ecoli/primers_used. html)。

(4) 单核苷酸多态性(SNP):指在基因组水平上由单个核苷酸的变异所引起的 DNA 序列多态性,主要由单个碱基的转换(transition)或颠换(transversion)所引起。

SNP 位点的筛查，在二代测序技术尚未广泛应用时期，主要通过选择代表性菌株进行微陈列（microarray）分析，通过比较分析获得 SNP 信息位点后，进一步可通过位点特异性 PCR、荧光定量 PCR 溶解曲线分析或直接测序的方法[29]，对分离菌株的特定 SNP 位点进行分析。SNP 分型方法在致泻性大肠埃希菌中的应用主要集中在探讨 EHEC O157：H7 的两个问题：一是不同 O157：H7 菌株与临床症状严重程度的相关性问题，即菌株致病性强弱的问题。如 Manning 等利用 32 个 SNP 位点，将 500 余株不同临床症状（腹泻、出血性结肠炎、HUS）患者的 O157：H7 临床菌株分为 9 个 clades，发现其中的 clade 8 菌株引起严重疾病（HUS）的比例明显高于其他 clades，提示 clade 8 是一类具有高致病潜力特征的菌株。二是探讨宿主动物特别是牛在 O157：H7 传播中的作用，即菌株的宿主特异性问题。如 Clawson 等发展了 32 个 SNP 位点，对人来源和牛来源的菌株进行了分析，将 261 株两种来源的菌株分成 42 种基因型（genotypes），发现有些 SNP genotypes 分别为人源或牛源菌株特有，有些为两者共有，提示了牛在传播 O157：H7 中的作用。综合利用上述 64 个 SNP 位点，能够有效鉴别中国 EHEC O157：H7 暴发菌株，为一个独特的型别。

（5）全基因组测序（WGS）：随着高通量测序技术的进展，WGS 的成本和时间大大减少，细菌基因组学的研究也迅速发展，并作为细菌性传染病的研究与预防控制的重要手段之一。根据不同的研究目的和测序要求，细菌基因组测序主要采用两种类型：细菌基因组框架图和细菌基因组完成图。细菌基因组框架图通常采用二代测序技术（如 Illumina 平台），达到基因组覆盖度≥95%，基因区覆盖度≥98%，整体覆盖深度≥100×的要求，为随后的基因组信息挖掘提供良好基础。细菌基因组完成图采用二代短片段测序技术（如 Illumina 平台），在获得基因组框架图的基础上，借助 ABI 3730xl 一代常规测序平台对整个基因组进行补洞；或利用第三代长片段测序技术（如 PacBio 平台），达到基因组覆盖度 100%，基因区覆盖度 100%，整体覆盖深度≥100×，基因组完全合并的要求。随着第三代测序技术或后续新的测序技术的进展，细菌基因组完成图的成本大大下降。利用 WGS，可以对 O157：H7 暴发疫情的代表菌株进行基因组特征分析，也可以对暴发的不同来源菌株进行分析，阐明暴发来源、传播途径等特征[30]。

测序技术的发展，在产生大量基因组数据的同时，也对基因组的分析挖掘提出了更高更专业的要求，生物信息学分析能力成为制约基因组数据利用的瓶颈。近年来，许多基因组在线分析工具给不具备专业的生物信息分析能力的人提供了便利。如丹麦技术大学基因组流行病学中心（Center for Genomic Epidemiology，DTU）发展的在线工具（https：//cge.cbs.dtu.dk/services/），利用大肠埃希菌的基因组测序数据，通过网站提交的方式，可以获得菌株的毒力基因、O：H 血清型、MLST 型别等的信息，同时该网站也提供了 SNP 等进化分析工具。

2) 致病菌株的基因组结构特征

(1) EHEC：EHEC O157 ：H7 已完成全基因组测序的代表性菌株主要有 EDL933、Sakai、Xuzhou21 及 TW14359 和 EC4115。

EDL933 来自 1982 年美国 EHEC 首次报道的暴发相关菌株，也是最先完成全基因组测序的 O157：H7 菌株。EDL933 的染色体大小为 5 547 323 bp(NZ_CP008957)，(G+C)％约为 50.5％；此外含有一大小 92 076 bp 的质粒 pO157(NZ_CP008958)。与大肠埃希菌 K12 MG1655 菌株的序列比较，将 MG1655 菌株基因组特异性的序列命名为"K"岛，EDL933 菌株基因组特异性的序列命名为"O"岛，共发现 EDL933 菌株存在大于 50 bp 的 177 个"O"岛。许多"O"岛编码的基因产物和已报道的毒力因子或潜在毒力因子在氨基酸水平有一定的同源性，如主要毒力因子 Stx1/Stx2 前噬菌体区域、LEE 毒力岛等，其他的如溶血素、菌毛、侵袭性相关蛋白，铁代谢、脂代谢、糖代谢等相关酶类，提示这些染色体区域与细菌毒力密切相关。

Sakai 菌株来自 1996 年日本 O157：H7 暴发的菌株，菌株的基因组包括一条 5 498 450 bp 大小的染色体(NC_002695)、92 721bp 大小的质粒 pO157(NC_002128) 及另一个只有 3 306 bp 的小质粒 pOSAK1(NC_002127)。Sakai 是稍晚于 EDL933 公开报道的 O157：H7 全基因组测序菌株，但因其测序质量高，被广泛用作 O157：H7 基因组分析的参考(reference genome)。

Xuzhou21 是中国 1999 年苏皖地区 O157：H7 暴发的代表性菌株，分离自 HUS 患者，基因组在进化关系上与 Sakai 菌株关系密切。染色体大小为 5 386 223 bp(NC_017906)，除了含有大小为 92 728 bp 的 pO157 质粒外(NC_017907)，还含有一新的大小 37 785 bp 的接合质粒 pO157_Sal(NC_017903)。pO157_Sal 为中国暴发菌株所特有，并且可能与菌株的环境适应能力有关。

TW14359(NC_013008) 和 EC4115(NC_011353) 是 2006 年美国因污染的菠菜而导致暴发事件的菌株，此次暴发的特点是病例发生严重症状(HUS 病例)的比例明显高于以往的 O157：H7 暴发。基因组特征上也与上述 3 株菌携带的 Stx1a 和 Stx2a 志贺毒素亚型组合不同，这两株菌均携带 Stx2a 和 Stx2c 志贺毒素亚型，推测这种组合可能是导致疾病严重程度的原因之一。

(2) ETEC：最早完成全基因组测序的 ETEC E24377A 菌株，血清型为 O139：H28，产肠毒素 ST 和 LT，定植因子抗原(colonization factor antigens，CFA)CS1 和 CS3 阳性。染色体大小为 4 979 619 bp，预测蛋白编码基因 4 749 个，(G+C)％约为 50.62％(CP000800)。此外，E24377A 菌株含有多个与致病性或耐药相关的质粒，包括 pETEC_5(5 033 bp，隐性质粒，pColE1 复制子)(NC_009791)，pETEC_6(6 199 bp，链霉素和磺胺抗性)(NC_009789)，pETEC_35(34 367 bp，质粒转移系统)(NC_009787)，pETEC_73 (70 609 bp，编码 CS1 菌毛合成亚单位)(NC_009788)，pETEC_74

(74 224 bp,编码Ⅴ型分泌系统分泌蛋白 EatA)(NC_009790),pETEC_80(79 237 bp,编码 CS3 菌毛合成亚单位和不耐热肠毒素 A)(NC_009786)。与其他肠道致病性大肠埃希菌基因组比较,主要有几个特点:① 染色体大小(4.9 Mb)较其他致病性大肠埃希菌的略小(通常>5 Mb);② E24377A 基因组含有约占染色体 4%的可移动成分,含多种插入序列,包括 IS1-IS4,IS605,IS66,IS91,IS605,IS621,IS629,IS630 及 IS911;③ EcE24377A_2278 至 EcE24377A_2297 为菌株特有的基因簇,与丙二醇代谢有关;④ 含有多种类型的质粒。

ETEC 的模式菌株 H10407(O78:H11:K80),分离自孟加拉国患霍乱样腹泻的成人,H10407 的染色体大小 5 153 435 bp,(G+C)%为 50.8%,4 746 个 CDS(NC_017633)。H10407 除染色体外,还包括 4 个大小不同的质粒:pETEC52 为 ColE1 型质粒,大小只有 5 175 bp(NC_017721);pETEC58 为 ColE2 型质粒,大小为 5 800 bp(NC_017723);pETEC666 为 RepFⅡA 型质粒,大小 66 681 bp,编码Ⅳ型分泌系统,携带不耐热肠毒素 LT 和耐热肠毒素 STa(STp)基因(NC_017722);pETEC948 也为 RepFⅡA 型质粒,大小 94 797 bp,携带耐热肠毒素 STb(STh)基因(NC_017724)。从比较基因组的角度,H10407 除质粒外,在进化上更接近肠道共生性大肠埃希菌 HS[31]。

(3) EIEC:目前尚没有 EIEC 菌株的完成图。TIGR 测序中心对 EIEC 53638 菌株进行了测序(GenBank No. AAKB00000000),但尚未测通,染色体基因组含有 2 个 Contigs,大的 Contig 为 5 066 891 bp,推测蛋白编码基因 4 796 个,(G+C)%约为 51%。另一个较小的 Contig 只包括 4 127 bp,推测编码 7 个蛋白基因。53 638 菌株血清型为 O144,除染色体外,53 638 菌株还包含 2 个大质粒 p53638_226,为侵袭性质粒,大小 225 683 bp(CP001064)以及编码Ⅳ型分泌系统的接合质粒 p53638_75,大小为 75 089 bp(CP001065)。EIEC 在遗传上与志贺菌接近,包括含有类似的与侵袭性相关的大质粒。

(4) EPEC:目前完成全基因组测序的 EPEC E2348/69 菌株,血清型 O127:H6,该菌株也是 EPEC 的常用参考菌株,是 1969 年从一例英国婴幼儿腹泻暴发中的分离株。染色体大小为 4 965 553 bp,预测蛋白编码基因 4 703 个,(G+C)%约为 50.57%(NC_011601)。此外,E2348/69 菌株含有 97 978 bp 大小的大质粒 pMAR2,与黏附因子(束状菌毛)形成有关(NC_011603);以及 6 147 bp 大小的质粒 pE2348-2,与链霉素抗性有关(NC_011602)。将 E2348/69 的基因组与 K12 MG1655 菌株,EHEC Sakai 菌株,UPEC CFT073、UTI89、536 菌株,APEC 01 菌株,ETEC E24377A 菌株及肠道共生菌 HS 菌株共 8 株已完成全基因组测序的大肠埃希菌基因组进行比较,发现 E2348/69 的基因组中含有 13 个特异的前噬菌体成分(prophages,PP1~PP13)和 8 个整合成分(integrative elements, IE1a、IE1b、IE2~IE6、LEE)。E2348/69 菌株特有的 424 个基因中,319 个基因位于 PPs 和 IEs,30 个基因位于质粒,其余 75 个基因位于染色体的基本骨架上,功能包括 O127 抗原合成基因、2 个限制-修饰系统、菌毛合成操纵子、*alt* 操纵子等[32]。

（5）EAEC：最早完成全基因组测序的 EAEC 55989 菌株，为典型 EAEC 菌株，携带Ⅲ型集聚性黏附菌毛（aggregative adherence fimbriae Ⅲ，AAF-Ⅲ），分离自艾滋病患者的腹泻标本。染色体大小为 5 154 862 bp，预测蛋白编码基因 4 763 个，（G+C）％约为 50.66％（NC_011748）。

EAEC 042 为常用参考菌株，表达Ⅱ型集聚性黏附菌毛，血清型 O44∶H18，1983年分离自一名秘鲁腹泻患者。042 染色体大小为 5 241 977 bp，（G+C）％为 50.56％，预测编码 4 810 个 CDSs（NC_017626）。此外，042 菌株还含有一编码 AAF-Ⅱ型集聚性黏附菌毛的 pAA 质粒，pAA 为 IncFⅡA 型质粒，大小 113 346 bp，（G+C）％为 49.55％，预测编码 152 个 CDSs（NC_017627）。基因组分析表明 042 含有Ⅰ型、Ⅱ型、Ⅲ型、Ⅴ型及Ⅵ型等多种蛋白分泌系统。

3）致病菌株的基因组变异和进化

与肠道共生性大肠埃希菌（非致病性大肠埃希菌）相比，致泻性大肠埃希菌获得不同的毒力因子，这些毒力因子通常由质粒、前噬菌体或染色体的致病岛（基因组岛）编码。下面重点以志贺毒素前噬菌体（Shiga toxin prophage）和 LEE 致病岛来进行阐述。

（1）Stx prophage：1977 年，Konowalchuk 首次报道了一种对 Vero 细胞具有广泛不可逆损伤毒性的大肠埃希菌，随后 O'Brien 从大肠埃希菌中分离到一种与痢疾志贺菌产生的志贺毒素性质相似的毒素，称其为志贺样毒素（Shiga-like toxin，SLT），后续的研究表明大肠埃希菌产生的志贺样毒素与痢疾志贺菌产生的志贺毒素只有一个氨基酸差异，目前已不再使用志贺样毒素这一名称，而直接称为志贺毒素（Shiga toxin，Stx）。因能引起 Vero 细胞病变，志贺毒素也称 Vero 细胞毒素（Vero cytotoxin，VT）。目前志贺毒素和 Vero 毒素均同时在使用，对不同的学者使用习惯不同，但两者事实上指的是同一种物质。志贺毒素是由糖苷酶活性的 A 亚基（相对分子质量 32 000）与 B 亚基（相对分子质量 7 500）构成的 AB5 型多肽亚基结构，其受体为神经酰胺三己糖苷（globotriaosylceramide，Gb3）。Stx 通过与 Gb3 受体结合，干扰细胞蛋白质的合成，导致细胞损伤和死亡。近年来，也发现志贺毒素在引起细胞凋亡中发挥了重要作用。志贺毒素包括免疫反应不交叉的两类毒素，即志贺毒素 1（Stx1）和志贺毒素 2（Stx2），分别由 stx_1 和 stx_2 基因编码。Stx1 和 Stx2 分别可进一步分为不同的亚型，至今已报道的 Stx2 亚型有 Stx2a、Stx2b、Stx2c、Stx2d、Stx2e、Stx2f、Stx2g，而 Stx1 相对保守，主要有 Stx1a、Stx1c、Stx1d。每一菌株可以同时携带两种类型的毒素，也可携带多种毒素亚型[33]。最近从喜马拉雅旱獭分离的大肠埃希菌中鉴定了一种新的志贺毒素 2 亚型——Stx2h，其生物学或公共卫生意义仍需要进一步研究。

志贺毒素由整合到细菌染色体中的志贺毒素前噬菌体（Stx bacteriophage 或 Stx prophage）编码，Stx 噬菌体为 λ 样噬菌体。完整 Stx 噬菌体大小为 40～70 kb，除编码

StxAB 外,还编码噬菌体结构蛋白及志贺毒素表达的调控基因。不同 Stx 型或亚型,甚至相同的 Stx 亚型噬菌体,在插入位点($wrbA$、$yehV$、$yecE$、$sbcB$、$Z2577$、$ssrA$、$prfC$、$argW$、$torS$-$torT$ 等)、基因组大小、基因组成、形态结构、携带的可移动成分及宿主特异性等方面存在很大差异[35]。EHEC O157:H7 Sakai 菌株的 Stx1a 噬菌体的插入位点为 $yehV$,大小为 47 879 bp;Stx2a 噬菌体的插入位点为 $wrbA$,大小为 62 708 bp。

全面了解志贺毒素噬菌体对大肠埃希菌的转染及整合规律,对于了解和预测 STEC 新致病菌型的出现、菌株毒力强弱变化等具有重要的参考价值,也是当前的研究热点之一。

(2) LEE岛:EPEC 或 EHEC O157:H7 感染宿主肠道上皮细胞后,可造成 A/E 损伤。编码 A/E 损伤所必需的基因位于细菌染色体上的 LEE 毒力岛上。EHEC O157:H7 EDL933 菌株的 LEE 毒力岛大小约 43 kp,推测编码 54 个 CDSs,是三型分泌系统的重要组成部分。如 eae 基因,编码一个相对分子质量(94~97)$\times 10^3$ KD 的外膜蛋白紧密素(intimin),介导细菌与宿主上皮细胞的紧密黏附;tir 基因,编码产物在细菌中合成后通过Ⅲ型分泌系统转位到宿主上皮细胞膜上,作为紧密素在宿主上皮细胞上的受体。Tir 蛋白与细菌对上皮细胞的黏附及宿主上皮细胞的细胞骨架重排和肌动蛋白垫的形成有关;esc、sep 两组基因,编码Ⅲ型分泌系统的组成成分,将细菌合成的效应蛋白输入到宿主细胞中;$espA$、$espB$、$espD$ 基因,编码分泌性蛋白质,参与激活宿主上皮细胞的信号转导系统。

4.3.4.3　分子分型和基因组分型的传染病防控应用

1) 流行克隆化分析和新亚型发现

(1) EHEC O157:H7:EHEC O157:H7 是致泻性大肠埃希菌较罕见的血清型,但 1982 年美国首次报道引起出血性结肠炎暴发以来,全球多数国家特别是欧美发达国家出现了 EHEC O157:H7 的暴发或散发病例。据估计,美国每年 O157:H7 感染约有 75 000 例,平均年暴发约 17 次,每年由于 O157:H7 感染造成的医疗费用约为 4.05 亿美元。鉴于这种形势,美国疾病预防控制中心(CDC)建议临床实验室对所有腹泻患者粪便标本进行 EHEC O157:H7 分离培养和志贺毒素(基因)进行检测。1996 年 6 月,日本大阪府 Sakai 城的暴发,共造成 7 470 名学校儿童感染,近千例患者住院,百例患者出现 HUS,3 例死亡。此后日本不断有 EHEC O157:H7 暴发的报道。

1999 年,我国江苏安徽两省毗邻地区发生了 EHEC O157:H7 感染的暴发。报告有腹泻病史的急性肾衰竭住院患者 195 人,其中死亡 177 例,病死率为 90.8%。血清流行病学调查估计感染人数 20 326 人。疫情持续 7 个月。初步认为,携带 O157:H7 的家畜家禽可能是导致疫情发生的传染源。此次暴发流行,可能是迄今为止世界上流行规模最大(感染逾 2 万人,急性肾衰竭患者 195 人)、死亡人数最多(177 人)、流行时间最长(7个月)、发病原因最复杂(多种因素)的一次。进一步通过 MLST 分析,我国暴发菌株为一新的 ST 型——ST96,SNP 分型也表明暴发菌株为一特有的型别,同时菌株还携带一特有的接合质粒。近几年,我国虽未报道 EHEC O157∶H7 感染的暴发,也未出现上述型别的菌株,但根据中国疾病预防控制中心 2005—2016 年的中国重点传染病和病媒生物监测报告,江苏、安徽、河南和山东 4 省共 9 个国家级监测点的监测数据表明,每年均能从腹泻患者、宿主动物或食品中分离出大肠埃希菌 O157∶H7 菌株,说明 O157∶H7 在人群中的散发感染一直存在,也存在潜在的暴发可能。

Manning 等通过比较基因组微阵列(comparative genome microarrays)、全基因组比较、管家基因和毒力基因的多态性位点等方法,确定了 32 个 SNP 位点,进而通过荧光定量 PCR 检测 SNP 位点的方法,对不同的 O157∶H7 临床菌株进行了分析,将 500 余株临床分离株分为 39 个 SNP 基因型,归为 9 个 clades,发现 2006 年美国由菠菜污染事件引起的暴发菌株属于其中的 clade 8,这次暴发的特点是感染者的住院率高(>50%)、HUS 发生率高(>10%);而日本 1996 年 O157∶H7 暴发的规模虽然大,但是住院率和 HUS 发生率均相对较低,代表性菌株 Sakai 属于 clade 1;1982 年美国首次报道的 O157∶H7 暴发相关菌株 EDL933 则属于 clade 3。这些基于 SNP 的分析提示属于 clade 8 的菌株是一类具有高致病潜力特征的菌株。实验研究也进一步表明了 clade 8 的菌株具有更强的志贺毒素表达水平和黏附能力[34]。因此,加强对 clade 8 这部分菌株的监测,包括对重要动物宿主如牛等携带 O157∶H7 的监测具有重要的指导意义。

(2) STEC O104∶H4:2011 年 5 月,德国暴发了 O104∶H4 感染疫情,波及北美及欧洲 16 个国家,4 000 余人感染,22% 的患者发生 HUS,其中 54 例死亡,是迄今为止世界范围内造成 HUS 病例最多的一次非 O157 STEC 感染暴发,并由此引起人们对非 O157 STEC 的极大关注。O104∶H4 暴发菌株除携带志贺毒素 Stx2a 外,还携带肠集聚性大肠埃希菌(EAEC)的集聚性黏附质粒以及多重耐药质粒,因此该菌株同时具有产志贺毒素大肠埃希菌和肠集聚性大肠埃希菌的特点,故也称其为 STEC EAEC O104∶H4[35]。

疫情暴发后,华大基因利用 PGM(ion torrent personal genome machine)平台,在获得样品后 3 天时间即获得了基因组草图,并及时将基因组序列向全球开放共享[36]。全基因组分析表明,O104∶H4 菌株 TY2482 与其他 STEC 菌株不同,不携带常见的编码Ⅲ型分泌系统的 LEE 毒力岛,而是与 EAEC 菌株 55989 序列相似性高达 99.8%。与 55989 不同的是,TY2482 在染色体 *wrbA* 位点插入了 Stx2a 前噬菌体,并存在一个携带 *bla*CTXM15 基因的 pESBL 质粒,以及数个插入或缺失区域。全基因组序列的获得,对于新出现的病原菌特征的进一步了解、建立特异性核酸检测方法等具有重要指导意义[37],在疫情控制中发挥了重要作用。

2) 应用于流行传播分析

如前所述,基于 32 个 SNP 位点的分析,能够识别致病性强的 O157∶H7 菌株(clade 8 菌株)。德国国家 HUS 咨询实验室收集了引起 HUS 病例的 STEC 菌株,并对菌株的血清型、耐药性及 MLST 序列型进行了分析,建立了相应的 HUSEC(HUS-associated enterohemorrhagic *E. coli*)数据库(www. ehec. org)。该数据库目前包括的 HUS 菌株涉及 O157∶H7 及 O26∶H11、O145∶H28、O111∶H8、O103∶H2 等多种非 O157 血清型;最常见的 MLST 序列型为 ST21、ST29、ST16、ST32 及 ST17,分别属于 3 个序列群(clonal complexes,CC)——CC29、CC32 及 CC20。HUSEC 数据库的建立,对于评价非 O157 STEC 菌株的致病潜力具有一定的参考价值。

近年来,非 O157 STEC 在世界范围内引起的感染逐渐上升,在欧美等发达国家,其引起的感染和暴发目前已超过 STEC O157∶H7。部分调查结果表明,中国牛、猪、羊等动物宿主和生肉类样品的非 O157 STEC 的分离率约为 10% 左右,腹泻病例非 O157 STEC 的分离率为 1% 左右。由于分离的非 O157 STEC 菌株血清型及遗传背景多样,目前尚不清楚动物或食品携带的非 O157 STEC 菌株中哪些在人的传播或致病中起重要作用。通过对菌株的 MLST 分型(如比较与 HUSEC 菌株 ST 型的关系)及毒力基因特征(携带 stx_{2a} 和 *eae* 基因)分析,能初步了解动物或食品携带的菌株对人的致病潜力[38]。

3) 应用于暴发识别预警和溯源

(1) ETEC O128∶H45 聚集性病例:2012 年 6 月 24 日,四川省自贡市疾病预防控制中心接到该市第一人民医院报告:新生儿科近期收治多名症状类似的腹泻新生儿,常规检查未发现致病原因。市疾病预防控制中心随即制定了本次新生儿腹泻的病例定义(2012 年 4 月 1 日至 7 月 30 日市 4 所设有新生儿科的医疗机构收治的新生儿,出现水样便或排便≥7 次/24 h),根据病例定义对全市 4 所设有新生儿科病房的医疗机构 5—6 月收治新生儿情况进行了病例搜索,4 所医疗机构共计纳入病例 60 例,并采集了 4 所医疗机构现症患儿的粪便、市妇幼保健院护理人员的肛拭子以及 4 月以来 4 所医疗机构主要使用的雅培、惠氏、雀巢品牌奶粉和新生儿科环境样品。实验室检测结果从 12 例新生儿水样便及 1 份医院环境样品中分离出大肠埃希菌 O128∶H45。进一步的病原学分析,菌株均为产人源耐热肠毒素(STh)的 ETEC,通过 PFGE 分子分型显示为相同的带型,而且 MLST 分型均为 ST2332 型,以及具有相同的耐药谱。流行病学和分子分型结果提示这是一起新生儿院内聚集性感染病例。虽然后续的调查表明 4 所医疗机构新生儿科均存在不同程度大肠埃希菌污染,但对医护人员的肛拭、医院使用的奶粉、水源等的检测,均未发现与感染菌株相同的大肠埃希菌 O128∶H45,因此尚无法直接确定此次事件的污染来源。本次从医院配奶间水槽边缘分离到相同的病原菌,提示新生儿人工喂养过程中的污染可能是引起此次暴发的原因。

同年 7—10 月间，上海市儿童医院的新生儿科在监测工作中，也发现了 12 例医院获得性 ETEC O128∶H45 感染病例，并且菌株的毒力基因型及 MLST 型均与自贡市病例的相同。目前尚不清楚这两起跨时空的聚集性病例之间的关系以及 ETEC O128∶H45 克隆扩散传播的机制。

（2）EHEC O157∶H7 多点暴发：2006 年，美国出现一起由污染的菠菜引起的 O157∶H7 暴发，涉及 26 个州，感染 199 人，102 人住院，31 人发展为 HUS，至少造成 3 人死亡。这也是迄今为止认为是因为 O157∶H7 强毒株导致住院率和 HUS 发生率高的一起暴发。通过对暴发菌株的基因组与其他参考菌株基因组的比较分析，鉴定了 1 225 个 SNP 位点，进一步分析发现这起暴发菌株间存在 SNP 的差异，可以区分暴发来自 3 种不同的污染来源（"spinach""Taco Bell"及"Taco John"），表明全基因组分析在 O157∶H7 暴发溯源方面，能提供比 PFGE、MLST 更高的分辨力。

随着全基因组测序技术的发展，全基因组分析能提供暴发菌株更详细的信息，在近年来的 O157∶H7 暴发溯源和流行病学监测中的运用逐渐普遍[39]。

4）疫苗设计

目前，针对致泻性大肠埃希菌疫苗设计的，主要集中在 ETEC。ETEC 的主要致病物质是耐热肠毒素 ST 和不耐热肠毒素 LT 以及不同的定植因子。针对 LT-ST 毒素或定植因子的亚单位的疫苗能诱导抗体产生和一定的交叉保护作用，但由于 ETEC 黏附因子种类较多，导致针对一种或几种黏附因子的亚单位疫苗不能对其他类型的 ETEC 感染提供较好的保护[40]。目前，分子分型和基因组分析在指导疫苗设计方面，尚不能提供更多参考。

5）因耐药克隆导致的治疗失败和特殊治疗

大肠埃希菌的耐药是临床感染中面临的主要问题，包括产超广谱 β-内酰胺酶（extended spectrum beta-lactamases, ESBL）的菌株越来越多。近年来，许多新的耐药机制也在大肠埃希菌中不断被发现，如 2009 年发现的新德里金属-β-内酰胺酶 1（New Delhi metallo-β-lactamase 1，NDM-1），这类菌株除对替加环素、黏菌素和万古霉素敏感外，对多种抗生素耐药，曾一度引起公众恐慌。随后 2010 年我国也从外伤长期住院患者体内分离到产 NDM-1 的菌株。2016 年，中国学者首先报道了大肠埃希菌中存在一种质粒介导的黏菌素耐药基因 *MCR-1*[41]，随即全球 30 多个国家发现存在携带 *MCR-1* 的菌株，至少涉及除大肠埃希菌外的其他 8 种细菌（肠炎沙门菌、肺炎克雷伯菌、费格森埃希菌、艾伯特埃希菌、抗坏血酸克吕沃尔菌、布氏枸橼酸杆菌、阪崎克罗诺菌、产气克雷伯菌等）。

大肠埃希菌 ST131 克隆是目前全球流行的多重耐药克隆，每年涉及数百万例的感染[35]。但目前大肠埃希菌的耐药主要集中在肠外致病性大肠埃希菌（extra-intestinal pathogenic *E. coli*，ExPEC），包括血液、脑脊液、尿液、痰液等部位分离的大肠埃希菌，而来自肠道的致泻性大肠埃希菌由于临床菌株分离相对困难，耐药数据相对较少。部分调查数据表明，我国 EPEC 菌株的耐药也较普遍，约 50% 的菌株出现多重耐药，近 20% 的 EPEC 菌株为产 ESBLs 的菌株[42]。因此，开展系统性致泻性大肠埃希菌耐药监测、了解其耐药规律、制定相应的预防控制措施相当迫切和重要。

4.3.5 志贺菌

4.3.5.1 概述

1) 基本分类、微生物学特征

志贺菌(*Shigella*)属于变形菌门，γ-变形菌纲，肠杆菌目，肠杆菌科。1898 年，日本学者志贺(Kiyoshi Shiga)首次发现，1900 年，美国学者 S. Flexner 分离到类似的细菌，在随后的 40 年中相继又有 2 种痢疾病原菌被发现，并最终被分别命名为痢疾志贺菌(*S. dysenteriae*)、福氏志贺菌(*S. flexneri*)、鲍氏志贺菌(*S. boydii*)及宋内志贺菌(*S. sonnei*)。志贺菌为需氧或兼性厌氧菌的革兰阴性杆菌，长 2～3 μm，宽 0.5～0.7 μm，无芽孢，无荚膜，无鞭毛，无动力；某些菌型有菌毛，容易附着在肠黏膜上皮细胞上。其对营养要求不高，能在普通培养基上生长，形成中等大小、半透明的光滑型菌落。根据志贺菌属的表面抗原和生化特征，志贺菌属可分为 4 群(种)和 50 余血清型[43](包括亚型)(见表 4-4)。

表 4-4　志贺菌属的分类

菌　种	亚　型	甘露醇	鸟氨酸脱羧酶
A 群，痢疾志贺菌(*S. dysenteriae*)	A1–A12	−	−
B 群，福氏志贺菌(*S. flexneri*)	1a, 1b, 1c, 1d, 2a, 2b, 3a, 3b, 4a, 4av, 4b, 5a, 5b, Y, Yv, X, Xv, 6, 7b	+	−
C 群，鲍氏志贺菌(*S. boydii*)	C1–C18	+	−
D 群，宋内志贺菌(*S. sonnei*)	Ⅰ相，Ⅱ相	+	+

2) 所致疾病、流行概况

志贺菌是人类细菌性痢疾的病原菌，其发病率和病死率居感染性腹泻之首。全球每年细菌性痢疾发病估计达 1.65 亿人次(其中 1.63 亿发生在卫生条件较差的发展中国家)，导致 110 万人死亡，其中 61% 的死亡病例为 5 岁以下儿童[44]。

发展中国家痢疾发病率较高，如阿根廷、印度发病率均在 900/10 万左右；发达国家相对较低，法国、德国和美国的发病率为 0.3/10 万～12/10 万[44]。中国目前细菌性痢疾的发病率仍显著高于发达国家。根据卫生部发布的疫情信息，2005 年以来痢疾的发病数位于中国法定传染病的第 4 位,仅次于肺结核、乙肝和其他感染性腹泻病。

不同国家流行亚群和血清型不同,在发达国家中最常见的亚群是宋内志贺菌(77%)和福氏志贺菌(16%),鲍氏志贺菌和痢疾志贺菌仅占 2% 和 1%;发展中国家的大多数痢疾病例是由福氏志贺菌(60%)感染引起的,其次是宋内志贺菌(15%)、鲍氏志贺菌(8%)和痢疾志贺菌(8%)。在发展中国家,2a 血清型是福氏志贺菌主要的血清型,引起 32%~58% 的感染;其次为 1b 血清型(12%~33%)、3a 血清型(4%~11%)[45]。福氏志贺菌一直是中国的优势血清群。1999—2015 年的监测数据显示,福氏志贺菌占所有分离志贺菌的 60% 以上。但近年来,宋内志贺菌的分离率逐年上升,在一些省份,已经成为优势血清型。在福氏志贺菌中,2a 血清型长期以来是中国主要流行血清型,其比例占所有福氏志贺菌的 50% 以上。但自 2001 年开始,一种新的血清型 Xv 在中国出现,其分离率逐年升高,并于 2002—2006 年取代 2a 成为中国优势血清型[46]。除 2a、Xv 血清型外,1a、2b 等血清型在我国的分离率也较高。值得注意的是,在中国部分省出现了一些新的或非典型血清型,如 1c、1d 等。

志贺菌的致病情况取决于病菌的致病力、人的抵抗力和感染数量等因素。典型的细菌性痢疾的潜伏期为数小时到 3 天,潜伏期后突然发病,常伴有乏力、发热、头痛、腹痛的症状。一至两日后腹泻次数增多(十到十几次/天),出现脓血便并伴有里急后重。大部分患者病程为 2~5 天,可自行痊愈。对于体质较差的儿童和老人,若不及时治疗易引起溶血性尿毒症综合征,严重者甚至死亡。如果急性细菌性痢疾治疗不彻底,病程反复发作或迁延不愈达 8 周以上,即转为慢性。在志贺菌属 4 个血清群中,痢疾志贺菌引起的感染症状较重,易导致儿童及体质较弱老人的中毒性痢疾,并曾多次在世界各地流行暴发[47],而宋内志贺菌感染的病情较轻,福氏志贺菌感染症状介于两者之间,福氏志贺菌和宋内志贺菌是引起细菌性痢疾主要的两种病原菌。

3) 生存环境、感染传播途径

志贺菌的抵抗力比其他肠道杆菌弱,加热 60℃、10 min 即可被杀死,对酸和一般消毒剂敏感。在粪便中,由于其他肠道菌产酸或噬菌体的作用常使本菌在数小时内死亡,但在污染物品及瓜果、蔬菜上,志贺菌可存活 10~20 天。在适宜的温度下,可在水及食品中繁殖,引起水源或食物型的暴发流行。

志贺菌主要通过污染水源和食物经口感染,细菌通过胃和小肠到达大肠,在此处侵入黏膜上皮细胞,一般不进入血流。志贺菌的感染剂量较低,少至 10~100 个菌就可以引起感染[44]。

4) 致病菌株和非致病菌株,以及致病菌株的毒力因子和致病机制

志贺菌能导致人类的肠道感染,引起腹泻、腹痛、发热、恶心等症状,严重的可导致死亡。志贺菌经口感染,人食入被细菌污染的水和食物后,到达肠道组织后,与肠道上皮细胞接触并侵入细胞内,诱发志贺菌的Ⅲ型分泌系统分泌效应蛋白分子导致炎症,细

菌同时侵入巨噬细胞引起宿主免疫反应；后续感染志贺菌从巨噬细胞中释放并侵入邻近肠道上皮细胞，进一步扩大炎症反应和免疫反应；细菌毒性大质粒及染色体所携带的毒力基因同时发挥效应，导致人体产生一系列肠道症状。

致病物质主要是侵袭力和内毒素，但有的菌株可产生外毒素。

（1）侵袭力：志贺菌借助菌毛黏附 M 细胞，通过 3 型分泌系统侵入回肠末端和结肠黏膜上皮细胞，在上皮细胞内繁殖；在此处细菌遭遇到吞噬细胞吞噬，迅速引起吞噬细胞凋亡；同时伴随着大量细胞因子释放，形成感染灶，引起炎症反应。志贺菌从濒死的吞噬细胞中释放后，从基底外侧侵入内皮细胞并从细胞内的吞噬体中逃逸，同时也在内皮细胞中进行复制增殖。胞内细菌进一步扩散侵入邻近的内皮细胞，继续加重感染和促进炎症反应。志贺菌属介导黏附、侵袭、胞内繁殖、细胞间扩散等的编码因子均由细菌所携带一个约 220 kb 的毒性大质粒所决定。这个质粒一旦丢失，有毒株就变成无毒株。

除毒性大质粒外，细菌染色体上也存在着许多基因参与了致病过程，包括细菌在宿主细胞内生存的必需基因，即染色体上的志贺菌致病性岛（*Shigella* pathogenicity island，SHI）及调控毒力质粒表达的调控基因等。

（2）内毒素：所有菌株都有强烈的内毒素，作用于肠黏膜，使肠上皮细胞通透性增高，促进对内毒素的吸收，引起发热、神志障碍，甚至中毒性休克等一系列症状。内毒素破坏肠黏膜，形成炎症、溃疡，呈现典型的脓血黏液便；内毒素还能作用于肠壁自主神经系统，使肠功能发生紊乱，肠蠕动失调和痉挛，尤其是直肠括约肌痉挛最明显，导致腹痛、里急后重等症状。

（3）外毒素：痢疾志贺菌Ⅰ型和Ⅱ型还能产生一种外毒素，称为志贺毒素（Shiga toxin，Stx），亦称 Vero 毒素，引起肠毒素性、细胞毒性和神经毒性等生物学作用。严重的痢疾志贺菌感染可引起中枢神经系统病变，并可能致命。志贺毒素由位于染色体上的 *stxA* 和 *stxB* 基因编码，同大多数外毒素一样，由一个 A 亚单位和 5 个 B 亚单位组成。B 亚单位介导与宿主细胞糖脂（Gb3）的结合，A 亚单位作用于 60S 核糖体亚单位 28SrRNA，使蛋白质合成中断，主要表现为上皮细胞的损伤，在小部分患者可发生肾小球内皮细胞损伤，导致溶血性尿毒症综合征。

5）耐药性

对细菌性痢疾进行有效的抗菌治疗可明显缓解症状，缩短病程和排菌时间。近年来，随着抗生素的广泛应用，志贺菌株的耐药较为普遍。自 20 世纪 50 年代，日本学者首次报道志贺菌对磺胺类药物耐药以来，相继又出现了志贺菌对氯霉素、四环素和氨苄西林耐药的报道[48]。抗生素广泛使用甚至滥用，又出现了对喹诺酮类、复方磺胺甲噁唑乃至超广谱 β-内酰胺酶（ESBLs）类药物和多黏菌素耐药的志贺菌株。

对 2005—2015 年中国志贺菌耐药情况的监测表明：志贺菌的耐药性表现为最初对

四环素、萘碇酸、复方磺胺甲噁唑、利福平普遍耐药；发展到对氨苄西林、甲氧苄啶、链霉素、氯霉素普遍耐药（耐药谱扩大）；目前仅有头孢噻肟、环丙沙星对志贺菌较为敏感（但耐药率也逐年上升）。志贺菌耐药情况较为普遍，各省份菌株的耐药性存在一定差异。这些数据均显示，多重耐药的志贺菌株逐年增加，且耐药率高、耐药产生速度快、耐药范围广，使菌痢治疗中抗生素的选择变得复杂，有效的治疗措施受到限制，给病疾的防治带来困难。

在福氏志贺菌的基因组中首先报道的耐药因子是 R 质粒，其携带多种耐药相关的基因。由于 R 质粒的接合性转移，造成了其携带的耐药基因在志贺菌中的快速传播。之后，携带汞抗性、磺胺类药物抗性、链霉素抗性、氯霉素抗性和四环素抗性基因的 NR1 质粒也被发现。1997 年，Rajakumar 等首次在染色体上发现并命名了 SRL 耐药岛，岛的结构与 NR1 质粒的 r 耐药决定区相似；但与质粒相比，染色体上的 SRL 岛缺失了位于 cat 和 tet 基因间的汞抗性基因和磺胺类药物的抗性基因，额外插入了 1 个编码 β-内酰胺酶、与氨苄西林耐药相关的基因 oxa-1。SRL 岛是福氏志贺菌的一个特征性整合子，可以不断丢失和捕获耐药基因，这和面临的抗生素选择压力有关。另一种多耐药因子为 Tn7 转座子，它是一种携带多耐药基因的转座子。Tn7 编码多种抗药性基因 aadA1、sat1 及 dfrA1，共同导致了对链霉素、链丝菌素、甲氧苄啶多种药物的耐药。此外，随着头孢类抗生素的广泛使用，编码广谱 β-内酰胺酶的各种 bla 基因不断被发现。

宋内志贺菌通过产生 β-内酰胺酶表现出对 β-内酰胺类药物的耐药性，并可通过可变的遗传物质如质粒、转座子、插入序列、基因岛获得和播散外源基因引起细菌的多重耐药；而整合子可通过获取和交换外来 DNA 的遗传成分，使耐药问题更加严重，CTX-M 型 β-内酰胺酶是传播最广泛的酶，2001 年后，韩国、土耳其、法国和中国陆续发现了产 CTX-M 的宋内志贺菌，分别携带 CTX-M-14、CTX-M-3 和 CTX-M-15 的耐药基因。2004—2007 年间，Sabra 等在黎巴嫩分离出产 ESBLs 的宋内志贺菌中发现 70 kb 的质粒上携带 $bla_{CTX-M-15}$ 的基因，而染色体上携带 2 类整合子基因；其中两株还同时携带 bla_{TEM-1} 基因；另外 $bla_{CTX-M-15}$ 的基因上还发现了插入序列 ISEcp1 的存在。PFGE 分型发现带型相同的 β-内酰胺酶敏感和耐药的菌株，证明耐药菌株的播散由质粒水平转移而不是克隆垂直传播造成的[49]。宋内志贺菌耐药克隆群最早起源于欧洲，在耐药选择压力下成为优势克隆，造成了全球的广泛传播。宋内志贺菌对庆大霉素的耐药性远高于福氏志贺菌，而氯霉素的耐药性两者正好相反。在耐药性较高的头孢曲松、头孢唑林和头孢哌酮中，宋内志贺菌的耐药性显著高于福氏志贺菌。

随着全球范围碳青霉烯类耐药肠杆菌科细菌（carbapenem-resistant Enterobacteriacea，CRE)增多，多黏菌素成为治疗多重耐药的革兰阴性致病菌的最后防线之一。多黏菌素在多重耐药革兰阴性菌感染的治疗中耐药率低、治疗效果好，特别是 CRE 效果显著。越南曾报道过一株携带多黏菌素抗性基因 mcr-1 的宋内志贺菌，其抗性基因位于质粒上,但是该菌株并不表现对多黏菌素的耐药表型,我国学者通过对既往的志贺菌的回顾性调查发现,在 2009 年广西省某猪场的猪粪便样品中分离的一株 y 血清型的福氏志贺菌携带编码 $mcr-1$ 基因质粒。该菌株为多重耐药菌,且这种耐药性能够水平转移。在我国 2003—2015 年分离的 1 650 株的宋内志贺菌中检测到 6 株 $mcr-1$ 基因阳性且有多黏菌素耐药表型的菌株。这 6 株菌于 2010—2012 年上海分离,其中 4 株为多重耐药菌株。

4.3.5.2 菌株的分子分型和基因组学

1) 分子分型

可以用于志贺菌的分子分型方法包括 PFGE、MLST、MLVA 以及 WGS 等。其中 PFGE 方法由于其分辨力强,结果重复性好等特点而被广泛应用,并且以该方法为核心技术在世界范围建立了多个病原菌的监测网络。随着测序技术的发展和测序成本的降低,低成本、高通量的获得细菌基因组成为可能。同时伴随着生物信息学技术的发展,海量数据的标准化信息处理正在逐步实现。WGS 能够获得致病菌的基因组序列信息,具有可用于所有菌种的分型研究、分辨力高、分型和重复性好、快速高通量的特点,正在用于志贺菌的暴发调查和流行病学分析中。

PFGE 的工作原理是 DNA 分子在交替变换方向的电场中做出反应所需的时间取决于 DNA 分子的大小。较小的分子重新定向较快,在凝胶中移动快,从而达到分离不同大小的 DNA 分子的目的。PFGE 方法具有稳定性好,实验室内和室间可比性强,分型能力强等特点,广泛用于志贺菌引起的食源性暴发调查中。PFGE 方法可以很好地区分散发病例和暴发病例,在经食物传播的近亲缘菌株间具有良好而稳定的分型结果,但是该方法并不能反应菌株间的进化关系。值得注意的是虽然在菌株前期处理时的条件相同,福氏志贺菌与宋内志贺菌的 PFGE 电泳参数并不相同。

MLST 方法是基于多个管家基因的序列差异的分子分型方法,志贺菌可以使用 7 个(http: //mlst. ucc. ie/mlst/dbs/Ecoli)或者 15 个(http: //www. shigatox. net/ecmlst)管家基因进行 MLST 分析。现已通过 MLST 的方法成功建立了福氏志贺菌不同血清型(1~6,X 和 Y 血清型)的遗传进化关系,但是 MLST 分辨力不足,无法用于区分近亲缘关系的菌株。

MLVA 是基于多个 VNTR 位点的数目变化的序列分型方法,是一种相对高变异且稳定的分子标志。MLVA 方法具有足够的分辨力,而且基于重复片段不同数量的 VNTR 位点也适用于同种菌株间进化关系的研究。MLVA 分型已经将福氏志贺菌不同血清型(1~4 和 6 血清型)及同种血清型的菌株区分开,但是这种高变异的 VNTR 位点具有血清特异性,并不适合福氏志贺菌所有血清型。而且 VNTR 位点在不同志贺菌种间特异性不同,所以并不适用不同种间的菌株比较。

WGS 是通过分析菌株基因组水平的单核苷酸多态性(SNP)来对菌株进行分型研

究的方法。基于全基因组 SNP 位点构建的进化树,可以揭示菌株的基因组里所包含的全面进化信息。和 MLVA 技术相比,更适合对来自全球的、经历长期分化的菌株做进化研究。而和 MLST 相比,SNP 位点是在全基因组范围内筛选的,不仅局限于管家基因,所以建立起的进化树分辨力更高,更可靠,更能代表长期稳定的进化关系。另外,编码志贺菌血清型的基因已经基本明确,因此可以通过 WGS 方法监测和发现新的血清型。

2) 致病菌株的基因组结构特征

通过对痢疾志贺菌 1 型菌株 197(Sd197)、鲍氏志贺菌 4 型菌株 227(Sb227)以及宋内氏志贺菌菌株 046(Ss046)的基因组序列分析显示,痢疾志贺菌基因组大小 4 369 232 bp,(G+C)％为 51.2％;包括 4 557 个 ORF、285 个假基因以及一个 182 726 bp 的致病性大质粒(pSD1_197)。鲍氏志贺菌基因组大小 4 369 232 bp,(G+C)％为 51.2％;包括 4 353 个 ORF、217 个假基因以及一个 126 697 bp 的致病性大质粒(pSB4_227)。宋内氏志贺菌基因组大小 4 825 265 bp,(G+C)％为 51.0％;包括 4 434 个 ORF、210 个假基因以及一个 214 396 bp 的致病性大质粒(pSS_046)。

2001 年,我国学者在国际上首次完成福氏志贺菌 2a 血清型菌株 301 的全基因组序列测序工作。福氏志贺菌 301 全基因组包括 4 607 263 bp 的染色体序列和一个长度为 221 618 bp 的致病性大质粒(pCP301)。福氏志贺菌 301 的(G+C)％为 50.9％,包含 4 434 个 ORF。301 具有 314 个 IS 元件和数百个假基因,可能与其致病性的形成相关。301 有 13 处大于 5 K 的转座和倒位片段,大多数与 DNA 片段的缺失和获得相关,并且其中有一些可能是噬菌体转移引入的致病岛。2003 年完成的另外一株福氏志贺菌 2a 血清型菌株 2 457 T 染色体长度为 4 599 354 bp,4 084 个 ORF,(G+C)％为 50.9％。2 457 T 有 15 处大于 5 K 的转座和倒位片段和 37 个大于 1 K 的基因组岛。

目前,已在志贺菌发现有 4 个毒力岛,分别为 She、SHI-2、SHI-3 和 SRL 毒力岛。研究表明,志贺菌的致病岛与细菌的毒力关系十分密切。除了编码与毒力有关的一些基因,如侵袭相关基因,铁摄取基因,辅助定居因子,m 型分泌系统基因(对致病菌侵袭宿主上皮细胞以及在巨噬细胞内的存活具有重要意义)外,还编码一些细菌表面蛋白(如菌毛、环境感受器等)和外毒素等,它还含有一些调控成分,使其在赋予宿主菌一些新的毒力特征的同时,还调控着其他一些毒力因子的功能,有时同一病原菌上两个毒力岛之间也存在着基因间的互相调控。

3) 致病菌株的基因组变异和进化

志贺菌是随着人类进化而形成的非常重要的致病菌,和大肠埃希菌有非常近的亲缘关系,甚至可以将两者合并为一个种(species)。按志贺菌的 8 个管家基因进行遗传学分类,志贺菌可分为 3 个簇(cluster),推断这 3 个簇的形成时间应该在 35 000～

270 000 年以前[50]。一般认为,志贺菌属是由多个独立的大肠埃希菌祖先株先后通过 7~8 次趋同进化形成[51]。在进化过程中,一些功能基因发生了突变或者缺失,导致了志贺菌丢失相应表型,同时获得毒力大质粒。与大肠埃希菌相比,志贺菌最突出的特点是它含有一个毒力大质粒。从大肠埃希菌到志贺菌的进化过程中,志贺菌的基因组与毒力大质粒之间的协同进化,相互适应,彼此协调过,从而分化成了 4 个不同的亚群。不同血清型的志贺菌毒力表型上差异较大,其基因组组成也存在着差异。根据细菌全基因组序列,为志贺菌亚群内各型间亲缘关系远近及进化提供了重要线索。为了研究全球志贺菌的遗传进化、种群结构及系统发生关系,Connor 等对分离自非洲、亚洲、中美洲及南美洲等共 351 株福氏志贺菌进行全基因组测序,菌株分离时间跨度长达 100 余年,包括 1~5、X、Xv 和 Y 血清型。菌株全基因组序列聚类分析结果显示福氏志贺菌共分为 7 个遗传分支,每个遗传分支都具有一定的地域性特征,且均包括 2 个及以上血清型以及不同的毒力基因(见图 4-8)。

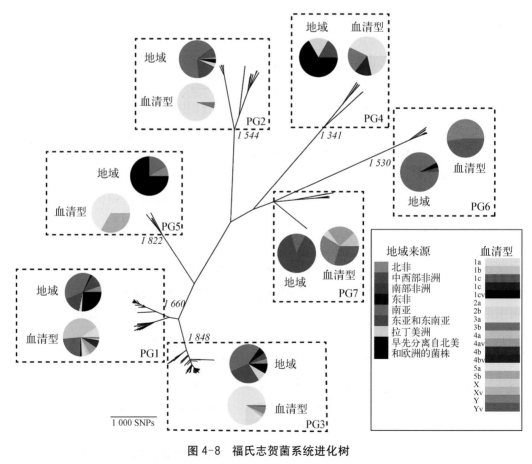

图 4-8　福氏志贺菌系统进化树

本图基于 351 个菌株的 SNP 位点,使用最大似然法构建的进化树,参考菌株为 S. flexneri 2a strain 301。

关于宋内志贺菌的进化，Holt 等对 1948—2008 年分离自欧洲、亚洲、非洲、中美洲以及南美洲的 132 株宋内志贺菌进行了全基因组测序，系统进化分析显示宋内志贺菌最早的祖先出现在大约 500 年前的欧洲，并且由此进化形成 4 个独特的遗传分支（Lineage Ⅰ～Lineage Ⅳ）传播到世界各地，其中分支 Lineage Ⅲ 是传播最为广泛的一个分支，亚洲分离株即由该分支进化而来。同时分析认为抗生素的选择压力在宋内志贺菌的全球性传播进化中发挥了关键作用。宋内志贺菌可以通过水平基因转移（horizontal gene transfer，HGT）获得外源基因和耐药质粒，从而使其更好适应外部环境和获得更强的耐药性。

从基因组水平对我国流行的福氏志贺菌分子进化研究结果显示，目前我国福氏志贺菌的染色体上每年每位点的进化速率约为 9.2×10^{-7}（95% HPD，$8.9 \times 10^{-7} \sim 9.5 \times 10^{-7}$）。我国多个省份近年来流行的福氏 2a 志贺菌是在建国后由单个克隆分化形成的。但是，近 15 年流行的绝大多数福氏 2a 志贺菌是在 20 世纪 90 年代左右才由单个克隆分化产生，并且与 20 世纪 80 年代我国分离的福氏 2a 志贺菌代表株 301 株分属于不同的克隆群。

志贺菌 O 抗原多样性的形成也是在漫长进化过程中压力选择的结果。O 抗原基因簇通过噬菌体、质粒等可移动元件携带的血清型 O 抗修饰基因在不同血清型菌株间的转移，介导血清型转换，不同抗原表位的组合，从而形成了福氏志贺菌多样的血清型[53]。通过携带 O 抗修饰基因或基因簇的血清型转换噬菌体（SfⅠ、SfⅡ、Sf6、SfⅣ、SfⅤ、SfX、Sf1C）的溶原性转化，或携带的磷酸乙醇胺转移酶编码基因 *opt* 的质粒（pSFxv-1），或携带乙酰基转移酶编码基因 *oacB*、*oacC* 的前噬菌体样结构，介导在四糖骨架不同糖基上通过不同方式链接乙酰基、糖基或磷酸乙醇胺基团，在细菌表面形成抗原表位 Ⅰ、Ⅱ、Ⅲ、Ⅳ、Ⅴ、(3)4、6、7(8)、9、10、1C 和 MASF Ⅳ-1。既往研究发现，也存在福氏志贺菌 O 抗修饰基因突变，导致的血清型回复突变的情况。

研究显示抗生素的选择压力在志贺菌的全球性传播进化中发挥了关键作用，志贺菌可以通过基因的水平转移（HGT）获得外源基因和耐药质粒，从而使其更好适应外部环境和获得更强的耐药性。20 世纪 50 年代，日本首次发现了耐磺胺类药物的志贺菌，随后又相继出现了对氨苄西林、四环素和氯霉素耐药的志贺菌。在所有耐头孢类抗生素宋内志贺菌中普遍存在 β-内酰胺酶（ESBLs）相关的耐药基因。对 bla_{CTX-M} 基因测序比对发现，$bla_{CTX-M-14}$、$bla_{CTX-M-79}$ 和 $bla_{CTX-M-15}$ 是最主要的型别，并且还发现两种不同型别的 bla_{CTX-M} 基因同时存在于一个耐药菌中情况。在整合子基因的检测过程中发现，两类整合酶及其基因盒的检出率较高，分别为 93.1% 和 86.0%。研究结果显示，在所有耐头孢类药物的宋内志贺菌中，耐药基因的比例较高，这些耐药基因在细菌间水平转移会加剧耐药菌的蔓延。

4.3.5.3　分子分型和基因组分型的传染病防控应用

1) 流行克隆化分析和新亚型发现

随着志贺菌自身的变异与演化,世界各地相继发现了一些新血清型的志贺菌。例如,1987 年 Carlin 等首次发现一个含群 7,8 抗原和型Ⅳ抗原的新血清型 F4x。1989 年,在孟加拉国最初发现的 F1c 志贺菌,随后在埃及、印度尼西亚、越南等国出现并流行,给这些国家急性腹泻病的防控带来极大的压力和挑战。苏联学者 Pryamukhina 等于 1988 年报道了福氏志贺菌的一个新亚型,不同于 F4a 和 F4b,将其命名为 F4c,并预测该菌型将来可能成为优势流行菌型[54]。此后,该亚型在各地时有暴发流行的报道。2002 年,Talukder 等又在孟加拉国鉴定出一个新亚型,该型菌株与福氏志贺菌单克隆抗体(monoclonal antibodies for *Shigella flexneri*,MASF)MASF B 和 4 血清型特异抗体 MASF Ⅳ-1、MASF Ⅳ-2 发生凝集反应,不与群特异性抗体发生凝集反应。在中国河南省,2001 年出现的一个福氏志贺菌新亚种(X 变种)逐渐取代 2a 血清型成为主要的流行性志贺菌。在 2007 年,这种新型的福氏志贺菌已经在我国 7 个省成为最主要的福氏志贺菌流行性别。对我国分离的 37 株福氏志贺菌新亚种 Xv 血清型菌株以及 74 株其他血清型菌株(包括 1a、2a、2b、3a、4a、5b、X、Y 血清型)进行 15 个管家基因的 MLST 聚类分析显示,所有种 Xv 血清型菌株均为新的序列型 91(ST91)。我国学者对福氏志贺菌 X 变种菌株 2002017(ST91 型)进行了基因组学研究,研究表明,2002017 菌株获得了志贺菌耐药岛(*Shigella* resistance locus,SRL) 和 Tn7 两个多重耐药(multidrug-resistant,MDR)岛。SRL 岛携带多个耐药基因,包括编码氨基糖苷类药物腺苷酰基转移酶(aminoglycoside adenyltransferase)的 *aadA2*,编码 β-内酰胺酶(β-lactamases)的 *oxa-1* 基因,编码氯霉素乙酰转移酶(chloramphenicol acetyltransferase)的 *cat* 基因和编码四环素耐药蛋白的 *tet* 基因簇(*tetABCD*)。携带这个耐药岛的菌株对链霉素(streptomycin,STR)、氨苄西林(ampicillin,AMP)、氯霉素(chloramphenicol,CHL)和四环素(tetracycline,TET)耐药。与首次发现并命名 SRL 岛的日本菌株 YSH6000 不同的是,我国分离的福氏志贺菌有两个特征,一是在 SRL 岛上额外插入了 1 个编码四环素耐药蛋白的 *tet* 基因簇,所以在 2002017 上有 2 个与四环素耐药相关的基因簇;二是没有 YSH6000 上编码转铁系统(ferric transport system)的 *fec* 基因簇(*fecABCDE*)和转录调控基因 *fecR* 和 *fecI*。除了 SRL 岛外,志贺菌的质粒上还有 1 个携带多种耐药基因的 Tn7 耐药岛。Tn7 岛携带编码氨基糖苷类药物腺苷酰基转移酶(aminoglycoside adenyltransferase)的 *aadA1*、编码链丝菌素乙酰转移酶(streptothricin acetyltransferase)的 *sat1* 和编码二氢叶酸还原酶(dihydrofolate reductase)的 *dfrA1* 基因。携带这个耐药岛的菌株,对 STR、链丝菌素(streptothricin)、甲氧苄啶(trimethoprim,TMP)耐药。2002017 Tn7 岛的序列与 2457T(血清型 2a,ST86)、Sf301(2a,ST18)、Sf8401(5b,ST93)和日本菌株 YSH6000(2a)的 Tn7 岛相同,序列较为保守。

为了揭示优势克隆群(ST91)的进化以及新血清型在我国的流行及传播的特征,我国学者对包括 14 种血清型(Xv、X、1a、1b、1d、2a、2b、3a、3b、4a、4av、4b、Y 和 Yv),7 种 ST 型(ST91、ST109、ST18、ST142、ST143、ST103、ST16),30 个 PFGE 型别的 59 株菌进行了全基因组序列分析。结果发现,ST91 序列型在 1993 年左右在我国出现,通过获得 SRL 和 Tn7 两个耐药岛,以及 *gyrA* 基因上的两个非同义突变,最终成为优势克隆群(见图 4-9)。

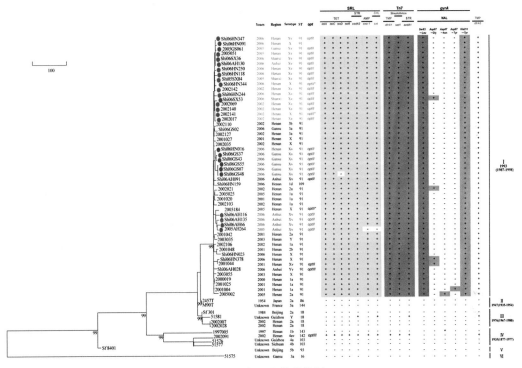

图 4-9　家系 I 的进化树

Xv 血清型的 3 个群名称及分化时间标在框内。分别用蓝色、紫色和红色代表群 1、群 2 和群 3。群特异性 SNP 位点数分别标在每个群的分支上。ns,s 和 nc 分别代表非同义 SNP,同义 SNP 和非编码区 SNP。菌株的背景资料(分离年代、地区、血清型、ST 型以及 opt 种类)也标在图上。opt * 代表菌株携带失活的 opt Ⅱ。opt 基因的 SNP 中"·"表示该位置的碱基与参考菌株 2002017 相同,黄色的"—"表示在相应的位置一个碱基的缺失形成终止密码子。

通过比较 Xv 血清型菌株的染色体基因组、pSFXv_2 质粒和 *opt* 基因的序列发现,Xv 血清型自 20 世纪 90 年代末期(1999)开始出现,相继在各地独立地获得了 pSFXv_2 质粒,通过质粒携带的 *opt* 基因对 O-抗原进行 PEtN 修饰,造成了在人群中的传播,形成了本地优势群。由于人是福氏志贺菌的唯一宿主,人口的迁移同时造成了菌株的区域间传播。由于人群普遍对新血清型缺乏免疫力,造成了 Xv 血清型在当地的流行。这也阐明了新血清型在我国流行的基本特征,即是由本地优势型和区域间传播共同造成的。根据相关研究分析,河南省的优势群分化时间最早(1999),随后安徽省的优势群(2000)和甘肃省的优势群(2001)相继分化。这点与 Xv 血清型 2000 年首先在河南发现,随后在其他省份相继出现的流行病学监测结果相符。

福氏志贺菌 2a 血清型菌株大部分属于 ST18 序列型。该研究中大约起源于 1976 年的家系Ⅲ的 4 株菌全部为 ST18 序列型,其中 2 株分离自 20 世纪 80 年代,2 株分离自 2002 年。而这期间恰好是 ST91 开始流行之际,提示在 ST91 成为优势序列型之前,ST18 序列型可能在我国已经广泛存在并传播,而且可能在相当长的一段时间内造成了流行,是我国的优势序列型。我国 20 世纪 80 年代分离的 2a 血清型的福氏志贺菌 Sf301 菌株属于 ST18 序列型,但没有获得耐药岛[48]。家系Ⅲ中其他 2 株 2a 血清型的 ST18 菌株也未获得 2 个 MDR 岛。而另 1 株 ST18 菌株虽然没有获得完整的耐药岛,但携带岛上的 3 个耐药基因,提示 ST18 在获得耐药岛的过程中发挥了重要作用(见图 4-10)。

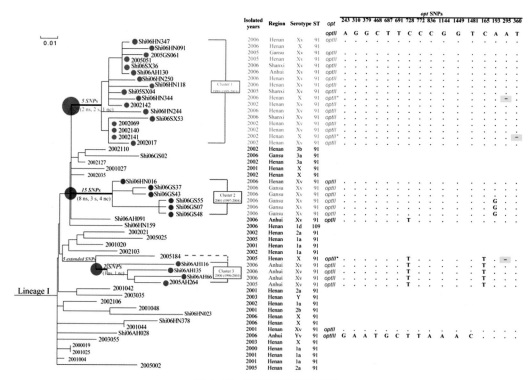

图 4-10　福氏志贺菌进化树

基于 1 790 个 SNP 位点使用最大似然法构建 64 株菌的进化树。主要家系的 bootstrap 值标在分支的下方。家系名称及主要家系分化时间的中位数和 95% 最高后验密度区间标在最右端。志贺菌耐药岛(*Shigella* resistance locus,SRL),Tn7 耐药岛,dfrA5 耐药基因的分布情况以及 gyrA 基因的突变标在右端。＋和－表示获得和缺失耐药岛(基因)或突变。菌株的背景资料(分离年代、地区、血清型、ST 型以及 opt 种类)也标在图上。opt * 代表菌株携带失活的 optⅡ。图中分别用蓝色、紫色和红色代表群 1、群 2 和群 3。TET、STR、AMP、CHL、TMP、NAL 分别代表四环素、链霉素、氨苄西林、氯霉素、甲氧苄啶以及萘啶酸。

该研究初步建立了我国福氏志贺菌的进化关系,揭示了我国优势克隆群的选择压力。并从基因组角度阐明了新血清型在我国流行、传播的特征。

2) 应用于流行传播分析

PFGE 方法广泛用于志贺菌引起的细菌性痢疾的分子流行病学分析,多次成功追溯其疾病暴发的传染来源,并确定患者分离株与食品和环境分离株之间的关联性。

2006 年苗艳芳等人使用 PFGE 方法对成都市 2 起痢疾暴发进行了研究。2006 年 9月 1—8 日,成都市崇州县某学校发生 1 例细菌性痢疾暴发,共发现实验室确诊病例 339例,临床诊断病例 17 例。9 月 1 日的午餐为共同进餐史,从就餐留取的凉拌白肉样本中检出宋内志贺菌。同过对分离志贺菌的 PFGE 分析发现,崇州县 36 株分离菌中有 26株的型别一致,为此次暴发的优势菌株。凉拌白肉样本分离的菌株 PFGE 带型与优势菌株带型相同。提示凉拌白肉可能是引起此次崇州县细菌性痢疾暴发的感染来源。2006 年 9 月 6—14 日,成都市大邑县某学校也发生 1 例细菌性痢疾暴发,共发现实验室确诊病例 72 例,临床诊断病例 34 例,未从环境中分离到宋内志贺菌。大邑县检出的 18株菌中有 10 株的型别一致,为此次暴发的优势菌株。但该地分离菌株的型别较多(18株共有 8 个型别)(见图 4-11),分析原因可能是污染来源复杂,也可能是菌株变异引起的。另外两地分离菌株的带型并不相同,说明虽然两地暴发的时间有重叠,但是两地之间并没有交叉传染关系。

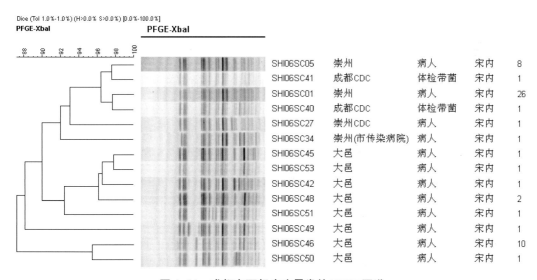

图 4-11　成都市两起痢疾暴发的 PFGE 图谱

2007 年,许亚宁等人应用 PFGE 方法,对甘肃省武威市的志贺菌暴发事件进行了研究。2007 年 9 月 19—21 日住院治疗儿童共 307 名,其中临床诊断病例 261 名,实验室确诊病例 61 名。PFGE 的结果显示从腹泻儿童中分离的志贺菌与从患者食用的原料猪肉中分离的志贺菌有一致的 PFGE 带型，结合流行病学信息，判断引起这起志贺菌暴发事件是由食用未加工熟的猪肉菜肴引起。另外，在有 11 株患者分离株 PFGE 带型相同，从环境或食品中没有分离到带型一致的菌株，但前期甘肃省监测点分离到的散发病例分离株的 PFGE 带型与该带型有 1～2 条带的差异，所以监测点散发病例是否是引发此次食物中毒的另一个传染源，需要进一步的调查和分析。

2014 年，中国重庆两所学校暴发细菌性痢疾，运用 PFGE 技术对该起疫情中分离的 32 株宋内氏志贺菌进行 PFGE 分析，分子分型结果显示患者分离的 16 株和水源分离的 1 株宋内志贺菌指纹图谱完全相同，聚类分析相似度为 100％，结合流行病调查结果我们判断此次疫情为水源水受到污染引起的疫情暴发。

4.3.6 小肠结肠炎耶尔森菌与假结核耶尔森菌

4.3.6.1 概述

1）分类学与基本形态

耶尔森菌属（Yersinia）属于肠杆菌科（Enterobacteriaceae），是一类可导致人与动物疾病的革兰阴性短棒状杆菌，其中小肠结肠炎耶尔森菌（Yersinia enterocolitica）、假结核耶尔森菌（Yersinia pseudotuberculosis）与鼠疫耶尔森菌（Y. pestis）是对人致病的 3 个种。种系发生学上认为假结核耶尔森菌是鼠疫耶尔森菌最近的先祖，并且推断鼠疫耶尔森菌是从血清 O：1b 型假结核耶尔森菌进化而来的；而小肠结肠炎耶尔森菌与假结核耶尔森菌是都是经肠道传播对人致病，在流行病学与疾病临床特征上都有比较高的相似性。

耶尔森菌目前至少发现了 18 个以上的种：鼠疫耶尔森菌（Y. pestis）、假结核耶尔森菌（Y. pseudotuberculosis）、小肠结肠炎耶尔森菌（Y. enterocolitica）3 个种对人类致病，其他 8 个种分别为阿氏耶尔森菌（Y. aldovae）、伯氏耶尔森菌（Y. bercovieri）、弗氏耶尔森菌（Y. frederiksenii）、中间耶尔森菌（Y. intermedia）、克氏耶尔森菌（Y. kristensenii）、莫氏耶尔森菌（Y. mollaretii）、罗氏耶尔森菌（Y. rohdei）、鲁氏耶尔森菌（Y. ruckeri），2005 年以后又陆续通过 DNA-DNA 杂交、16S rRNA 序列分析等发现了 7 个新种，分别为：Y. aleksiciae、Y. similis、Y. massiliensis、Y. entomophaga、Y. nurmii、Y. pekkanenii 与 Y. wautersii，目前尚未有中文命名。其中鼠疫耶尔森菌是最早被认识的种，在 1894 年被确定，当时被命名为鼠疫巴斯德菌（Pasteurella pestis），1944 年被独立分为耶尔森菌属，称为鼠疫耶尔森菌。1934 年，美国学者 McIver 和 Pike 首次分离到小肠结肠炎耶尔森菌，1964 年，Frederiksen 正式命名。20 世纪 70 年代开始以后，被国际上公认为是一种食源性病原菌。1889 年，有学者首先描述了假结核耶尔森菌，20 世纪 60 年代苏联学者 Znamenskiy 将之归属到耶尔森菌菌属，并正式命名。

小肠结肠炎耶尔森菌与假结核耶尔森菌为革兰染色阴性的短杆菌,需要或兼性厌氧,但有时革兰染色不稳定;0～45℃均可生长,22～30℃生长最佳,在低温下仍然可以存活。小肠结肠炎耶尔森菌菌体呈球杆状,宽 0.5～0.8 μm,长 1～3 μm,不形成芽孢;周身鞭毛,在 22～30℃培养时有动力,37℃培养则无动力。小肠结肠炎耶尔森菌在22～30℃培养时亦有丰富的菌毛形成;33℃培养时有少量菌毛形成;在 35℃培养时则无菌毛。假结核耶尔森菌菌体形态类似,个体形态更小。

2) 所致疾病与流行分布

人感染小肠结肠炎耶尔森菌或假结核耶尔森菌后所致疾病被称为"耶尔森菌病"(Yersiniosis)。感染后首先引起腹痛、腹泻等肠道症状,表现为急性胃肠炎、肠系膜淋巴结炎、末端回肠炎等,并可出现类阑尾炎症状,腹泻以自限性为主,称为肠内耶尔森菌病(ICD-10 A04.6)。与其他肠道病原菌感染病不同,部分患者感染后,细菌通过淋巴系统播散到肠外多系统,引起一系列肠道外并发症状,该菌感染部分病例还会出现自身免疫性感染后遗症,其中反应性关节炎、结节性红斑最为常见,还可见结膜-尿道-滑膜综合征(Reiter's syndrome)、心肌炎、肾小球肾炎、突眼性甲状腺肿(Grave's 病)等。免疫缺陷或免疫抑制病例还可导致败血症并出现肝肾脓肿、肺炎、骨髓炎肠外感染,甚至发展为败血症,造成死亡,成为肠外耶尔森菌病(ICD-10 A28.2)。耶尔森菌病在全球各大洲均有分布,但存在明显的地区差异。食源性传播被证实为该菌感染人类的重要途径,并且由于该菌本身具有嗜冷性,在低温、低氧环境中都能生长,冰箱中存放食品为本菌的重要传染来源,也被称为"冰箱病"。

假结核耶尔森菌感染人类通常会导致急性胃肠炎与类阑尾炎症状的自限性肠系膜淋巴结炎,肠外症状也主要表现为反应性关节炎与结节性红斑等,该菌感染导致的败血症的病死率则高达 75%。该菌感染还可表现出"发热、腹痛、红疹"的三联症状,而腹泻则较少见,被"远东类猩红热"(far east scarlet-like fever, FESLF)的致病菌。铁过载的人群更易感染该菌并造成败血症。

小肠结肠炎耶尔森菌病到目前为止,已有日本、中国、美国、欧洲、巴西等 40 多个国家和地区报告过暴发流行,比利时、荷兰、瑞典、芬兰等地是目前人类小肠结肠炎耶尔森菌感染率最高的国家。我国在 20 世纪 80 年代报道过两次暴发,约 500 人感染,仅近 30年来中国国内以散发为主。假结核耶尔森菌的感染率一般稍低于小肠结肠炎耶尔森菌,该菌感染多见于北半球,南半球主要见于澳大利亚和新西兰,南美(除巴西外)与非洲则罕有报道。北半球又以北欧、远东地区的分离率最高,芬兰与日本是假结核耶尔森菌感染报道最多的国家,尤其自 20 世纪 80 年代以来,芬兰至少报道过 6 次以上假结核耶尔森菌的暴发流行。

3) 流行病学特征

小肠结肠炎耶尔森菌与假结核耶尔森菌都是经肠道传播的人兽共患病原体,具有广泛的动物宿主,在人类以及所有温血的野生或家养动物中均能发现,在爬行动物、鱼和甲壳水生动物的体表和体内也偶有发现,已经证明苍蝇、蟑螂等昆虫也可带菌,也可分离自食物以及环境中。食物和饮水受到污染是造成耶尔森菌病暴发流行的重要原因。

猪是小肠结肠炎耶尔森菌最主要的宿主,从我国 11 个省市进行的调查显示,小肠结肠炎耶尔森菌的平均携带率 19.53%,最高的地区达到 54.90%,并且通过分子生物学手段证实,猪群是当地人群感染的主要传染源,也可能是当地其他动物感染的重要源头,具有较高的感染小肠结肠炎耶尔森菌病的风险。犬目前也被证实是小肠结肠炎耶尔森菌的一种重要传染来源。目前已发现 20 多种啮齿类动物带菌。家禽和野生鸟类都可能被感染,成为健康带菌者,具有传播作用。假结核耶尔森菌分布则更为广泛,从昆虫、鸟类到哺乳动物,均可成为该菌的宿主。该菌广泛分布于各种水体及土壤等环境中,在各种清洁度的水源——井水、细菌学洁净的泉水、1 级和 2 级清洁度的表面水以及严重污染的水体都曾分离到该菌。哺乳动物和鸟类是其重要的储存宿主,假结核耶尔森菌在鸟类中的感染率通常大大高于小肠结肠炎耶尔森菌,尤其野鸟在传染链中的意义更为重要,候鸟的迁徙则对于假结核耶尔森菌在世界范围内不同大陆之间的广泛传播起到很大作用。

小肠结肠炎耶尔森菌与假结核耶尔森菌主要依靠粪-口途径传播。人类感染主要是通过接触被感染动物粪便污染的食物和水,以及与动物的直接接触造成的。人类患者的粪便、尿带菌可引起人群间的相互传染。人类通过直接接触被感染的家畜、犬等动物,以及水、土壤也能造成感染,由宠物传播的假结核耶尔森菌感染多是通过直接接触造成的。

小肠结肠炎耶尔森菌与假结核耶尔森菌是一种食源性病原菌,可以在冰箱低温储存的食品中繁殖,通过冰箱储存食物造成传播。目前,已从各种食物中分离出小肠结肠炎耶尔森菌,包括巴氏消毒乳、巧克力牛乳、冰淇淋、牛肉馅饼、胡萝卜、土豆、甜菜等。该菌的污染可能发生在食物的制造、加工、运输及售卖各过程。水源或土源传播造成的疫情多是由于水和土壤遭到了被感染牲畜粪便的污染。

耶尔森菌对人群普遍易感。小肠结肠炎耶尔森菌感染率无明显性别、年龄差异,但感染后,以 1~4 岁、10~29 岁年龄段发病为多,2/3 发病者见于婴儿和儿童。假结核耶尔森菌感染大多数病例为 5~15 岁青少年,男性感染病例多于女性,但感染后发生结节性红斑的病例中则女性占多数。该两种菌造成的人类严重感染一般发生在有免疫抑制的或铁过载的人群中,有肝病、糖尿病、血液病等免疫缺陷者,感染该菌后病情加重,易发生败血症、多脏器损害,病死率高。

4）致病性与毒力因子

一个约 70 kb 的毒力质粒(pYV)是耶尔森菌致病所必需的,对人致病的鼠疫耶尔森菌、假结核耶尔森菌、小肠结肠炎耶尔森菌都携带该质粒。pYV 是抵抗宿主免疫、对机体致病的本质性因子之一，编码的致病蛋白通过Ⅲ型分泌系统（T3SS）进入宿主细胞，发生致病作用。

小肠结肠炎耶尔森菌根据是否携带染色体的黏附侵袭基因（*ail*）、小肠结肠炎耶尔森菌耐热性肠毒素 A 基因（*ystA*）以及是否具有 pYV［以 pYV 上黏附素基因（*yadA*）、yop 调节子的转录活化因子（*virF*）基因作为标志］，可将该菌分为致病性菌株与非致病性菌株。O：3 和 O：9 血清型是致病株最主要的血清型，致病株还偶见 O：5 和 O：27 等其他血清型；美国、日本还具有一种 O：8 型的高致病菌株，在我国目前尚未发现。假结核耶尔森菌目前分为 15 个血清型，O：1b 与 O：3 型是假结核耶尔森菌致病株最主要的血清型，O：7～O：15 这些新发现的血清型致病性菌株较少见。

两种耶尔森菌具有一种嗜淋巴组织的特征，T 细胞介导的细胞免疫在抗感染中起主要作用。该菌经口进入人体消化道，移行至回肠，通过肠上皮固有层 M 细胞转入 Peyer's 结进行繁殖，发生病理损害。部分患者，细菌向深部播散入血，移行到肝、脾，发生全身损害。人感染后血清中可产生抗感染菌脂多糖的 IgA、IgM 与 IgG 抗体。

目前已证实毒粒质粒、肠毒素、超抗原、铁摄取系统等与致病性密切相关。

pYV 主要分泌 4 类蛋白：黏附素（YadA）、分泌性外膜蛋白（Yops）、Yops 分泌蛋白（Ysc）和调节蛋白（Lcr）。该质粒编码一套完整的Ⅲ型分泌系统和一组与致病性有关的分泌性外膜蛋白（Yop）以及其蛋白伴侣，使得细菌能够突破宿主防御机制，能够在宿主淋巴组织生存和增殖，是致病所必需的。

小肠结肠炎耶尔森菌侵袭力较强，在本菌属中引起人类疾病最为广泛。小肠结肠炎耶尔森菌的致病性主要是由质粒介导的侵袭力所致，而不是毒素。分子水平上，目前认为是由质粒编码的黏附素（YadA）黏附到细胞表面，随后由染色体编码的侵袭素介导进入细胞内部。另一个黏附侵袭位点 *ail*（attachment invasion locus），与侵袭素相似，具有使小肠结肠炎耶尔森菌侵入上皮细胞的能力。假结核耶尔森菌侵袭素基因（*inv*），与小肠结肠炎耶尔森菌的 *ail* 基因的作用近似，所有的从人或感染动物分离的菌株均携带有 *inv* 基因。

不同小肠结肠炎耶尔森菌能产生一系列耐热性肠毒素（YSTs），属于耐热肠毒素家族，与其他肠道致病菌产生的肠毒素具有类似的致病特性。目前研究普遍认为，小肠结肠炎耶尔森菌的致泻作用主要是由 YSTa 引起的，是致病性小肠结肠炎耶尔森菌必需的毒力因子。部分生物 1A 型非致病性菌株能够产生 YSTb；近年来又陆续发现 YSTc、YSTⅡ等新成员。假结核耶尔森菌未发现肠毒素。

假结核耶尔森菌也是少数报道的能够合成超抗原的革兰阴性菌之一，染色体编码的假结核耶尔森菌衍生丝裂原（YPM）是一种超抗原毒素，与红疹、反应性关节炎、间质性肾炎等感染并发症及致死性败血症有关。

5）抗生素敏感性

小肠结肠炎耶尔森菌与假结核耶尔森菌具有染色体介导的 β-内酰胺酶,对青霉素类抗生素具有天然的耐药性。小肠结肠炎耶尔森菌血清 O：3 和 O：9 型菌株对氨苄青霉素、头孢噻吩、羧苄青霉素和青霉素耐药。而 1B 型/O：8 型菌株与其他常见的血清型不同,它对氨苄青霉素是敏感的,而对羧苄青霉素和头孢噻吩是耐药的。

假结核耶尔森菌对红霉素、林可霉素、新生霉素耐药。部分菌株对四环素高度敏感,而另一部分菌株则对四环素、脱氧土霉素、甲烯土霉素等耐药。俄罗斯进行的研究揭示喹诺酮类(环丙沙星、氟哌酸、依诺沙星)、四环素、氨基糖苷类(奈替米星、阿米卡星)、头孢噻肟、头孢唑啉对假结核耶尔森菌敏感,可推荐用于治疗。

4.3.6.2　基因组与比较基因组特征

耶尔森菌属基因组的(G+C)％约为 47％,大小约为 4.7 Mb,DNA 杂交试验证实,耶尔森菌属与其他肠杆菌科各菌属有 10％～32％ 的同源性。3 种致病性耶尔森菌在基因组水平则也有较高的相似性,具有 71％ 以上的共同核心基因组。近半个世纪以来,人们就开始致力于研究致病性耶尔森菌的进化,不论是多位点序列分析(MLSA)还是全基因组比对研究,均证实鼠疫耶尔森菌是由假结核耶尔森菌的 O：1b 血清型菌株在 1 500～20 000 年前进化而来;但鼠疫耶尔森菌与假结核耶尔森菌和小肠结肠炎耶尔森菌在传播途径、致病特征上存在巨大差异。目前的研究都没有追溯到整个耶尔森菌属的进化源头,特别是小肠结肠炎耶尔森菌的进化起源更为复杂。

耶尔森菌属 3 个致病种的主要基因组特征比较见表 4-5。

表 4-5　小肠结肠炎耶尔森菌、假结核耶尔森菌与鼠疫耶尔森菌基因组基本特征比较

特　　征	小肠结肠炎耶尔森菌 8081	鼠疫耶尔森菌 CO92	假结核耶尔森菌 IP32953
基因组大小/bp	4 615 899	4 653 726	4 744 671
G+C 含量/％	47.27	47.26	47.61
CDSs 平均大小/bp	4 037	4 012	3 974
编码密度/％	83.80	83.80	82.50
平均基因大小/bp	968	998	998
rRNA 操纵子	7	6	7
tRNAs	81	70	85
假基因	67	149	62
插入序列元件	60	139	20
原噬菌体区域	4	4	5

3 种耶尔森菌基因组的大小、预测基因的数量以及核苷酸的组成上都非常相近,但它们在插入序列成分和假基因数目上都存在着差别。尽管假结核耶尔森菌和小肠结肠炎耶尔森菌的插入序列成分的数量要低于鼠疫耶尔森菌,但它们最大的差别主要体现在近来在鼠疫耶尔森菌中有少数插入成分在不断扩展。假结核耶尔森菌和小肠结肠炎耶尔森菌具有十分接近的假基因数量,分别为 67 和 62 个编码序列(CDSs),鼠疫耶尔森菌却截然不同,在染色体上通过点突变、插入序列成分的插入、大规模的基因重排以及基因删等途径除演化来的假基因数超过 140 个以上,这些使得鼠疫耶尔森菌生活特征不断发生变化;并且假结核耶尔森菌和小肠结肠炎耶尔森菌有两个完整代谢途径在鼠疫耶尔森菌中完全丢失,其一是蛋氨酸补救途径,其二是渗透调节葡聚糖(OPG)生物合成途径。

通过对 Genbank 上具有完整基因组的 20 株耶尔森菌属小肠结肠炎耶尔森菌、假结核耶尔森菌与鼠疫耶尔森菌进行的泛基因组分析表明,耶尔森菌属的大部分基因是保守的,大约有 2 000 个;从所有菌株的保守度的基因频数分布图上看,保守度为 4 和 16 的位置有峰值,说明保守度为 4 和 16 的基因数目较多;这是由于 4 株小肠结肠炎耶尔森菌趋势更为接近。新发现的非致病小肠结肠炎耶尔森菌 LC20 菌株在保守度为 1 的位置有一个奇异点,说明有许多预测的编码基因并不是同源保守的,应该是编码基因预测不严格造成的。分析 LC20 的 1 550 个特有基因的功能,仅有 437 个有 COG 功能注释的结果,特有基因和转座酶、噬菌体相关蛋白、ABC-type 运输系统等相关。当参与计算的基因组数目不断增加时,耶尔森菌属的泛基因组大小不断增大,20 株耶尔森菌泛基因组包含约为 8 500 个基因,γ 的值为 0.492($0<\gamma<1$),表明耶尔森菌属为开放的泛基因组;随着基因组数目的增加,核心基因组的基因总数先迅速减少,当基因组数目大于 5,核心基因组的基因总数不断收敛到 2 000 个基因左右,表明 20 株耶尔森菌属的核心基因组包含约 2 000 个基因。和核心基因类似,新基因也随着基因组个数增加而递减,渐进值为 177,表明每增加一个新的基因组,平均将带来 177 个新基因。

通过分析 20 株耶尔森菌的核心基因(保守度=20)、特殊基因(保守度=1)、非必需基因(保守度 2～19)的 COG 功能分类情况(图 4-12),研究人员发现核心(core)基因在 J 功能分类(翻译、核糖体结构和生物合成)、D 功能分类(cell cycle control, cell division, chromosome partitioning)、O 功能分类(posttranslational modification, protein turnover, chaperones)较富集,独特的(unique)基因在 L 功能分类(复制、重组和修复)富集,非必需(dispensable)基因在 K 功能分类(转录)、T 功能分类(signal transduction mechanisms)和 Q 功能分类(secondary metabolites biosynthesis, transport and catabolism)富集。

从 20 株来自不同国家的耶尔森菌(包括 4 株小肠结肠炎耶尔森菌、4 株假结核耶尔

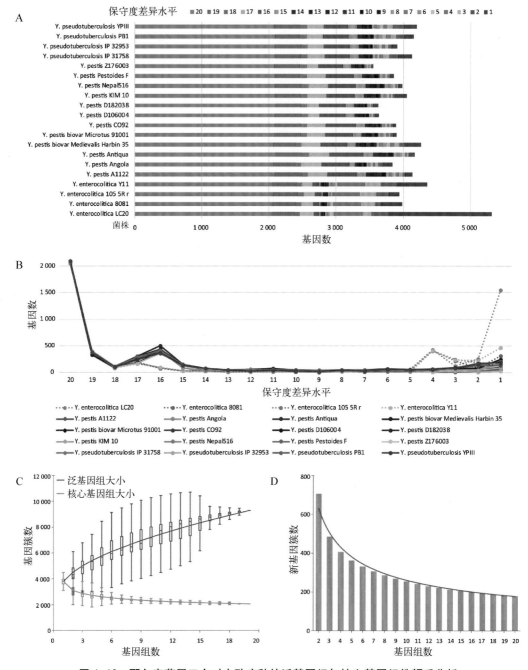

图 4-12　耶尔森菌属三个对人致病种的泛基因组与核心基因组份额系分析

森菌、12 株鼠疫耶尔森菌)泛基因组分析结果上看,耶尔森菌具有开放的泛基因组,此外菌株之间的线性基因组结构也有较大差异,推测菌株在进化过程中可能不断和外界进行交换,发生水平基因转移,获得或丢失基因以自适应性不同生态位变化。20 株耶尔森菌的核心基因的功能主要富集在细菌生存的主要功能上,如翻译、核糖体结构和生物合成、细胞周期等功能,而独特的基因和非必需基因更倾向于能体现细菌多样性的功能上,比如调控、代谢、重组、修复等功能。其中 LC20 缺失的尿素代谢的相关基因就是非必需的基因,尿素酶能够分解尿素,从而使得小肠结肠炎耶尔森菌具有耐酸的能力,因此该特殊菌株与小肠结肠炎耶尔森菌在代谢反应能力上的不同说明两者在适应宿主生态位环境上存在差别。

目前 GenBank 中具有完整全基因组数据的小肠结肠炎耶尔森菌为上述 4 株,表现出高致病株、低致病株、非致病株在基因组基本特征上的差异(见表 4-6)。

表 4-6 不同致病性小肠结肠炎耶尔森菌全基因组基本特征比较

基因组特征	高致病株 1B/O：8 8081	低致病株 2/O：9 105.5R(r)	低致病株 4/O：3 Y11	非致病株 LC20
基因组大小/bp	4 615 899	4 552 107	4 553 420	4 771 331
G+C 含量/%	47.27	47	47	48.02
CDSs 平均大小/bp	970	943	883	772
编码密度/%	83.6	83.2	84.4	86
COGs	3 319	3 241	3 418	3 588
tRNAs	82	71	70	77
插入序列元件	60	67	42	74

通过生化代谢以及对鼠感染模型的致病性程度差异,可将小肠结肠炎耶尔森菌分为 6 种生物型(1A、1B、2、3、4 和 5),生物型 1B、2～5 型是致病性的,都携带有 70 kb 的毒力质粒 pYV 和染色体编码的毒力基因。生物 1A 型菌株除一部分携带耐热性肠毒素 B 基因(*ystB*)外通常不携带毒力质粒 pYV 和其他染色体携带的毒力基因,属于传统意义上的非致病菌株,尽管部分非致病的 1A 型小肠结肠炎耶尔森菌携带的质粒大小与 pYV 类似,并且也具有一定的同源性,但他们不像 pYV 那样能够编码一些致病物质。致病性小肠结肠炎耶尔森菌毒力质粒(pYV)是致病所必需的,其编码一套完整的 Ⅲ 型分泌系统和一组与致病性有关的分泌性外膜蛋白(Yop)以及其蛋白伴侣,细菌依靠其突破宿主防御机制,被赋予了在宿主淋巴组织生存和增殖的能力;而其编码的侵袭素蛋白和黏附因子 YadA、Ail、Myf 以及其他一系列辅助因子,主要负责小肠结肠炎耶尔森菌的黏附并侵入肠上皮细胞。高致病性的 1B 生物型菌株属于小肠结肠炎耶尔森菌小肠结肠炎亚种(*Yersinia enterocolitica subsp. Enterocolitica*),被称为“新世界菌株”,在北美洲分布最多,欧亚大陆地区较为少见;低致病性的 2～5 型菌株,属于小肠结肠炎耶尔

森菌古北亚种(*Yersinia enterocolitica subsp. Palearctica*)，这类菌株在欧洲和亚洲最为常见，并且广泛分布于家畜家禽和野生动物中，尤其是在猪中分离率最高；非致病性的 1A 型菌株在环境中普遍存在，是人和动物中分离率最高的一类小肠结肠炎耶尔森菌。非致病 1A 型菌株生物多样性最大，低致病性菌株各个生物型之间基因序列较为相似，且 IS 序列较保守，一般在固定位置插入，而高致病 1B 生物型菌株和非致病的 1A 生物型菌株拥有 500 多个特异的 CDSs，并且其中 86 个与新陈代谢相关的 CDSs 不存在于低致病性小肠结肠炎耶尔森菌中。

4.3.6.3 应用于预防控制、流行病学的分子分型和基因组分型分析

1) 16S rRNA 序列与耶尔森菌种水平的鉴定

细菌种类鉴定的传统方法主要依据表型特点，诸如形态学、生化代谢等，而基于基因水平的分类越来越多地作为发现新种的依据。耶尔森菌属的细菌分布十分广泛，除了上述 3 个经典的对人致病种外，目前已经发现了另外 15 个种，并且仍可能继续发现新种。其中一些仅仅使用生化鉴定等经典方法已经无法进行准确的鉴定，如非致病小肠结肠炎耶尔森菌与弗氏、克氏、中间耶尔森菌，弗氏与中间耶尔森菌，*Y. similis* 与假结核耶尔森菌等，必须依靠多种分子生物学手段的介入，而 16S rRNA 序列就是其中最基本的方法之一。

小肠结肠炎耶尔森菌每株菌的 16S rRNA 拷贝数在 1～15 种之间，不同拷贝间的差异可能导致将一定数量的物种错分为新的物种，因此建立了一套每株菌基于 5 个 16S rRNA 克隆的多种序列分析方法。通过对来自全球的 10 个耶尔森菌种共 768 株菌、每株菌 5 个 16S rRNA 克隆的多种序列分析发现，60% 菌株包括 2～3 个 16S rRNA 基因类型，18% 菌株包括 4 个类型，17% 的菌株只有 1 种 16S rRNA 类型，而 5 个克隆子均为不同类型的菌株所占比例最少，为 5%。假结核耶尔森菌、克氏耶尔森菌种内 16S rRNA 基因类型集中在 1～2 种，弗氏/中间耶尔森集中在 2～4 种，非致病性小肠 16S rRNA 基因类型集中在 2～3 种，非致病小肠则集中在 1～3 种。5 个克隆子全部为同一种类型比例为 8%。鼠疫耶尔森与假结核耶尔森中均没有发现 5 个克隆子为不同种类型 16S rRNA 基因的菌株。耶尔森菌属种内 16S rRNA 基因相似性大部分在 99% 以上，弗氏/中间耶尔森仅有 9 株(2.2%)低于 98.7%，克氏耶尔森和非致病性小肠耶尔森中各有一株菌 16S rRNA 基因不同拷贝间相似性较小，分别为 96.77%、97.94%。

结合每株细菌 5 条 16S rRNA 基因信息，构建最小进化树(图 4-13)。整个发育树可分为 6 个组群，分别为 1a、1b、2、3、4、5。

各种耶尔森菌均有其优势类型，即出现比例较高的基因类型，其余型别虽然种类多，但出现的频率很少，大部分仅出现一次。其中克氏耶尔森与位于组 2b 中的弗氏/中间耶尔森菌、鼠疫与假结核耶尔森菌有相同的优势序列型。

小肠结肠炎耶尔森菌集中在组 3 中，小肠结肠炎亚种菌株(生物 1B 型菌株)与古北

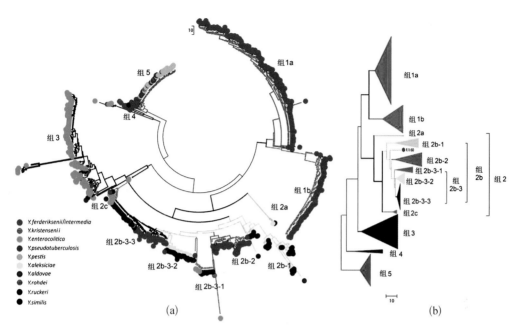

图 4-13 结合每个耶尔森菌 5 条 16S rRNA 基因序列建立最小生成树

(a)中不同颜色的圆圈代表不同的耶尔森菌种,不同颜色树枝代表不同的分类群,与(b)中三角颜色相
对应。单位标尺代表每千个碱基的碱基差异个数。

亚种菌株(生物 1A、2、3、4、5 型)拥有不同的 16S rRNA 基因序列,形成明显的两簇,这
与以前的研究结果相符。大部分的克氏耶尔森菌位于组 2 中,在进化距离上比较分散,
形成多个亚支;其中在组 2b-3-3 中,克氏耶尔森菌与弗氏/中间耶尔森菌紧密地聚在一
起,相似度非常高,这可能与两者的共有序列均为其优势序列有关;还有极少部分克氏
耶尔森菌与小肠结肠炎耶尔森菌在聚类树中重叠。相比于其他耶尔森菌种,克氏耶尔
森菌似乎存在更多的种群遗传多样性。也可能这部分与其他耶尔森菌交叉的克氏耶尔
森菌是其他的耶尔森菌种,由于生化鉴定的不确定性导致部分克氏耶尔森菌的误判。
是否可以通过增加对每个菌株随机挑选 5 个以上的 16S rRNA 基因克隆子进行测序分
析得到解决,有待于更进一步探讨。

耶尔森菌属中的弗氏耶尔森菌和中间耶尔森菌由于生化反应相近,API20E 很难准
确鉴定到种,统称为弗氏/中间耶尔森。本研究中,这类菌株主要菌株集中在组 1a、1b、
2b、4 中。中间耶尔森的参考菌株全部位于组 2b,据此判定,组 2b 中的弗氏/中间型菌
株应为中间耶尔森,而位于组 1a、1b、4 三个 cluster 的弗氏/中间耶尔森菌应为弗氏耶尔
森。弗氏耶尔森菌在 1980 年被发现,包含 3 类基因型群(genospecies),而生化并无差
异,研究者将组 1a、1b、4 三个分类群涵盖的所有类型 16S rRNA 基因序列与弗氏耶尔
森 3 个 genospecies 菌株的 16S rRNA 基因进行聚类分析(见图 4-14),发现组 1a、1b、4
的序列分别与弗氏耶尔森 genospecies 2、3、1 形成相应的聚类群,可见 16S 基因不仅可

以鉴定 API20E 等生化鉴定系统无法区分的弗氏与中间耶尔森菌,还可以进一步分为各种亚型。

目前在耶尔森菌种类的划分上有一些分歧,除传统的生化反应外,还需与分子生物技术相结合,以弥补生化反应的不足,才能进行进一步的鉴定。*Y. aleksiciae* 生化反应与克氏耶尔森菌几乎无差别,但彼此的 16S rRNA 基因明显分为不同的类型。在本研究中,组 2a 包含的克氏耶尔森参考株 52247、52242 及 *Y. aleksiciae* 全基因组测序株,相似度达到 99.9%,可以认为 52242、52247 两株菌与 *Y. aleksiciae* 呈现最近的系统发生关系。前期研究表明,*Y. similis* 无法通过 API 等生化反应与假结核耶尔森菌区分,以至于最初人们一直将其归为假结核耶尔森菌;而经毒力基因检测发现这类菌株不含pYV,仅携带 *YpmB*,来自非人源,对人致病力弱,最终通过 16S rRNA 基因鉴定将其归为 *Y. similis*。本研究中 *Yersinia similis* 全基因组测序株在系统发育树中与假结核、鼠疫紧密地聚在一起,共同形成组 5。但可以明显看出的是,该全基因组测序株位于组 5最外侧(图 4-13A 组 5 中黑色圆圈表示),与鼠疫和假结核耶尔森菌具有最大的进化距离。在系统发育树(见图 4-13A)中,类似的不同亚种聚为一个克隆群的情况还有:组2b-1 中鲁氏耶尔森菌全基因组测序株与 4 株 *Y. kristenii* 聚为一个小亚支,组 2b-2 中*Y. aldovae* 与一株小肠形成明显的亚支,进化距离与其他小肠耶尔森菌相差很大,据此猜测,这株小肠很可能为耶尔森菌属的其他种类;组 4 中 *Y. rohdei* 与 3 株小肠形成一个亚支,进化距离很近。这些特殊菌株的存在提示耶尔森菌属是一个极具种间遗传多样性的种属。

2) 基于 MLST 的 3 种致病性耶尔森菌分型

由于 3 种致病性耶尔森菌基因组的高度相似性,基于管家基因序列分析的 MLST难以对其中单个种进行良好分辨力的分析,但是这确实一个良好的基于属水平、探索不同种耶尔森菌之间基因组关系的简洁、便利的方法。

最小生成树可明显将小肠结肠炎耶尔森菌、假结核耶尔森菌与鼠疫耶尔森菌分为2 大类,第一类包括假结核耶尔森菌与鼠疫耶尔森菌、第二类为小肠结肠炎耶尔森菌,3 个种的 ST 型均不交叉;体现了 3 个种的遗传关系:鼠疫耶尔森菌可以认为是假结核耶尔森菌 ST43 的一个分支,与之仅存在一个管家基因的差异,而小肠结肠炎耶尔森菌与假结核耶尔森菌、鼠疫耶尔森菌相距较远,没有任何一个管家基因与两者具有相同序列型。可以认为,MLST 对耶尔森菌属具有良好的种间分辨力,尽管很多分子分型方法很难将鼠疫耶尔森菌和假结核耶尔森菌加以区分,鼠疫耶尔森菌与假结核耶尔森菌的ST 型别不存在交叉(见图 4-14),鼠疫耶尔森菌最主要的克隆群与 O:1b 血清型的假结核耶尔森菌的遗传关系最近,为"鼠疫耶尔森菌由 O:1b 血清型的假结核耶尔森菌进化而来"这一假说提供了有力证明。相比之下,小肠结肠炎耶尔森菌与鼠疫耶尔森菌和假结核耶尔森菌的亲缘关系均较远。

　　3 个致病种中鼠疫耶尔森菌表现最为最保守,其次为假结核耶尔森菌和小肠结肠炎耶尔森菌。尽管假结核耶尔森菌的 ST 型别众多且分散,它也具有类似于致病性小肠结肠炎耶尔森菌的 ST 型别与血清型的聚集性,世界广泛流行的假结核耶尔森菌的血清型均有其主要 ST 型别[图 4-14(b)],如菌株数在前 3 位的 ST 型,其菌株的主要血清型分别为国际流行的 O∶1a、O∶1b 和 O∶3,反之这 3 个血清型菌株的主要 ST 型也是 ST42、ST43 和 ST19。这与其他学者报道的假结核耶尔森菌 MLST 研究结果不同。值得注意的是,鼠疫耶尔森菌 ST90 为假结核耶尔森菌 ST43 的分支,而 O∶1b 为 ST43 的主要血清型,与种系发生学研究结果相符,支持鼠疫耶尔森菌是由假结核 O∶1b 菌株在约 2 万年前进化而来这一假说。

　　在小肠结肠炎耶尔森菌中,致病性小肠结肠炎耶尔森菌也相对保守,其 ST 型别与血清型呈现出较高的聚集性,非致病性小肠结肠炎耶尔森菌则表现为高度的多态性,这可能使其相比于低致病性菌株更能适应环境、宿主等因素的变化。我国分离的非致病性 O∶8 型菌株 ST 型别分散,不能像国外分离的 1B/O∶8 一样形成聚类关系紧密的克隆群,再次证实我国分离的 O∶8 血清型菌株无论从毒力基因携带状况还是基于管家基因的分子分型结果,均为非致病性[见图 4-14(d)]。

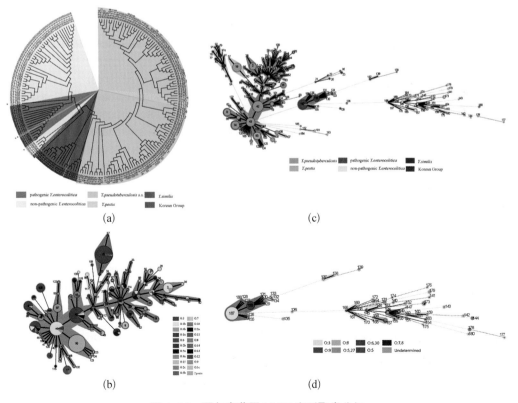

图 4-14　耶尔森菌属 MLST 序列聚类分析

通过以上研究发现,MLST 这种基于管家基因的分型方法对于研究不同种耶尔森菌之间的关系分辨力较好,而对种内分型的分辨力较低。与 PFGE 等分辨力更高的分型方法相比,MLST 分型能够从更宏观的角度上观察描述小肠结肠炎耶尔森菌的变异情况,以及耶尔森菌属内不同种间的亲缘关系。

3) 基于脉冲场凝胶电泳(PFGE)的种水平分子流行病学分析

对于小肠结肠炎耶尔森菌来说,*Not* Ⅰ 酶切的 PFGE 分型的分辨力最为适当,能够将同一生物血清型菌株分为不同亚型,可较好地分辨不同宿主、地域、时间来源的菌株,同时又不会导致型别过于离散,可以认为是小肠结肠炎耶尔森菌分子分型的"金标准"。通过 PFGE 分析发现,同一血清型的致病性菌株,由于菌株分离时间、宿主、地域等差别,其 PFGE 带型也存在不同程度的差异。图 4-15 显示了 O∶3 与 O∶9 血清型菌株 PFGE 优势带型及其聚类关系。

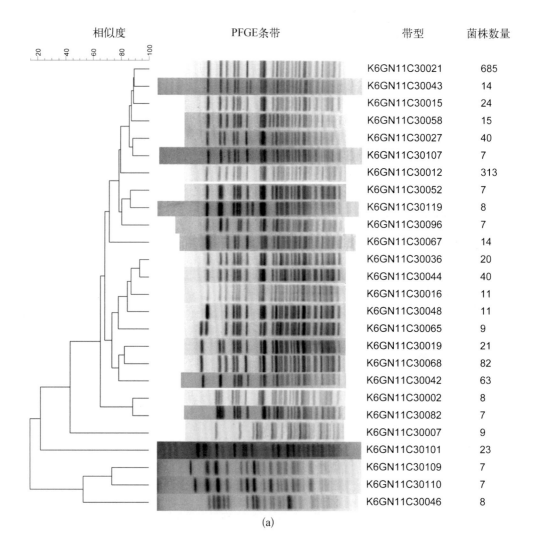

(a)

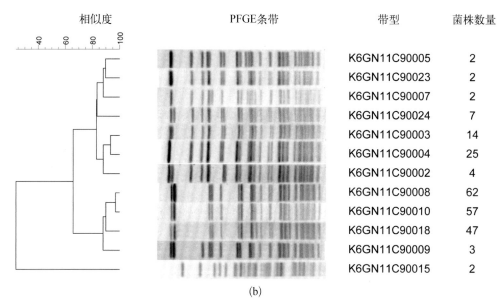

图 4-15　中国 O∶3 与 O∶9 血清型致病性菌株 PFGE 的优势带型及其聚类分析

(a) O∶3 血清型菌株聚类分析;(b) O∶9 血清型菌株聚类分析。

在基于 30 年、22 省的中国小肠结肠炎耶尔森菌 PFGE 分型数据库中,O∶3 血清致病性菌株共存在 131 种 PFGE 带型,并集中于 K6GN11C30021(40.72%)与 K6GN11C30012(18.61%)2 种型别;而 O∶9 血清致病性菌株则存在 33 种 PFGE 带型,而优势带型则相对分散,最主要带型依次为 K6GN11C90008(25.0%)、K6GN11C90010 (22.98%)与 K6GN11C90018(18.95%)。连续积累的不同菌株 PFGE 分型数据,可准确掌握我国不同地区小肠结肠炎耶尔森菌流行优势菌株及其动态变化。目前已经可以确认 K6GN11C30021 型是我国流行的最重要分子亚型,如果在监测中发现宿主动物或环境中发现 K6GN11C30021 型菌株数量较多或较往年上升,则提示当地人群感染小肠结肠炎耶尔森菌的风险增高,需要给予干预手段阻断传染源,加强防控力度。

通过我国连续多年对小肠结肠炎耶尔森菌在动物中的携带状况和引起人群感染疾病的监测调查结果显示,在中国真正能够长期携带致病性小肠结肠炎耶尔森菌并作为主要传染源引起其他动物和人群感染耶尔森菌病的是猪和农家犬。尤其是猪咽喉部致病性小肠结肠炎耶尔森菌携带率较高,有些地区甚至高于欧洲小肠结肠炎耶尔森菌病流行最严重的国家。作为一种人兽共患病原菌,小肠结肠炎耶尔森菌的流行与当地宿主动物的分布和活动情况密切相关,PFGE 聚类分析显示腹泻患者分离株与当地猪、犬及其他个别动物分离株带型一致,具有同源性(见图 4-16)。K6GN11C30021 在中国多个地区的猪、犬和患者分离株中均有发现且为主要带型,而在反刍动物和野生动物中少见;而 K6GN11C30043 是腹泻患者分离株中普遍存在(16.67%),但是在其他非人源分

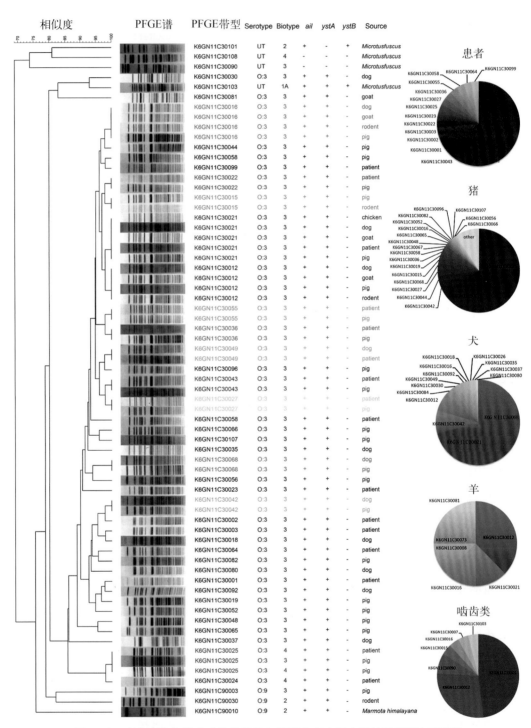

图 4-16　家畜家禽与野生动物分离株与腹泻患者来源小肠结肠炎耶尔森菌的
主要 PFGE 带型组成情况

离株中却几乎没有发现。因此认为不同物种之间小肠结肠炎耶尔森菌存在种间差异性,而 K6GN11C30021 这类致病性小肠结肠炎耶尔森菌的优势种群能在不同物种、不同地域间相互传播,并且能通过带菌的猪、犬感染人类,或者通过偶然宿主(反刍动物、野生动物)而感染。

4.3.7 单增李斯特菌

4.3.7.1 概述

1) 单增李斯特菌生物学特性

单增李斯特菌隶属于硬壁菌门(Firmicutes)、杆菌纲(Bacilli)、杆菌目(Bacillales)、李斯特菌科(Listeriaceae)、李斯特菌属(*Listeria*),是一类革兰阳性无芽孢无荚膜短杆菌,其大小为(0.4~0.5) μm×(0.5~2) μm。营养培养条件下,菌落在显微镜下呈两端钝圆,或单个,或成短链,或细胞彼此连成 V 形,或成群的细胞沿长轴方向平行排列;而较老的或生长不良的菌落可能形成丝状。在 20~25℃以周生鞭毛运动,穿刺培养 2~5 天可见倒立伞状生长,肉汤培养物在显微镜下可见翻跟斗运动;在 37℃只有较少的鞭毛或单根鞭毛。单增李斯特菌生长温度范围为 2~42℃(也有报道在 0℃能缓慢生长),最适培养温度为 35~37℃,pH 范围为 4.4~9.6。该细菌兼性厌氧,属于兼性胞内寄生菌,具有两种生存方式:一种为腐生生活,通过分解无生命的有机物获得营养物质;另一种为寄生生活,可在多种动物胃肠道分离得到。在自然环境中,菌量的保持可通过动物经粪口循环增殖途径得以实现。生化反应为触酶阳性,氧化酶阴性。能发酵多种糖类,产酸不产气,如发酵葡萄糖、乳糖、水杨素、麦芽糖、鼠李糖、七叶苷、蔗糖(迟发酵)、山梨醇、海藻糖、果糖,不发酵木糖、甘露醇、肌醇、阿拉伯糖、侧金盏花醇、棉子糖、卫矛醇和纤维二糖。不利用枸橼酸盐,40%胆汁不溶解,吲哚、硫化氢、尿素、明胶液化、硝酸盐还原、赖氨酸、鸟氨酸均阴性,VP、甲基红试验和精氨酸水解阳性。

2) 李斯特菌病及其流行状况

单增李斯特菌能够引起人侵袭性或者非侵袭性感染,其中侵袭性感染疾病称为李斯特菌病,是一种较为严重的感染性疾病。根据患病人群,将李斯特菌病一般分为围生期李斯特菌病和成人李斯特菌病,根据临床症状可分为播散型感染和中枢神经系统(CNS)局部感染。李斯特菌病虽然发病率不高,但病死率较高(可高达 30%)[55]。

母婴李斯特菌病以及新生儿李斯特菌病通过胎盘入侵胎儿,发展为绒毛膜羊膜炎。结局一般在孕期 5 个月流产,或者出生婴儿全身性感染或死产,临床的症状为新生儿败血症性肉芽肿,全身有脓肉芽肿性微小脓肿,病死率极高。这种感染通常母亲无明显症状,或在流产的前 2~14 天有流感样症状,如寒战、疲劳、头疼、肌肉关节疼等症状。后期的新生儿李斯特菌病发生率很小(占围生期病例的 10%~15%),它一般发生在产后的 1~8 周,有发热症状伴随脑膜炎,在某些情形下有胃肠炎和肺炎,这可能是由于在产道中吸入被污染的渗出物，也有院内感染的报道。这种后期新生儿的病死率比较低（10%～20%），但是同早期新生儿李斯特菌病一样，仍然会出现脑水肿或精神运动的延迟等症状。单增李斯特菌是引起新生儿脑膜炎的三大病原菌之一[56]。55%～70%成人李斯特菌病感染病例为CNS感染，其中部分仅感染脑膜，但是通常情况下会发展成为脑膜脑炎，伴随着严重的意识改变，运动失调，在某些情况下会发生颅神经的麻痹瘫痪。脑炎经常在动物中发生，人很少见，在这种情况下很难在脑脊液中分离出单增李斯特菌。病程分为两期：一期低热3～10天伴有头疼呕吐视觉失调全身不适，然后进入二期脑炎。CNS感染的病死率为20%，其中40%～60%的感染都伴随着消耗性疾病。大约10%社区获得性脑膜炎由单增李斯特菌引起。由于流感嗜血杆菌疫苗的应用，单增李斯特菌已成为继肺炎链球菌、脑膜炎奈瑟菌、B群链球菌之后第4种引起脑膜炎的常见致病菌。一些高危人群，如癌症患者单增李斯特菌是引起细菌性脑膜炎的主要致病菌。另外一类常见李斯特菌病的表现形式为菌血症或败血症，占15%～50%，如果伴有严重的消耗性疾病病死率可高达70%。还有一些非典型的临床症状：心内膜炎、心肌炎、大动脉炎、肺炎、胸膜炎、肝炎、腹膜炎、局部脓肿（如脑脓肿，10% CNS感染表现为脑脓肿）、关节炎、骨髓炎、鼻窦炎、中耳炎、结膜炎，曾有牛因感染导致乳腺炎的报道。侵袭性李斯特菌病与胃肠炎（包括腹泻、呕吐、发热）之间的联系越来越得到了关注。20世纪80年代一些食源性暴发证实了发热性胃肠炎是单增李斯特菌非侵袭性感染的主要临床表现。由此可以看出单增李斯特菌有可能作为腹泻的病原菌。单增李斯特菌作为肠道致病菌也发生在动物间腹泻，而羊胃肠炎的暴发事件曾有报道。还有一种罕见症状表现为脓性肉芽肿皮疹，这一般发生在农民和兽医，他们通过直接接触感染单增李斯特菌的流产牛的生殖道和胎盘而被感染。

欧美国家早在20世纪末已经建立了对李斯特菌病的监测，各地区发病率不一：瑞士2001—2011年的发病率为每百万人0.53～0.97个病例；意大利2004—2006年的发病率为每百万人0.8个病例；整个欧盟的监测数据显示李斯特菌病的发病率是每百万人0.32个病例。美国对李斯特菌感染监测长达30年，近期数据显示每年约有1 600人感染单增李斯特菌，260人死亡。在欧美发达国家，除了散发病例，大量暴发事件更是备受关注。根据现有可查询的文献报道，我国在1964年首次报道单增李斯特菌感染病例。冯艳芳等人曾对1964年1月至2010年12月间中国李斯特菌病例做了一次系统的回顾分析，报告显示共有147例临床病例，涉及中国28个省份，31%表现为中枢神经系统感染，46%表现为败血症，23%为局灶性感染或胃肠炎，病死率为26%，其中46%为新生儿病例。在这次回顾性报告中仅涉及一次暴发事件，即2003年浙江省台州的一所中学，82名中学生因在校用餐被集体感染。我国于2000年建立了食源性单增李斯特菌监测体系，但至今尚未建立起针对临床李斯特菌病的主动监测。国内很少有单增李斯特菌引起暴发的报道，而散发病例多为症状及治疗方面的描述较少涉及流行病学和菌株的分子流行病学特征。

3）单增李斯特菌生存环境及其感染传播途径

单增李斯特菌广泛存在于自然界中，土壤、地表水、污水、废水、青储饲料、动植物及多种食品中均有该菌存在，该菌对理化因素抵抗力较强，在土壤、粪便、青储饲料和食品中能长期存活；对酸、碱和盐抵抗力强，60～70℃经5～20 min可杀死，70%酒精5 min；2.5%苯酚、2.5%氢氧化钠、2.5%甲醛20 min可杀死此菌；湿热灭菌（121℃，至少15 min）和干热灭菌（160～170℃至少1 h）可杀灭该菌；对紫外线和γ射线敏感。

4）单增李斯特菌毒力因子和致病机制

通过比较单增李斯特菌与英诺克李斯特菌（李斯特菌属中一个非致病菌种）基因组，发现单增李斯特菌种具有特异的毒力基因及毒力相关基因，其编码蛋白功能包括黏附和侵入宿主细胞、逃逸吞噬小体、胞内生存及细胞间扩散等[57]。$prfA$ 属于 Crp/Fnr 转录调控因子家族基因，所编码的蛋白是单增李斯特菌重要的毒力基因正向调控因子，在该菌感染宿主细胞的过程中，参与多个关键毒力基因（如 hly、$actA$、$plcB$、$inlA$、$inlB$、$inlC$ 及 hpt 等）表达的正向调控[58]。李斯特菌血溶素（Listeriolysin O，LLO）由 hly 基因编码，是一种依赖胆固醇的孔形成毒素，通过溶解细胞吞噬体膜使细菌逃离到胞质中生存，继而在宿主细胞间传播，逃逸宿主免疫机制并造成持续性感染。一方面 LLO 能够引发宿主多种应激反应，包括诱导促炎细胞因子和 IL-1 分泌、引发树突状细胞凋亡、诱导淋巴细胞快速凋亡等；另一方面，LLO 可在多种细胞中改变宿主组蛋白乙酰化修饰，导致宿主多种免疫基因表达下降、影响免疫应答。该因子对单增李斯特菌在致病和寄生的平衡中具有重要的作用。近来，Cotter 等发现单增李斯特菌新的溶血素 Listeriolysin S（LLS）存在于部分家系Ⅰ菌株（与暴发及散发病例具有较强相关性的一类菌株）中。该溶血素编码基因位于李斯特菌致病岛3（listeriapathogenicity island 3，LIPI-3）上，通常仅在氧化应激条件下被诱导表达，对细菌毒力和在多形核中性粒细胞生存中发挥作用，其具体致病机制有待进一步研究。内化素（internalins）介导单增李斯特菌侵入无吞噬能力的上皮细胞，包括 InlA、InlB、InlC～InlH，这类蛋白 N 端为富含亮氨酸的串联重复区域（LRR），主要由 22 个氨基酸残基组成，在保守位点含有亮氨酸或异亮氨酸残基，LRR 参与黏附、配体-受体相互作用及信号转导等。InlA 为细菌穿越肠道上皮和胎盘屏障所必需，其受体为 E-钙黏着蛋白（cadherin），广泛存在于肠道上皮细胞，InlA-E-钙黏着蛋白（cadherin）的相互作用导致宿主肌动蛋白重排，细胞膜延伸、内陷，最终细菌完成侵袭。InlB 介导单增李斯特菌侵入肝细胞、上皮细胞及非上皮细胞等，酪氨酸激酶受体（Met）是 InlB 的主要受体，InlB 与其受体的结合具有宿主特异性，可与人和鼠 Met 相互作用，而不能与豚鼠或兔子 Met 结合[59]。InlC 是一种分泌蛋白，其毒力在单增李斯特菌感染小鼠模型中得到充分体现。在感染的巨噬细胞胞质中，InlC 被诱导强烈表达，但其缺失突变株不影响细菌侵袭、胞内生存及扩散。单增李斯特菌分泌两种磷脂酶 C：磷脂酰肌醇特异性磷脂酶 C(PI-PLC，PlcA)和磷脂酰胆碱磷脂酶 C(PC-PLC，PlcB)，分别由 plcA 和 plcB 基因编码，与细菌逃离吞噬体有关。这两种磷脂酶与 LLO 协同作用，裂解初级和次级吞噬体使细菌逃离。PlcB 可介导 hly 缺失株对初级吞噬体的裂解，对于细菌从巨噬细胞扩散至其他各型哺乳动物细胞(如脑微血管上皮细胞)也是必需的。plcA 缺失株证明其在细菌毒力中作用较小，但可与 plcB、mpl 及 hly 编码蛋白协同作用，使细菌逃离初级、次级吞噬体。Krawczyk 等研究表明，PlcA 也具有黏附作用，在细菌入侵细胞前，LLO 和 PlcA 的表达能提高细菌与上皮细胞之间的黏附作用。

5) 单增李斯特菌耐药性

单增李斯特菌对抗生素的耐药率较低，但近年来也出现增高的趋势。目前，对李斯特菌病采用的临床一线药物(如氨苄西林、氨基糖苷类抗生素及复方磺胺甲噁唑)耐药的菌株较少[60]。单增李斯特菌对三代或四代头孢药物和磷霉素天然耐药，对苯唑西林也具有较高的耐药率。研究人员报道导致李斯特菌出现抗生素耐药可通过获得以下 3 种可移动基因元件实现，它们是自身可转移的质粒，可移动质粒以及结合转座子。研究发现单增李斯特菌可以通过结合转移从肠球菌或链球菌中获得含有耐药基因的质粒，从而获得耐药性，而其多重耐药则与一个自身可转移的质粒相关，研究表明该质粒也很可能源自肠球菌或链球菌。

4.3.7.2 单增李斯特菌分子分型和基因组学

1) 分子分型

通过传统的血清分型方法，即根据菌体抗原 O 和鞭毛抗原 H 的不同组合形式，可将单增李斯特菌分为 13 种血清型。根据流行病学资料发现，95% 的李斯特菌病由血清型 1/2a、1/2b 和 4b 菌株引起。研究人员建立了多种分子分型方法用于单增李斯特菌的分型分析，包括核糖体分型、毒力因子的多态性分析、随机扩增多态性 DNA(RAPD)、脉冲场电泳分析(PFGE)、多位点序列分析(MLSA)及多位点可变数目串联重复序列分析(MLVA)等，其中以 MLSA 和 PFGE 两种方法应用最为广泛。MLSA 基于 7 个管家基因部分序列，它们是 ABC 输送蛋白(ABC transporter，abcZ)、β-葡萄糖苷酶(beta glucosidase，bglA)、过氧化氢酶(catalase，cat)、琥珀酰二氨基庚二酸脱琥珀酸酶(succinyl diaminopimelate desuccinylase，dapE)、D-丙氨酸转氨酶(D-amino acid aminotransferase，dat)、L-乳酸脱氢酶(L-lactate dehydrogenase，ldh)和组氨酸激酶(histidine kinase，lhkA)。采用一代测序技术测得上述 7 个位点的核苷酸序列，再与单增李斯特菌 MLST 数据库进行比对(http：//bigsdb. pasteur. fr/listeria/listeria. html)，最终得到对应的等位基因号及 ST 型。MLSA 分型方法的优势在于数据的确定性，便于不同实验室之间数据的交流和比较，适合于单增李斯特菌的种群结构及演化分析。多年来，PFGE 分型技术一直作为李斯特菌暴发溯源调查的"金标准"，所采用的首

选内切酶是 *Asc* I，*Apa* I 作为次选酶被推荐用于首选酶无法区分的菌株分型，在 CHEF-DRⅢ设备中的电泳参数为：初始转换时间（initial switch time）：4 s；终末转换时间（final switch time）：40 s；电压降（voltage）：6 V；电场夹角（included angle）：120°；运行时间（run time）：18～19 小时（由于运行时间受仪器与试剂影响，各实验室应当根据实际条件进行微调，以参考菌株 H9812 的最低条带距离胶块底部 1.0～1.5 cm 为宜）。然而，PFGE 无法呈现菌株之间的系统发育关系，并且还会出现高度流行病学相关性的菌株出现不同 PFGE 带型，而没有相关性的菌株却无法区分开的现象。随着高通量测序技术的发展和测序成本的下降，细菌全基因组测序分析精准且高效，可应用于单增李斯特菌实时或回顾性的分子流行病调查分析。根据目标选择的不同，这些技术有的基于整个基因组，如全基因组 MLST（wgMLST），有的基于核心基因组，如核心基因组 MLST（cgMLST）；根据分析策略不同，有的着眼于等位基因谱（allelic profile）多样性，有的则着眼于单核苷酸多态性（SNPs）。基于全基因组/核心基因组的 SNPs 分型分析，同样具有很高的分辨率，通常用于遗传背景相近菌株的分析，如暴发菌株溯源调查或同一克隆群（clonal complex，CC）菌株的微演化进程研究。单增李斯特菌通过多种分型方法均可以将其分为 4 个家系（lineage）：家系Ⅰ菌株多引起李斯特菌病的暴发和散发，主要包括血清型 1/2b 和 4b 菌株；家系Ⅱ菌株与食品及食品加工环境污染相关，主要包括 1/2a 和 1/2c；家系Ⅲ和Ⅳ菌株较为罕见，主要和动物致病相关[61]。

2）单增李斯特菌基因组结构特征

单增李斯特菌在基因组结构上非常保守，没有大片段的倒置和移动，且基因顺序的保守以及同源基因方向的一致，呈现出共线性的基因分布特征。研究表明单增李斯特菌的泛基因组高度稳定，但仍然呈现开放的形式。基因水平的不同主要体现在非核心基因组中，包括前噬菌体、转座子及可移动的基因岛等区域。单增李斯特菌*EGD-e* 的基因组分析揭示大量基因编码转运系统、转录调节因子以及表面蛋白和分泌蛋白，这点与李斯特菌能于广泛的生态系统中定植的表型一致。*EGD-e* 基因组编码 331 个转运蛋白，包括 39 个磷酸转移酶系统（phosphotransferase system，PTS），相当于大肠埃希菌的两倍。7.3% 的基因编码转录调控因子，为该菌在外界环境或宿主体内应对复杂微生境中协调相关基因表达提供便利。利用芯片技术分析 *EGD-e* 在体内和体外多种条件下基因表达研究结果表明 98% 以上的 ORFs 均表达，同时发现 517 个多顺反子操纵子，编码 1 719 个基因，占注释基因组的 60%。这些操纵子一半属于双顺反子，80% 以上少于 5 个顺反子。另外，小 RNAs、反义 RNAs、长的与 5'-或 3'-非翻译区重叠的区域，以及核糖开关等基因元素都参与单增李斯特菌毒力和环境适应能力的调控。

3）单增李斯特菌基因组变异和进化

单增李斯特菌 *CLIP80459* 是流行型的参考菌株（4b 血清型），其全基因组与 *EGD-e*（1/2a 血清型，家系Ⅱ）以及英诺克李斯特菌的比较结果显示，在单增李斯特菌家系之间存在较高水平的基因差异性。大约 8% 的 *CLIP80459* 基因在 *EGD-e* 菌株中缺失,而 10.5% 的 *EGD-e* 基因在英诺克李斯特菌中缺失,由此可见,单增李斯特菌种内的基因差异程度与李斯特菌种间的差异程度近似。单增李斯特菌 *EGD-e* 菌株基因组共编码 133 个表面蛋白和 86 个分泌蛋白,41 个表面蛋白属于 LPXTG 家族蛋白。其中 31 个表面蛋白和 23 个分泌蛋白在非致病的英诺克李斯特菌中缺失,2 853 个编码基因中 270 个在英诺克李斯特菌中缺失。高比例的表面蛋白和分泌蛋白编码基因的存在以及在非致病李斯特菌中的缺失现象,反映了单增李斯特菌在各种环境界面中定植和在多种细胞表面定植的能力。采用 DNA 微阵列法研究 113 株包含所有血清型的单增李斯特菌和李斯特菌属中常见种的菌株发现,基因的差异主要体现在编码表面蛋白和糖代谢相关蛋白的基因,这些基因有的是为适应多种环境所需,有的是为进入宿主体内侵袭感染相关的毒力因子。对李斯特菌属和单增李斯特菌的全基因完成图和草图的分析发现存在多个差异区域,研究发现 15 个差异区域存在于单增李斯特菌中,但在其他李斯特菌中缺失;3 个差异区域存在于家系 Ⅰ 菌株,在家系 Ⅱ 菌株中缺失;4 个差异区域存在于家系 Ⅱ 菌株,在家系 Ⅰ 菌株中缺失。

4.3.7.3 单增李斯特菌分子分型和基因组分型的传染病防控应用

1) 单增李斯特菌克隆群流行情况

单增李斯特菌是一种全世界分布的食源性病原菌,Viviane Chenal-Francisque 等人选取来自五大洲多种来源的 300 株单增李斯特菌进行 MLST 分型分析,结果显示全球优势型别菌株集中于少数克隆群(clonal complex, CC),家系 Ⅰ 中 3 个克隆复合群是高度流行型别,分别为 CC1(4b 血清型),CC2(4b 血清型)和 CC3(1/2b 血清型);家系 Ⅱ 中 CC9(除了 1 株 1/2a 血清型,其他全部为 1/2c 血清型)是优势型别,其次是 CC7(1/2a 血清型)。单增李斯特菌克隆群呈现全球性分布特征,即流行克隆群分布于多个国家地区。CC1 流行于世界各地,仅北非未见 CC1 菌株;CC2 分布于 30 多个国家;CC3 在全球各地区都是前 4 位的流行克隆群;CC9 在欧洲和西半球地区均属于前 3 位的流行克隆群。

2) 分子分型及基因组分型应用于流行传播分析

国内外研究人员采用多种分子分型方法,如 PFGE、MLST 和 MLVA 等,应用于单增李斯特菌的流行传播分析,以制订出更为有效的防控策略。近 20 年来,随着测序技术的飞速发展和测序成本的不断降低,细菌全基因组测序成为流行病学监测的有力工具。基于全基因组 SNPs 构建的系统发生树分辨率远超现有的分子分型方法(MLST 和 PFGE 等)。基因组序列可以展示出相近种群的微进化,所提供的基因信息可能对某些生物学特性作出基因层面的解释,从而揭示尚未发现的分子机制。法国巴斯德研究所 Moura 等研究人员建立的 cgMLST 选取了 1 748 个核心基因,将单增李斯特菌划分为不同 CT 型。要求基因组测序深度为 40X 以上,组装 N50 大于 20 kb,95% 以上

cgMLST 位点被检测到。将组装完成的全基因组提交至网站 http：//bigsdb. pasteur. fr/listeria/listeria. html,即可获得该菌株的 CT 型或最相近的 CT 型。cgMLST 为单增李斯特菌的全球监测提供了一套统一有效的实施方案,在对单增李斯特菌种群生物学研究和全球范围的病原菌监测具有重大的意义。

3) 基因组分型应用于暴发识别预警和溯源

基于全基因组序列,能够有效地区分暴发和非暴发菌株,有利于对污染源菌株的追溯,发现菌株在暴发过程中的细微变化,为现场调查和学术研究提供了更加精准的数据支持。美国 FDA 的研究人员曾利用全基因组 SNPs 分型技术对 2014 年由于核果污染和 2015 年由冰淇淋污染引起的暴发进行了调查溯源。SNPs 分析能够清晰地将相同克隆群内的暴发菌株聚集成簇,尤其是在冰淇淋事件调查中,SNPs 分析数据则更为精确地显示污染源出自两台生产设备,且为两次独立的食品污染事件。值得注意的是,与设备Ⅰ相关的暴发菌株呈现出 9 种 PFGE 型别,造成这种现象的原因是菌株基因组中前噬菌体区域的多样性。这起疫情分析结果再次提示,在暴发事件调查中 PFGE 分析结果仅可作为参考依据。该研究团队还将多种基于全基因组分析方法,包括 SNPs 分析、cgMLST 和 wgMLST,同时运用到 2013 年单增李斯特菌污染芝士引起的暴发调查,不同方法的组合大大提高了分辨率和准确度,并指出不建议设置 SNP 或者等位基因的差异个数阈值作为一次暴发的定义,应当将流行病学资料和多种全基因组分析数据进行整合,从而提高暴发调查的可信度[62]。

4.3.8 空肠弯曲菌

4.3.8.1 概述

1) 基本分类、微生物学特征

弯曲菌(Campylobacter)是细菌的一个属,属于变形菌门,ε 变形菌纲,弯曲菌目,弯曲菌科。弯曲菌属内的菌种是革兰阴性菌,菌体呈逗点状、弧状、S 形或螺旋形,无荚膜,无芽孢。菌体一端或两端有无鞘单根鞭毛,其长度通常为菌体的 2～3 倍,鞭毛赋予菌体一定的运动性,且运动活泼。目前已经发现并分类的弯曲菌近 30 种,其中空肠弯曲菌(Campylobacter jejuni)和结肠弯曲菌(Campylobacter coli)是人类感染的最重要的病原菌,人类弯曲菌的感染中,空肠弯曲菌占 90％以上。与其他的病原菌不同,空肠弯曲菌和结肠弯曲菌在大气环境或厌氧环境均不生长,需要在微需氧环境(10％O_2,5％CO_2,85％N_2)以及较窄的温度范围内(30～46℃)培养,也称为嗜热弯曲菌,最佳的培养温度是 42℃,在 37℃ 也可生长。生长的 pH 范围是 7.0～9.0,最适的 pH 是 7.2。与大肠埃希菌相比,弯曲菌生长缓慢,对营养要求高,在含有血液或血清培养基上生长良好,一般需要培养 24～48 h。弯曲菌对某些抗生素,如万古霉素、两性霉素 B、甲氧苄啶、头孢菌素等天然耐药。

2) 所致疾病、流行概况

弯曲菌病(campylobacteriosis)是弯曲菌属感染人类导致的一系列疾病的总称,在发达国家是最常见的引起胃肠炎的病原菌。弯曲菌病主要是以肠道感染症状为主,潜伏期1~3天,腹泻持续长达1周,少数患者感染症状可能会持续1~3周。肠道感染所表现的出症状与其他肠道病原菌感染不易区分。除肠道感染外,还会引起严重的并发症,比如反应性关节炎和格林-巴利综合征(Guillian-Barré syndrome,GBS)。无论在发达国家或者是发展中国家,弯曲菌都是引起人细菌性腹泻的最重要的病原菌之一。发展中国家的感染率明显高于发达国家,通常为发达国家的10~100倍。弯曲菌病可发生在任何年龄阶段,男性多于女性,有报道弯曲菌的感染有夏季的高峰,但是也有研究发现弯曲菌的感染全年均可发生。

3) 生存环境、感染传播途径

家禽、家畜以及鸟类是弯曲菌的重要的储存宿主。人类感染弯曲菌的传播途径主要通过3种方式:① 食用被弯曲菌污染的生或未熟的肉类(尤其是禽肉)、水或生牛奶;② 直接接触被弯曲菌感染的宠物或食源性动物;③ 处理生肉或生肉制品时的交叉污染。

4) 致病菌株和非致病菌株,以及致病菌株的毒力因子和致病机制

目前,对于弯曲菌的致病机制尚不清楚,但是弯曲菌的主要致病机制是细菌的黏附、侵袭、定植以及产生毒素。空肠弯曲菌的鞭毛蛋白是公认的对致病起关键作用的结构因子。据研究表明,鞭毛蛋白几乎存在于所有的弯曲菌属中。鞭毛为细菌提供动力,参与细菌在细胞表面的吸附,以及侵袭和定植过程。鞭毛抗原是目前空肠弯曲菌疫苗有力的候选者。

5) 耐药性

弯曲菌病是自限性疾病,通常不需要抗生素治疗,但是严重感染或病情迁延不愈的患者、孕妇、老人、儿童或免疫缺陷患者通常需要抗菌药物治疗。在临床上,氟喹诺酮类药物(如环丙沙星)和大环内酯类(如红霉素)抗生素是治疗弯曲菌病的首选药物;静脉注射氨基糖苷类抗生素(如庆大霉素)被认为是前两种抗生素治疗失败后,治疗由弯曲菌感染导致的严重菌血症和其他全身性感染疾病的主要方法;四环素类抗生素一般也是替代药物。大环内酯类的泰乐菌素和螺旋霉素、氟喹诺酮类的恩诺沙星、氨基糖苷类的安普霉素等还被广泛应用于畜牧业生产和兽医临床的预防、治疗和促生长。目前还存在畜牧业生产过程中使用的作为添加剂和治疗用药的多种抗生素(如四环素类)与临床用药存在交叉用药的情况,从而更容易导致临床用药失败。抗生素作为饲料添加剂用于预防和治疗食品动物的细菌性疾病,以及临床上抗生素的不规范使用是导致耐药性产生、传播和流行的主要因素。近年来,抗生素耐药性已经成为发达国家和发展中国家共同存在的公共卫生问题,越来越多的菌株对常用抗生素产生了耐药性,而且多重耐

药现象也越来越严重。2013 年,美国 CDC 将耐氟喹诺酮类和大环内酯类弯曲菌列为影响公共卫生的耐药威胁之一。2017 年,WHO 将氟喹诺酮耐药弯曲菌列为优先 2 级(高度耐药)。

4.3.8.2　分子分型和基因组分型的传染病防控应用

1) 分子分型

基于遗传片段的 DNA 的基因分型技术可以快速、准确识别具有不同遗传特征菌株,揭示不同菌株基因的多样性和相关性。分子分型技术的迅速发展,已广泛用于弯曲菌的种群结构调查、流行病学调查监测、对弯曲菌传播规律的研究、对相关食品生产加工设备弯曲菌的常规监测、对弯曲菌的暴发调查及进化分析等。目前使用较多且标准化的是脉冲场凝胶电泳(PFGE)和多位点序列分型(MLST)技术。

(1) PFGE:PFGE 是基于 DNA 片段的分型技术,可分离 50~5 000 kb 的 DNA 片段,分辨力高,是病原微生物分子分型的最佳选择。其基本原理是通过电场的不断改变,使包埋在琼脂糖凝胶中的 DNA 分子泳动方向做相应改变,小的 DNA 分子比大的变化快,故小分子泳动得快,从而在凝胶上按染色体大小而呈现出电泳带型。PFGE 是基于细菌高突变基因或近期变异分析的手段,这些快速进化变量的分析方法通常对于病原短期的流行病学分析以及暴发的调查非常有意义。美国病原菌分子分型监测实验室网络 PulseNet International 已建立了空肠弯曲菌标准化的 PFGE 方法,使用 SmaⅠ和 KpnⅠ两种内切酶(通常 SmaⅠ为首选内切酶)对不同来源空肠弯曲菌进行分型,并使用特定的软件工具识别图谱用于弯曲菌病流行病学调查和分型、溯源。PFGE 经常应用在弯曲菌的暴发调查中,如 1998 年美国某地发生弯曲菌病的暴发就是通过 PFGE 技术调查出某腹泻的厨师是疾病的传染源,而芬兰也于 2000 年使用 PFGE 技术处理了一起由于供水系统被弯曲菌污染而导致社区居民感染弯曲菌的事件。

(2) MLST:MLST 是基于微生物核苷酸序列比对的一种基因分型方法,其基本原理是通过比较微生物个体 7 个管家基因的核苷酸序列的多态性,确定其遗传特征。管家基因相对保守又特异,能很好地反应菌株间的系统发育关系,因此 MLST 无论对于长期病原的流行病学分析以及国际范围内的比较都是非常有意义的。2001 年,Dingle 等建立了空肠弯曲菌的 MLST 分析系统,对空肠弯曲菌的 7 个管家基因:天门冬氨酸酶(aspatase,aspA)、谷氨酸胺合成酶(glutamine synthetase,glnA)、柠檬酸合成酶(citratesynthase,gltA)、丝氨酸羟甲基转移酶(serine hydroxy methyl transferase,glyA)、葡萄糖磷酸变位酶(phospho glucomutase,pgm)、转酮醇酶(transketolase,tkt)和 ATP 合成酶亚单位(ATP synthase alpha subunit,uncA)内部约 450 bp 大小的片段进行 PCR 扩增和序列的双向测定,获得每个管家基因的核苷酸序列特征。根据管家基因的等位基因的多样性进行多位点序列分型,大多数菌株等位基因的组合是唯一的,因此可以通过序列的变化反映菌株之间的进化关系。MLST 只需 PCR 扩增和核酸测序,涉及的实验操作简便,广泛用于相关病原菌全球的流行病学调查。过去研究表明,弯曲菌种内重组的现象非常常见并且等位基因的不同组合具有多样性不易形成一个克隆群。此外,还可对等位基因和ST型与宿主的关系进行研究:结肠弯曲菌中某些种类的等位基因更易在畜源和禽源弯曲菌中出现(如97% $glnA$38来源于畜类分离菌株,同理,$aspA$32,$gltA$65和$gltA$103分别和猪来源、鸡来源及火鸡来源菌株相关);空肠弯曲菌ST61和ST42克隆群与牛来源菌株相关,ST354、ST443、ST353和ST257与禽来源菌株相关,而ST21和ST45克隆群与多种来源菌株相关。随着算法和软件的提高,通过分子方差分析和STRUCTURE软件的使用,对MLST数据可进行溯源归因分析。新西兰归因于鸡源的有76%,苏格兰归因于鸡源的有78%,瑞士归因于鸡源的有69.3%,而英国归因于鸡源的有56.5%,丹麦归因于鸡源的仅有52%。

2)致病菌株的基因组结构特征

近年来,随着高通量测序技术的迅速发展,在短期内即可获得大量全基因组序列,为细菌群体遗传学分析提供了更加准确和深入的数据。2000年,第一株空肠弯曲菌NCTC11168全基因组测序完成。近十几年来,越来越多的弯曲菌全基因组序列完成测序,为弯曲菌基因组水平遗传特征分析提供了数据保障。截至2017年11月,Genbank中全基因组测序共1 098株,其中完成图128株。

(1)荚膜多糖:荚膜多糖(capsular polysaccharide, CPS)是空肠弯曲菌重要的外部结构和致病因子,与菌株的致病力以及对于外环境的适应密切相关,获得其遗传特征对于研究空肠弯曲菌的变异及病原治病机制具有重要意义。同时,CPS也是空肠弯曲菌血清型决定因子。目前,已经有34个型别的、长度在15~34 kb之间的CPS合成相关基因簇序列框架被公布。空肠弯曲菌感染可导致的严重的并发症格林巴利综合征(GBS),研究表明,与某些特定血清型相关。

在CPS合成相关基因簇中重要的基因是甲基磷酸酯(O-methyl phosphoramidate, MeOPN)合成基因,最初发现于NCTC11168这株菌,大约70%的菌株中含有MeOPN基因。研究表明,CPS中另一组部分八碳糖合成基因在CPS合成相关基因簇中非常保守,常见的有$hddA$、$gmhA2$和$dmhA$等基因。八碳糖的变异修饰途径有助于细菌抵抗宿主胃肠免疫防御,增加对肠细胞的侵袭性。

(2)脂多糖外核心寡糖:脂寡糖(lipo-oligosaccharides, LOS)是空肠弯曲菌细胞壁的成分,目前已知的空肠弯曲菌的LOS类型共有19种:A~S。其结构与周围神经上的神经节苷脂GM1之间存在分子结构相似性。神经节苷脂是周围神经上保护神经结构和功能完整性的重要成分之一。当空肠弯曲菌感染机体后,刺激机体免疫系统产生相应的空肠弯曲菌抗体,由于分子模拟现象的存在,该抗体不仅与空肠弯曲菌菌体结合,同时也与神经组织成分结合,从而导致神经元纤维的轴索变形和髓鞘脱失。GBS相关菌株中大部分LOS类型为A型,A型LOS合成相关基因中有能够编码唾液酸转移酶的基因,能够指导合成与神经节苷脂结构类似的 LOS,因此具有 A 型结构 LOS 的菌株更容易导致 GBS。

(3) 其他重要毒力基因简介:空肠弯曲菌的黏附、侵袭和定植宿主肠道细胞需要有鞭毛蛋白的参与。鞭毛蛋白由 2 个相邻的基因 *flaA*、*flaB* 编码。Wassenaar 等通过同源重组的方法,分别使 *flaA* 或 *flaB* 基因失活,从而构建 *flaA* 或 *flaB* 基因的突变体。实验发现,*flaB* 基因的突变体仍然具有运动性,而 *flaA* 基因的突变体无运动性,且不能黏附和侵袭宿主肠道细胞。Nurjten 等借助 DNA 重组技术,使无运动性的 *flaA* 基因突变体在其编码鞭毛蛋白的基因定位区进行 DNA 重组,从而恢复其运动性、侵袭力和定植力。*flaA* 基因在空肠弯曲菌黏附、侵袭和定植宿主肠道细胞过程中有重要作用。

空肠弯曲菌 *cadF* 基因编码表达的 CadF 蛋白,是一种相对分子质量为 37 000 的外膜蛋白,该蛋白介导空肠弯曲菌与宿主肠道细胞表面的纤维连接蛋白结合,促使空肠弯曲菌与宿主肠道细胞的结合。Ziprin 等发现,在小鸡定植实验动物模型中,*cadF* 基因突变株在小鸡肠道内的定植能力有所下降,表明 cadF 蛋白空肠弯曲菌定植过程中也发挥一定的作用。

空肠弯曲菌感染后出现水样腹泻或血样便,这提示有肠毒素的参与。尽管空肠弯曲菌 11 168 基因组序列中无霍乱样毒素的编码基因,但存在编码细胞致死性扩张毒素(CDT)的基因。Pickett 等证明 CDT 毒素是由相对分子质量为 30 000、29 000、21 000 的 3 条多肽构成的蛋白质,这 3 条多肽分别是由 *cdtA*、*cdtB* 和 *cdtC* 这 3 段相邻的基因编码的。Whitehouse 等究发现,*cdtA*、*cdtB* 和 *cdtC* 基因编码表达的细胞致死性扩张毒素能导致宿主肠道细胞的进行性扩张,直到细胞破裂死亡。

(4) 种间的水平转移:空肠弯曲菌和结肠弯曲菌之间具有高水平种间基因水平转移(HGT)的生物学特点。拼接的等位基因识别、混合种群的 ST 型位点和基因组层面的基因渗入给出了空肠弯曲菌和结肠弯曲菌进行交换的证据。由于这些种群在核酸序列水平只相差不到 12%,远少于其他种群相互之间的差异,如沙门菌与大肠埃希菌之间或猿类与人类之间的相异度。值得注意的是,有些谱系之间几乎存在全基因组 1/4 的交换,这个观点在细菌进化领域和分种领域有引起了很多争论。然而,随后的全基因组分析结果始终支持了一个进化途径:一个单独的结肠弯曲菌谱系逐渐地积累着空肠弯曲菌的 DNA。基因渗入已经取代了这个谱系 10%~23% 的核心基因组,包括新的 DNA 输入到 ST-828 和 ST-1150 这两个克隆复合体。如果一直在基因组间长时间维持这个状态,这种水平的 HGT 将会使这些种融合。无论是否会发生这个融合事件,这种种间的基因交换目前对空肠弯曲菌和结肠弯曲菌的基因池中还没有引起显著的影响。混合种的基因库中存在结肠弯曲菌和空肠弯曲菌来源的等位基因说明机械障碍不能阻止物种间的基因交流。混合谱系并不足以通过提出一个"自适应屏障"而使这些基因型的维持下去并防止其扩散。因此,重组生态屏障有可能对维持空肠弯曲菌和结肠弯曲菌的种群构架有重要影响。基本细胞机器的元件甚至在独立进化的长时间后仍保持互换。

3) 致病菌株的基因组变异和进化

高通量测序技术用于全基因组的研究与使用使得弯曲菌的大规模测序得以实现,可以进行所有可能的流行病学意义的变异株间的检测,并正在逐步取代传统分型方法。

在建立流行病学相关菌株的遗传相似性水平时,在人体内累积的基因变异是应考虑进去的。种群内多样性的产生,依赖弯曲菌的突变率和突变模式,某些固定的突变是由进化过程所决定的,如遗传漂移、瓶颈效应和自然选择等,这些可以观察到的突变是由于对宿主的适应性导致的。全基因组测序已被应用于研究人类感染和动物体内定植过程中可能累积的基因组多样性和变化。弯曲菌在宿主通道中发生的基因组变化,无论是在人类还是动物中都很小,除了在一个或两个位点上罕见的单核苷酸变异(SNV),在偶然性的位点上限制在同相的范围内,这些转移突变通常存在于调节表面结构相位变化的基因中,因此很可能在宿主适应中起重要作用。而且,这些突变在弯曲菌种群中迅速积累,即使在没有选择性压力的情况下,也能使单个个体感染,在基因组的其他部分,变异率在 10～100 倍之间。由于它们固有的遗传不稳定性,在这些基因组区域中观察到的变异不能用于推断分离物之间的流行病学关系。因此,为了确保所使用的用于追踪和来源归属的基因信号与宿主所引入的基因组变化无关,在公共卫生调查的背景下,这些同型蛋白束应该被排除在基因组比较之外。

4.3.8.3 分子分型和基因组分型的传染病防控应用

空肠弯曲菌种内变异性大,基因型多,自然界分布范围广,传统的分型方法难以满足研究需求。分子分型技术因其可靠性、重复性好,分辨率高,操作简单快速,使其在空肠弯曲菌的分型技术中越来越受到重视。分子分型技术主要包括脉冲场凝胶电泳、多位点基因序列分析、扩增片段长度多态性分析、随机扩增多态性 DNA 分析、基因芯片等,在空肠弯曲菌的流行传播分析、暴发识别、预警和溯源、疫苗设计以及应对因耐药克隆导致的治疗失败等方面发挥着重要作用。

1) 流行克隆化分析和新亚型发现

基因分型方法因其可靠性、高分辨率、重复性、操作简单快速的特点在空肠弯曲菌的流行分析中被广泛采用,提高检出能力的同时也不断有新亚型被发现。

Morris 等对 2001 年的 1 例患者的血样进行分子生物学诊断,当时在对该样品进行生物学培养时是阴性,再次用 16S rRNA 进行检测,结果显示血液中存在弯曲菌,随后通过培养和生化鉴定证实存在的是空肠弯曲菌,又用 MLST 法进行分型,发现该菌存在一个新的 ST 型,属于 ST-443 克隆系。薛峰等用 MLST 法对 2006—2008 年间分离到的不同来源的 112 株空肠弯曲杆菌和 1 株 GBS 源空肠弯曲杆菌进行分型,结果显示,

ST-21克隆系占总数的39.3%,且发现24种新的ST型。基因分型可提高分子诊断水平,对公共卫生有重要意义。目前,MLST数据库中空、结肠弯曲菌的ST型别有9 023个ST型,目前随着菌株数量的增加新的ST型别不断增加。

2)应用于流行传播分析

分子分型方法已广泛用于细菌感染的流行病学调查中,尤其是对特殊菌株引起的感染。对发生暴发流行的疫区,可以通过基因分型技术来甄别样本是否源于同一菌株。所以,具有高分辨率和重复性的分子生物学分型技术能有效地用于暴发流行的研究。分子分型能够用于分析菌株之间的相关性,协助追踪感染来源,以及时有效地分型溯源可以达到有效控制疫情蔓延的目的。

PFGE分型方法重复性好,分辨力强,是分析细菌性病原菌的主要分子方法之一,被广泛应用于很多菌种的分子流行病学研究中。除了帮助流行病学调查外,细菌分型还能对患者的诊断和治疗提供线索,对连续继发性感染患者分离菌株进行PFGE分析可以区分是复发(单一菌株型)还是新的菌株引发的再感染。此外,还有助于识别散发病例的传染源。

PFGE法可帮助人们研究空肠弯曲菌在食物生产链中的传播机制,陈荀等用 *Sma* I 对83株空肠弯曲杆菌进行PFGE分型,产生了45种不同谱型,由于菌株来源于鸡肉生产链(养殖场-屠宰场-市场),通过结果分析不同来源的菌株具有相同的带型,这表明鸡肉生产链上可能存在水平传播现象。

3)应用于暴发识别预警和溯源

通过分子分型可以比较菌株是否一致,对于细菌性传染病监测、传染源追踪、传播途径调查和识别等暴发调查有着非常重要的意义。

PFGE法由于其自身优势而被广泛应用于追踪监测细菌传染性疾病的暴发流行。多位点序列分型(MLST)分辨能力比较强,结合网络共享数据库分析其结果,可以长期追踪,不断完善该菌株的进化亲缘关系树,实现全球病原体基因序列数据的交换及共享。2010年,基于MLST方法的溯源模型估计,感染人类的50%~80%空肠弯曲菌菌株来源于鸡,20%~30%来源于牛,其余来源于其他宿主(羊、猪以及野生动物)。

一般来讲,单独使用病例-对照研究时并不能获得足够的证据来确定引发人类感染的宿主,通过流行病手段只能追踪到暴露方式,如吃了什么食物,或者接触了哪些动物,因为还存在交叉污染、旁路传播途径。MLST通过与病例-对照研究的流行病学研究结合在一起有助于拓宽追踪溯源的范围,这种联合的方式提示除了食源性传播,其他传播途径也很重要。例如,在荷兰开展的一个病例-对照调查研究中,在对样本分析时发现,鸡源性的空肠弯曲感染不仅是因为食用和处理了鸡肉,也源于接触了有肠道症状的患者。这也提示这些菌株在人际间传播的重要性在过去的研究中被低估了。

随着基因组测序成本的不断降低和生物信息分析技术的快速发展,基于全基因组测序(WGS)的细菌分型技术正在逐步应用到细菌性传染病暴发调查和流行病学分析中。应用较多的是基于全基因组测序的单核苷酸多态性(wgSNP)分型和全基因组多位点序列分型(wgMLST)。全基因组的分型方法,具有更高的分辨力、重复性和实验室间可比性。WGS技术在弯曲菌常规分析中的应用,会大大推动这种重要病原菌在生物学及流行病学的研究进程。

4)疫苗设计

目前,没有任何全球监管机构批准用于防治弯曲杆菌相关疾病的疫苗。空肠弯曲杆菌的候选疫苗,包括已经或正在临床开发灭活疫苗、蛋白亚单位疫苗和荚膜多糖结合疫苗,都仍然处于第一阶段的临床试验阶段。很多研究将鞭毛作为保护性抗原,经过亚单位疫苗和灭活疫苗的尝试,发现可以产生抗体,然而这种抗体并不能有效抑制克隆。虽然有证据表明鸡感染空肠弯曲菌产生的抗体是有保护作用的,但是现在还没有商品化疫苗可以使用,主要的原因是空肠弯曲菌的疫苗研发相对复杂,抗原的多样性、缺乏动物模型以及对细菌的发病机制的认识不足都是重要原因。基因分型有明显的地理差异,其流行病学意义较为显著。基因分型与疾病严重性、病程、病情进展和治疗转归密切相关。所以结合基因分型技术开发疫苗,对空肠弯曲菌疫苗的设计有一定的参考价值。

5)因耐药克隆导致的治疗失败和特殊治疗

在临床上,红霉素(大环内酯类)是治疗弯曲菌感染的首选药物,而氟喹诺酮类药物如环丙沙星等因其具有广谱抗菌特性也常用于肠道感染的治疗。其他的替代药物包括四环素类和庆大霉素,这些药物常用于全身性弯曲菌感染的治疗,然而,随着抗菌药物在临床以及畜牧业养殖中的广泛使用,弯曲菌对临床上常用抗菌药物的耐药性越来越为严重,这对人类的公共健康构成了威胁。

空肠弯曲菌有摄取并转化外源性耐药基因的能力,随着抗生素的广泛使用,弯曲杆菌耐药性问题引起了世界的广泛关注,尤其是对氟喹诺酮类和大环内酯类抗生素的耐药。近几年FDA进行了"食用鸡肉而导致耐氟喹诺酮的空肠弯曲杆菌感染对人类健康的影响"的定量的危险性评价。数据表明,人类耐氟喹诺酮类药物的空肠弯曲杆菌菌株的增加与氟喹诺酮类药物在家禽中的使用密切相关。

弯曲菌的氟喹诺酮类药物耐药性主要是由促旋酶基因 $gryA$ 上的喹诺酮耐药决定区(QRDR)发生突变造成的;其中以突变 THr86Ile 最为常见。弯曲菌对大环内酯类药物耐药性主要是由点突变、外排泵和靶位点修饰等引起的。介导大环内酯耐药的核糖体修饰主要是发生在 23S rRNA 基因上的点突变,还包括核糖体甲基化酶基因 $ermB$ 介导的甲基化。弯曲菌对四环素的耐药主要是 tet(O)基因编码的核糖体保护蛋白以及 CmeABC 外排泵系统,上述两种耐药机制可以通过协同作用,介导更高水平的四环素耐药。

PFGE、MLST 等分型手段可用于抗生素敏感株和多重耐药菌株的分子分型,探索空肠弯曲菌的致病和耐药机制,基因分型可作为空肠弯曲菌耐药分子流行病学研究的新手段。

4.3.9 金黄色葡萄球菌

4.3.9.1 概述

1) 基本分类、微生物学特征

金黄色葡萄球菌属于葡萄球菌科(Staphylococcaceae),葡萄球菌属(*Staphylococcus*)。该属目前至少有 52 个种及亚种。1880 年由苏格兰外科医生 Alexander Ogston 从外科手术的脓肿中分离得到,命名为金黄色葡萄球菌(*Staphylococcus aureus*,*S. aureus*)[63]。金黄色葡萄球菌无芽孢、鞭毛,动力试验呈阴性。典型的金黄色葡萄球菌为球型,直径 0.4~1.2 μm,显微镜下排列成葡萄串状(见图 4-17),革兰染色阳性。金黄色葡萄球菌营养要求不高,在普通培养基上生长良好,需氧或兼性厌氧,最适生长温度 37℃,最适生长 pH 7.4。鲜血琼脂平板形成较大的、有光泽、圆形凸起的菌落,直径 1~2 mm;多数菌株能产生溶血素而使菌落周围出现溶血环。金黄色葡萄球菌有高度的耐盐性,可在 10%~15% NaCl 肉汤中生长,因此利用它的这个特性可以进行各种临床标本的分离培养。

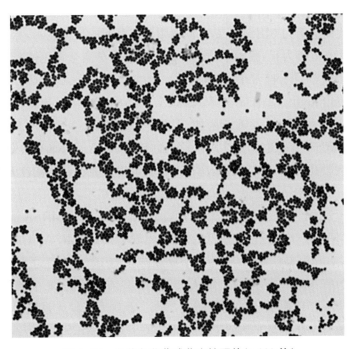

图 4-17 金黄色葡萄球菌光镜照片(1 000 倍)

2）所致疾病流行概况

金黄色葡萄球菌可以引起各种疾病，最常见的是皮肤软组织感染，如较轻的疖和痈，较重的脓疱病和葡萄球菌烫伤样皮肤综合征。然而金黄色葡萄球菌也可以引起各种严重，甚至威胁生命的侵袭性感染，如感染性心内膜炎、骨髓炎和坏死性肺炎。并且，金黄色葡萄球菌也是生物膜相关感染的常见病原菌，尤其是与植入性医疗仪器或导管相关感染。当人们摄入被金黄色葡萄球菌肠毒素污染的食品时，可以导致食物中毒。

金黄色葡萄球菌在西方白种人群约有 20％为持续携带者，30％为间断性携带者。我国人群根据地域的不同，携带率为 13％～25％[64]。在医院的大量抗生素压力下和金黄色葡萄球菌遗传适应力导致多重耐药克隆——耐甲氧西林金黄色葡萄球菌（methicillin-resistant *S. aureus*，MRSA）出现。MRSA 曾在世界范围内广泛流行，但近些年出现下降趋势。在美国 2004 年和 2007 年，MRSA 的流行率分别为 54.2％和 58.1％。之后，MRSA 流行率显著降低，在 2005—2011 年期间，院内 MRSA 流行率下降了 54％。加拿大的国家耐药监测网显示，从 1995—2008 年，MRSA 院内感染率持续上升。2008 年每 1 000 个住院患者中有 2.02 个为 MRSA 感染，2008 年以后 MRSA 感染率下降了 30％，到 2014 年每 1 000 个住院患者中有 1.26 个为 MRSA 感染。欧洲的 MRSA 近年也呈下降趋势，欧洲平均 MRSA 流行率从 2011 年的 18.8％下降到 2015 年的 16.8％。欧洲整体 MRSA 流行率差异较大，欧洲北部国家的 MRSA 流行率较低，而南部和东南部的国家则较高。我国在 20 世纪 70 年代开始有 MRSA 病例报道，2000 年前临床分离的金黄色葡萄球菌有 20％为 MRSA，之后逐年增加，到了 2005 年已经有 70％的金黄色葡萄球菌为 MRSA。基于国家耐药监测网的数据显示，尽管 2006 年开始呈下降趋势，到 2016 年为止，我国平均仍有 35％的临床分离金黄色葡萄球菌为 MRSA。

20 世纪 90 年代后期，携带杀白细胞素（panton-valentine leukocidin，PVL）的社区相关 MRSA（community-associated MRSA，CA-MRSA）在世界范围内播散。导致 MRSA 在院外引起感染和暴发逐渐增加，尤其是缺乏 MRSA 感染危险因素的健康人群。随后 CA-MRSA 菌株也开始在医院范围内传播。CA-MRSA 感染具有的典型特征包括：① 具有较高的 *pvl* 基因携带率；② 非多重耐药表型；③ 患者无住院史。美国报道了较高的 CA-MRSA 流行率，基于 Meta 分析数据显示，有 65％的金黄色葡萄球菌感染由 CA-MRSA 引起[65]。与北美相比，欧洲与亚洲的 CA-MRSA 流行率较低。然而在欧洲某些 HA-MRSA 流行率较低的国家，出现了 CA-MRSA 增加的趋势，如丹麦（29.4％）和荷兰（>21％）。2011 年对 8 个亚洲国家的 17 家医院进行监测，发现 CA-MRSA 感染占所有 MRSA 感染的比例从 2.5％到 39％不等，有 4 个国家和地区（菲律宾、斯里兰卡、越南和中国台湾）的比例超过 30％。我国由于缺乏系统的流行病学数据，CA-MRSA 的流行率还不是非常清楚。大部分关于 CA-MRSA 的研究都集中在皮肤软组织感染。北京地区成人皮肤软组织感染的 CA-MRSA 流行率为 0～3％，温州地区为 21.3%。

2005 年首次报道了家畜相关 MRSA(livestock associated MRSA, LA-MRSA),首先在荷兰、丹麦、比利时和周边国家发现,但随即迅速蔓延到世界其他国家。LA-MRSA 似乎并不仅仅定植于家畜,流行病学调查显示 LA-MRSA 可以越过物种屏障,通过与动物的直接接触传播到人类,甚至播散到医院[66]。家畜、健康人和患者组成了 MRSA 广泛传播的网络。

3) 生存环境、感染传播途径

金黄色葡萄球菌在自然界中无处不在,空气、水、灰尘及人和动物的排泄物中都可找到。金黄色葡萄球菌的传染源为定植或感染的人,传播途径为接触传播,人也可因摄食含有肠毒素的食物或吸入染菌尘埃而致病,罕见空气传播。

4) 毒力因子和致病机制

金黄色葡萄球菌的毒力因子包括一系列分泌蛋白和细胞表面相关蛋白。依据功能可以分为几大类:① 介导黏附于受伤组织、细胞外基质和宿主细胞表面;② 组织损伤和播散;③ 促进铁吸收(Skaar and Schneewind,2004);④ 与体液中的蛋白结合,帮助躲避抗体和补体介导的免疫反应,包括吞噬细胞的反应;⑤ 溶解宿主细胞;⑥ 操控先天和适应性免疫反应。然而,只有部分金黄色葡萄球菌毒素,已经被证明与疾病症状密切相关或者高度怀疑相关。这些毒素可以引起中毒性休克综合征(toxic shock syndrome,TSS)、葡萄球菌烫伤样皮肤综合征(staphylococcal scalded skin syndrome, SSSS)、坏死性肺炎或者顽固的皮肤感染。

孔形成毒素:金黄色葡萄球菌能够产生几种损伤宿主细胞膜的毒素,导致细胞裂解。孔形成毒素在亚溶解浓度下,是潜在的细胞激发源。与其他危险信号,如可以激活 toll 样受体 2 的脂蛋白联合作用,可以引发 NALP3(NACHT, LRR and PYD domains-containing protein 3)炎性体反应,导致细胞因子白细胞介素 1(interleukin 1,IL1)、IL18 和 IL33 的释放[67]。研究表明溶血素 α(hemolysin-a, Hla),溶血素 γ(Hlg)和 PVL 均属于此类毒素,具有很强的促炎效应。

3 种已知的金黄色葡萄球菌表皮剥脱毒素 ETA、ETB 和 ETD 位于不同的遗传原件上。表皮剥脱毒素的表达受 agr 调节,是具有高度种特异性的同型异构体酶。他们具有谷氨酸特异性的丝氨酸蛋白酶活性,可以选择性地裂解人和小鼠细胞外区域桥粒芯糖蛋白 1(角质细胞间的黏附分子)的单个肽键。通过这种方式,剥脱毒素像分子剪刀一样,帮助细菌侵袭皮肤[68]。通过松开角质细胞间的结合点,引起皮肤水泡疾病,如大疱性脓疱病和葡萄球菌皮肤烫伤样综合征。

超抗原毒素是非常重要的一类毒力因子,目前已经发现 23 种不同的葡萄球菌超抗原,包括葡萄球菌肠毒素(SEA-SEE, SEG-SEJ 和 SER-SET)、葡萄球菌类肠毒素(SElK-SElQ, SElU-SElX)和毒性休克综合征毒素-1(toxic shock syndrome toxin-1,

TSST-1)。这些超抗原可以激活 T 细胞,屏蔽自然的抗原呈递机制。超抗原与许多疾病有关,肠毒素可以引起食物中毒。毒性休克综合征毒素-1 可以诱导 T 细胞产生大量的炎性因子,如 IL-2、IFN-c 和 TNF。这些炎性因子可以引起中毒性休克综合征的各种症状。

5) 耐药性

金黄色葡萄球菌可以在抗生素时代成为适应性较强的病原微生物,主要是由于其可以快速地获得抗生素的抗性。1961 年首次报道了 MRSA,甲氧西林耐药主要是由于细菌获得了 *mecA* 基因,产生了对所有 β-内酰胺类抗生素具有低亲和力的青霉素结合蛋白(PBP2a)。MRSA 的一个显著特征是不仅对所有 β-内酰胺类抗生素具有耐药性,而且对其他类抗生素也既有广泛的耐药性,这为 MRSA 感染的治疗和控制带来难题。除了甲氧西林耐药,金黄色葡萄球菌对于其他抗生素的耐药性也呈上升趋势,包括喹诺酮类、氨基糖苷类、大环内酯-林可酰胺-链阳菌素 B 类、恶唑烷酮类和利福霉素类。

金黄色葡萄球菌的抗性机制主要包括抗生素酶促失活(青霉素酶、氨基糖苷类修饰酶、氯霉素乙酰转移酶),抗生素靶点的改变导致对抗生素亲和力下降(如 MRSA 的青霉素结合蛋白 PBP2a,万古霉素抗性菌株的肽聚糖前体 D-Ala-D-Lac),抗生素结合位点的修饰导致对抗生素亲和力下降(大环内酯类)和外排泵(喹诺酮类和四环素)。耐药性的产生可以通过单一克隆菌株在基因组水平产生新的突变位点,也可以通过不同克隆间的耐药基因的水平基因转移,甚至通过其他种属间的水平基因转移而实现[69]。金黄色葡萄球菌常见耐药基因包括喹诺酮类(*grlA*,*grlB*,*gyrA*,*gyrB*),夫西地酸(*fusB*),庆大霉素/妥布霉素/卡那霉素(*aacA-aphD*),甲氧西林(*mecA*),大环内酯-林可酰胺-链阳菌素 B(*ermA*,*ermB*,*ermC*),莫匹罗星(*ileS*,*mupA*),青霉素(*blaZ*),利福平(*rpoB*),四环素(*tetK*,*tetM*),莫匹罗星(*mupA*)和万古霉素(*vanA*)。

4.3.9.2 菌株的分子分型和基因组学

1) 分子分型

随着分子生物学技术的发展,越来越多的分子分型技术替代传统的表型分型方法。常用的分型方法包括脉冲场凝胶电泳(PFGE)、多位点序列分型(MLST)、多位点可变数目串联重复序列分析方法(MLVA)和 *spa* 分型,以及专门针对 MRSA 菌株的 SCC*mec* 分型(staphyloccoccal cassette chromosome *mec*,SCC*mec*)。

金黄色葡萄球菌 DNA 经限制性内切酶(*Sma* I)消化后,可获得 5～20 条片段(10～700 kb),根据电泳条带的不同形式可对其分型。PFGE 分型方法具有较高的分辨能力,已经被广泛用于金黄色葡萄球菌的医院感染和 MRSA 的流行病学调查,但缺点是操作技术性强,时间长,不便携带,没有统一命名。

spa 分型的依据是编码金黄色葡萄球菌表面蛋白 A 的 *spa* 基因可变 X 区存在序列多态性。*spa* 基因的重复区域可因为自发突变以及重复序列(repeat)的丢失和获得而发生改变。每个 repeat 分配有一个"字母-数字"格式的代码,*spa* 分型则是根据特定

repeat 的排序情况确定的。*spa* 分型方法是一种简单、高通量、便携、快速和标准命名的分型方法，具有广泛的临床使用价值。国际 *spa* 分型的网站为 http：//spaserver. ridom. de/。医院检验科微生物室和基层疾病预防控制中心可以建立本院自己的 *spa* 分型数据库。由于价格低廉，*spa* 分型已经成为地区和国家进行 MRSA 监测的初级分型方法之一，但由于该方法只是针对一个基因的序列进行分析，有少量的克隆群(CC)会被错误地分类。

MLST 方法主要是通过扩增金黄色葡萄球菌的 7 个管家基因进行序列比对，并通过不同等位基因的排列组合来确定基因型。金黄色葡萄球菌的 MLST 标准化方法和数据库资料均可通过网络共享(http：//saureus. mlst. net/misc/info. asp)。MLST 方法的优点是可以定义核心遗传克隆群，便携，标准命名；缺点是低通量，价格高，适合长期的进化研究。

MLVA 分型方法主要是依据染色体上的数目可变串联重复序列(VNTR)位点的多态性进行分型，也是一种快速、高通量的方法，可以广泛使用，但目前金黄色葡萄球菌 MLVA 分型方法在国际并没有一个统一公认的方案，对于位点的选择和命名原则也不尽相同。研究表明，与 PFGE 和 *spa* 分型方法比较，MLVA 似乎具有更高的分辨能力。

SCC*mec* 是 MRSA 菌株特有的结构，主要由 *mec* 基因簇和 *ccr* 基因簇以及之间的间隔区(J 区)组成。根据目前已经发现的 4 种 *mec* 基因簇和 9 种 *ccr* 基因簇的不同组合，把 SCC*mec* 元件分为 12 型，大小在 20～60 kb 之间(http：//www. sccmec. org/)。根据 J 区的不同，又可以将其分成许多亚型。由于全球范围内 MRSA 的扩散主要由少数几个克隆引起，流行病学研究表明正确的区分不同 MRSA 克隆，不仅仅通过 MLST 和 *spa* 等分型方法，也要包括 SCC*mec* 分型。SCC*mec* 的分型方法目前也没有统一的方法，主要是用多重 PCR 的方法，也有用 real time PCR 进行分型的。比较好的分型方案包括 Kondo 等人建立的多重 PCR 方法 M-PCR 1 和 2 或者是 Chen 等人建立的 real time PCR[70]。

随着基因组技术的快速发展，新一代测序技术使基因组数据用于分型成为可能，将 MLST 的 7 个等位基因的分析策略扩大到整个基因组。这些方法包括核糖体 MLST (ribosomal MLST，rMLST)，全基因组 MLST(wgMLST)和核心基因组 MLST (cgMLST)。rMLST 主要是分析编码所有细菌都存在的核糖体蛋白亚单位(rps)的 52～53 个基因。wgMLST 的策略是分析基因组的所有等位基因和区间，这种方法的挑战是有些等位基因只是在部分菌株中出现，这为后续的统计分析带来困难。为了解决这一问题，cgMLST 只分析所有菌株均存在的基因。这 3 种方法目前均已经成熟，并在金黄色葡萄球菌的分型中应用。

2) 菌株的基因组结构特征

金黄色葡萄球菌染色体为单一环状，大小约为 2.8 Mbp，具有相似的基因组结构特征,DNA中的(G+C)%为30.7%～39.0%。金黄色葡萄球菌基因组主要由高度保守的基因组——核心基因组和辅助基因组组成,辅助基因组在不同菌株中存在差异。核心基因组大小约为2.3 Mbp的,包括管家基因、代谢相关基因和一些保守的毒力基因。辅助基因组大约为0.5 Mbp,主要包括噬菌体、毒力岛、质粒、转座子、插入序列和SCCmec。这些移动元件主要编码抗性基因(如mecA)、毒力基因(如pvl和超抗原基因)。移动原件既可以通过垂直传播传给子代细胞,也可以通过水平转移进行播散。

大部分金黄色葡萄球菌基因组包括3个家族的基因岛 νSaα、νSaβ和νSaγ。νSaα编码一簇金黄色葡萄球菌超抗原样蛋白(称为set基因簇)和一簇脂蛋白(lpl基因簇);νSaβ编码一个丝氨酸蛋白酶基因簇(spl基因簇)和肠毒素基因簇。νSaγ基因岛包括酚可溶性调控蛋白(phenol-soluble modulin,PSM)和一些新的肠毒素样毒素基因(staphylococcal enterotoxin-like toxin,SEI)。

SCCmec是染色体上相对大的DNA移动元件,携带编码广谱β内酰胺抗性的mecA基因。MRSA的产生是因为敏感菌株染色体获得并插入了SCCmec。其通常的插入特定位点(attB),位于orfX(编码核糖体甲基化酶)3′端。不同的SCCmec元件具有相似的骨架结构,包括:① mec基因簇,由mecA操纵子构成;② ccr基因簇,由盒染色体重组酶ccr组成;③ mec基因簇和ccr基因簇之间的间隔区为J区。也有文献报道非典型SCCmec元件,只含有ccr基因簇但mecA缺失;假SCCmec元件(有mecA,但ccr基因簇缺失)和假SCC元件(ccr基因簇和mecA均缺失)。

所有已知的金黄色葡萄球菌噬菌体均属于有尾噬菌体(Caudovirales)目。依据尾部形态学,又进一步分为3个主要的家族:短尾病毒科、长尾病毒科和肌病毒科。金黄色葡萄球菌噬菌体基因组大小从16～140 kb不等,依据其大小不同分为3类:Ⅰ类,短尾病毒科(16～20 kb);Ⅱ类,长尾病毒科(39～43 kb);Ⅲ类,肌病毒科(120～140 kb)。长尾病毒科噬菌体的基因组通常由6个功能模块组成,包括溶原性、DNA复制、组装、头、尾和裂解模块。金黄色葡萄球菌噬菌体基因组比对揭示了由于基因水平转移和重组导致的嵌合和马赛克结构。因此建议根据整合酶基因int同源性对金黄色葡萄球菌噬菌体进行分类。目前已经有几个噬菌体携带的毒力因子被发现,包括sea(编码肠毒素A)、PV-luk(编码PVL毒素)、scin(编码补体抑制蛋白)、chip(编码化学趋化抑制蛋白)、sak(编码葡萄球菌激酶)、eta(编码表皮剥脱毒素A)和sasX(编码表面蛋白SasX)。这些辅助噬菌体能够使金黄色葡萄球菌在不同宿主定植,是金黄色葡萄球菌进化的主要决定因素。

SaPIs是金黄色葡萄球菌基因组12～27 kb的移动毒力岛,编码整合酶、抗性基因和毒力基因。每个金黄色葡萄球菌基因组都含有1个或多个SaPIs毒力岛。这些毒力岛借助噬菌体的帮助进行水平转移。SaPIs通常插入染色体固定的位置,能够携带TSST-1、超抗原和其他致病因子(ear,eta,bap)。

大部分金黄色葡萄球菌携带一个或多个质粒,大小为 1～60 kb。金黄色葡萄球菌的质粒可以分为 3 种类型。Ⅰ型质粒为小的环形质粒大小为 1～5 kb,通常携带一个或两个抗性基因(如 pT181 和 pC194)。Ⅱ型质粒更大,通常为 15～46 kb,通过 theta 机制进行低拷贝复制。这类质粒包括青霉素酶和氨基糖苷/甲氧苄氨嘧啶抗性质粒(如 pSK1、pIP630)。Ⅲ型质粒大小为 30～60 kb,具有结合转移功能的 *tra* 基因,通常携带抗性基因组合。

3) 菌株的基因组变异和进化

金黄色葡萄球菌种群大约包括 10 个主要的人类克隆群和许多小的分支。这些主要的人类克隆群通常被命名为 CC,分别为 CC1、CC5、CC8、CC12、CC15、CC22、CC25、CC30、CC45 和 CC51。在同一克隆群内,基因组具有较少的变异,单核苷酸多态性(SNP)范围从 0 到 3 000 个;而不同克隆系之间,通常差异大于 15 000 个 SNP。金黄色葡萄球菌在一个可测量的时间尺度上进化,通过比较基因组序列分析可以捕获此信息。不同克隆系金黄色葡萄球菌基因组的突变率每年每个位点 1.2×10^{-6}～3.3×10^{-6} 不等[71]。

金黄色葡萄球菌基因组 SNP 变异除了点突变,还有一个重要来源就是同源重组。MLST 的研究表明金黄色葡萄球菌呈高度克隆化,重组对于遗传变异影响很小,点突变对于变异的影响是重组的 15 倍。然而,基因组研究已经揭示了金黄色葡萄球菌存在重组的证据,尤其是重组导致辅助原件相关的基因区域的改变。单一 MRSA 克隆 ST239 的大规模基因组进化研究表明,大量的同源重组仅发生在辅助基因(MGE),而核心基因的重组率与 MLST 数据预测的相近,表明在相对短的时期(如几十年),同源重组并不是遗传变化的主要驱动力。然而,通过对足以检验物种多样性的群体基因组研究发现,在核心基因组存在相当多的重组,表明重组对于物种水平的影响很大。另外,一些 ST 型是由几百 kb 的 DNA 片段同源重组而产生的,如 ST239 基因组大部分来源于 ST8,但是约有 600 kb 的区域(包括复制起始位点)具有 ST30 的遗传背景,这个区域既包括核心基因组也包括辅助区域。尽管机制不详,目前认为,杂交突变体的出现主要是通过单一或多次大规模重组事件产生。这样的事件在进化过程尽管少见,但对于细菌表型的影响还是巨大的,从而导致新的致病克隆的出现。

由于金黄色葡萄球菌是条件致病菌,那么从定植状态转变为致病状态,菌株发生了哪些变化? 通过追踪单一个体,利用基因组测序分析多个定植菌株和感染后的侵袭性菌株,发现仅存在 8 个突变位点差异。但有几个突变位点位于可以影响细菌与宿主相互作用的基因上,包括一个假想毒力因子和毒力转录调节子(AraC 家族)的失活突变。这一研究首次揭示了菌株从定植到侵袭性的遗传基础。

4.3.9.3　分子分型和基因组分型的传染病防控应用

1) 流行克隆化分析和新亚型发现

目前,在全球范围内 MLST 被广泛地用于对金黄色葡萄球菌的流行克隆分析。当与 SCC*mec* 分型方法相结合时，可以用于 MRSA 菌株的命名。通常，HA-MRSA 菌株为 SCC*mec* Ⅰ、Ⅱ 或 Ⅲ 型，而 CA-MRSA 菌株为 SCC*mec* Ⅳ 或 Ⅴ 型。例如，欧洲流行的 CA-MRSA 克隆为 ST80-Ⅳ，含义是它的 ST 型别为 80，SCC*mec* 为 Ⅳ 型。基于 MLST 的 BURST 算法将相关的菌株进行分组，定义克隆群、预测克隆群里的 founder 和新进化的子代克隆。全球 MRSA 流行主要集中在几个克隆群，包括 CC5、CC8、CC22、CC30 和 CC45。多中心研究发现，我国医院内主要是两个 MRSA 流行克隆，ST239-MRSA-SCC*mec* Ⅲ 和 ST5-MRSA-SCC*mec* Ⅱ。用 MLST 分析 CA-MRSA 的流行克隆，与 HA-MRSA 相比，呈现明显的多态性。然而，近年越来越多的 CA-MRSA 也出现了流行分布，如 ST30 是一个在全球范围流行的型别。也发现了一些地域性的 CA-MRSA 型别，如欧洲的 ST80，美国和加拿大的 ST8(USA300) 和 ST1(USA400)，亚洲的 ST59，澳大利亚的 ST93 和印度的 ST772。对动物菌株（猪）的分子分型研究，同样发现了一些流行的 MRSA 型别，ST398 主要在欧洲、北美和韩国流行，而亚洲动物菌株的主要流行型别为 ST9。在对我国东北地区的猪进行调查的过程中，首次在猪携带菌株中大规模发现 ST398 型，这些菌株均为甲氧西林敏感金黄色葡萄球菌（methicillin-sensitive *S. aureus*，MSSA)[72]。

目前，*spa* 分型数据库是金黄色葡萄球菌最大的分型数据库之一，包括来自 131 个国家的 378 035 株菌的数据，748 种 *spa* 重复序列和 17 408 个 *spa* 型别。欧洲分别在 2006 年和 2011 年进行了两次金黄色葡萄球菌遗传群体研究，选用的分型方法均为 *spa* 分型。通过两次研究结果的比较，发现有些型别有明显增加的趋势，如属于 ST22 的 t032、t022、t747、t2357 和 t6057，导致 ST22 成为欧洲 MRSA 流行的主要耐药型别。同时也发现一些新型别 MSSA 菌株在个别国家开始流行，如 *spa* t571/ST398 开始在法国和比利时流行。

近年，刚发展起来的基因组分型方法也可以对金黄色葡萄球菌进行流行克隆分析。用 51 个 rMLST 等位基因位点对 669 株金黄色葡萄球菌进行分型，鉴定出 229 个独特的 rSTs 型，将这些型别进行聚类分析，与 MLST 的克隆群一致，阐明了菌株的遗传进化关系。

2）应用于流行传播分析

利用分子分型工具可以观察到菌株的流行传播，如社区菌株向医院的播散和医院菌株向社区的扩散。1999—2004 年在美国医院 HA-MRSA SCC*mec* Ⅳ 的比例从低于 20% 上升到超过 50%。欧洲一些国家，如法国和意大利也陆续报道 HA-MRSA SCC*mec* Ⅳ 的比例增高。我国典型的 CA-MRSA 型别 ST59，也在一些医院出现。在东亚，ST59 SCC*mec* Ⅳ、ST30 SCC*mec* Ⅳ 和 ST72 SCC*mec* Ⅳ CA-MRSA 菌株已经向医院播散，而典型的 HA-MRSA 菌株 ST239 和 ST5 出现向社区播散的现象。

WGS 可以用于研究金黄色葡萄球菌在国内和国际间传播时基因组的变异。当一些重要的 MRSA 克隆在国际间流行传播时,通过 WGS 研究揭示了基因组变异的种类和频率,以及驱动这些随时间和地域进化的因素。这些研究展示了大部分地理区域有自己的进化群体,但是也存在由其他国家引入的突变体。Harris 等对主要在南美洲和亚洲流行的 MRSA ST239 SCC*mec* Ⅲ克隆进行了基因组 SNP 分析,发现不同国家具有各自的突变克隆,当突变克隆传入不同国家时,可以被轻易识别。WGS 对来自 14 个国家、时间跨度 30 年的 193 株 CC22 菌株进行分析,共鉴定了 8 095 个 SNP 和大量的 MGE 突变。发生 SNP 的频率是每年每个核苷酸 1.3×10^{-6}。具有医院适应性的 MRSA 簇具有较低的变异和快速传播能力,可能是由于抗生素的选择压力。每个国家都有各自的突变克隆,但是英国菌株突变体最多,并且多与其他国家的菌株相关,暗示英国可能是该克隆群的起源地。大量的 MGE 突变在不同菌株出现,包括邻近分支的菌株,表明这些元件水平转移的频率非常高。SCC*mec* 和 *ermC* 质粒以不同的频率进出不同分支的菌株,有助于在不同环境下的选择生存和传播。

分子分型技术也可以用于研究菌株的跨种传播,尤其是基因组分型方法。尽管动物源 MRSA 菌株对于人类的潜在传播风险还不是非常清楚,但研究表明有些菌株可以从动物传播到人类,如 ST398、ST130 和 CC97。WGS 对来自人和动物的 89 株 ST398 分析表明,该型菌株首先由人的 MSSA 菌株传给动物群体。在动物群体开始进化,丢掉了噬菌体编码的人类免疫调节子,获得了甲氧西林和四环素抗性,成为具有四环素抗性的 MRSA 菌株,最终又传给人类。

3) 应用于暴发识别预警和溯源

MRSA 的暴发调查通常是由于监测发现 MRSA 流行率升高,医院出现聚集性病例或菌株出现新的耐药谱而开始。用分子分型技术结合传统流行病学调查可以评估一起暴发是由单一克隆还是由多个克隆引起。对日本一家医院发生的 MRSA 引起的院内感染菌株进行 PFGE 分析,成功区分了暴发菌株与非暴发菌株,并将此方法用于对暴发的监测。但是由于 MRSA 克隆化严重,传统的分子分型方法如 PFGE 等,有时候不具备足够的分辨力将暴发菌株和医院流行菌株区分开来。

近几年,WGS 开始用于院内 MRSA 感染暴发分析,此种方法可以有效地区分金黄色葡萄球菌基因组的变异,快速识别在一次感染暴发中患者间菌株的传播,指导临床感染控制。最早的 3 个将 WGS 用于 MRSA 院内暴发的研究均来自英国,其中有 2 起暴发均由 ST22 SCC*mec* Ⅳ克隆引起。第一起暴发发生在英国剑桥的一所医院新生儿 ICU 病房,暴发菌株对庆大霉素和莫匹罗星均耐药,这个耐药谱与当时病房流行菌株的耐药谱不同,这一特征也有助于鉴定暴发相关菌株。7 株 CC22 SCC*mec* Ⅳ暴发菌株,3 株来自同一医院 MRSA ST22 SCC*mec* Ⅳ菌株和 4 株其他型别 MRSA 菌株被测序分析。基于 SNP 的变异分析显示暴发菌株聚集在一个簇,其中 6 株菌有 41 个 SNP 差异。另1 株暴发菌株有 51 个 SNP 的差异,可能是由于 *mutS* 基因(阻止有效的 DNA 修复功能)发生突变,导致突变率增加。非暴发 CC22 菌株没有紧密地与暴发菌株聚在一起,与暴发菌株平均存在 102 个 SNP 的不同,MGE 编码的抗性基因和毒力基因也不同。WGS 还意外地发现了另一起隐藏的暴发事件,有 2 株对照 MRSA 菌株是 CC1 SCC*mec* Ⅳ型,基因组只相差 1 个 SNP。这两株菌来自同一个病房相邻床位的 2 名菌血症患者,共同住院 6 天。可见,WGS 具有其他分型方法无法比拟的高分辨率。在一次暴发过程中,MRSA 菌株之间的遗传变异数量和种类提示我们一定要分析同时期病房或医院的流行菌株以作为对照;否则分型结果可能会错误地将无关菌株作为暴发菌株的一部分,而实际上它们只是同时期医院的流行菌株。

WGS 可以在暴发期间用于实时的调查分析,控制 MRSA 感染进一步蔓延。在英国一家医院,首先对儿童特护病房的近期 3 起间隔性暴发菌株进行回顾性 WGS 分析,发现这 3 次暴发都是由一个新的 ST 型别 ST2371 引起,此型别与当时医院流行的 ST22 只有一个 MLST 等位基因的差异。随后将 WGS 方法与前瞻性监测和流行病学调查项目整合,鉴定出更多的暴发菌株和之前没有发现的传播链,包括婴儿、母亲和医护人员。从医护人员的鼻拭子挑选出 20 个克隆进行测序,发现与婴儿菌株最多只相差 4 个 SNP,由此判定该医护人员是此次暴发的传染源,对该人员进行去定植治疗。

目前,WGS 暴发调查已经不局限于医院使用,也用于社区发生的家庭传播。用 WGS 技术对美国常见的社区获得性 MRSA 流行克隆 USA300 的家庭传播研究发现,同一个家庭的菌株聚类到遗传关系接近的单进化群里,表明每个家庭都是由单克隆 USA300 菌株传入并传播的。WGS 也可用于食物中毒暴发调查,对卢森堡国际马术障碍赛发生的一起金黄色葡萄球菌食物中毒菌株进行基因组进化分析,表明 10 名患者的菌株与残留食物火腿、香菇和 3 名食品操作人员携带的菌株聚在一簇,揭示了此次暴发的传染源。

4) 因耐药克隆导致的治疗失败和特殊治疗

比较基因组策略可以用于调查治疗过程中细菌耐药性的产生,有助于更好地改进治疗方案。Mwangi 等人开创性的研究,在一位感染性心内膜炎患者连续分离菌株中,发现了万古霉素抗性的突变位点。比较从患者血液分离的第一株万古霉素敏感菌株和最后一株万古霉素抗性菌株的基因组序列,发现在 31 个等位基因上存在 35 个 SNP。对化学治疗过程中的一系列分离菌株进行基因组分析,揭示了与抗性水平增加有关的一系列点突变。该研究发现万古霉素治疗失败病例与 *vraR* 基因的一个点突变有关,该突变位点也存在其他 VRSA 菌株中。尽管该患者没有使用过达托霉素治疗,但研究者还是发现了达托霉素抗性的产生。基因组研究发现,感染过程中对万古霉素和达托霉素敏感性的降低也与双组分调节系统 WalKR 和 GraSR 突变有关。类似研究还发现治疗过程中利奈唑胺抗性的增加与 *relA* 基因和一种核糖体甲基转移酶(*rlmN*)基因突变有关。

抗生素耐药性的产生不仅由点突变产生,也可以通过编码抗性基因的 MGE 水平转移而获得。研究者对一株万古霉素耐药的 MRSA 进行 WGS 分析,发现其获得了一个 57.9 kb 的质粒,携带万古霉素抗性的 *vanA* 基因,该质粒可能来源于患者体内共同感染的粪肠球菌。接下来的进化分析显示,所有高水平万古霉素耐药金黄色葡萄球菌均来自同一个克隆 CC5,提示在与其他细菌混合感染过程中可能存在 ST5 菌株的优先选择性进化。

4.3.10　猪链球菌

4.3.10.1　概述

1) 基本分类、微生物学结构

猪链球菌(*Streptococcus suis*)属于链球菌属(*Streptococcus*),是一种革兰阳性球菌,无芽孢和鞭毛,有荚膜。猪链球菌正常寄居于猪的上呼吸道,也存在于多种动物体中,例如马、狗、猫及狐狸中。

猪链球菌直径不超过 2 μm。新鲜的一代培养菌株链长可达 20 多个菌体;二代培养后细菌形态不典型,多为单个或者成对存在,很少形成链状,有些菌株趋于杆状。猪链球菌为兼性厌氧菌,在含 5% CO_2 温箱中生长较好。本菌对营养要求较高,需要在培养基中添加血液或血清才能生长良好。哥伦比亚血琼脂平板上培养,呈细小菌落,无色,半透明,直径 0.5~1 mm,边缘整齐,凸起,光滑。根据溶血情况分类,猪链球菌在羊血平皿上表现为 α 溶血,而在马血平皿上表现为 β 溶血,也有部分菌株无溶血现象。也可以在 THB 培养基(Todd-Hewitt Broth)生长。在 THB 平板上生长较血平板上菌落略小,呈半透明。

2) 所致疾病、流行概况

人感染猪链球菌的散发病例通常表现为化脓性脑膜炎、败血症、关节炎、心内膜炎,可伴耳聋、共济失调等并发症。严重者可出现中毒性休克样综合征(streptococcal toxic shock like syndrome,STSLS),病死率可超过 60%。1968 年,丹麦发生第 1 例人感染猪链球菌患者。

截至 2012 年底,全球共报告 1 584 余例人感染猪链球菌病例,涉及约 30 个国家或地区。按地理位置分析,超过一半的病例(53%)出现在西太平洋地区,36% 在东南亚地区,10.5% 在欧洲地区,0.5% 在北美地区,主要为血清 2 型菌株感染。其中,中国、泰国和越南是病例数最多的国家。猪链球菌感染集中在这 3 个国家,可能是由于:① 有共同的家庭后院式的生猪养殖模式且养殖规模较大;② 3 个国家具有相似的气候及地理环境。英国、加拿大、德国、法国、美国、澳大利亚、比利时、巴西、西班牙、日本、泰国、瑞典、中国香港、韩国、中国台湾都有报道人感染猪链球菌的散发病例。人感染猪链球菌病暴发极为罕见,迄今仅见于中国。我国 1998 年在江苏部分县市首次暴发人感染猪链球菌疫情,从患者及其接触的病猪中分离到猪链球菌血清 2 型菌株,累计报告发患者数 25 人,死亡 12 人。2005 年 7—8 月,我国四川等地发生了一起规模前所未有的猪链球菌血清 2 型感染暴发,累计报告患者 215 人,死亡 39 人。主要特点是潜伏期短,发病急,重症患者病情凶险,病死率高。同年 8—9 月,先后在其他几个省也发现猪链球菌散发感染病例,并分离到猪链球菌血清 2 型菌株。通过 MLST 及 PFGE 分型结果显示,引起上述两次疫情的猪链球菌血清 2 型菌株均为同一个克隆群。迄今,该型菌株仅存在于中国。

3)生存环境、感染传播途径

猪链球菌对环境抵抗力较强,在 4℃的动物尸体中可存活 6 周。细菌对热耐受能力较差,50℃可存活 2 小时,60℃的水中存活 10 分钟。

人与病死猪密切接触是人感染猪链球菌的主要原因,猪链球菌可通过皮肤伤口进入机体造成感染。此外,吃被污染的半熟猪肉或猪血也可导致猪链球菌感染。此外,屠宰表观健康猪的从业人员陆续有猪链球菌散发感染的报道。

4)致病菌株和非致病菌株,以及致病菌株的毒力因子和致病机制

猪链球菌的致病力差异极大,患者分离株均被认为是致病性菌株,其中血清 2 型最为常见。通过对猪链球菌感染患者临床症状及动物实验的研究,研究人员提出一个新的观点,可以把猪链球菌按照毒力的强弱分为流行型(ST7 型)、高致病型(ST1 型)以及中等致病型(ST25)。刺激宿主细胞产生过量的促炎性细胞因子(如 IL6、IL-8、MCP-1、TNF-α 等)的能力是评价猪链球菌致病力强弱的重要手段。尽管通过 Toll 样受体 2/6(toll like receptor,TLT)激活宿主细胞的 MAPK 通路和 NF-κB 通路是猪链球菌刺激机体产生细胞因子的主要方式,研究发现不同型别的猪链球菌激活上述通路的能力有显著差异,并且所激活的炎性通路也有差异。例如,ST7 型菌株拥有更强的激活宿主中枢神经系统中小胶质细胞 BV2 的 MAPK 通路和 NF-κB 通路的能力,并且 ST7 型菌株可以激活转录因子 STAT-3,而其他猪链球菌菌株则没有这种能力。加拿大 Gottschalk 教授的研究团队发现感染不同致病能力的猪链球菌小鼠组间存在明显的表达差异基因,这些表达差异基因的功能主要集中在:细胞因子信号通路、细胞因子产生及细胞因子受体等方面。尤其是合成 CCL2、CCL3、CCL4、CCL7、CXCL1、CXCL2、IL-1α、IL-1β 以及 IL-6 的基因的表达水平在 ST7 型菌株感染组显著高于 ST1 与 ST25 型菌株感染组。此外,在低致病菌感染组 I 型干扰素(IFN-β)表达明显增加,而高致病菌感染组的 II 型干扰素(IFN-γ)表达明显增加。这表明不同型别的菌株不仅致病能力不同,而且致病机制也有差异。但是,引起这种宿主细胞炎性基因表达及转录因子活化差异的相关细菌成分依然未能明确。

5)耐药性

四环素类抗生素是生猪养殖业中治疗及预防性使用的常见的抗生素。此外,β-内

酰胺类、磺胺类及大环内酯类抗生素也被经常使用。这些抗生素的广泛应用及猪链球菌在猪群中的广泛分布,使得猪链球菌的耐药情况日益严重并成为耐药基因传播的重要宿主。在北美、亚洲及部分欧洲国家(如德国、西班牙及葡萄牙),85%以上猪来源的及90%以上的患者来源的猪链球菌分离株均出现四环素耐药,所涉及的耐药基因主要为 tet 基因(如 tetL、tetM、tetO 及 tetW 等)。尽管 β-内酰胺类抗生素被经常使用,但各种来源的猪链球菌分离株通常对此类抗生素敏感。近年来,在全球范围内对大环内酯类(如红霉素)林可霉素类(如克林霉素)及磺胺类抗生素(如泰乐菌素)的猪来源的耐药菌株也日益增加,所涉及的耐药基因主要为 erm、lnu、aph3-iiia 及 ant6ia 基因。患者来源的猪链球菌分离株对大环内酯类及磺胺类抗生素的耐药菌株较为常见,但较少出现针对林可霉素类的耐药情况。

4.3.10.2 菌株的分子分型和基因组学

1) 分子分型

猪链球菌的分子分型方法主要有 MLST、MLVA、PFGE、RAPD 以及核糖体分型等。现行的 PFGE 分型方法,是 2005 年建立的,使用了 Sma I 内切酶。猪链球菌的MLVA 分型方法比 PFGE 方法敏感,能够发现同一菌株不同代数之间的差异。能够用于流行病学调查,是 PFGE 方法的补充。King 等人在 2002 年研发的多位点序列分型(MLST)是迄今猪链球菌最常用的分析方法。目前,MLST 分型方法存在多个问题:① 截至 2017 年 8 月,已经有 704 个 ST 型别被发现,过多的型别使得对不同型别间的亲缘关系分析变得困难;② 仅仅关注 7 个基因的多态性,用于分析的位点太少,而且常常扩增不到,不足以对猪链球菌种群间多态性进行分析;③ 现有的 MLST 分析方法,由于所分析序列中存在严重的重组 SNP,从而对分型结果造成较大的偏差。

随着测序技术的发展及测序价格的降低,基因测序结合生物信息学分析极大地促进了猪链球菌分子流行病学的发展,以全基因组序列为基础的分型技术得以推广应用,已经逐渐成为猪链球菌分型、暴发识别、致病力判断的新手段。猪链球菌的基因组频繁重组,基因组中存在大量的重组区域,不仅导致猪链球菌基因组变异极大,而且会干扰相应的序列分型结果,导致分型结果不能准确反应菌株间的进化/亲缘关系以及猪链球菌的种群结构。基于全基因组的分型,需排除重组区域对分型的干扰以提高分析的准确度。2013 年,笔者所在实验室建立了最小核心基因组分型技术(MCGT)[73]。从 117株猪链球菌菌株中选择了在分离时间、地点、宿主、血清型等方面有代表性的 85 株猪链球菌,利用 Solexa 测序获得了这些菌株的基因组框架图,分析表明猪链球菌的最小核心基因组仅包含 876 个基因,在最小核心基因组中,共计存在 87 646 个 SNP,排除存在于基因重组区域 29 145 SNP 后,剩余的 58 501 SNP 为突变型 SNP。通过分析这些突变型 SNP 在猪链球菌中的分布,将猪链球菌分为 7 个群(MCG1-7)。这一结果能够比较准确地反应猪链球菌的种群结构。我们发现了群特异性的 553 个 SNP,MCG 1～6 群分别有 19、303、5、17、194 及 15 个群特异性 SNP。MCG7 有 129 谱系(lineage)-特异 SNP(见图 4-18)。同时,我们设计了一个猪链球菌最小核心基因组分型软件及数据库 可供使用(http∶//ss. bactcgt. net)。输入全基因组序列数据后 2 小时,可获得 MCG 分 群的结果。我们从 553 MCG 组特异 SNP 及 129 lineage-特异 SNP 中筛选出位于 6 个 核心(core)基因中的 10 个 SNP,通过测序分析 10 个 SNP 的变化规律,可将猪链球菌菌 株准确分到相应的群。该技术无须所分析菌株的全基因组数据信息,仅通过普通 PCR 测序就可以完成分型,非常有利于该技术在基层实验室的推广与应用。通过 MLST 与 MCG 分型技术的联合应用,可以更加准确地揭示猪链球菌菌株间的亲缘关系以及猪链 球菌种群的遗传变异特征和其进化规律。

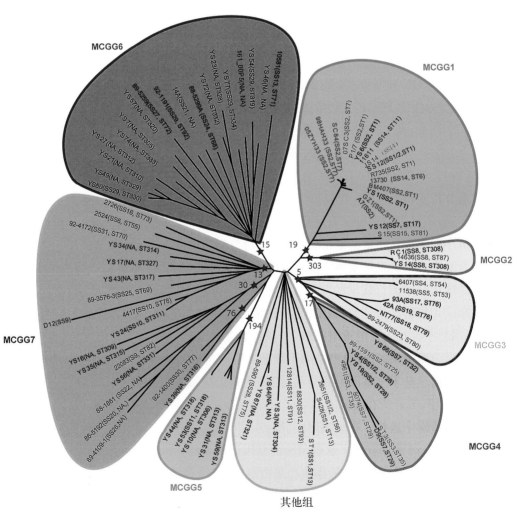

图 4-18　最小核心基因组分型技术将 85 株猪链球菌分为 7 个组(MCG1-7)

(图片修改自参考文献[73])

血清分型是猪链球菌流行病学研究的重要工具,是猪链球菌诊断及监测的重要依据。荚膜多糖抗原性的多态性是血清分型的基础,根据荚膜抗原的差异,可以将猪链球菌分为 33 个血清型(1～31 型和 1/2 型),传统的血清分型方法通过血清凝集实验,费时费力。通过对基因组数据的分析,可替代传统血清凝集方法的分子血清分型技术得以发展。猪链球菌的荚膜多糖由基因组中的荚膜多糖基因簇(*cps* cluster)编码。通过对不同血清型的猪链球菌荚膜多糖基因簇序列的分析,证实荚膜多糖是通过 WZX/WZY 依赖的途径合成。每个血清型(除血清 1 型与 14 型,2 型与 1/2 型的 *cps* 高度同源,它们之间未发现有型特异基因外)均有血清型特异基因;而在血清型特异基因中,只有编码聚合酶的 *wzy* 基因存在于所有血清型中且 *wzy* 在型内保守,型间差异大,因而成为猪链球菌分子血清分型的理想靶基因。近年来,多个以 *wzy* 为靶基因的高通量分子血清分型技术相继出现。这些方法灵敏度高,特异性好,省时省力,不仅可以取代传统的血清凝集方法,并且极大地促进了猪链球菌血清未分型菌株的研究,并使得新 *cps* 型别的猪链球菌于近几年在不同国家和地区相继被发现。

2) 致病菌株的基因组结构特征

截至 2017 年 8 月 31 日,共有 965 个猪链球菌基因组提交到 NCBI 公共数据库(https：//www.ncbi.nlm.nih.gov/genome/genomes/199?),其中包括 30 个基因组完成图。

猪链球菌基因组大小在 2 Mb 左右,基因个数在 2 000 个左右,(G+C)％含量在 41％左右。猪链球菌的泛基因组大约包含 3 000 个基因,核心基因组包含 876 个基因,表明猪链球菌种群间基因组变异较大。尽管致病力强的猪链球菌菌株主要为血清 2 型,但相同血清型的菌株间的基因组差异非常明显,相应的致病能力也差异明显。比较基因组结果显示致病力强的菌株基因组相似度高,一般分布于同一簇内。动物实验证实,与致病力强的菌株的基因组相似度高的菌株,其致病力显著高于相似度低的菌株。表明致病力强的菌株的基因组间有较高的同源性。提示利用基因组数据比对分析将成为鉴别猪链球菌致病力的新方向。

迄今,文献中报道的与猪链球菌致病相关的基因超过 60 个。按照功能可将这些毒力基因分为 4 类:① 分泌蛋白或表面蛋白:如 CPS、EF、SLY 等;② 酶:如 DltA 及 PgdA 等;③ 转录因子及转录调控蛋白:VirR/VirS、RevS、Rgg 等;④ 转运及分泌系统相关蛋白:如 FeoA、FeoB、VirD4/VirB4 等。也有研究发现一个或多个毒力基因的缺失并不会使菌株的毒力有明显的下降,且一半以上的上述基因位于猪链球菌核心(core)基因组中,反映出猪链球菌致病机制的多元性与复杂性。仅从已知毒力基因存在与否来评价猪链球菌的致病能力存在明显的局限性。目前公认比较重要的毒力因子有:荚膜多糖(capsular polysaccharides,CPS)、溶菌酶释放蛋白(muramidase-released protein,MRP)、细胞外蛋白因子(extracellular factor,EF)、溶血素(suilysin,SLY)等。

一个完整的 89 K 毒力岛仅存于引起暴发的 ST7 型菌株中,被认为与暴发菌株致病力增强相关。该毒力岛包括一个Ⅳ型分泌系统及多个二元信号传导通路,这些成分可能与 ST7 型菌株刺激过量促炎性细胞因子产生相关。

猪链球菌的耐药基因常常成簇分布于整合与结合组分(integrative and conjugative elements, ICEs)元件中,猪链球菌基因组中存在多种 ICEs。例如,ICESsuSC84、ICESsuBM407、ICESsuBM4072、ICESsu32457、ICESsuJH1308-1 和 ICESsuJH1301 等。这些携带多种耐药基因的 ICEs 通常位于基因组中 *rplL* 或 *rum* 位点,也有耐药基因成簇分布于噬菌体元件中,如 φSsUD.1 及 φJH1301-2 等。这些可移动成分能够在不同种属间水平转移,是传播耐药基因的重要元件。研究发现患者来源的菌株携带的耐药基因与病猪来源的菌株不完全相同,如四环素耐药基因 *tetW* 仅见于患者分离株,而 *lnu* 基因较少出现于患者分离株。

3) 致病菌株的基因组变异和进化

流行型(ST7 型)、高致病型(ST1 型)以及中等致病型(ST25)的比较基因组分析表明,与 ST25 型菌株相比,ST1 型菌株存在 478 262 bp 的 132 个获得岛(acquired islands, AI),与 ST25 与 ST1 型菌株相比,ST7 型菌株存在 66 829 bp 的 5 个 AI,提示这些 AI 与猪链球菌的致病力差异有密切的关系。

通过 MLST 分型结果显示,患者分离株均分布于 ST1 克隆群。在猪链球菌种群的比较基因组结果中,低致病性菌株的基因组与高致病性菌株的基因组位于不同的聚类分枝中,表明高致病性菌株的基因组与低致病性菌株的基因组具有明显的差异。通过比较基因组发现部分基因仅存在于高致病菌株中,而且这些高致病性菌株的特异基因常常成簇分布,这些基因可以作为鉴别菌株致病高低的靶基因,其在猪链球菌致病过程中的作用值得深入研究。

通过对 MCG 分型结果的深入分析显示高致病型菌株主要存在于 MCG1 中,在猪链球菌的进化中最晚出现。MCG6 与 MCG7 作为猪链球菌种群中最早出现的菌型,其致病力最弱(见图 4-19)。Weinert 等开展的猪链球菌基因组比较分析也得到相似的结论。其将分析的 375 株猪链球菌分为 5 个群,患者来源的菌株集中分布于一个群中,且临床来源菌株与非临床来源菌株的基因组有显著的差异。Weinert 等的研究显示高致病力菌株的基因组明显小于低致病力菌株的基因组。这一研究表明,猪链球菌在进化过程中,基因组逐渐减小但毒力逐渐增强。

4.3.10.3 分子分型和基因组分型的传染病防控应用

1) 流行克隆化分析和新亚型发现

MLST 分析结果显示,ST1 型为患者分离株的优势型别。动物分离株中 ST 型别多样性显著增加,无明显优势型别。

基因测序技术以及生物信息学技术的发展极大地促进了猪链球菌分子流行病学的

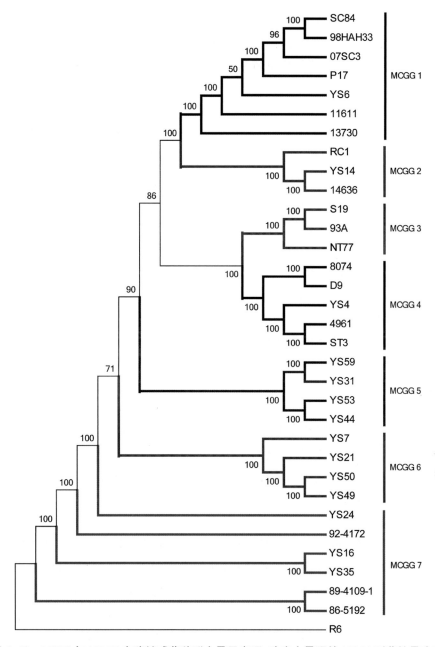

图 4-19　MCG6 与 MCG7 在猪链球菌种群中最早出现，致病力最强的 MCG1 型菌株最晚出现

发展。通过分子血清分型及测序分析，短短几年时间内，就发现了 20 余种新的血清型，极大地促进了猪链球菌血清多态性的研究。

2）应用于流行传播分析

传统的 PFGE、MLST 及核糖体分型均显示 2005 年暴发分离株属于一个克隆，这些分型方法的分辨率及仅依靠流行病学资料均无法满足研究猪链球菌疫情传播规律及溯源的需要。笔者所在实验室通过对 85 株分离自 2005 年四川暴发疫情期间菌株的基因组比较研究，结合相关的流行病学资料，发展了基因组流行病学分析方法，发现了猪链球菌暴发菌株平行传播的新的模式。我们选择了 95 株 ST7 型猪链球菌菌株进行基因组分析，包括 2005 年四川疫情暴发中 85 株患者分离株、7 株病死猪分离株以及 2 株 1998 年江苏猪链球菌疫情暴发中 2 株病死猪分离株及 1999 年江苏散发病例 1 株分离株。分析发现，全部菌株中共有 160 个 SNP，根据 SNP 的分布，将 95 株菌分为 5 个分支，其中 3 株江苏菌株分在一个分支中，而四川暴发菌株分为 5 个分支。具有相同基因组的菌株分散在不同的地点，而在同一时间、地点的分离株却显示出明显的基因组序列差异。这一结果表明猪链球菌暴发菌株的分布高度散发。以 ST1 型菌株为外群的进化研究结果表明：猪链球菌 ST7 型是 1996 年从 ST1 型进化而来，在 1998 年在江苏引起暴发，2002—2005 年在四川发生变异，进化为 4 个亚型。即这些亚型在暴发之前就已经存在并广泛分布于当地，当外部环境（如温度、猪群密度等）具备后集中发病导致疫情暴发。这一平行传播模式的发现为猪链球菌的暴发预防提供了新的思路和方向，即应开展种猪及商品化的猪崽携带的猪链球菌菌型的监测。

研究显示 ST1 型猪链球菌来源于欧洲，随着欧洲种猪及生猪的跨洲际贩运而传入亚洲及美洲，并在当地平行进化成不同的分枝。这些表明平行传播模式在猪链球菌的进化中具有重要作用。

猪链球菌种群基因组进化研究显示猪链球菌种群在 20 世纪 20 年代后开始明显扩大并在不同国家、地区、洲际传播，这与生猪养殖规模扩大的时间、趋势相吻合，表明生猪的大规模养殖极大地促进了猪链球菌的进化、变异。也提示猪链球菌致病力进一步增强的新的菌型会随着生猪养殖规模的持续增加而不断出现，值得密切关注。

3) 应用于暴发识别预警和溯源

通过 MLST 分析，可以将 ST7 型菌株定义为暴发菌株。此外，通过对这些暴发菌株与非暴发菌株的基因组序列的比较分析，我们发现有 13 个 SNP 位点特异的存在于 ST7 型菌株中，通过检测上述任意一个位点可以将暴发菌株鉴别出来，极大地简化了识别暴发菌株的流程（见图 4-20）。

4.3.11　脑膜炎奈瑟菌

4.3.11.1　概述

脑膜炎奈瑟菌属于变形菌门（Proteobacteria）的 β-变形菌纲（Betaproteobacteria）、奈瑟菌目（Neisseriales）、奈瑟菌科（Neisseriaceae）。该菌是典型的由外膜、内膜及含有肽聚糖的周质构成细胞膜的革兰阴性菌，其外膜可被多糖荚膜所包被，能引起侵袭性感染的菌株多具有荚膜。根据荚膜多糖的抗原结构，Nm 可分为 12 个血清群；95% 以上的

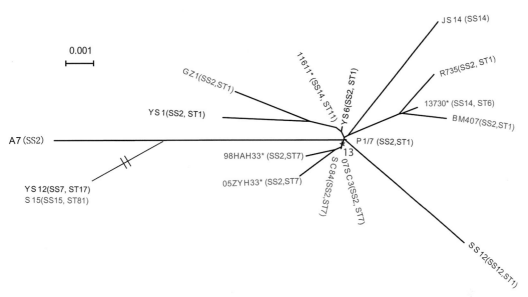

图4-20 暴发菌株(ST7型)在最小核心基因组中存在13个特异的SNP

侵袭性病例由 A、B、C、Y、W 和 X 等 6 个血清群感染引起。采用多位点序列分型(MLST)方法,大部分 Nm 菌株被归入 46 个克隆群(clCC),其中 CC1、CC5、CC8、CC11、CC32、CC41/44、CC4821、CC269 等属于高致病克隆群。不同国家或地区所流行的菌株其血清群和克隆群可存在较大差异,同一地区流行的菌群也可随着时间的推移发生变迁。

Nm 是引起流行性脑脊髓膜炎(简称"流脑")的病原体,其感染还可引起严重的脓毒血症。在疫苗使用以前,流脑一直是威胁人类健康最严重的传染病之一。随着疫苗的广泛使用,该病的发病率已明显降低,然而,即使在临床医学相当发达的今天,其病死率仍可高达 15%,而且约 10% 的患者愈后会留下长期的后遗症。在我国,流脑属于法定报告传染病,2007 年被纳入国家扩大免疫规划。

Nm 定植于健康人鼻咽部,约 20% 的健康人携带该菌,属于条件致病菌,只有在特殊情况下如宿主抵抗力下降、体温升高、呼吸道黏膜细胞受损等才能侵袭机体而引起发病。尽管某些血清群或克隆群与患者关系更加密切,但至今除了荚膜多糖,尚未发现其他公认的与致病相关的毒力因子。荚膜多糖能够提高细菌在宿主体内的抵抗能力,从而间接提高致病力。

4.3.11.2 菌株的基因组

脑膜炎奈瑟菌具有明显的克隆性,同时又有一些菌株无法归入已经定义的任何一个克隆群,即使采用基因组学的分类方法,仍有少数菌株无法进行克隆群归类。导致该现象的原因主要是 Nm 不同菌株之间存在大量的水平基因转移和重组。通过比较不同克隆群、不同基因组群之间的基因组成和序列特征，发现他们之间的差异主要表现为序列上的不同，而特异性的基因非常少见。

4.3.11.3 应用于预防控制、流行病学的分子分型和基因组分型分析

作为疫苗可预防疾病，大多数流脑可以通过接种适宜的疫苗进行有效防控。然而，目前的流脑疫苗多为血清群特异性的，血清群的不断更替已经成为当前流脑防控工作中的难点。近些年来，缺乏有效疫苗的 B 群 Nm 的流行更是对我国目前的防控体系提出了巨大挑战。

对于流脑的防控，除了在人群中大规模接种疫苗以达到保护个体和形成免疫屏障的目的外，对流脑的密切接触者进行预防用药也是阻止疾病传播、防止大规模暴发的最有效途径之一。然而，根据前期的监测数据，我国 Nm 的耐药特征已经发生了明显的变化，而且这种变化会随着菌群的更替和进化持续发生。这无疑又是流脑防控中的难点和重点。

鉴于 Nm 自身的致病特征以及流脑在不同国家和地区的流行特点，对流脑的防控需要根据具体的情况制定更加精准的防控策略，从而达到更加有效的防控效果。根据目前的研究结果，以下 4 个方面是防控策略制定中需要考虑的重要因素。

1) 血清群的分布

系统监测流行菌群、及时发现菌群的变化是制定流脑有效预防措施的关键。我国自 20 世纪 50 年代开始开展流脑的病原学监测，其重点主要为菌株的血清群分布。这些监测结果为后来的疫苗研发和应用提供了根本的依据。

根据病原学监测数据，我国历史上流脑流行一直以 A 群为主，但自 20 世纪 80 年代初接种 A 群疫苗以来，A 群流脑的发病率显著降低，使得中国流脑发病率维持在 1/10 万以下的水平。我国流脑流行的第 2 个菌群为 C 群，研究证实这是一个新的种群——CC4821，是世界上第七个高致病的克隆群。该克隆群菌株自 2003 年出现并引起暴发以来迅速波及全国多个省市，成为我国流脑疾病负担的主要来源之一。C 群菌株的出现和流行促使我国于 2007 年将 C 群流脑疫苗纳入国家计划免疫。得益于 C 群疫苗的广泛接种，C 群流脑的发病率在其后一直维持在一个较低的水平。W 群是我国第 3 个流脑流行菌群；2006 年，我国福建发现首例输入性 W 群流脑，分子分型结果显示其属于目前在全球流行的 CC11，如同在其他国家流行一样，该菌群进入我国以后迅速扩散至全国多个省市，引起散发和暴发病例。复杂的菌群流行模式促使我国将 ACWY 4 价多糖疫苗纳入计划免疫。目前，A、C、W 群流脑发病率均被控制在较低的水平(见图 4-21)。

尽管在基于血清群的病原菌监测和疫苗接种策略方面，我国具有较丰富的经验，但新的问题和挑战也不断出现，如荚膜转换导致的血清群替换、缺乏有效疫苗的 B 群 Nm 的出现和流行、其他血清群如 X 群的潜在输入性风险等。

荚膜转换是计划免疫时代细菌逃脱人群免疫的主要机制，也是细菌进化的重要推

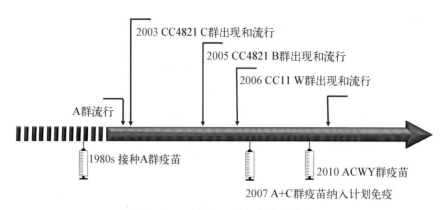

图 4-21　中国 Nm 流行和变异趋势

动力。因此,对荚膜转换的监测是菌群监测的重要内容之一。关于血清群的替换,代表性的事件就是 CC4821 C 群向 B 群的转换。根据我国系统监测数据,近年来不论是患者来源的还是健康人群来源的 Nm 中,B 群菌株所占比例呈逐年上升趋势。进一步的分析结果还显示,CC4821 的 B 群菌株正在成为优势的克隆群(见图 4-22),这些菌株与高致病的 CC4821 C 群菌株之间几乎具有相同的遗传特征,因此从理论上来说两者具有相

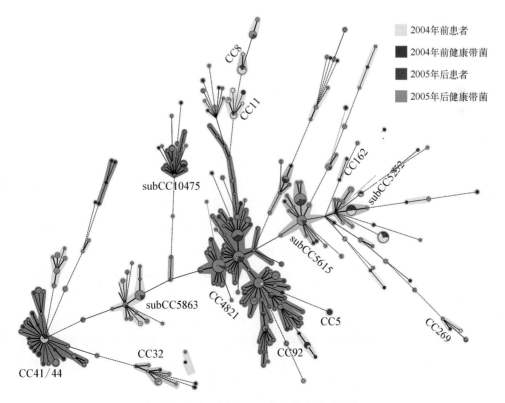

图 4-22　中国 B 群 Nm 菌株的克隆群分布

同的流行和致病潜能,而现有的监测数据也显示 CC4821 的 B 群菌株目前已至少播散至 19 个省市并在 10 个省市引起了侵袭性病例。除了 C 群向 B 群的转换,我国还监测到 A 群向其他血清群如 C、X 和 B 群的转换,尽管这些转换而来的菌株还未出现流行的态势,但是也隐藏着较大的风险。

B 群 CC4821 菌株的出现和扩散可能会使我国流脑的发病率上升,甚至会引起流行和暴发;可能导致该局面的原因有两方面——CC4821 本身的致病力和 B 群 Nm 疫苗的特点。自 CC4821 的 C 群 Nm 出现以来,迅速波及全国大部分省份,引起多起散发和暴发疫情,这说明 CC4821 的 C 群 Nm 菌株具有传播速度快和侵袭能力强的特点。在这种形势下,最好的公共卫生应对策略是在人群中接种有效疫苗。然而,B 群 Nm 的荚膜多糖不能作为疫苗成分,国外虽然有上市的蛋白疫苗,但前期研究结果显示其效果与流行菌株的克隆群相关,而我国包括 CC4821 在内的 B 群菌株其疫苗相关蛋白的分子生物学特征与国外主要流行(也是疫苗针对的)菌株不同。解决这些问题的根本途径是我国自主研发适宜于中国菌株特点的 B 群流脑疫苗。

在引起侵袭性感染的 6 个主要血清群中,X 群和 Y 群在中国很少引起病例。尽管如此,Y 群在美洲的流行、X 群在非洲的流行以及这些血清群跨国界和洲界的传播也给我国形成了潜在的风险。尤其对于 X 群,因为目前尚无有效疫苗,其流行将会给公共卫生防控带来较大的经济负担和社会影响。

鉴于中国以及全球流脑的病原学和流行病学特征,系统监测 Nm 的血清群变迁是流脑防控的基本环节,根据监测结果制定或修改免疫规划方案是防控的关键措施,而开展相关的菌群变迁机制研究以及研发适宜于中国菌株的疫苗是技术保障,三个方面必须有机结合,才能精准、有效地防止流脑流行。

2) 抗生素耐药性

在 2003 年以前,磺胺一直作为流脑暴发中密切接触者的预防性用药。然而,在 2003 年流脑暴发中分离的 C 群菌株对磺胺具有明显的耐药性。此后,在流脑疫情暴发时,磺胺不再作为预防用药,而以其他抗生素如喹诺酮类、头孢类、利福平类等替代。

通过对我国历年来收集的代表性 Nm 开展抗生素耐药性监测,发现继之磺胺耐药,某些血清群或克隆群的菌株对其他抗生素也逐渐变得不敏感甚至产生了耐药性。在临床常用的抗生素中,Nm 对喹诺酮类药物的耐药性最严重,即使是新一代的喹诺酮类抗生素——环丙沙星,耐药率也达到 72.5%,而 A 群的耐药性更是高达 90% 以上。比较不同年代分离的菌株可以发现,这种耐药性的产生和传播非常迅速。CC11 的 W 群 Nm 在 2006 年传入中国之时尚属敏感菌株,但是在 2013 年就产生了耐药性,而且耐药菌株目前已经成为优势克隆。监测结果还显示,少数 Nm 对青霉素和氨苄西林的敏感性也有所降低。

及时发现 Nm 的抗生素敏感性变化情况,对于制定疫情控制策略和临床经验性治疗方案具有重要的意义。

3）克隆群的监测

Nm定植于健康人鼻咽部,属于条件致病菌,只有在特殊情况下如宿主抵抗力下降、体温升高、呼吸道黏膜细胞受损等,才能侵袭机体引起发病。尽管如此,大量的监测数据显示,在健康带菌者来源和患者来源的菌株中不同克隆群的占比显示出明显的差异,那些在患者来源的菌株中占比更高的菌株被认为是高致病克隆群。目前,已确定的高致病克隆群包括CC1、CC5、CC8、CC11、CC32、CC41/44、CC4821、CC269等8种,其中除CC1已经消失外,其余7种克隆群均在全球不同地区流行。前期研究结果显示,我国健康带菌者来源的Nm其克隆群呈现高度多态性,而患者来源的菌株主要由少数几个高致病克隆群组成,如A群菌株几乎全部属于CC1和CC5、C群菌株全部属于CC4821、W群菌株全部属于CC11、B群菌株主要为CC4821。这些结果提示,不同克隆群菌株的流行对人群带来的健康影响也不同,因此,在确定流脑防控方案的时候,除了要针对实际流行的血清群,还需要根据流行的克隆群确定应急强度。

Nm除了在克隆群水平表现出致病力的差异,在同一个克隆群内部也可能存在差别。研究显示,中国的CC4821菌株在遗传学上分为两簇,其中一簇明显比另一簇与患者关系更紧密(见图4-23)。这一结果提示,在针对CC4821菌株的防控中,尚需要根据遗传学分类确定应急强度。

4）疫苗效果监测

疫苗免疫效果监测的根本目的是为了及时发现可能出现的疫苗效果下降的情况,合理评估现有疫苗的有效性,确定是否需要研发新的疫苗,以及研发什么样的疫苗等。

除了以上提到的菌群变迁,Nm疫苗的免疫效果还受到其他多种因素的影响,比如相同菌群的外膜蛋白是否发生改变、人口的密度、卫生条件等。以CC4821 B群Nm为例,即使人们研发出相应的蛋白疫苗,细菌也可能通过基因突变改变其外膜蛋白的表面结构;而且它们还可以在不改变基因序列的情况下,通过基因调控,对蛋白表达水平进行控制;无论是蛋白结构改变还是表达水平改变均可帮助细菌逃脱宿主的免疫杀伤。这一部分的监测主要包括两个方面,一

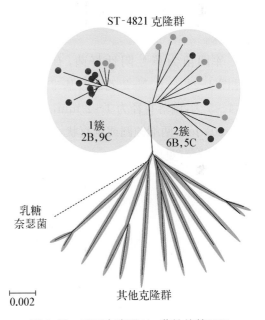

图4-23 不同克隆群Nm菌株的基因组系统发育树

黄色背景标记为CC4821菌株,红色圆点代表患者来源菌株,绿色圆点代表健康带菌者来源菌株。

方面是监测细菌的蛋白表达情况（病原），另一方面是监测接种疫苗人群的发病情况（人）。流行病学资料显示，流脑多发生于人口密度较高、卫生条件较差的人群中，比如住校学生。对这一部分人群，应该采取不同的预防方式，比如额外接种疫苗、加强健康教育、改善住宿条件等。

4.3.12　军团菌

4.3.12.1　概述

1）基本分类、微生物学结构

（1）基本特征：军团菌（*Legionella*）是一种兼性细胞内致病菌，广泛存在于天然淡水或人工水域中，在阿米巴体内寄生，也可感染人巨噬细胞，在其胞内繁殖和杀死人巨噬细胞。其中嗜肺军团菌（*Legionella pneumophila*，LP）是引起军团病（legionnaires disease，LD）的重要病原体。目前已知军团菌属有 55 个种 70 多个血清型。80％军团菌病暴发流行是由嗜肺军团菌引起，嗜肺军团菌有 15 个血清型，血清型 1 是临床常见分离株。

军团菌为革兰阴性杆菌，有端生或侧生鞭毛，有菌毛和微荚膜，不形成芽孢（见图 4-24）。在 N-2-乙酰胺基-2-胺基乙烷磺酸（BCYE）培养基上生长缓慢，初步分离需 4～5 天，菌落直径为 1～2 mm，呈灰白色，圆形，边缘整齐，菌体为（0.3～0.4）μm×（2～20）μm，两端钝圆或锥直状，可因培养基营养条件不同菌体呈多形性，或链丝状，一般不易着色（见图 4-25）。

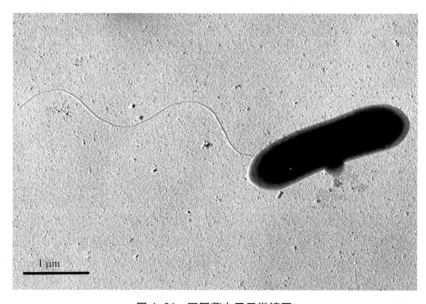

1 μm

图 4-24　军团菌电子显微镜图

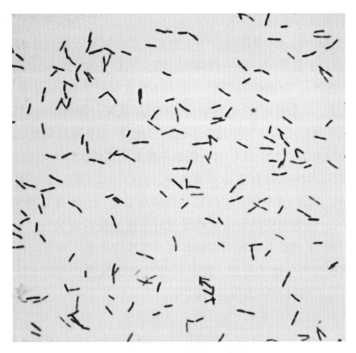

图 4-25 军团菌革兰染色

（2）培养特性：军团菌生长需要多种元素。钙、镁是该菌的酶协同因子，也是细胞壁和膜的主要组成成分。铁是氧化还原系统的重要成分和某些酶的协同因子。锰、锌、钼在氮代谢中起作用。对氨基酸的需求方面，甲硫氨酸和半胱氨酸最为重要。精氨酸、亮氨酸、苯丙氨酸也为必需氨基酸。军团菌为需氧菌，多数菌株在 2.5%～5% CO_2 环境中生长良好，最适生长温度为 35～36℃。在 25～40℃也可生长，但生长缓慢。本菌生长缓慢，液体拍样机中迟滞期约为 8 小时，对数生长期 8～40 小时。固体培养基上一般在 48 小时左右于浓厚途种部可见生长。本菌在活性炭-酵母浸出液琼脂（BCYE）培养基中生长良好，3～5 天形成 1～2 mm 的灰白色、圆形凸起、有光泽的菌落，紫外照射下可发出紫色荧光。在富含 L-络氨酸-苯丙氨酸琼脂平板上可产生棕色的水溶性色素。

（3）生化特性：本菌是原核单细胞微生物，无真核细胞核膜、内质网、线粒体及有丝分裂。本菌产生过氧化氢酶，氧化酶弱阳性，水解淀粉。本菌生化特性为氧化酶阳性，有氨基酸酶和磷酸酯酶活性，能利用淀粉和液化明胶，可水解马尿酸，不发酵葡萄糖、果糖和阿拉伯糖，多数菌株能产生 β-内酰胺酶。嗜肺军团菌的显著特征是含有大量侧链脂肪酸，用气相色谱技术对军团杆菌细胞的脂肪和碳水化合物成分分析结果表明，本菌含有胞壁酸和氨基葡萄糖，同时含有较多的鼠李糖和岩藻糖。本菌能产生 β-内酰胺酶，所以对青霉素类抗生素无效。

2）所致疾病及流行概况

1976年7月21—24日，美国退伍军人协会宾夕法尼亚州分会在费城召开第58届年会期间，在与会者中暴发流行了一种肺炎。参会人员4400人，有182名与会人员以及会议所在宾馆街区的39名居民得了一种表现形式相似的病，特征是发热、咳嗽和肺炎，其中死亡34人。6个月后，微生物学家McDade从死亡者肺组织中分离到一种革兰阴性菌。美国卫生部和疾病预防控制中心（CDC）历时13个月的调查，证明该病是一种细菌性肺炎。1978年，在美国CDC召开的第一次军团菌病国际学术会议上该病菌被命名为嗜肺军团菌，该种疾病被命名为军团菌病。此后，军团菌病在全球共发生过50多次，近几年在欧洲、美国、澳大利亚等国家和地区均有流行。由于各地发现的军团杆菌有血清学的差异，故将美国费城军团菌病暴发时分离的菌株命名为嗜肺军团菌（Lp）血清1型，以后将与人类感染关系较密切的新发现菌株分类从1型延续往下编号定型，也有将分离的新菌株按所在地区命名。我国1982年首次报道有本菌感染病例，以后陆续报道了由多种血清型嗜肺军团菌引起的病例。

嗜肺军团菌可引起军团菌病，主要通过呼吸道吸入带菌飞沫或气溶胶而感染。以夏秋季发病率高。中老年人、吸烟者及接受免疫抑制剂治疗者、细胞免疫功能低下者易感。军团菌病为全身性疾病，感染本菌后临床有两种类型：

流感样型（轻症型），临床表现为发热、不适、头疼和全身肌肉痛，一般预后良好。

肺炎型（重症型），此类型起病骤然，患者寒战高热，咳嗽，胸痛，全身症状明显。可引起以肺部感染为主的多器官损害，最终导致呼吸衰竭。重症军团菌病发生菌血症时，细菌可随血流播散导致全身多部位，如肝、脾、肾、脑、肠道等器官，引起复杂的临床症状，如不及时治疗病死率可达15%以上。

在美国，每年有8000～18000人感染军团菌。据欧洲军团菌感染工作组织统计，欧洲军团菌病的发病率为9.8/10万。国外资料报道，如果不及时治疗，军团菌病的病死率可达15%。我国还没有建立军团菌病监测系统，所以对军团菌病的发病率目前尚没有一个权威的发病率数据。

世界各地均有发病；城市发病率高于农村；欧美等发达国家报道的发病率较高。国内的许多研究表明，不同地区的人群中军团菌抗体水平存在差异。

人群中可能存在隐性感染、亚临床感染。血清流行病学调查表明，男、女之间无明显差别。至今没有强有力的证据支持军团菌感染与职业的分布有一定的相关性。军团菌感染属于机会性暴露感染，与暴露因素接触的时间、方式和接触者的自身健康状态有关。2002年，通过对重庆从事饭店服务行业的从业者以及农村献血者抗体水平的调查，表明饭店从业者阳性率与在饭店工作的年限没有相关性，与农村献血者阳性率没有显著性差异。可能和机会性暴露于军团菌感染的环境和与外环境如水与土壤接触有关。

夏秋季节是军团菌病的高发季节，国内外报道基本一致，可能由于夏秋季温度较高,一方面有利于军团菌生长繁殖,另一方面夏秋季节中央空调使用频繁,有利于病菌的传播。EWGLI统计的资料显示,6月至10月是军团菌病的高发季节。

3) 生存环境、传播途径

军团菌在温水和温暖潮湿环境中可迅速繁殖,在人工水系统中能长期定植,如集中空调冷却塔和人工冷热水管道系统等。水体和临床标本中军团菌检测对于了解军团菌环境污染、病原流行病学调查和医院内感染、临床诊断、预防和控制突发性军团病的暴发流行,提供快速病源学诊断依据具有重大的意义。水体中的军团菌可形成气溶胶,是引起人呼吸道感染的重要载体。

呼吸道的吸入是最可能的传播途径,可能是吸入了含有军团菌的气溶胶颗粒。人与人之间的传播关系尚不明确。经口或消化道感染军团菌病的可能性也很小。有水的地方就可能有军团菌,中央空调冷却塔已被公认为军团菌的一个重要传染源。多数散发的军团菌感染和某些军团菌病流行是由于被军团菌污染的自来水所致,可通过加湿器、喷雾器、潮湿器和淋浴喷头等载体而使其气溶胶化。另外,城市建筑物的供水多为二次供水,通过水泵将水压入储水罐,再供应每个用户。储水罐中的静水区极易成为军团菌滋生的场所。

4) 致病性及致病机制

本菌的主要致病物质是该菌通过其被命名为Dot/Icm的四型分泌系统向宿主细胞分泌的各种效应蛋白。这些效应蛋白可以模拟宿主细胞的各种生理过程,从而扰乱正常的细胞信号传导,使细菌能在细胞内生长繁殖。此外,军团菌的致病物质还包括微荚膜、菌毛等。其中嗜肺军团菌产生的磷酸酶、核酸酶和细胞毒素等具有抑制吞噬细胞活化、防止吞噬体和溶酶体融合作用,使被吞噬的细菌不被杀死,反而在细胞内生长繁殖,导致吞噬细胞死亡。

嗜肺军团菌是一种兼性胞内致病菌,广泛存在于天然淡水环境或人工水域中,能入侵阿米巴原虫和人体巨噬细胞,是引起军团菌肺炎的重要病原体。吸入肺部的嗜肺军团菌,被巨噬细胞吞噬并在其胞内增殖,破出后再感染其他巨噬细胞,反复感染可引起严重的非典型肺炎。嗜肺军团菌Ⅳ型分泌系统发挥了重要作用。嗜肺军团菌含有一个65 kb毒力岛基因座,属Ⅳ型分泌系统,可分为ⅣA型(1vh)和ⅣB型Dot(defect in organelle trafficking)/Icm(intracellular multiplication),ⅣA型分泌系统是嗜肺军团菌在低温环境中生长和在阿米巴内生长所必需的,也可能与细菌在低温感染宿主细胞有关,而Dot/Icm分泌系统是引起军团菌病的重要致病因子。

(1) 四型分泌系统的结构和功能:嗜肺军团菌的毒力岛基因座包含Dot/IcmⅣ型分泌系统、易变遗传因子和毒力因子。其中Dot/IcmⅣ型分泌系统先后由两个军团菌的研究小组发现并命名:Horwitz等发现嗜肺军团菌的某个基因位点能发生无致病力的突变,该突变体的菌株能在宿主细胞内复制,被命名为Icm;Berger等发现嗜肺军团菌某个单基因位点的突变,其突变体菌株运输细胞器缺陷,被命名为 Dot。*Dot/Icm* 基因座的介导作用是逃避吞噬细胞的杀伤,输出细菌受动器,调整吞噬体生物源,逃避内吞作用溶解和阻止来自内质网网状组织的小滤泡,促使细菌繁殖和激活感染的巨噬细胞,促使宿主细胞凋亡和小孔形成、细胞溶解等一系列病理改变。目前的研究认为,嗜肺军团菌 Dot/Icm Ⅳ 型分泌系统是一种跨膜结构,能够跨越细菌内膜和外膜,将细菌胞内的毒力蛋白运输到宿主细胞内。该复合体被认为由 23 个基因构成,分为两个区域。区域 1 包括 7 个基因。(*icmV*、-*W*、-*X* 和 *dotA*、-*B*、-*C*、-*D*),区域 2 包括 16 个基因(*icmT*、-*S*、-*R*、-*Q*、-*P*、-*O*、-*N*、-*M*、-*L*、-*K*、-*E*、-*G*、-*C*、-*D*、-*J*、-*B*、-*F*)。其中 DotF、DotG 为 LP 的内膜蛋白,DotC、DotD 和 DotH 为嗜肺军团菌的外膜蛋白,其中 DotH 蛋白自身不能镶嵌在外膜上,需要 DotC 和 DotD 的协助。完整的外膜蛋白组成了 Dot/Icm Ⅳ 型分泌系统的运输渠道,同时该渠道与 Ⅱ、Ⅲ 型分泌系统有很大的同源性,揭示嗜肺军团菌的 Dot/Icm Ⅳ 型分泌系统特征和运输通道的演变过程。

嗜肺军团菌还有一套被称为 IcmR-IcmQ 蛋白复合体的转运机制,可在宿主细胞膜和含嗜肺军团菌的囊泡膜上形成移位孔(translocation pore)。该装置中起主要作用的是 IcmQ 蛋白,其具有成孔活性,能在细胞膜的脂质层形成微孔,并被 IcmR 所调节。推断 IcmR-IcmQ 复合体与嗜肺军团菌的致病性有密切关系。另外,在 LP 细胞质内发现 IcmS-IcmW 蛋白复合体,编码 IcmS、IcmW 蛋白的基因位于染色体的两个不同区域,但 4 分子的 IcmS 蛋白和 2 分子的 IcmW 蛋白组装成该复合体,能绑定底物分子,利于其运输至宿主细胞内。在酵母双杂交体系中,IcmW 蛋白能和底物蛋白中的 WipA、WipB、SidG、SidH 结合并转运其至宿主细胞,利于 LP 细胞内生长,但 IcmS-IcmW 突变体却不能运输底物蛋白 RalF,表明复合体只与部分底物蛋白的运输相关。

(2)Ⅳ 型分泌系统的作用机制:Dot/Icm 分泌系统控制嗜肺军团菌侵袭宿主细胞的一系列过程,当细菌入侵巨噬细胞的初期,分泌系统可以分泌出帮助细菌黏附侵袭的效应蛋白,促进细菌对细胞的相互作用。当细菌顺利入侵宿主细胞以后,分泌系统还可以分泌其他效应蛋白干扰宿主细胞的正常免疫功能,阻止吞噬溶酶体融合,促进形成营养丰富的内质网衍生囊泡,为嗜肺军团菌的复制提供场所。之后,叶绿体和由粗面小胞体表面由来的游离核糖体聚集到囊泡的周围,为嗜肺军团菌的复制提供能量。此时,囊泡的膜与小胞体的外膜发生交换,形成一个稳定坚实的供嗜肺军团菌繁殖发育的空泡(见图 4-26)[74]。这些作用的发挥需要效应分子的参与,据现有的报道称约有 200 个嗜肺军团菌效应分子通过 Dot/Icm 分泌系统运输到细胞内。

嗜肺军团菌在宿主细胞内复制,逃避宿主吞噬溶酶体的融合,需要特殊的囊泡,该囊泡的建立需要 Dot/Icm 分泌系统运输基质蛋白进入宿主细胞。但到目前为止,许多基质蛋白的功能并不清楚,Heidtman 等利用酵母模式系统来鉴定嗜肺军团菌 Dot/Icm 基质蛋白如何影响囊泡的形成,结果显示基质蛋白能干扰酵母胞液与外部的交换,引起

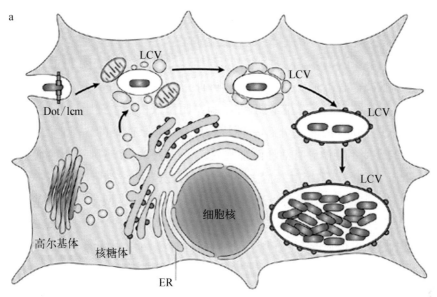

图 4-26 嗜肺军团菌细胞内生长机制

LCV：包含军团菌的空泡。（图片修改自参考文献[74]）

酵母生长缺陷和分泌功能紊乱,其过程和作用与嗜肺军团菌感染宿主细胞、促进嗜肺军团菌所需要的营养物质进入囊泡进而影响宿主功能基本一致。其中基质蛋白中的 PieA 与囊泡膜蛋白相互作用,改变溶酶体形态,逃避溶酶体融合,支持嗜肺军团菌细胞内复制。另外,邵峰等发现一种被称为 SidM/DrrA 的 Ⅳ 型分泌系统效应蛋白具有独特的 GDF(GDI displacementfactor)和 GEF(guanine nucleotide exchange factor)活性,这两种活性同时特异性地作用于并激活宿主的 Rab1 GTP 酶,从而对肺炎军团菌招募内质网来源的膜泡发挥重要作用。

（3）模拟并干扰宿主细胞功能:许多细菌通过模拟真核细胞的功能运输效应蛋白至宿主真核细胞。这些不同的细菌蛋白中含有锚定重复的同源区域,被称作 Anks,该蛋白能与不同真核蛋白相互作用产生不同的细胞功能。Anks 蛋白在细菌中很少见,但在真核生物中比较普遍。Pan 等将嗜肺军团菌中编码 Anks 蛋白的基因和 Ⅳ 型分泌系统易位到真核细胞内,翻译出的蛋白类似于真核蛋白,并证明嗜肺军团菌 Anks 蛋白能干扰依赖微管的胞液运输。感染早期有活性的 Anks 蛋白可招募营养物质到囊泡,帮助嗜肺军团菌构建复制场所。感染晚期干扰含有嗜肺军团菌的囊泡与核内体融合,在内质网退出位点干扰内质网囊泡的成熟,阻碍嗜肺军团菌退出营养囊泡。

（4）调节细胞凋亡:① 诱导凋亡:嗜肺军团菌在哺乳动物中引起宿主细胞凋亡,为检测 dot/icm 位点是否为诱导凋亡所必需,Zink 等采用末端标记法,检测了 9 种突变体和野生菌株,末端标记的绿色荧光 dUTP 示踪到凋亡巨噬细胞均有一个致密核,相差显微镜检测到细胞膜发泡,能更进一步确定凋亡细胞的特征。野生型菌株 AA100 能诱导高于 90％的 U937 巨噬细胞凋亡,然而 Dot/Icm 位点插入 *kan* 基因的 9 种突变体诱导凋亡有严重缺陷,低于 15％的感染细胞发生凋亡。重要的是,通过质粒引入野生型 Dot/Icm 到各个突变体,其诱导凋亡的能力与野生型相似。这表明 Dot/Icm Ⅳ型分泌系统为诱导细胞凋亡必不可少的因素。早期研究认为,Dot/Icm Ⅳ型分泌系统在不同时期诱导凋亡的机制不同。感染早期,即嗜肺军团菌入侵宿主细胞后 2 小时内,细胞凋亡蛋白酶 3 浓度升高,该酶能分解一种特殊底物,诱导感染的细胞凋亡。DotA/Icm WXYZ 基因的突变不能诱导有活性的细胞凋亡蛋白酶 3。在嗜肺军团菌细胞内复制终止时,Dot/Icm Ⅳ型分泌系统触发宿主细胞溶解酶,诱导宿主细胞凋亡。

② 抑制凋亡:近年来,Ge 等发现嗜肺军团菌 Dot/IcmⅣ型分泌系统存在效应蛋白 LegK1,该蛋白可模拟宿主的 IKK(I-κB kinase)而激活宿主的 NF-κB 信号转导通路,在宿主细胞中显示出很强的 NF-κB 信号活性,这种激活作用能起到抗凋亡作用,使宿主细胞在感染后不会立刻启动具有保护作用的凋亡程序,利于 LP 在宿主细胞内生存。另外,效应蛋白 SidF 可直接与凋亡前 Bcl2 蛋白家族的成员相互作用,在感染过程中阻止宿主细胞凋亡,但 Dot/Icm 分泌系统利用特殊的效应蛋白抗凋亡的机制至今仍不明确。

5) 嗜肺军团菌的耐药性

与其他致病菌相比,目前针对嗜肺军团菌耐药性的研究比较少。因为引起嗜肺军团菌人间感染的菌株由环境获得,很长一段时间里,大家都认为嗜肺军团菌对常用药物(包括红霉素、利福平、环丙沙星)不具有耐药特征。但是在近年的研究中,发现了对氟喹诺酮类、大环内酯类抗生素耐药的军团菌。欧盟药敏试验标准委员会(EUCAST)制定了嗜肺军团菌耐药结果判读标准,但是该标准只适用于流行病学调查,在指导临床用药方面的作用还有待评估。

2014 年,从荷兰的一例军团菌病病例的支气管肺泡盥洗液标本中分离到一株对环丙沙星耐药的军团菌,其耐药机制是 *gyrA* 基因 83 位核酸点突变。随后在法国开展的一项调查中,研究者对 2006—2011 年间在法国格勒诺布尔大学医院分离到的 82 例军团菌病患者的分离菌株或阳性标本进行耐药基因检测,其中 4 份标本显示存在 *gyrA* 基因突变。该项研究还揭示,对氟喹诺酮类抗生素的耐药性是在使用氟喹诺酮类抗生素治疗过程中获得。

阿奇霉素是治疗军团菌病的一线药物,但是近年也有对该药显示耐药性的临床菌株被分离和报道。Descours 等通过全基因组测序对诱导传代的红霉素或阿奇霉素高耐药性嗜肺军团菌进行了研究,揭示 23S rRNA 编码基因的突变是导致对阿奇霉素耐药的原因。随后 Massip 等通过对嗜肺军团菌血清 1 型菌株 Paris 株的研究,揭示 LpeAB 外排泵也是军团菌耐阿奇霉素的耐药机制。近期,针对 109 株嗜肺军团菌的研究显示,LpeAB 外排泵的存在和对氟喹诺酮类抗生素的耐药性相关,提示 LpeAB 是导致临床分离的嗜肺军团菌产生耐药性的主要原因。

4.3.12.2 菌株的基因组

多年来国内外对军团杆菌的研究从病原菌培养分离到鉴定分类做了大量工作,20世纪 70 年代 Brenner 等用脱氧核糖核酸(DNA)杂交技术和鸟嘌呤、胞嘧啶(guanine-plus-cytosine)含量测定证明本菌 DNA 的(G-C)含量为 38 mol/L(38 mol％),DNAs 的(G-C)为 250～75 mol/L(25～75 mol％)之间,认为军团杆菌的 DNA 与大肠埃希菌等普通革兰阴性杆菌和革兰阳性菌有明显区别,因此将 LP 定为军团菌科(family)的一个新菌属(genus)和新种(speeies),但也有研究者建议将近似菌分为 3 个菌属,即军团菌属(Legionella)、塔特洛克氏菌属(Tatloekia)和 Fuoribae-terbozemari,分类意见尚未取得一致。

目前,已经有 8 株军团菌菌株(嗜肺军团菌 Philadelphia 1、嗜肺军团菌 Lens、嗜肺军团菌 Paris、嗜肺军团菌 Corby、嗜肺军团菌 2300/99 Alcoy 1、Legionella longbeachae-NSW150、Legionella dumoffii TEX-KL、Legionella dumoffii NY23)完成了全基因组序列的测序。嗜肺军团菌血清 1 型 Philadelphia 1、嗜肺军团菌 Lens 和嗜肺军团菌 Paris 是最早完成序列测序的军团菌菌株,它们的基因组信息比较见表 4-7。

表 4-7 嗜肺军团菌 1 型菌株基因组比较

特 征	菌 株		
	Paris	Lens	Philadephia-1
基因组大小/bp	3 503 610	3 345 687	3 397 754
G+C 含量/%	38.3	38.4	38.0
编码密度/%	87.9	88.0	89.8
ORF	3 076	2 931	2 953
嗜肺军团菌特异 ORF	645	595	502
各菌株特异 ORF	428	280	347
rRNA 操纵子	3	3	3
tRNA	43	43	43
质粒(大小/kb)	1(131.9)	1(59.8)	1(45)

4.3.12.3 嗜肺军团菌的分子分型

嗜肺军团菌分型的主要目的是为了鉴定军团菌病的环境感染源,从而采取控制措施和预防措施。由于嗜肺军团菌在环境中非常常见,包括表型分析和基因分型在内的很多方法可用于区分军团菌。这些方法中的最适方法很大程度上取决于它们所应用的环境。

在嗜肺军团菌的分子分型方法中,脉冲场凝胶电泳(PFGE)以其分型力好、分辨力高、重复性好被广泛使用。2010年,我们系统地优化和评估了嗜肺军团菌的PFGE方法,通过模拟酶切、实际电泳、分型力和分辨力评估,确定 Asc Ⅰ作为首选限制性内切酶,以 Sfi Ⅰ作为备选限制性内切酶,确定 Asc Ⅰ的电泳参数均为6.8~54.2 s,19 h;Sfi Ⅰ的电泳参数均为5~50 s,21 h。随后我们用将PFGE同其他分型方法进行比较,结果显示PFGE与其他分型方法相比,具有较高的分辨力和流行病学一致性。该研究优化和建立的PFGE方法,目前已经被我国全国性的细菌性传染病监测网络——国家致病菌识别网推荐为嗜肺军团菌PFGE标准化操作方法。同时,在致病菌识别网中已经形成了拥有全国各地分离的超过500株菌、215种带型的嗜肺军团菌PFGE分型数据库,全国的网络实验室可以比对和查询该数据库,开展嗜肺军团菌感染病例的溯源调查和跨地区协查。

多位点可变数目串联重复序列分析(MLVA)是另一种在嗜肺军团菌里被广泛使用的分子分型方法。2007年,Pourcel等使用在线软件(http://minisatellites.u-psud.fr/)在3株嗜肺军团菌(Philadelphia-1、Lens、Paris)的全基因组序列中查找可变数目串联重复序列(variable number tandem repeat,VNTR),总共查找到14个在3株菌中均存在的满足条件的VNTR位点,随后通过进一步研究确定8个位点作为MLVA的分型位点。随后,通过多中心的比对研究,揭示了该8位点的MLVA分型方案具有很好的可重复性和流行病学一致性;通过对变异株的研究,揭示该8个位点具有很好的遗传稳定性;通过对79株不相关菌株的研究,揭示该方法具有高度分辨力;通过对99株嗜肺军团菌的分型实验,揭示其中5个位点的分型力为100%,其余3个位点的分型力为98%。该方法的缺点是在确定扩增片段大小时,用的是普通琼脂糖电泳,对技术要求比较高,而且其分辨率低。所以在2008年,Nederbragt等建立了基于毛细管电泳技术的MLVA分型方法,使用了相同的8个位点,结果显示毛细管电泳具有和普通琼脂糖电泳相当的敏感性,在某些情况下甚至优于普通琼脂糖电泳。Kahlisch等基于该方法,建立了能直接针对饮用水提取的核酸进行MLVA分型的方法,通过该方法,可以不依靠军团菌的分离培养而直接对水体里的嗜肺军团菌进行分型。该方法可以针对水样中的活的但不可培养的嗜肺军团菌进行分型,但是其可靠性还需要进一步实验验证。如果水样标本中存在多种嗜肺军团菌,该方法可能会扩增出不同菌株的VNTR位点,从而得到错误的结果。MLVA作为一种分子分型方法,在分型能力上与PFGE相当,但是其在暴发调查中的应用能力还需要进一步验证。

基于序列的分型方法(sequence-based typing,SBT)是嗜肺军团菌特有的分子分型方法,其原理和其他细菌的MLST相似。SBT在嗜肺军团菌里应用很广泛,但是由于其分辨力低,不能单独用于暴发溯源调查。目前,嗜肺军团菌的SBT分型方法是由欧洲军团菌感染工作小组(European Working Group for Legionella Infections,EWGLI)建立并推广使用的,针对 *flaA*、*pilE*、*asd*、*mip*、*mompS*、*proA*、*neuA* 7 个基因进行 PCR 扩增、测序和比对进行分型。全球的公共数据库由 EWGLI 建立和维护,截至 2017 年 11 月 1 日,已经包括 12 067 株菌,2 524 个 SBT 型,其中 *rpoB*、*gapA*、*mdh*、*pgi*、*phoE*、*infB*、*tonB* 分别有 38、56、74、88、98、55、95 个等位基因型别。在嗜肺军团菌的暴发调查中,SBT 是有必要开展的实验,因为可以通过 SBT 结果及其与公共数据库的比对来判断暴发菌株在全球的分布,以确定其公共卫生学意义。

基于 CRISPR/cas 系统的 spoligotyping 分型方法也被应用到嗜肺军团菌的分型中。2012 年,Ginevra 等基于 42 个 CRISPR 位点建立了 spoligotyping 方法,并对嗜肺军团菌血清型 1 型的 ST1/Paris 菌株进行了分析,分辨力系数为 79.72%,提示可以用于暴发溯源。随后,Gomgnimbou 等针对这 42 个 CRISPR 位点,建立了能在 Luminex 200 或 Magpix 系统上进行检测的 LP-SPOL 方法,大大提高了实验通量和检测速度。基于 CRISPR 的分型方法被用于对嗜肺军团菌血清 1 型/Knoxville 单克隆群/ST62 暴发菌进行分型,该菌株于 2009—2010 年在德国引起了涉及 64 个病例的军团菌病暴发。PCR 扩增结果显示并不是所有的血清 1 型 ST62 型菌株中存在 CRISPR-Cas 系统。所以,Spoligotyping 和 LP-SPOL 方法在嗜肺军团菌中的应用能力还需要进一步验证,因为不是所有的嗜肺军团菌都含有 CRISPR 位点。

随着基因组测序技术的快速发展,全基因组测序和基因组分型技术逐渐被建立并应用到嗜肺军团菌的分型中。基于全基因组测序的嗜肺军团菌分型方法中目前被使用比较多的两种技术是核心基因多位点序列分型(cgMLST)和基于全基因组测序的单核苷酸多态性(wgSNP)分型。cgMLST 是使用某一个种的细菌核心基因组中的成百上千个基因位点的序列差异对菌株进行区分和分型的方法。由于 cgMLST 使用了成百上千的基因位点,所以比传统的使用 7 个位点的 MLST 方法具有更高的分辨力。2015 年,欧洲的研究小组基于 17 个嗜肺军团菌全基因组序列筛选出 1 521 个基因位点建立嗜肺军团菌的 cgMLST 方法。随后通过使用另外 21 株嗜肺军团菌全基因组序列进行评价,表明这 1 521 个核心基因在 21 株嗜肺军团菌的存在比例均大于 96%,平均为 98.4%,表明该 cgMLST 方法适用于嗜肺军团菌。wgSNP 分型一般基于基因组重测序的方法进行,可以根据参考序列进行比对搜索 SNP,根据不同个体间的所有 SNP 或者经过一定的条件筛选后的 SNP 进行比对,从而实现分型。在最近的一项研究中,通过对 53 株嗜肺军团菌进行全基因组测序和分析,确定 9 156 个 SNP 位点,建立了最小核心基因组(MCG)分型方法。最适方法很大程度上取决于它们所应用的环境。

4.3.12.4 分子分型和基因组分型的传染病防控应用

在大规模的暴发中,感染源的发现通常是通过早期获得的流行病学数据得来的,且致病菌株出现次数较多。选择适合分型方法是影响结果速度的关键因素。同时，在临床和环境分离中找到一种合适的分型方法可以获得能暗示感染源的流行病学数据。单克隆抗体（MAb）亚群分型可能是最快速和可靠的表型分型方法，适用于分离菌株的最初筛选。然而，该方法受限于试剂较难推广（欧洲外国家），且事实上暴发常常是仅仅由几种 mAB 亚群引起。因此在这种情况下其区分能力是很弱的。目前更为常用的是基因分型方法。近些年中建立了很多基因分型方法，如简单限制性核酸内切酶分析、基于 PCR 的分型方法和扩增片段长度多态性分析等。

与流行军团菌病不同，某些特定环境如医院或宾馆军团菌病，可能会存在长达数月或数年的散发和周期性病例。尽管这些大型建筑的生态环境相对稳定，但也非常复杂，经常存在多种种属、亚群或亚型的军团菌。在这些情况下，分型方法必须满足高分辨度和实验室内重现性（同一实验室不同时间）的要求。上述的这些方法中仅有少数符合要求。其中脉冲场凝胶电泳应用最为广泛，但其他方法也经常使用。例如，限制性片段长度多态性分析作为英国对军团菌分型的标准方法被沿用将近 20 年。

旅行相关军团菌病的调查需要更严格的标准化制度，不仅要求其类型明确并且必须在不同国家实验室可辨识和可重复（不同实验室，不同时间）。此外良好的实验室内重现性需要极好的实验室间重现性。为了达到这一要求，EWGLI 于 1996 年开始着手对实验方法进行评估和标准化。因此，标准化和重现性的问题在一定程度上限制了很多基因分型方法的应用。

PFGE 作为高分辨力的分子分型方法，在军团菌感染的暴发调查中起到重要的作用。PFGE 在嗜肺军团菌感染暴发调查中的应用可以追溯到 20 世纪 90 年代初。在调查 1989 年的一起发生在美国纽约某医院的军团菌院内感染暴发时，研究人员应用了 PFGE 分析了暴发和散发菌株，结果显示 PFGE 具有比核糖体分型更高的分辨力，可以区分暴发相关和不相关菌株。随后在调查 1992 年度一起军团菌病暴发时，研究人员通过 PFGE 揭示患者分离株和装饰喷泉水的分离株具有相同的基因型别，提示装饰喷泉是传染源头。随后，PFGE 被广泛用于军团菌暴发调查中，在追溯传染源头方面起到了非常重要的作用。PFGE 在嗜肺军团菌感染暴发调查中的主要作用是：① 确定暴发是由同一菌株还是由多个菌株引起，并且鉴定优势带型；② 鉴别暴发相关和不相关菌株；③ 追溯暴发源头。但是在暴发调查和流行分析中，PFGE 的结果不能与其他研究的结果做比较，而且 PFGE 分型在国际上没有公用的数据库，所以 PFGE 结果往往只能反映本次暴发内部的情况，而不能与其他地区或者其他时间的暴发事件的分离株进行比较。MLVA 在军团病病暴发调查中的作用类似于 PFGE。在对法国的两起军团病暴发回顾性调查时，研究人员应用 MLVA 的方法对暴发相关菌株和非相关菌株进行分析，结果显示暴发菌株具有相同的基因型并且在冷却塔分离菌株中检出了相同基因型的菌株，提示当地的冷却塔可能是引起暴发的源头。另外，由于 MLVA 可以分析菌群结构，所以还被用于嗜肺军团菌分子型别的监测和流行分析。如 2015 年，一项针对饮用水中军团菌的研究中，研究中使用 MLVA 对分离的嗜肺军团菌进行分型，结果显示相同地区不同建筑物里分离的嗜肺军团病被分为 5 种 MLVA 型别，其中 MLVA 基因型 4 型与军团菌菌量有相关性，菌量多的样本里分离的菌株大多是 MLVA 基因型 4 型。再如最近的一项研究针对不同温度水样中分离的嗜肺军团菌进行 MLVA 分型，结果显示特定的 MLVA 型别和菌株的生长温度存在一定的关联性。

在暴发调查和流行分析中，PFGE 和 MLVA 的结果不能与其他研究的结果做比较，而且在国际上没有公用的数据库，所以 PFGE 和 MLVA 结果往往只能反映本次暴发内部的情况，而不能与其他地区或者其他时间的暴发事件的分离株进行比较。SBT 弥补了这一缺陷。由于嗜肺军团菌的 SBT 分型拥有标准化的方法和公共数据库，所以其型别可以和全球的菌株进行比对，所以暴发调查中，在开展 PFGE 分型的同时，往往还会开展 SBT 分型，以确定引起此次暴发的序列型，并查询和讨论该序列型在全球的分布，及其引起暴发和流行的情况。SBT 的另外一个重要作用是确定某一地区的流行克隆群。如我们通过 SBT 对中国环境水体分离的 164 株嗜肺军团菌 1 型菌株进行分型分析，结果显示 164 株菌被分为 42 个 SBT 型，其中 ST1 是优势基因型。而且通过跟已发表文献的数据进行比对，发现中国的环境分离株和日本、韩国的环境分离株存在相同的 ST 型，但是更多的 ST 型不一样，但是优势型别均为 ST1 型。

近年来，基于全基因组测序和分析的方法被大量应用于嗜肺军团菌感染暴发调查中。在调查 2012 年发生在加拿大的一起军团病暴发事件时，研究人员对分离子 23 个患者的嗜肺军团菌以及 32 株环境水体分离株进行全基因组测序和分析，结果显示临床分离株和冷却塔水分离株具有相同或极为相似的基因组序列，这与 PFGE、SBT 的结果一致，提示冷却塔是该起疫情的传染源。在该项研究中，研究人员还通过全基因组分析发现了两个新的军团菌质粒。而且通过基因组测序发现了该起暴发的分离株特殊的基因组特征，比如该起暴发菌株中存在 LVH 型 Ⅳ 型分泌系统，而同时分析的 1996 年的暴发菌株均不含有该分泌系统，环境分离株中也只有一半菌株含有该分泌系统。在调查一起发生在澳大利亚的军团菌暴发时，应用 SBT 和毒力基因谱都不能区分暴发相关和不相关菌株，但是应用全基因组测序能够很好地从大量菌株中鉴别出暴发菌株。

全基因组分型不仅在暴发和流行病学调查中起重要作用，而且还可以区分高、低毒力克隆群的嗜肺军团菌。在最近的一项研究中，通过最小核心基因组分型方法将 53 株嗜肺军团菌分为 9 个最小核心基因组群（MCG group，MCGG），其中 MCGG1～MCGG8 属于高毒力克隆群，而 MCGG9 属于低毒力克隆群。在细胞内生长能力方面，MCGG9 显著低于其他克隆群（图 4-27）[75]。

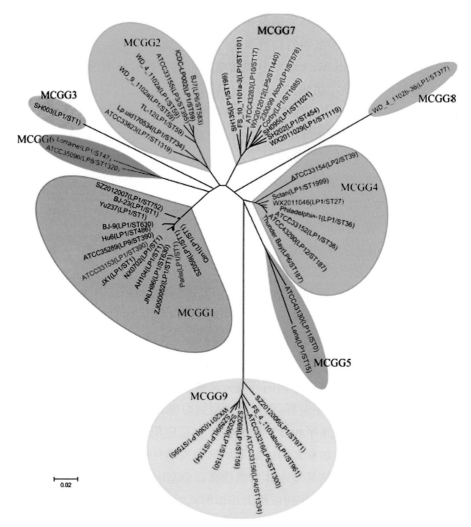

图 4-27 最小核心基因组分型方法将 53 株嗜肺军团菌分为 9 个最小核心基因组群

(图片修改自参考文献[75])

4.3.13 肺炎克雷伯菌

4.3.13.1 概述

1) 基本分类和微生物学特征

1882 年首次报道和描述了肺炎克雷伯菌（*Klebsiella pneumoniae*），至今已有 130 多年的历史。1882 年，Carl Friedlander 从一例肺炎死亡病例的肺组织标本中分离到一株细菌，起初被命名为 Friedlander 杆菌属，后来更名为克雷伯菌属（*Klebsiella*），以纪念著名病理学家和细菌学家 Edwin Klebs。肺炎克雷伯菌是克雷伯菌属中一种重要的致病菌，广泛存在于自然界，包括植物、动物和人类。它们是数种人类传染病的病原体，包括呼吸道感染、尿路感染和血流感染。

按照目前的分类方法,肺炎克雷伯菌属于细菌界变形菌门γ-变形菌纲肠杆菌目肠杆菌科克雷伯菌属。肺炎克雷伯菌包含 3 个亚种,分别为肺炎克雷伯菌肺炎亚种(*Klebsiella pneumoniae* ssp. *pneumoniae*)、肺炎克雷伯菌臭鼻亚种(*Klebsiella pneumoniae* ssp. *ozaenae*)、肺炎克雷伯菌鼻硬结亚种(*Klebsiella pneumoniae* ssp. *rhinoscleromatis*)。

肺炎克雷伯菌为兼性厌氧菌,营养要求不高,在各种人工培养基上 35～37℃ 培养 18～24 小时后均可生长。根据所使用培养基的不同,菌落有所差别,但都能形成黏着的白色菌落。菌落一般较扁平,多数菌落边缘为不很规则的圆形。部分菌株被接种针挑取时可拉出较长的丝。肺炎克雷伯菌在麦康凯培养基上形成淡粉色菌落,大而隆起,光滑湿润,呈黏液状,48 小时候相邻菌落易融合成脓汁样;在血平板形成白色或略透明大菌落,48 小时后易融合成片,形成胶水样菌苔;在血琼脂平板上不溶血,无特殊气味产生;经革兰染色后在镜下呈现较短粗的革兰阴性杆菌,单独、成双或短链状排列,大小为 (0.3～1.5) μm×(0.6～6) μm。无芽孢,无鞭毛,有较厚的荚膜,多数有菌毛。

肺炎克雷伯菌具有 O 抗原和 K 抗原,后者用以分型。利用荚膜肿胀试验,K 抗原可分为 82 型。肺炎亚种大多属于 3 型和 12 型;臭鼻亚种主要为 4 型,少数为 5 型或 6 型;鼻硬结亚种一般为 3 型,但并非所有 3 型均为该菌。

肺炎克雷伯菌对人致病性较强,目前是重要的条件致病菌和医源性感染菌之一。根据《人间传染的病原微生物名录》,肺炎克雷伯菌为危害程度 3 类致病微生物,大量的活菌培养操作及其样本检测均应在生物安全二级或以上防护级别的实验室进行,操作时应符合生物安全二级防护标准。菌株及样品的运输应符合 B 类包装和 UN 3373 标准。本菌在培养基上可存活数周至数月,56℃ 热灭活 30 分钟可被杀死。

2) 所致疾病及其流行概况

典型的肺炎克雷伯菌是一种机会致病菌,主要感染免疫系统低弱人群,易引起医院感染,主要是呼吸道感染、尿路感染和菌血症。其中一类属于特定血清型(K1、K2、K5、K16、K20、K54、K57)的高致病性肺炎克雷伯菌高产多糖荚膜,可以在健康人中引起导致生命危险的疾病。例如,肝脓肿、脑膜炎,坏死性筋膜炎,眼内炎和严重肺炎等。社区获得性肺炎的调查会受到诸多因素的影响,因此缺乏统一的报告,但许多调查均显示肺炎克雷伯菌是社区获得性肺炎常见的病原菌。我国两项全国性的调查结果显示,肺炎克雷伯菌在细菌性社区获得性肺炎中占第 5 位,检出率分别为 3.8% 和 3.2%。肺炎克雷伯菌是医院获得性肺炎的重要病原菌之一。有研究对 148 篇有关我国的医院获得性肺炎的文章进行总结分析,显示在医院获得性肺炎分离的病原菌中,肺炎克雷伯菌占 11.9%,位于第 3 位,仅次于铜绿假单胞菌和鲍曼不动杆菌。肺炎克雷伯菌是引起肝脓肿的主要病原菌,其报道主要集中在亚洲地区,其中包括中国。有研究对发表的 183 篇有关中国肝脓肿病原的文献数据进行了综述,分析了来自 31 个地区的 6 347 个病例,结果显示克雷伯菌属细菌的分离率为 54%,位于第 1 位,其中 93% 为肺炎克雷伯菌。

3)肺炎克雷伯菌的生存环境和感染传播途径

外环境可能是人体定植和感染肺炎克雷伯菌的一个来源。该菌广泛存在于水体、土壤、植物表面。许多研究表明,外环境中的肺炎克雷伯菌在生化特征、毒力特征、致病性方面以及对细菌素的敏感性方面与临床分离的菌株非常相似,但是在血清型方面存在差异。而且,临床分离菌株比外环境菌株对抗生素更加耐药,提示临床菌株存在着抗生素选择压力。另外,在医院内存在多个潜在的感染源,主要包括医护人员的手、被污染的设备表面;医护人员和患者的直接接触是最主要的传播途径。人体从外环境获得肺炎克雷伯菌后,该菌定植于鼻咽部和胃肠道的黏膜表面。人群定植率与许多因素有关,包括定植部位、是否住院、年龄、是否使用抗生素等。其中肠道定植与后期感染存在显著相关性。

4)肺炎克雷伯菌的毒力因子和致病机制

肺炎克雷伯菌有多种毒力因子在感染中起作用,包括荚膜、脂多糖、菌毛、铁载体、外膜蛋白、氮源利用系统等。

荚膜是肺炎克雷伯菌最重要的毒力因子之一,主要通过保护细菌免受吞噬和血清杀死来协助其逃避免疫系统。荚膜由多糖荚膜编码基因 cps 编码生成,不同的荚膜型 cps 基因存在差异。某些荚膜型与毒力增强有关,包括 K1、K2、K5、K16、K20、K54、K57 型。

脂多糖,也称内毒素,是革兰阴性菌外膜的主要成分。脂多糖被认为是导致感染性休克的重要介质,宿主通过 Toll 样受体 4 感应脂多糖导致炎症级联反应。但是导致脓毒症和脓毒性休克的发病机制是宿主反应,而不是脂多糖本身的作用。另外,脂多糖在细菌抵抗抗生素中也起到一定的作用,其中包括多黏菌素类抗生素。

铁载体是一类由细菌分泌的高亲和性、低相对分子质量的铁螯合分子,帮助细菌获取铁。肺炎克雷伯菌分泌多种类型的铁载体,包括肠菌素(enterobactin,Ent)、沙门螯合素(salmochelin,Sal)、耶尔森杆菌素(yersiniabactin,Ybt)和杆菌素(aerobactin,Aer)。其中 Ent 由肺炎克雷伯菌核心基因组成分编码,存在于所有肺炎克雷伯菌中;Sal、Ybt 和 Aer 由附属基因组成分编码,存在于部分肺炎克雷伯菌中。

菌毛是肺炎克雷菌感染过程中的又一个重要的毒力因子。细菌通过菌毛黏附在宿主表面。目前已经在肺炎克雷伯菌里发现了 1 型和 3 型菌毛,帮助细菌黏附于宿主黏膜或上皮细胞表面,形成定植,从而成为感染来源。肺炎克雷伯菌中的 1 型和 3 型菌毛均有核心基因组成分编码。另外,有研究表明,1 型和 3 型菌毛均与肺炎克雷伯菌定植于导尿管有关,从而导致导尿管相关的院内感染。

5)耐药性

肺炎克雷伯菌是过去数十年间抗生素耐药性急剧增加的几种细菌之一。其中对头孢菌素类、碳青霉烯类抗生素耐药的肺炎克雷伯菌近年增多。美国住院患者分离的肺炎克雷伯菌对三代头孢菌素的耐药率超过了 15%；在中国，根据 CHINET 中国细菌耐药性监测网公布的数据，临床分离的肺炎克雷伯菌对三代头孢菌素类抗生素耐药率超过 40%。肺炎克雷伯菌对头孢菌素类抗生素耐药的主要机制是产超广谱 β-内酰胺酶（ESBL）。ESBL 是一类由质粒介导的能水解所有青霉素类、头孢菌素类和单酰胺类氨曲南的酶。1983 年，在联邦德国从臭鼻克雷伯菌首次分离出产 SHV-2 型 ESBL。随后世界各地不断有新的 ESBL 检出报道。ESBL 不能水解头霉素类和碳青霉烯类药物，能被克拉维酸、舒巴坦和三唑巴坦等 β-内酰胺酶抑制剂所抑制。ESBL 通常由位于质粒上的编码 CTX-M、SHV 和（或）TEM 酶结构基因突变，使酶活性中心一个或数个氨基酸发生取代而引起。部分产 ESBL 菌株不但对 β-内酰胺类抗菌药耐药，而且也常伴有对氨基糖苷类和氟喹诺酮类等耐药，因此给临床抗感染治疗带来很大困难。自从 1994 年第 1 例 SHV 型 ESBL 在中国被报道以后，我国 ESBL 发生率一直在上升。在中国 ESBL 主要是 CTX-M 型。目前，在中国临床分离的肺炎克雷伯菌中报道的 CTX-M 型别已经超过 10 种。另外，在健康人群肠道以及市售的食品中也有检出产 ESBL 的肺炎克雷伯菌。

肺炎克雷伯菌对碳青霉烯类抗生素耐药的机制主要是产碳青霉烯酶。耐碳青霉烯类抗生素肺炎克雷伯菌（carbapenem-resistant *klebsiella pneumoniae*，CRKP）是临床常见的耐药菌之一，常导致临床抗菌药物治疗的失败和病程迁延，同时会引起院内感染和暴发而导致严重的公共卫生问题。2017 年 2 月 27 日，WHO 发布了迫切需要新型抗生素的细菌清单，根据对新型抗生素的迫切需求程度将 12 种耐药形势严峻的细菌分为 3 个类别：极为重要、十分重要和中等重要，其中耐碳青霉烯类抗生素的肠杆菌科细菌位于 1 类重点的极为重要清单中。在对碳青霉烯类抗生素耐药的肠杆菌科细菌中，CRKP 占有非常大的比例，而且我国临床分离肺炎克雷伯菌对碳青霉烯类抗生素的耐药率在过去 10 年间呈较大幅度增加。自从 2001 年在美国报道了第 1 例携带 KPC-2 型耐药基因的 CRKP 以来，世界各地不断有 CRKP 的报道。在中国，报道的首例 CRKP 发现于 2007 年，随后在全国各地均有报道。中国临床分离的 CRKP 碳青霉烯耐药基因主要是 KPC 类、NDM、IMP 型，其中以 KPC-2 型为主。

4.3.13.2 肺炎克雷伯菌的分子分型和基因组学

1）分子分型

在肺炎克雷伯菌的分子分型方法中，脉冲场凝胶电泳（PFGE）分型力好、分辨力高、重复性好。但是目前国际上还没有被公认和被共用的标准化方法，所以不同实验室之间的数据不能交流比对和整合分析。2013 年，我们系统地优化和评估了肺炎克雷伯菌的 PFGE 方法，通过模拟酶切、实际电泳、分型力和分辨力评估，确定 *Xba*I 作为首选限制性内切酶，以 *Avr*II 作为备选限制性内切酶，确定两种限制性内切酶的电泳参数均为

6~36 s,18.5 h。随后我们用将 PFGE 同其他分型方法进行比较,结果显示 PFGE 与其他分型方法相比,具有较高的分辨力和流行病学一致性。目前,该研究优化和建立的 PFGE 方法已经被我国全国性的细菌性传染病监测网络——国家致病菌识别网推荐为肺炎克雷伯菌 PFGE 标准化操作方法。同时,在致病菌识别网中已经形成了拥有全国各地分离的 2 000 株菌、512 种带型肺炎克雷伯菌 PFGE 分型数据库,全国的网络实验室可以比对和查询该数据库,开展肺炎克雷伯菌耐药菌传播的跨地区协查。

多位点可变数目串联重复序列分析(MLVA)是另一种在肺炎克雷伯菌里被广泛使用的分子分型方法。Turton 等使用 tandem repeat finder(TRF)软件在肺炎克雷伯菌 MGH 78578 的全基因组序列中查找可变数目串联重复序列(VNTR),总共查找到 117 个满足条件的 VNTR 位点。该研究团队挑选了其中 17 个高质量的 VNTR 位点,用 23 株不同 PFGE 带型的菌株进行测试,其中 8 个位点在所有菌株中均有扩增产物并且具有多态性,最终建立了基于这 8 个位点的 MLVA 分型方案,该方法与 PFGE 具有相似的分辨力。Brink 等建立了单管多重 PCR 同时扩增 8 个位点的肺炎克雷伯菌 MLVA 方法,将 224 株临床分离的肺炎克雷伯菌分为 101 个型别,分型结果与 MLST 高度一致。Safoura 等使用 9 个位点的 MLVA 方法对 114 株产 ESBL 肺炎克雷伯菌进行分型,并且同 PFGE 比较,结果显示 MLVA 分辨力略低于 PFGE。尽管 MLVA 对肺炎克雷伯菌具有很高的分辨力,但是其在暴发调查中的应用能力还需要进一步验证。

多位点序列分型(MLST)在肺炎克雷伯菌里应用很广泛,但是由于其分辨力低,不能单独用于暴发溯源调查。目前肺炎克雷伯菌的 MLST 分型方法是针对 $rpoB$、$gapA$、mdh、pgi、$phoE$、$infB$、$tonB$ 7 个基因进行 PCR 扩增、测序和比对进行分型。全球的公共数据库(http://bigsdb.pasteur.fr/klebsiella/klebsiella.html)由巴斯德研究所建立和维护,截至 2017 年 11 月 25 日,已经包括 4 156 株菌,3 022 个 MLST 型,其中 $rpoB$、$gapA$、mdh、pgi、$phoE$、$infB$、$tonB$ 分别有 160、130、218、191、315、159、412 个等位基因型别。在肺炎克雷伯菌的暴发调查中,MLST 是有必要开展的实验,因为可以通过 MLST 结果判断该次暴发菌株的公共卫生学意义。

随着基因组测序技术的快速发展,全基因组测序和基因组分型技术逐渐被建立并应用到肺炎克雷伯菌院内感染的暴发溯源和传播途径调查中。基于全基因组测序的肺炎克雷伯菌分型方法中目前被使用比较多的两种技术是基于全基因组测序的单核苷酸多态性(wgSNP)分型和核心基因组多位点序列分型(cgMLST)。一般基于基因组重测序的方法进行,可以根据参考序列进行比对搜索 SNP,根据不同个体间的所有 SNP 或者经过一定的条件筛选后的 SNP 进行比对,从而实现分型。在多项研究中,wgSNP 被用于肺炎克雷伯菌院内感染暴发的溯源调查和传播途径分析。cgMLST 是使用某一个种的细菌核心基因组中的成百上千个基因位点的序列差异对菌株进行区分和分型的方法。由于 cgMLST 使用了成百上千的基因位点，所以比传统的使用 7 个位点的 MLST 方法具有更高的分辨力。2014 年，法国巴斯德研究所的 Bialek-Davenet 等基于 167 个全基因组序列筛选出 694 个基因位点建立 cgMLST 方法。2017 年，本课题组基于 907 个全基因组序列筛选出 1 143 个基因位点建立 cgMLST 方法。

2) 致病菌株的基因组结构特征

目前已经完成全基因组测序的肺炎克雷伯菌已达数千株。以 NTUH-K2044 菌株为例，染色体大小为 5.25 Mbp，预测蛋白编码基因 5 006 个，(G+C)％含量为 57.7％，含有 1 个质粒。另一肺炎克雷伯菌 MGH 78578 染色体大小为 5.32 Mbp，预测蛋白编码基因 4 996 个，(G+C)％含量为 57.5％，含有 5 个质粒。菌株 NTUH-K2044 和 MGH 78578 分别分离自肝脓肿和院内感染肺炎患者标本。对两株致病菌株进行比较基因组学研究显示，耶尔森杆菌素合成基因、毒力相关 *vagCD* 操纵子、铁转运载体 *iroNBCD*、黏液型表型调控基因 *rmpA*、Ⅳ 型分泌系统 *pilX*、质粒迁移操纵子在 NTUH-K2044 中检出，而在 MGH 78578 中未检出。这些基因在一个综合性的接合元件 ICE*Kp1* 上。ICE*Kp1* 的基因结构和耶尔森菌高毒力岛、大肠埃希菌 ICE*Ec1* 相似，并且被实验证明是有功能的。相反的是，柠檬酸发酵基因簇、菌毛操纵子 *stbABCDE* 以及一组编码膜蛋白的与肠炎沙门菌基因相似的基因成分只存在与 MGH 78578 菌株中。在 NTUH-K2044 染色体基因组中存在一个长度为 23 870 bp（包括 27 个基因）的溶原噬菌体插入；在 MGH 78578 染色体基因组中存在至少两个溶原噬菌体插入，分别为 58 275 bp（包括 70 个基因）和 31 336 bp（包括 38 个基因）。另外，NTUH-K2044 和 MGH 78578 两株菌中的脂多糖(lipopolysaccharide, LPS)和荚膜多糖(polysaccharide, CPS)基因差别很大。NTUH-K2044 中的 LPS 属于 KLEPN LPS O-Ag 1 型，而 MGH 78578 中的 LPC 与黏质沙雷氏菌 O4 抗原基因簇相似。NTUH-K2044 和 MGH 78578 的 CPS 分别属于 K1 和 K52 血清型。

肺炎克雷伯菌的重要耐药基因主要包括 β-内酰胺酶类、氨基糖苷类、喹诺酮类抗生素耐药基因。在肺炎克雷伯菌里鉴定到的 β-内酰胺酶类抗生素耐药基因已经超过 20 种，包括 *bla*CTX-M、*bla*SHV、*bla*KPC、*bla*NDM、*bla*TEM、*bla*OXA 等，肺炎克雷伯菌的氨基糖苷类抗生素耐药基因主要包括 *ant*(3″)-*Ia*、*aacA4*、*aacC2* 等，目前有报道的已经超过 15 种。肺炎克雷伯菌的喹诺酮类抗生素耐药基因主要包括 *oqxAB*、*qnrA*、*qnrB*、*qnrS*、*aac*(6′)-*Ib-cr* 等。另外，最近报道在临床分离的肺炎克雷伯菌里检出了多黏菌株耐药基因 *mcr*。大部分耐药基因在肺炎克雷伯菌基因组中可以存在于质粒上，而质粒的传播扩散是肺炎克雷伯菌耐药性传播的最主要原因。截至 2017 年 11 月 25 日，在 NCBI 数据库中公布的肺炎克雷伯菌质粒全基因组序列已经达 660 个，其中大部分是耐药质粒。

每株肺炎克雷伯菌的基因组由约 5 000 个基因组成，而肺炎克雷伯菌的核心基因组

(在 95％的肺炎克雷伯菌中存在)包含大约 2 000 个基因,表示其中每株肺炎克雷伯菌中有超过一半的基因组成分属于附属基因组(accessory genome)。附属基因组中包括许多毒力岛和可转移元件,编码跟毒力、耐药性等相关的重要因子。肺炎克雷伯菌的泛基因组包括约 30 000 个基因,而且其基因组目前还是开放的,提示肺炎克雷伯菌在将来还会不断地从其他种属的细菌中获得基因组成分。

3) 致病菌株的基因组变异和进化

如上所述,肺炎克雷伯菌的基因组种内差异大,并且不断地从其他种属获得外源基因。在肺炎克雷伯菌中,毒力基因耐药基因的获得和丢失比较常见。正如上文所述,两株临床分离的致病株(NTUH-K2044、MGH 78578)中携带的毒力基因不一样,NTUH-K2044 携带毒力基因位于可移动元件 ICE$Kp1$ 上,可以在不同的菌株之间转移,使原来毒力弱的菌株获得高毒力;而耐药基因的水平基因转移在肺炎克雷伯菌里更为常见,这种水平转移大部分是通过耐药质粒的传播实现的。肺炎克雷伯菌里重要的耐药基因,例如超广谱 β-内酰胺酶类抗生素耐药基因(bla_{CTX-M}、bla_{SHV})、碳青霉烯类抗生素耐药基因(bla_{KPC}、bla_{NDM})、最近新发现的多黏菌素类抗生素耐药基因(mcr)均可有质粒携带并介导转移。

另外,不同的肺炎克雷伯菌菌株之间也发生着重组,从而形式新的流行克隆、毒力克隆。例如有研究报道通过比较基因组学研究显示,在美国流行的 ST258 型菌株是 ST11 型和 ST442 型菌株的杂种克隆,其基因组的 80％成分与 ST11 型菌株相同,其余 20％(约 1.1 Mbp)与 ST442 型菌株相同。

在中国,流行的耐碳青霉烯类抗生素肺炎克雷伯菌克隆是携带 bla_{KPC} 耐药基因的 ST11 型菌株。过去 10 年间,众多研究显示该克隆群菌株致病性弱,在临床上多属于定植菌株,基本不引起肝脓肿、菌血症等的致死性感染。最近,在浙江报道了一起由 ST11 型高毒力菌株引起的院内感染暴发,通过细胞感染和动物实验证实该菌的毒力比传统的 ST11 型菌株更高,通过基因组测序显示该菌获得了一个约 170 kb 的 pLVPK-like 毒力质粒,从而导致其高毒力。

4.3.13.3 分子分型和基因组分型的传染病防控应用

PFGE 作为高分辨力的分子分型方法,在暴发调查中起到了重要的作用。PFGE在肺炎克雷伯菌院内感染暴发调查中的应用可以追溯到 20 世纪 90 年代初。在 1991年 8 月至 1993 年 3 月发生在法国尼姆大学医院的一起产 ESBL 酶肺炎克雷伯菌院内感染暴发调查中,研究人员用 PFGE 对从临床患者标本、相同病房的无症状患者的肠道、相同时期的其他医院分离的产 ESBL 酶肺炎克雷伯菌进行分析,结果显示患者分离株和无症状患者的肠道分离株具有极其相似的 PFGE 带型,从而提示住院患者肠道定植是院内传播和感染持续发生的重要原因;同时,该医院分离的肺炎克雷伯菌与其他医院分离的菌株 PFGE 带型明显不同,提示该菌株只在该医院内部传播。随后的 20 多年间，PFGE 被大量应用于肺炎克雷伯菌的院内感染暴发调查。即使在全基因组测序技术快速发展和被越来越多应用以后，PFGE 仍然是在暴发调查中被应用最多的分子分型方法。PFGE 在肺炎克雷伯菌的院内感染暴发调查中的主要作用是：① 确定暴发是由同一菌株还是由多个菌株引起，并且鉴定优势带型；② 鉴别暴发相关和不相关菌株；③ 追溯暴发源头。另外，PFGE 还可以用于肺炎克雷伯菌的院内传播流行分析。通过 PFGE 分析 375 株在 2010 年 5 月至 2015 年 10 月期间在北京某三甲医院分离的耐碳青霉烯类抗生素肺炎克雷伯菌，结果显示该医院在不同时期流行的耐碳青霉烯类抗生素肺炎克雷伯菌具有不同的基因型别，并且涉及不同的病区。同时联合 MLST 和耐药基因检测，揭示了该医院的流行克隆群为携带 bla_{KPC-2} 基因的 ST11 型菌株。

在暴发调查和流行分析中，PFGE 的结果不能与其他研究的结果做比较，而且 PFGE 分型在国际上没有公用的数据库，所以 PFGE 结果往往只能反映本次暴发内部的情况，而不能与其他地区或者其他时间的暴发事件的分离株进行比较。MLST 弥补了这一缺陷。由于肺炎克雷伯菌的 MLST 分型拥有标准化的方法和公共数据库，所以其型别可以和全球的菌株进行比对。在暴发调查中，在开展 PFGE 分型的同时，往往还会开展 MLST 分型，以确定引起此次暴发的序列型，并查询和讨论该序列型在全球的分布及其引起暴发和流行的情况。MLST 的另外一个重要作用是确定某一地区的流行克隆群。如通过 MLST 分析揭示美国流行的耐碳青霉烯类抗生素肺炎克雷伯菌克隆群为 ST258 型菌株，中国流行的耐碳青霉烯类抗生素肺炎克雷伯菌为 ST11 型菌株。

2011 年，在调查发生在美国国立卫生研究院临床中心的一起肺炎克雷伯菌暴发调查中，研究人员应用了全基因组测序的方法。该起院内感染暴发由耐碳青霉烯类抗生素肺炎克雷伯菌引起，涉及 18 名病例，其中 11 人死亡。通过 wgSNP 分析，追溯到此次暴发的源头，并且揭示由此患者通过 3 个传播链引起了后续感染和整个暴发。wgSNP 结合流行病学信息，揭示了 18 名病例之间的传播关系。2012—2013 年发生在荷兰的一起产 CTX-M-15 型酶肺炎克雷伯菌暴发调查中，研究人员同样应用基于全基因组测序的分型方法阐述了该起暴发的源头和传播链。该研究中，通过 wgSNP，不仅揭示了同一家医院内病例之间的传播关系，而且揭示出由于一名患者先后在三家医疗机构就诊导致了跨院的地区性暴发。中国疾病预防控制中心研究团队应用最小核心基因组分型对一起耐碳青霉烯类抗生素肺炎克雷伯菌院内感染进行精细分析，通过基因组信息构建聚类树，揭示菌株直接的传播关系，进而结合流行病学信息，揭示菌株在每个病例间的传播关系(见图 4-28)[76]。所以，基于全基因组测定分型方法在暴发调查中不仅可以确定暴发的两头(暴发源头和涉及的病例)，而且可以揭示暴发的全貌(整个暴发的传播途径)。

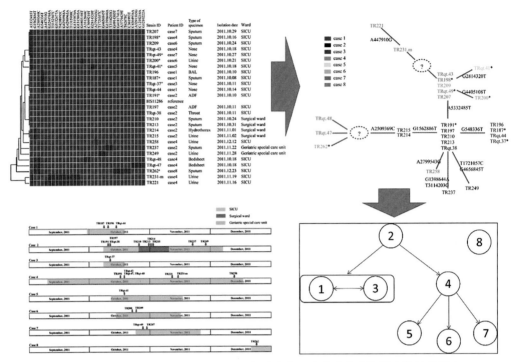

图 4-28　最小核心基因组分型用于一起肺炎克雷伯菌院内感染暴发的精准调查

(图片修改自参考文献[76])

4.3.14　布鲁菌

4.3.14.1　概述

1) 基本分类、微生物学结构

布鲁菌属（*Brucella*）隶属于变形菌门，α-变形菌纲，根瘤菌目，布鲁菌科（Brucellaceae）。根据布鲁菌的宿主偏好、致病性以及生化特征的不同，一般将布鲁菌分为 6 个经典的种：羊种布鲁菌（*B. melitensis*）、牛种布鲁菌（*B. abortus*）、猪种布鲁菌（*B. suis*）、犬种布鲁菌（*B. canis*）、沙林鼠种布鲁菌（*B. neotomae*）和绵羊附睾种布鲁菌（*B. ovis*）。2007 年，Foster 等从海洋哺乳动物分离到鲸型布鲁菌（*B. ceti*）和鳍型布鲁菌（*B. pinnipediae*）。2008 年，田鼠型布鲁菌（*B. microti*）首次从普通野鼠中分离鉴定出来，随后又先后从红狐和土壤中分离出了该型布鲁菌。2010 年，HC Scholz 等从一位乳腺移植患者分离到一株新种布鲁菌 *B. inopinata*。2009 年，Schlabritz-Loutsevitch 等从狒狒体内分离出了一株新型布鲁菌菌株。2012 年，Eisenberg 等从青蛙体内分离出了一株新型布鲁菌菌株。这些新种的发现揭示了布鲁菌的自然宿主范围已经逐渐扩大到了非人类灵长动物和两栖动物。在所有布鲁菌种中，羊种、牛种、猪种可造成人的感染，羊种布鲁菌致病力最强。

2）所致疾病、流行概况

布鲁菌病（Brucellosis，布病）是由布鲁菌属（*Brucella*）感染引起的一种重要的人畜共患病。布病在全世界范围内多有流行，并对人类健康和畜牧业发展造成了严重影响。人类感染布鲁菌病主要是通过接触被感染的动物或食用了被鲁菌污染的食物引起。人感染布病后大部分患者有发热、疲劳、乏力、多汗、关节疼痛以及睾丸肿大等症状与体征。我国布病于 1905 年首次报道，20 世纪 80 年代至 90 年代初期，我国布病疫情得到基本控制。近年来，由于畜牧业发展迅速、家畜贸易往来频繁、检疫不足等多种因素影响，我国布病疫情再现，对人民健康和社会经济发展造成严重威胁。我国人间布病的主要流行株是羊种布鲁菌，牛种和猪种布鲁菌引起的发病也有报道。

3）生存环境、感染传播途径

布鲁菌在不同环境中生存的时间各不相同。在有的环境下布鲁菌可生存长达 18 个月。对湿热、紫外线、常用的消毒剂、抗生素等比较敏感；对干燥、低温有较强的抵抗力。布氏菌属对各种因子的抵抗力与菌的浓度和其存在的外界条件有很大关系。传播途径包括：① 经皮肤黏膜直接接触传染：如直接接触病畜或其分泌物、排泄物污染的水、土、草料、棚圈、工具用品等；② 经消化道感染：食用被病菌污染的食品、水或食生乳以及未煮熟的肉、内脏而感染；③ 经呼吸道感染：病菌污染环境后形成气溶胶，可发生呼吸道感染。

4）致病菌株和非致病菌株，以及致病菌株的毒力因子和致病机制

布鲁菌光滑型菌株毒力较粗糙型菌株毒力强。对不同机体的致病力大小，一方面取决于布鲁菌本身的毒力强弱；另一方面也决定于布鲁菌侵入机体的途径、感染量以及机体的感受状态等。布鲁菌属不同的种型菌株具有不同的致病力，甚至同一种型的不同菌株或同一菌株培养物内的不同个体的致病力也有很大的差异。一般说来，羊种布鲁菌各生物型的致病力大于其他的种型。有研究表明，有 12 大类共 184 个基因与布氏菌毒力有关，包括经典的毒力因子（脂多糖、外膜蛋白和分泌系统）、调控基因、金属代谢、氨基酸代谢、糖代谢、DNA/RNA 代谢、维生素合成、压力蛋白、氧化还原、氮代谢、其他基因和未知功能基因。

5）耐药性

WHO 和《我国布病诊疗指南》中，利福平（链霉素）和多西环素的二联用药作为布病治疗的一线用药，6 周为一个疗程，难治性病例还需三代头孢菌素，慢性患者仍需多疗程治疗。布鲁菌经多种抗生素长时间选择压力下，是否有耐药布鲁菌和耐药基因的存在，国内外缺少长期连续的监测。中国疾病预防控制中心传染病所布病课题组用肉汤微量稀释法对 150 株人源羊种布鲁菌进行 8 种抗生素（利福平、环丙沙星、左氧氟沙星、多西环素、链霉素、复方磺胺甲噁唑、头孢曲松钠、克拉霉素、阿奇霉素）药物敏感实验，发现 1 株耐利福平，6 株耐复方磺胺甲噁唑。文献证实 *rpoB* 耐药基因突变与利福平耐

药明显相关,而耐复方磺胺甲噁唑耐药机制尚未报道。

4.3.14.2　菌株的分子分型和基因组学

1) 分子分型

确认布鲁菌种(型)对于疫情判断及流行病学溯源分析极为重要,开展布病暴发流行的追踪、溯源是布病预防控制技术支撑体系中亟须解决的问题。多位点可变数目串联重复序列分析(MLVA)是一个基于 PCR 技术的分型方法。该方法通过区分基因组上多个具有多态性串联重复序列位点(VNTR)的重复数来区分暴发菌株。串联复数不同的核酸片段经位于串联重复的两端引物扩增,通过琼脂糖电泳、测序或毛细管电泳确定扩增产物大小,进而确定串联重复数。此方法分辨率高、重复性好、快速、简便,可用于流行病学溯源分析。目前,国际上布鲁菌通用的是基于 16 个位点的 MLVA 分型方案(MLVA - 16)。16 个位点分别是 Bruce06、Bruce08、Bruce11、Bruce12、Bruce42、Bruce43、Bruce45、Bruce55、Bruce18、Bruce19、Bruce21、Bruce04、Bruce07、Bruce09、Bruce16、Bruce30。Panel 1(Bruce 06、08、11、12、42、43、45、55),确定布鲁菌属的种,用于菌株地理进化分析。Panel 2(Bruce 04、07、09、16、30、18、19、21)用于菌株溯源分析。

2) 致病菌株的基因组结构特征

布鲁菌属各生物型的 $(G+C)\%$ 含量为 $55\%\sim59\%$,DNA 高度同源,同源性均在 90% 以上,基因组大小和组成异常相似,除 *B. suis* 3 型菌的基因组仅含 1 条大小为 3.2 Mb 染色体外,其余布鲁菌的基因组均由 2 条独立且完整的环状 DNA 染色体组成,大小分别为 2.1 Mb 和 1.2 Mb。在 2.1 Mb 的大染色体上含有 1 个复制起始区,1.2 Mb 的小染色体上含有 1 个质粒复制功能区。通常编码 3 200~3 500 个开放阅读框。布鲁菌的基因组中无质粒、无温和噬菌体,有插入序列(IS),但各个种型的拷贝数不同,从 7 个拷贝到 30 个拷贝不等。此外,还有较短的重复回文序列存在,而短重复回文序列、单核苷酸多态性、插入序列则是布鲁菌基因组多态性的主要来源。另外,布鲁菌基因组中还存在假基因,不同菌株中假基因的数量差别很大,田鼠型布鲁菌假基因最少,仅有 63 个;而牛种布鲁菌 2308 则多达 316 个,假基因的积累反映了菌株的适应性进化。布鲁菌属的基因组成、特征基本相似,但各个种型之间稍有差别,而细微的差异使他们的致病性、毒力、环境适应性等各不相同,而这些细微的差异或许正是致病性和毒力差异的所在,系今后研究的立足点。

3) 致病菌株的基因组变异和进化

全基因组测序分析不仅可用于基因遗传特性分析,还是一种强有力的基因分析工具,在鉴别和筛选布鲁菌差异基因、致病基因中具有重要的作用。牛种菌 A13334 的全基因组为 3.3 Mb,由 2 条染色体组成,长度分别为 2.1 Mb(Chr I)和 1.2 Mb(Chr II);$(G+C)\%$ 含量均为 57%;约有 3 338 个编码基因,其中 2 182 个位于染色体 1,另 1 153 个位于染色体 2;2 条染色体 $85\%\sim87\%$ 的基因可以编码蛋白;基因组中有 55 个 tRNA

基因(其中 41 个位于 1 号染色体,14 个位于 2 号染色体)和 9 个 rRNA 基因(其中 6 个位于 1 号染色体,3 个位于 2 号染色体)。羊种布氏菌 ADMAS-G1 的基因组全长为 3.3 Mb,(G+C)％含量为 57.3％,编码 3 388 个基因,其中 3 325 个是蛋白编码基因, 2 610 个为功能蛋白、715 为假设蛋白。预测有 RNA 基因 63 个,包括 57 个 tRNA 和 6 个 rRNA 基因。58 个基因与致病机制有关,virB Ⅲ 型、Ⅳ 型和 Ⅴ 型分泌路径以及独立 蛋白组件 TatC 分泌应答等相关路径;另有 44 个防御机制基因,其中包括负责 ABC 型 药运输系统、多药耐外排泵、限制性内切酶等基因。羊种布鲁菌 BmINDl 的基因组有 3 284 360 个碱基,有 3 360 个蛋白编码基因,(G+C)％含量为 57.2％,包含 49 个 tRNA、3 个 rRNA 和 964 个直系同源基因(KEGG)。另外,研究还发现有 58 个基因具 有分泌功能并可能参与宿主-病原体相互作用。多个致病布鲁菌株的全基因组测序分 析极大地丰富了布鲁菌基因组信息,对筛选和识别布鲁菌致病基因及毒力岛有重要意 义。目前,绝大多数的布病由羊种菌和牛种菌引起,而猪种菌、犬种菌等非主要致病菌 的全基因组测序分析有助于了解布鲁菌的进化、变异以及致病差异等相关信息。犬种 布鲁菌 SVAl3 的基因组(G+C)％含量为 57.24％,2 条环状染色体分别为 2.1 Mb 和 1.2 Mb。全基因组包含 3 093 个基因,其中 2 950 个为编码基因,有 5S、16S 和 23S RNA 3 种核糖体、16 个操纵子、1 个非编码基因、55 个 tRNA 操纵子。在基因组中有 57 个移 码突变。1 号染色体包含 60 个长度>8 个碱基的重复串联序列,2 号染色体中有 30 个 长度为 2~264 个碱基拷贝数为 2~11 的串联重复序列。基因型为 ST26 型的鲸鱼型布 氏菌 TEl0759-12 的基因组(G+C)％含量为 57％,基因组由 2 条染色体组成,分别为 2.1 Mb 和 1.2 Mb。另外,有 9 个完整的 rRNA,44 个转运操纵子和 2 611 个编码基因。 在猪种 4 型菌 NCTCl0385、鲸鱼型菌 NCTCl2891T、B. inopinata 菌 CAMP 6436T 和 沙林鼠种 ATCC23459T 的基因组内均检测到了串联重复序列,其中猪种 4 型菌有 84 个串联重复序列,最大出现串联重复序列数为 4,而鲸鱼型、沙林鼠种和 B. inopinata 的串联重复序列分别为 55、49 和 63 个,串联重复频率分别为 7、10 和 7。基因组序列中 的插入/缺失事件可能在不同宿主偏好性上有一定影响,进而与其致病性有一定的关 联。非主要致病性布鲁菌与牛羊布鲁菌的全基因组特征几乎相似,而致病性却相差甚 远,筛选两者之间的差异基因或非编码基因是解开致病性差异的候选方法。

比较基因组学不仅可以进行全基因组的比较和系统发生的进化关系分析,还可进 行细菌基因组多态性的研究,从而揭示基因潜在的功能、阐明物种进化关系及基因组的 内在结构。牛种野毒株 9-941、猪种 1330 和羊种 16 M 的比较基因组学研究表明,它们 的基因组十分相似,基因含量和基因组成几乎相同,99％以上的氨基酸序列相同,基因 组的开放阅读框个数也极为相近,他们的主要区别来自 sORFs 和大的插入删除,该发 现为确定布鲁菌的致病性和毒力表型提供了重要依据。1 株 ST8 型羊种菌的比较基因 组学研究结果显示,该菌株共有 182 处小的缺失和 102 处插入,并预测有 2 836 个单核苷酸多态性。对羊种强毒株 M28-12 和羊种疫苗株 M5、M111 以及猪种菌 S2 的比较基因组学研究发现 M5、M28-12 和 M111 共有 1 370 个单核苷酸多态性,其中 89 个来自 M5 和 M111 以及 M28-12,61 个来自猪种 1 330 和猪种菌 S2,并指出这些多核苷酸多肽性位点可能来自疫苗株的突变,对设计新的更加安全的疫苗具有重要的启示。牛种菌 BCB027 与牛种菌强毒株相比,基因组中有 137 个小的缺失,其中有 34 个位于编码区;有 3 507 个多态性位点,其中 2 731 个位于编码区,表明从非主要宿主体分离的菌株在遗传方面有较大的改变。牛种菌 A13334 与牛种 9-941 和 RB51 相比有 48 个特有基因;与 104M 基因组高度相似,但毒力差异较大,差异可能系由某些基因片段的丢失和水平转移有关。A13334 基因组特有的 37 个基因中绝大多数基因编码涉及维持生命周期的多种酶类,其余则直接或间接的与毒力相关,而这些基因的丢失可能是 104M 毒力衰减的原因之一。布鲁菌的比较基因组学研究加快了新的功能基因和主要致病差异基因的发现,进而为研究布鲁菌致病等相关机制提供了参考。

4.3.14.3　分子分型和基因组分型的传染病防控应用

1) 流行克隆化分析和新亚型发现

B. suis biovar 2 菌株仅在欧洲流行,其宿主包括野猪和欧洲兔。MLVA 分子分型和比较基因组分析表明 *B. suis* biovar 2 菌株分为两个克隆群:中欧克隆群和伊比利亚克隆群。后者仅分布在伊比利亚半岛埃布罗河以南区域,提示基因组的特化作用和环境适应机制。伊比利亚克隆群基因组大染色体存在倒置和特殊的 SNP 及 INDELS,这些差异更多是由于异地物种形成机制引起的生态型。

2) 应用于流行传播分析

2015 年 Tan 等通过基于基因组的 SNP 分析表明 *B. melitensis* 分为 5 个基因型(Ⅰ、Ⅱ、Ⅲ、Ⅳ和Ⅴ)。系统发育树说明 *B. melitensis* 可能起源于地中海地区:所有亚洲 *B. melitensis* 菌株都聚集到基因型Ⅱ中(包括两株东南亚分离株);基因型Ⅲ、Ⅳ 和Ⅴ显示了非常明显的区域分布特征,基因型Ⅲ聚集了非洲菌株,基因型Ⅳ聚集了欧洲菌株,基因型Ⅴ聚集了美国菌株。此项研究也推测羊种菌的全球流行传播可能与古代贸易路线相关。2017 年,Garofolo 等通过基于基因组的 SNP 分析了意大利流行的牛种菌遗传进化关系,进化树表明当地流行的牛种菌分为 3 个进化枝,"West Italia"、"Trans Italia"和"East Italia",有别于欧洲和北美菌株而与中东和亚洲菌株遗传关系更近。而且,筛选到了鉴别 3 个进化枝的 SNP 位点并成功用于大量标本的验证,可用于长期流行病学监测和布病根除计划。

3) 应用于暴发识别预警和溯源

2014 年以来,德国的人间布病病例突然增多,为了追溯菌株的地理来源并探索基因组分型在暴发识别预警和溯源中的应用,研究者对 57 株羊种菌进行基因组测序。进化树提示德国的菌株主要来源于中东地区,提示增多的疫情是由于输入性感染引起,与大量移民涌入欧洲有关。基因组分型方法与传统的基因分型方法（MLVA）相比，具有更高的分辨率且能提供更翔实的流行病学调查结果（地理来源、传染源和传播途径）。

4）疫苗设计

为促进疫苗开发，研究者 Yongqun He 等开发了系统，为基于 web 的反向疫苗学设计原理。预测特征包括蛋白质亚细胞定位、跨膜螺旋、黏附概率、致病菌株基因组的保守序列、MHC 抗原决定簇、排除了非致病性菌株序列、排除了宿主共享蛋白质（例如，人类、老鼠和猪）。Vaxign 还可以根据用户提供的蛋白序列进行动态的疫苗靶标预测。基于 Vaxign 反向疫苗学的方法，布鲁菌的基因组已经用于预测疫苗的靶标。一个 O-唾液酸糖蛋白肽链内切酶是预测的布鲁菌分泌蛋白。牛种布鲁菌 2308 基因组中包括 3 034 个蛋白，其中 32 被确定为外膜蛋白。两个外膜蛋白包含不止一个跨膜 α 螺旋，20 个蛋白具有黏附素功能。20 个外膜蛋白在致病性羊种、牛种和猪种布鲁菌中是保守的。14 个蛋白为布鲁菌保护性抗原（Omp25 和 Omp31-1）、两个鞭毛钩状蛋白 FlgE 和 FlgK、一个孔蛋白 Omp2b，两个 TonB-相关的受体蛋白。人非致病性绵阳附睾种布鲁菌中缺少 Omp2b 和 Omp31-1 蛋白。利用这些蛋白研发安全有效的人布病疫苗值得进一步研究。

4.3.15 伯氏疏螺旋体

4.3.15.1 概述

1）基本分类、微生物学特征

伯氏疏螺旋体（*Borrelia burgdorferi* sensu lato）属于原核生物界螺旋体目螺旋体科疏螺旋体属，是一种单细胞疏松盘绕的左旋螺旋体，长 5～25 μm，宽 0.2～0.5 μm，运动形式有旋转、扭曲、抖动等。细胞结构由表层、外膜、鞭毛和原生质柱 4 部分构成。表层由碳水化合物成分组成。外膜由脂蛋白微粒组成，具有抗原性的外膜蛋白有 OspA、OspB、OspC 等。鞭毛有 7～11 根，位于外膜与原生质柱之间，故称内鞭毛（endoflagella），相当于革兰阴性菌的外鞭毛。

2）所致疾病、流行概况

伯氏疏螺旋体对人有较强的致病性，人对该螺旋体普遍易感，且感染后约 50% 以上的人呈临床发病，称为莱姆病。伯氏疏螺旋体通过蜱叮咬侵入人体后，不仅使皮肤受损，而且可累及神经系统、心脏及关节等多种组织器官，临床上可有皮肤游走性红斑、脑膜炎、脑炎、颅神经炎、心脏病及关节炎等多种表现。更严重的是，莱姆病有慢性化倾向，并可使一部分患者致残，严重影响患者的生活和劳动能力。

莱姆病是一种全球性的自然疫源性的疾病，现已有世界五大洲的 70 多个国家报告发现有莱姆病存在，且发病区域和发病率呈迅速扩大和上升的趋势，已成为世界性的卫生问题，对人民的健康，乃至国民经济的发展有着较大的影响，已被 WHO 列为必须加以防治研究的疾病之一。

在我国，1986 年报道东北林区人群中有莱姆病的发生和流行，截至 2005 年，已从血清学上证实至少有 30 个省（市、自治区）的人群存在莱姆病的感染，并从 20 个省（市、自治区）的患者、动物和（或）蜱分离到病原体，证实存在莱姆病的自然疫源地，部分地区人群中有典型莱姆病病例存在。

3) 生存环境、感染传播途径

莱姆病螺旋体主要是通过蜱的叮咬而传染动物和人，此外还存在非媒介传播方式包括接触传播、经血传播和垂直传播。

莱姆病螺旋体为微需氧，目前用于培养伯氏疏螺旋体的液体培养基是 BSK Ⅱ 培养基。最适生长温度 30～35℃，从生物标本新分离的菌株，一般需 2～5 周才可在显微镜下查到。纯培养生长对数期的螺旋体密度可达 10^8/ml。

4) 致病菌株和非致病菌株，以及致病菌株的毒力因子和致病机制

伯氏疏螺旋体对人类致病的基因型有 *Borrelia burgdorferi* sensu stricto、*Borrelia garinii*、*Borrelia afzelii* 和 *Borrelia spielmanii*。

莱姆病的致病机制比较复杂，主要包括病原学和免疫学机制。莱姆病螺旋体含有 100 多种不同的蛋白质，包括免疫显性的外膜蛋白（Osp）。目前尚未发现有何种蛋白质或胞壁脂多糖（LPS）具有直接毒力功能，但有研究证实莱姆病的发生，尤其是在晚期临床病症的发生、发展中，莱姆病螺旋体的蛋白抗原和脂多糖等起重要作用[77]。如 OspA 等蛋白抗原产生的抗原抗体免疫复合物引起顽固性关节炎；相对分子质量 41 000 鞭毛蛋白和 60 000 热休克蛋白引发自身免疫相关性疾病；莱姆病螺旋体 LPS 及其他抗原成分可诱发机体巨噬细胞释放白细胞介素（IL）等细胞因子。IL-1 可引起皮肤损害（如类似 ECM 的皮疹）和发热，还可刺激关节滑膜细胞产生胶原酶和前列腺素而助长关节炎的发生和病症的加重。

莱姆病螺旋体的基因组由一个线性染色体和为数较多的线性质粒、环状质粒组成。莱姆病螺旋体的质粒对其致病至关重要。不同生物来源的莱姆病螺旋体的质粒谱具有多样性。实验室的多次代代培养引起质粒谱的改变，即某些质粒的丢失，而导致莱姆病螺旋体在实验动物上的感染性丧失，表明一些质粒在莱姆病螺旋体的感染性上发挥作用。例如 lP25、lP28-1、lP36 质粒的丢失可以导致螺旋体对宿主感染能力的下降。lp31 编码 vls 蛋白，vls 蛋白与螺旋体在宿主体内的免疫逃避有关，因此 lp31 的缺失也会降低螺旋体抵制宿主免疫清除的能力[78]。

莱姆病螺旋体侵入机体后，刺激机体的免疫系统，激发和增强机体特异和非特异的免疫反应，以预防和抑制疾病的发生发展。但是，莱姆病螺旋体也可导致机体的异常免疫应答。这种异常的免疫应答，尤其是在晚期莱姆病的发生、发展中起着极为重要的作用[79]。

莱姆病螺旋体侵入机体引起莱姆病发生的能力，取决于包括具有免疫调节力的蜱

唾液成分在内的多种不同因素的综合,主要有:螺旋体运动通过细胞外基质的能力,螺旋体对机体器官的嗜性,机体对螺旋体外膜蛋白抗原的免疫反应性和螺旋体促进机体B细胞有丝分裂的活性,机体的免疫遗传和T细胞产生细胞因子的方式,机体吞噬细胞的功能及其释放化学介质的数量等。

4.3.15.2 菌株的分子分型和基因组学

1) 分子分型

在莱姆病研究初期,人们认为莱姆病螺旋体是一个同质的群体。随着病原学研究的深入,逐步证实莱姆病螺旋体虽然结构相对简单,但其种类繁多,加之其致病性、地理分布、媒介、宿主等因素的差异,不同来源的莱姆病螺旋体菌株间存在相当大的遗传异质性。伯氏疏螺旋体基因型与地理环境、媒介物种、宿主动物、临床表现、菌苗选择、诊断抗原的选择、细菌的溯源分析、细菌的毒力鉴定、细菌的流行趋势分析、细菌的疫苗防控策略制定等有密切的关系。正确的菌株分型分析对莱姆病的流行病学研究和莱姆病的防治工作有着极其深远的意义。

(1) 核糖体限制性酶切分析:核糖体分型可用于分类学或者用于描述属于不同种属微生物的亚型。该方法基于DNA染色体的限制性酶切片段多态性和高度保守的rRNA探针。限制性酶 $EcoR \mathrm{I}$、$EcoR \mathrm{V}$、$Pst \mathrm{I}$、$Hinc \mathrm{II}$、$Hpa \mathrm{I}$、$Hind \mathrm{III}$ 和源自大肠埃希菌的16S+23S rRNA探针,莱姆病螺旋体的16S rRNA、23S rRNA、5S rRNA探针已经成功应用于伯氏疏螺旋体种型水平的鉴定分析。曾有报道称,对51株伯氏疏螺旋体分离株(21株来自俄罗斯、日本和中国,20株来自欧洲,10株来自北美)进行分析,18株 *Borrelia burgdorferi* sensu stricto 仅有1个基因型,10株 *Borrelia afzelii* 仅分为3个基因亚型,23株 *Borrelia garinii* 则得到9个基因亚型,可见,核糖体分型方法仅对 *Borrelia garinii* 有较好的分型效果。

(2) 单位点基因分型:基因间间隔区(intergenic spacer regions, IGS)分型、核糖体(16S rRNA)分型、管家基因分型等都是单一基因位点的分型方法,根据不同位点的特性和作用,可分为种间分型和种内分型两个方面。保守序列flaB、hbb、16S(rrs)、IGS的5S-23S(rrf-rrl)等对于伯氏疏螺旋体在种间的鉴定和进化分析方面体现出很大的价值。由于flaB也同时存在于回归热螺旋体,但在两者之间存在差异,这就为伯氏疏螺旋体进化分析时,提供了良好的进化树外围集团,有利于伯氏疏螺旋体系统进化和流行病学分析。16S(rrs)亚群已用于进化和物种鉴定研究。IGS的5S-23S(rrf-rrl)有200~250 bp,是欧洲最常用的以测序为基础的菌种鉴定手段。在种内鉴定方面IGS的16S-23S(rrs-rrl)和外膜蛋白编码基因(Osp)提供了丰富的种内多样性选择,在北美地区已有相关报道。但是外膜蛋白编码基因(Osp)不能有很好的种间鉴定能力,其缺陷和其血清型分型一致。因此,部分地区出现了联合分型方法,在欧洲把 $OspA$ 和5S-23S联合使用用于分型,在亚洲地区也出现把flaB与16S rRNA结合使用用于伯氏疏螺旋体分型的报道[80]。

（3）多位点基因分型：随着测序技术的发展，多位点序列分析（multilocus sequence analysis，MLSA）、多位点可变数目串联重复序列分析（MLVA）等多位点基因分型技术逐渐成熟并被人们认可。相对于单一位点，同时分析菌株染色体多个不同位点，位点信息量更大，体现菌株遗传信息更全面，多位点综合分辨率更高，这样进行的菌株鉴定、聚类分析、进化分析以及流行病学方面的其他研究将更有说服力。多位点序列分析（MLSA）是 2006 年由 Richter. D 等人首次提出的，同时使用 7 个位点：*rrf-rrl* spacer、*rrs*、*hbb*、*groEL*、*recA*、*fla*、*ospA* 对莱姆病螺旋体菌株进行分析。该方法充分综合了各个单基因位点在伯氏疏螺旋体基因分型、菌种鉴定，进化分析等方面的优点，一度被认为可替代 DNA-DNA 杂交方法，目前该方法被广泛应用于莱姆病螺旋体的分型。多位点可变数目串联重复序列分析（MLVA），主要是以可变数目串联重复序列（VNTR）为基本单位的，根据每个位点相应菌株 VNTR 拷贝数的差异，形成 VNTR 分辨率，通过 VNTR 分辨率的可叠加性以获得对菌株的最佳分辨结果。该方法首次应用于伯氏疏螺旋体是在 2002 年，由 Farlow. J 等完成的对 44 株伯氏疏螺旋体的分型鉴定。采用上述两种方法对我国 10 多个地区的 100 多株菌进行了分型研究，表明这两种方法都可用于中国菌株的分子分型。

2）致病菌株的基因组结构特征

伯氏疏螺旋体的基因组包括一个线性染色体和多个环状及线性质粒，小于梅毒螺旋体和钩端螺旋体，属小基因组细菌属。

伯氏疏螺旋体染色体的长度各不相同，但是其功能与代谢模块分布没有大的差异。据文献报道，伯氏疏螺旋体的染色体差异很小，主要有 3 个大的插入或缺失区（indels），其中两个 indels 影响菌株的外膜蛋白。这也是不同菌株之间外膜蛋白多样性的原因之一，并且不同基因型菌株染色体的差异都很固定，所以这种差异有可能与菌株选择宿主范围及侵入宿主有关。同时比较基因组学研究表明，*B. garinii* 基因型菌株的遗传差异比较大。

对测序菌株的质粒分析表明，不同菌株携带质粒的数目不同，但都具有 cp26 和 lp54 或与其同源的质粒。不同基因型的伯氏疏螺旋体的质粒变异很大，并且在体外的传代过程中质粒可丢失。质粒与菌株的致病密切相关。

1997 年，美国 Fraser 报道了已完成对 *B. burgdorferi* sensu stricto 基因型标准菌株 B31 的全部基因组的测序工作[81]。据报告，B31 菌株基因组 DNA 组成有 1 521.419bp，由一个 910.725bp 的线性染色体和至少 11 个线性及环状质粒组成。染色体（G+C）％含量为 28.6％，不同质粒（G+C）％含量为 23.1％～32.3％，与回归热螺旋体的（G+C）％含量接近，与梅毒螺旋体和钩端螺旋体显著不同。染色体含有蛋白质编码基因 853 个，质粒含蛋白质编码基因 430 个。1 283 个基因中，570 个基因功能已基本弄清。其中参与生物合成的基因仅 9 个，这也是培养基中必须加入动物血清营养成分的原因。2004 年首次报道了 *B. garinii* 基因型的标准菌株 PBi 的基因组序列,并与 B31 的全基因组序列进行了比较分析,发现 PBi 的基因组中缺少 lp36 和 lp38 两个质粒。*B. afzelii* 基因型菌株的全基因组分析表明,其染色体高度保守,但质粒存在较大的多样性。

3) 致病菌株的基因组变异和进化

有文献报道莱姆病螺旋体质粒编码基因存在更高水平的基因重组和水平基因转移,而线性染色体上管家基因分析则表明染色体上基因突变的概率更大,从而认为染色体基因更适于分析莱姆病螺旋体的进化和种群关系。2011 年,James Haven 等报道,对 23 株北美和欧洲的莱姆病螺旋体各组代表菌株核心基因组(包括线性染色体、cp26 和 cp54)分析表明,莱姆病螺旋体基因组存在广泛的水平 DNA 交换。相对于点突变,莱姆病螺旋体基因组存在普遍的局部基因重组,如 cp26 质粒上的 ospC 位点及其周边区域就呈现出高水平的基因多态性和局部的基因重组。lp54 质粒上的 dbpA 和染色体上的 lmp1 基因也存在重组和高度的基因多态性;但是因为基因重组是局部的,所以对整个基因组的连锁不平衡影响微弱。进一步研究表明,莱姆病螺旋体普遍的基因重组和同区域的基因组多样性是由频率依赖的选择压力造成的。

4.3.15.3 分子分型和基因组分型的传染病防控应用

1) 流行克隆化分析和新亚型发现

到目前为止,通过单位点分型(主要为 5S-23S rRNA 基因间间隔区、16sRNA 等)、DNA-DNA 杂交以及多位点分型方法(如 MLSA),莱姆病螺旋体被分为 18 个基因型。莱姆病螺旋体的基因型随地理分布、宿主种类以及引起人莱姆病的能力不同而变化。经过长期的研究发现,*Borrelia burgdorferi* sensu stricto 和 *Borrelia bissettii* 主要分布在北美和欧洲地区,*Borrelia garinii*、*Borrelia afzelii*、*Borrelia valaisiana* 和 *Borrelia lusitaniae* 主要从欧亚大陆分离所得,*Borrelia japonica*、*Borrelia tanukii* 和 *Borrelia turdi* 主要是在日本发现,*Borrelia andersonii* 主要分布地区在北美,*Borrelia californiensis* 和 *Borrelia carolinensis* sp. nov. 分别散在分布于美国西部和东南部,*Borrelia lusitaniae* 唯一发现在地中海盆地。而 *Borrelia sinica* 和 *Borrelia Yangze* sp. 则是在我国南方发现的基因型[82]。

2) 应用于流行传播分析

中国疾病预防控制中心传染病所应用 MLSA、MLVA、PCR-RFLP 等多种分型方法对我国 10 多个省的 100 余株莱姆病螺旋体分型研究表明[83],中国莱姆病螺旋体主要可分为 4 个基因型:*B. burgdorferi* sensu stricto、*B. garinii*、*B. afzelii* 和 *Borrelia Yangze* sp.。在 3 种已确认的致病基因型中,*B. garinii* 和 *B. afzelii* 是我国的主要致病基因型,*B. burgdorferi* sensu stricto 在国内莱姆病的感染和致病中不占主要地位。*B. garinii* 主要分布在我国北方,*B. afzelii* 在我国北方和南方都存在,*B.*

burgdorferi sensu stricto 仅在湖南和中国台湾有过报道。

笔者所在研究团队对 5 株中国菌株和 26 株参考菌株的全基因组 SNP 进行了聚类分析,发现了基因高度相似的两对菌株(sister-group genomes):内蒙古患者分离株 PD91 与内蒙古全沟硬蜱分离株 NMJW1 成为一对(PD91 - NMJW1),两者同属于 *B. garinii* 基因型,证明了 *B. garinii* 基因型菌株在我国内蒙古的流行和传播。同时四川患者分离株 FP1 与黑龙江患者分离株 R9 聚为一对(FP1 - R9),两者都属于 *B. afzelii* 基因型,都引起神经系统症状,也证明了 *B. afzelii* 基因型菌株在我国北方和南方的流行。

3) 应用于致病菌起源

莱姆病是一种蜱传的自然疫源性疾病,多为散发,因此对一个地区媒介、宿主以及人群感染状况的调查和监测可以预警当地莱姆病的发生。而对一个地区分离到的莱姆病螺旋体菌株的基因分型和基因测序分析则可揭示当地流行的基因型和来源。Margos G 等采用位于染色体上的 8 个管家基因(*clpA*、*clpX*、*nifS*、*pepX*、*pyrG*、*recG*、*rplB* 和 *uvrA*)的 MLST 方法,用 MrBayes 软件和 Mega 3.1 Neighbor Joining 分析方法对来源于北美和欧洲的 64 份样本进行分析,结果表明 33 个序列型(STs)中,北美和欧洲的菌株分属不同的 STs。以伽氏疏螺旋体(*B. garinii*)为外群的有根树显示,狭义疏螺旋体(*B. burgdorferi*)起源于欧洲,而不是以前认为的起源于北美。

4) 疫苗设计

目前,市场上尚未有莱姆病疫苗。对于莱姆病螺旋体来说,其病原体在不同的大陆上有不同的基因型和变异,要考虑到疫苗能否保护其他基因型和变异的莱姆病螺旋体,所以在莱姆病疫苗设计时应考虑不同地区流行的主要致病基因型(亚型)。在我国,因 *B. garinii* 和 *B. afzelii* 是我国的主要致病基因型,因此在研制中国莱姆病疫苗时,应考虑针对这两种基因型及其亚型的疫苗。

4.3.16　炭疽杆菌

4.3.16.1　概述

1) 基本分类、微生物学特征

炭疽杆菌(*Bacillus anthracis*)属于芽孢杆菌科芽孢杆菌属。细菌长 $5 \sim 10 \ \mu m$,宽 $1 \sim 3 \ \mu m$,两端平齐,为革兰阳性粗大杆菌。显微镜下观察可见细菌呈链状排列,新鲜的组织来源的涂片显示呈单个或短链状,经人工培养的细菌形成竹节样排列的长链。在生物体内或体外特殊培养条件下可形成荚膜。在生物体外,有氧条件下可形成抵抗力强的芽孢,芽孢位于菌体中央呈椭圆形[84]。

2) 所致疾病、流行概况

炭疽杆菌可引起人兽共患的急性传染病——炭疽。炭疽主要发生于畜间,以牛、羊、马等草食动物最为易感。人类炭疽主要来源于动物,因感染途径不同主要有皮肤炭疽、肺炭疽和肠炭疽 3 种临床类型,皮肤炭疽最为常见,若能及时治疗病死率低,肺炭疽和肠炭疽很少见,但病情凶险,病死率高。

炭疽几乎在世界各地都有发生或流行,其中亚洲、非洲的大部分地区,以及南北美洲的部分地区为本病的地方性流行区。亚洲及非洲的一些国家高发,只有少数国家未报告有本病发生。在发达国家炭疽已很少见,发展中国家炭疽仍是一个危害严重的传染病。我国是炭疽的地方性流行区,病例多为散发,但时有暴发。20世纪 80—90 年代我国炭疽的病例数还在比较高的水平,2000 年之后,炭疽的报告病例呈现逐渐下降趋势,发病数在千例以下。目前,我国的炭疽主要集中在西北、西南地区,甘肃、青海、四川、新疆、内蒙古、西藏、云南等是我国炭疽的高发省(区)[85]。

3) 生存环境、感染传播途径

芽孢是炭疽感染循环的中心,在环境中,炭疽杆菌主要以芽孢的形式存在于土壤中,被草食动物摄食后进入其体内,出芽成为繁殖体,然后进行大量繁殖,最终引起败血症及休克,死亡,由于毒素作用,死亡动物体内充满大量含炭疽杆菌的不凝血液,经由其口、鼻、肛门等排出体外,污染外环境,随后在外环境中形成芽孢,可存活多年,极难清除。草食动物是炭疽的天然宿主,但摄食炭疽畜体的犬科动物和肉食动物感染也有报道。

人类主要通过接触病死动物及其制品或污染的物品获得感染,感染途径主要有经皮肤接触感染、经口感染和吸入性感染。经皮肤接触感染是最常见的感染方式,常在屠宰、剥食病死畜时发生。经口摄入污染食物也可感染炭疽,但较少见。吸入性感染多为吸入污染有炭疽芽孢的尘埃和气溶胶所致,可引起肺炭疽,一般情况下直接吸入感染较少见,最常在皮毛加工厂的工人中发生。此外,昆虫也可作为传播媒介,如苍蝇可机械地携带细菌[86]。

4) 致病菌株和非致病菌株,以及致病菌株的毒力因子和致病机制

炭疽杆菌有 2 个最主要的毒力因子:毒素和荚膜,均由质粒编码。毒素基因位于质粒 pXO1 上,荚膜基因位于质粒 pXO2 上。这两个质粒是炭疽杆菌致病所必需的,缺少其中任何一个都将使细菌毒力减弱或消失,因此非致病菌株多为缺少其中一个或两个质粒的菌株。炭疽杆菌的毒素由 3 种蛋白质组成:保护性抗原、致死因子和水肿因子,致死因子和水肿因子与保护性抗原结合成致死毒素或水肿毒素才具有活性[87, 88]。炭疽杆菌的荚膜是一种 γ-D-谷氨酸的多聚物。

炭疽杆菌或芽孢进入体内,接触到体液、血液或血清,活化,发芽,繁殖。繁殖体细菌形成大量荚膜物质,起囊套作用,能抵抗吞噬细胞的吞噬和降解,并可被吞噬细胞携带向其他部位扩散。在细菌繁殖过程中产生毒素,毒素主要作用于哺乳动物的吞噬细

位置,即少量的 SNP 位点能代表全基因组的 SNP 分析[25]。Van Ert 等通过对 7 株全基因组测序的炭疽杆菌的分析,确定了 13 个 SNP 位点用于进化分析,对来源于 42 个国家的 1 033 株炭疽杆菌进行分析,把这些菌株分为 A、B 和 C 3 个主要的群,进一步细分成 12 个克隆子-亚系或亚群。Keim 认为 VNTR 和 SNP 结合使用是一种更好的办法,选择高度稳定带有系统发育信息的 SNP 把未知的菌株分到一个确定的群,再用 VNTR 鉴别这些关系较近的菌株。这些亚分型工具分层使用可以最少的花费提高速度、系统发育的准确性和分辨率。

随着全基因组测序技术的发展,高通量测序已不再困难,已有研究使用全基因组 SNP 调查菌株的基因组差异和群体结构[93]。全基因组范围的 SNP 分析可以更细区分不同亚群内的菌株,达到暴发疫情调查要求的鉴别水平。

2) 致病菌株的基因组结构特征

炭疽杆菌的遗传物质,包括细菌染色体和两个质粒 pXO1 和 pXO2。pXO1 质粒约 110 Mda,181 kb,(G+C)% 为 32.5%,预测有 143 个 ORF。这个质粒最明显的特征是一个 44.8 kb 的致病岛,两边各有一个插入序列 IS1627。这个区域包含 3 个毒素基因(cya、lef 和 pagA)、控制毒素基因的调节元件、3 个出芽反应基因和 19 个其他 ORF。在 pXO1 中,缺少与启动 θ 复制和维持芽孢杆菌属中大质粒的稳定性所必需的基因同源的序列,与已知序列高度相似的是一组转座酶、解离酶和整合酶,提示进化过程中存在 DNA 在种间的水平转移[94]。在 pXO1 质粒上有一个 atxA 基因,是炭疽杆菌毒素和荚膜基因表达的关键调节因子,atxA 阴性的突变株表现高度弱毒。AtxA 蛋白是炭疽杆菌中一个全面的转录调节子,对毒素基因和荚膜合成操纵子 capBCADE 和很多染色体和质粒上的基因有强烈的正调节作用。pXO2 质粒约 60 Mda,96 kb,预测有 110 个 ORF,带有合成抗吞噬的多聚 D-谷氨酸荚膜所必需的基因 capB、capC、capA、capD 和 capE,以及荚膜解聚基因 dep、转录激活调节基因 acpA 等。

目前已经完成一些炭疽杆菌的全基因组测序工作,不同炭疽杆菌基因组序列比较结果显示高度一致,基本没有插入和删除,只有一些反转。Ames 菌株是 2001 年美国生物恐怖袭击事件后测定的菌株序列,经常被用作基因组分析时的参考序列,它包含 5 503 926 个核苷酸,5 775 个蛋白编码序列,11 个 rRNA 基因簇,核苷酸组成偏向 A 和 T,(G+C)% 只占 35%。基因组中包含一些可能与致病性有关的蛋白编码序列,包括溶血素、磷脂酶、铁获取功能以及许多可能是疫苗和药物作用目标的表面蛋白。几乎所有这些染色体上的毒力相关蛋白、表面蛋白都与蜡样芽孢杆菌有同源性,显示了炭疽杆菌与其近邻的相似性。

3) 致病菌株的基因组变异和进化

炭疽杆菌在来源广泛的菌株中显示很低的遗传多样性,这可能是由于炭疽杆菌与其他大多数细菌和病原体相比,遇到的繁殖机会要少得多。炭疽杆菌在芽孢阶段保持休眠状态,在两个感染循环之间可能经过几年、几十年甚至几个世纪,进化速度大大降低。它的繁殖几乎完全依赖在宿主体内的感染,而宿主体内的细菌很少有机会暴露于突变剂、噬菌体或其他可能会引起菌株变异的环境因素。即使在一个感染过程中,细菌也只繁殖 20～40 代,进化程度也很低。

炭疽杆菌的基因和常见的遗传标志如 AFLP 等方面都缺少多样性,突变可能是影响炭疽杆菌遗传多样性最重要的因素。SNP 突变在炭疽杆菌中少见,估计每代每个核苷酸的突变率大约是 10^{-10},实际上可能更低,而且未发现发生在编码区明显改变基因功能的突变。与 SNP 相比,VNTR 的突变率更高,在 10^{-5}～10^{-4} 之间,而且变化更多,但与其他细菌相比也较低。

炭疽杆菌非致病菌株与致病菌株的最主要差别是两个毒力质粒的差别,致病菌株的基因组中包含两个质粒,而非致病株基因组中则缺少其中一个或两个质粒,这类菌株并不少见,有自然情况下分离得到的,也有实验室人工突变获得的。致病菌株与非致病菌株染色体上的差别并不明显。美国 CDC 保存的一株细菌 CDC684 的染色体上有一个大的反转,使这株细菌虽然具有两个毒力质粒,但是却没有毒力。推测可能是由于改变了染色体上基因的方向,打乱了基因的表达而使细菌毒力减弱。

4.3.16.3 分子分型和基因组分型的传染病防控应用

1) 流行克隆化分析和新亚型发现

对 1 000 多株世界来源的炭疽杆菌的研究显示,SNP 方法可将其分为 A、B、C 3 个克隆群。3 群在全球分布有很大差别,A 群分布广泛,在研究涉及的所有国家都有发现,而 B 群和 C 群的分布很局限。B 群的不同亚群的地域分布不同,B. Br. Kruger B 和 B. Br. 001/002 亚群主要发现于南非,B. CNEVA-9006 亚群发现于欧洲部分地区,在这些区域之外少见。尽管 A 群散布于世界各地,很多地区的亚群分布也有差别。北美和南美菌株的优势型不同,北美的菌株主要属于 A. Br. WNA 亚群,南美的菌株主要属于 A. Br. 003/004 亚群。美洲菌株的克隆群很少在这些地区以外发现,这些菌株即使用高分辨力的 MLVA 方法也显示很低的遗传多样性。南非的优势亚群是 A. Br. Vollum,在欧洲 A. Br. 008/009 亚群占优势,亚洲(印度、土耳其)A. Br. Aust94 占优势,A. Br. 001/002 亚群在东亚(中国)占优势地位。与美洲菌株不同,欧洲、亚洲和非洲的优势亚群群内差别较大。

中国共发现炭疽杆菌 12 个亚群中的 5 个,包括 A. Br. 001/002、A. Br. Ames、A. Br. Aust94、A. Br. 008/009 和 A. Br. Vollum 亚群[95]。新疆和广西菌株最复杂,包含全部 5 种类型菌株,但各省内的优势亚群不同,新疆以 A. Br. Aust94 亚群为主,而广西以 A. Br. 001/002 亚群为主。A. Br. 001/002 亚群是中国的优势亚群,遍布全国各地。A. Br. Ames 亚群主要分布于中国北部,以内蒙古为主。A. Br. Aust94 亚群和 A. Br. Vollum 亚群主要分布于西北至西南一带,A. Br. 008/009 亚群仅发现于新疆、广西和内蒙古。新疆的 A. Br. Ames 亚群菌株为近年该省新出现的基因型,菌株较少,推测可能是从内蒙古传入。

2) 应用于流行传播分析

在我国近年发生的炭疽暴发疫情中,使用了 MLVA 和 SNP 等分子分型方法来确定疫情的感染来源以及可能的传播路线。

2015 年,中国陕西炭疽暴发疫情的调查中,使用了分子分型方法对暴发菌株和相关菌株进行了分析。2015 年 8 月,陕西省延安市甘泉县发生一起皮肤炭疽暴发疫情,报告病例 20 例,涉及 3 个村,病死牲畜 15 头。在本次暴发疫情处置过程中,采用了 SNP、MLVA 和 SNR 方法,对从甘泉县病例和病死畜分离的菌株和样品进行分子分型特征分析,并和既往收集菌株进行比对,结果证实 2015 年陕西甘泉县炭疽疫情为一次相同感染来源的暴发疫情。疫情菌株特征与既往陕西本地菌株不同,而与辽宁、内蒙古等地菌株特征相同,提示本次炭疽流行可能是输入性的,见图 4-29[96]。

2016 年,甘肃岷县发生一起炭疽暴发疫情,该县之前已近 30 年未报告过炭疽疫情,本次疫情发病 21 例,均为皮肤炭疽。调查中,对病例和相关动物来源的菌株以及相邻省份的菌株使用了 SNP 和 MLVA 方法来追溯传染来源,结果发现疫情中分离的多数菌株与甘南州以及相邻的四川省若尔盖县菌株特征相同,结合流行病学调查,推测岷县发生的炭疽疫情是由从甘南和四川引进的牛羊引起的。疫情中分离的另外一部分菌株与既往甘肃分离的菌株特征相同,提示为本地发生的感染。分子分型方法不仅能确定暴发疫情是否为相同感染来源,也能追溯引起炭疽流行的传染来源,对于疫情的处置有重要意义。

3) 应用暴发识别预警和溯源

分子分型方法在暴发识别预警和溯源上的作用在欧洲发生的注射炭疽暴发疫情的调查中得到了很好的体现。2000 年以来,欧洲发生多起注射海洛因引起的炭疽,这种炭疽 2000 年最先发现于挪威一个海洛因使用者,2009—2010 年在英国、德国的海洛因使用者中又检测到 50 多例新的炭疽病例。2012 年 6 月德国发生 1 例死亡病例,从那时到 2012 年 12 月,德国、丹麦、法国和英国共报告 13 例注射海洛因所致炭疽病例。采用分子分型方法对 2009—2010 和 2012 年德国、丹麦分离的菌株以及挪威第 1 例病例的分离株进行了分析。研究使用了高通量的 MLVA 分析方法(31 个位点)以及 SNP 分析方法,结果表明所有病例都可以追溯到同一暴发菌株,该菌株起源于土耳其,而土耳其是英国海洛因的主要来源地[35]。该研究确定了欧洲多个国家的注射炭疽是由同一菌株引起,污染来源可能来自土耳其污染的海洛因,并且炭疽的暴发可能已经持续至少 10 年。2011 年,在德国 288 名海洛因使用者中开展了血清学调查,虽然没有发现另外的病例,但对注射炭疽的发生起到了预警作用。

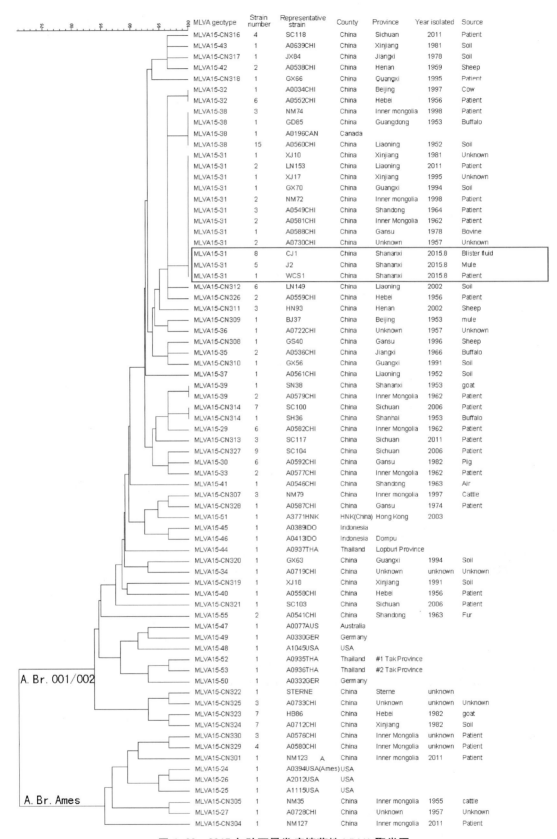

图 4-29　2015 年陕西暴发疫情菌株 MLVA 聚类图

聚类菌株包括两个 SNP 亚群,A. Br. 001/002 亚群和 A. Br. Ames 亚群,红色方框内为 2015 年陕西暴发疫情相关菌株。(图片修改自参考文献[96])

胞,水肿因子和致死因子在保护性抗原的介导下进入细胞内发挥作用。水肿因子是一种腺苷环化酶,催化细胞内三磷酸腺苷环化,它通过使细胞内的环磷酸腺苷浓度增加,从而抑制免疫细胞的功能如中性粒细胞的呼吸暴发和吞噬作用以及巨噬细胞的吞噬作用等,致使宿主免疫系统的功能遭到破坏。炭疽特征性水肿即由水肿因子所致。致死因子是一种钙离子和锌离子依赖的金属蛋白酶,能切割多种有丝分裂活化的蛋白质激酶,切断与细胞生长和成熟有关的信号传导途径。巨噬细胞是致死因子的主要靶细胞,敏感的巨噬细胞对致死毒素的最初反应是合成大量的细胞因子,如 TNF 和 IL1、IL6等,炭疽败血症休克所致死亡可能是由于这些细胞因子的释放造成的。毛细血管内皮细胞也对致死毒素敏感,在炭疽感染后期,排出大量的细菌,从鼻、口、肛门出血可能应归结于淋巴结及毛细血管坏死[89]。

5) 耐药性

炭疽杆菌耐药情况的报道少见。一般选用青霉素作为治疗的首选药物,但已有报道发现部分炭疽杆菌对青霉素有耐药性,治疗前最好先进行 β-内酰胺酶检测。炭疽杆菌对其他广谱抗生素,如多西环素(强力霉素)、环丙沙星、头孢霉素 B 和四环素等都很敏感,具有体外抗炭疽杆菌活性的药物还包括万古霉素、氯霉素、氨苄青霉素、氯林可霉素等[90]。

4.3.16.2　菌株的分子分型和基因组

1) 分子分型

炭疽杆菌是一种很单一的细菌,以往的研究表明,无论是哪种来源或者哪个地区分离的菌株,其表现型和基因型都几乎完全相同,很多分子分型方法都无法区分。目前常用于疾病控制、流行病学调查的分子分型方法有多位点可变数量串联重复序列分析方法(MLVA)和单核苷酸多态性分析(SNP)。

炭疽杆菌的可变数量串联重复序列(VNTR)最初由 Keim 等人发现并成功发展为一种分子标志物,多个位点的联合使用可大大提高这种标记的分辨力。因此,Keim 等人发展了多位点可变数量串联重复序列分析方法。他们使用了 8 个 VNTR 位点对来自全世界的 400 多株炭疽杆菌进行了分析,把菌株分成两大群、89 个不同的基因型。这种方法也被用于研究法国、意大利、南非等国家的炭疽杆菌。该方法现在已经扩大到 15个位点,还有一些研究使用了更多的位点[91]。尽管 VNTR 有很高的分辨力,在很近源的菌株中有时也不能有效区分,因此一种特殊的串联重复序列——单核苷酸重复(SNR),也经常在暴发疫情中使用,由于这些序列的快速进化,能够鉴别来自一次暴发疫情的亲缘关系很近的菌株[92]。

单核苷酸多态性分析主要用于细菌的系统发育分析。Pearson 等分析了 27 株炭疽杆菌中约 1 000 个 SNP 位点,提出了炭疽杆菌的保守的系统发育模型,研究结果提示从 SNP 系统发育树上特殊的分支和节点选择少量有代表性的位点能有效测定系统发育的

4.3.17　乙型肝炎病毒

乙型肝炎病毒(hepatitis B virus，HBV)感染所致疾病是一个严重的全球性公共卫生问题。自 1992 年开展新生儿乙肝疫苗普种以来，新发 HBV 感染在我国已经得到了有效的控制。但作为曾经的 HBV 感染高流行地区，我国既往感染人数众多，加之国内 HBV 感染多由围生期的母婴传播和儿童早期的暴露所致，易发生慢性化。我国现在慢性 HBV 感染人数仍有 7 800 万之多。慢性乙型肝炎(chronic hepatitis B，CHB)、乙肝肝纤维化、肝硬化和肝癌仍是严重威胁国人健康的重大疾病[97]。因此，在继续进行乙肝疫苗新生儿普种和高危人群接种控制新发感染之外，对于现有数量庞大的慢性 HBV 感染者，如何尽早发现、准确诊断，并优先对进展期慢性乙肝患者进行抗病毒治疗，阻断疾病进展和减少终末期肝病的发生，以及如何通过抗病毒抑制病毒复制阻断 HBV 感染的母婴传播，都有着非常重要的意义。

HBV 感染宿主细胞后，存在于病毒核衣壳内的松弛环状 DNA(relaxed circular DNA，rcDNA)进入细胞核，利用宿主的 DNA 聚合酶和拓扑酶等"修复"形成共价闭合环状 DNA(covalently closed circular DNA，cccDNA)。cccDNA 为病毒转录复制的模板，转录产生包括前基因组 RNA(pregenome RNA，pgRNA)在内的病毒 RNA，翻译产生病毒蛋白，pgRNA 还可以作为模板在病毒 P 蛋白的作用下合成子代病毒的基因组 rcDNA。新合成的 rcDNA 主要通过病毒颗粒从感染肝细胞释放，少部分可以再进入细胞核内形成新的 cccDNA，以补充和维持 cccDNA 在一定水平。

感染肝细胞核内 cccDNA 的持续存在是感染慢性化的前提，也是慢性乙肝久治不愈的重要原因。彻底治愈慢性乙肝需要将 cccDNA 清除或使之持续静默，因此，判断 HBV 感染是否治愈的一个重要的病毒学指标是肝细胞内不再检测到 cccDNA。然而，由于肝穿活检是一种有创性检测方法，出于对安全的考虑，肝穿活检在临床上难以普遍开展。此外，由于肝脏中的 HBV 分布不均匀，仅在活检取出的少量肝组织中检测或定量 cccDNA，其诊断准确性也不十分理想。另外，rcDNA 与 cccDNA 具有结构相似性，对 cccDNA 检测结果的特异性也存在一定影响。因此，在无法直接精确检测 cccDNA 的情况下，探索发现能反映 cccDNA 活性的替代检测标志物以监测肝内 cccDNA 水平和其转录活性就显得非常重要。其中，血清标志物由于易于获得、可重复取样是最为理想的检测样本。本节简单阐述了常见的外周血 HBV 检测标志物，分析其反应 cccDNA 水平的检测准确性及作为 cccDNA 检测替代标记物的优缺点。

4.3.17.1　HBV 病毒颗粒

1) HBV 病毒颗粒的产生及类型

HBV 通过钠离子/牛磺胆酸共转运蛋白(sodium taurocholate cotransporting polypeptide，NTCP)介导的胞吞作用进入细胞内，在细胞内其包膜及核衣壳分解，暴露出遗传物质 rcDNA。rcDNA 进入细胞核后修复形成完整的 cccDNA。cccDNA 转录出 4 种 RNA,大小分别为 3.5 kb、2.4 kb、2.1 kb 和 0.8 kb。3.5 kb 的 RNAs 是 pgRNA 和 前 C/C 区段 mRNA(Precore mRNA,preC mRNA),pgRNA 编码核心(core)蛋白和 P 蛋白(即聚合酶),并作为反转录的模板,preC mRNA 则编码产生 e 抗原;2.4 kb 的 RNA 编码病毒膜蛋白(HBsAg)中的大蛋白(L),2.1 kb 的 RNA 主要翻译出中蛋白 (M)和小蛋白(S);0.8 kb 的 RNA 合成 X 蛋白。P 蛋白结合于 pgRNA 的 ε 区,结合后 复合物由病毒衣壳蛋白(core 蛋白,又称核心抗原)包裹形成核衣壳。病毒核衣壳为由 120 个 core 蛋白二聚体组成的 20 面体。pgRNA 在核衣壳内完成反转录,形成 rcDNA。 含 rcDNA 的核衣壳进而被病毒包膜包裹分泌到细胞外,或 rcDNA 脱去衣壳补充回核 内,形成 cccDNA。图 4-30 为 HBV 的感染及复制过程示意图。

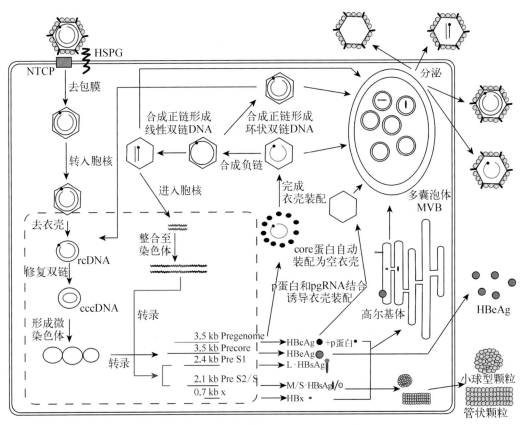

图 4-30 乙肝病毒感染复制模型示意图

(图片修改自参考文献[97])

HBV 感染者血清中的病毒颗粒有含核衣壳的直径 42 nm 的和主要由表面抗原组 成的不含核衣壳的管状和小球型亚病毒颗粒。由于后两者不含有病毒的遗传物质,故不具有感染性。小球型和管状颗粒的分泌独立于"完整"病毒颗粒的分泌过程,其在患者血清中的丰度可达前者的 1 000～10 000 倍,曾被用于制备血源性乙肝疫苗。近期的研究发现,直径 42nm 的病毒颗粒除含有 rcDNA 的完整的病毒颗粒(Dane 颗粒)外,以其病毒核衣壳内所含遗传物质与否及其种类又分为 3 种形式,分别是未启动完成反转录过程、遗传物质仍为 pgRNA 及其变异剪接体的 RNA 病毒样颗粒,正链合成过程中出现跳转错误、HBV DNA 为线性双链 DNA 的颗粒和无遗传物质的空心颗粒。完整的子代病毒颗粒由 core 蛋白、包膜蛋白、rcDNA、P 蛋白组成,另两种非空的病毒颗粒仅是其含有的遗传物质不同。而空颗粒则仅含有 core 蛋白和包膜蛋白两种成分。这其中空心颗粒所占比例最大,血清中约 90％ 的 HBV 病毒颗粒都是空心颗粒。空颗粒的分泌仅与 core 蛋白和 S 蛋白的合成有关,完全独立于完整颗粒形成过程中的 RNA 包装和DNA 合成,可能不是由于过程中遗传物质丢失产生的。而 RNA 病毒样颗粒的数量约为含 rcDNA 的完整病毒颗粒(丹颗粒)的 1/10。

2) 病毒颗粒的实验室检测

(1) 电子显微镜:电子显微镜可以直观观察病毒颗粒的大小、形态等,从而能够大致分辨病毒颗粒的类型,可以对病毒颗粒同时进行定性和定量的检测。镜下的病毒颗粒通过大小形态容易辨别是大球形颗粒、小球形颗粒还是管形颗粒,这几种颗粒的形态大小差别较大。而完整颗粒、RNA 病毒样颗粒与空颗粒相比较难分辨,但仍然可以通过比较大小和灰度来大致确认,一般空颗粒较完整颗粒略小,灰度浅。

需要注意的是,由于电子显微镜放大倍数大,视野有限,为观察到合适分布状态的颗粒,常需要进行病毒颗粒的富集。最常使用的富集方法为蔗糖密度梯度离心。通过蔗糖密度梯度离心可以使病毒颗粒富集于特定密度层,从而得到较高浓度的病毒颗粒。

(2) 琼脂糖凝胶电泳实验:琼脂糖凝胶电泳实验类似于 Western 印迹实验,可以在同一张膜上对不同成分观察并比较不同样本的同一成分,是一种比较方便的实验。

在进行琼脂糖凝胶电泳前,需先对病毒进行富集。将含有病毒颗粒的液体通过非变性的琼脂糖凝胶电泳,能够将不同病毒颗粒的不同成分分离出来。然后通过电泳将病毒蛋白和病毒核酸(DNA 或 RNA)转到一张硝化纤维滤膜上。之后针对不同的成分,分别进行显影。检测 HBsAg 时可以使用带标记的抗-HBsAg 单克隆抗体;检测core 蛋白时使用相应的多克隆抗体;检测病毒核酸时可以通过探针原位杂交的方法。

(3) qPCR 实验:血清中的 HBV DNA 来自完整病毒颗粒中包含的 DNA,测定血清中的 HBV DNA 的含量,可以直接确定血清中 HBV 完整病毒颗粒的量,能够准确反应肝细胞中 HBV 病毒的复制情况。肝内病毒载量高的时候,分泌释放到血清中完整病毒颗粒增多。需要强调的是,由于核苷(酸)类药物(Nucleos(t)ide Analogues, NAs)能够有效抑制病毒 DNA 反转录酶和 DNA 聚合酶的活性,从而阻断 pgRNA 转化为rcDNA 的过程。此时患者血清中往往检测不到病毒 DNA,但这并不代表感染肝细胞内

cccDNA 的清除或持续静默。

（4）Southern 印迹：Southern 印迹可以检测病毒颗粒中包含的遗传物质是 rcDNA 还是单链 DNA（single stranded DNA，ssDNA）或其他状态的遗传物质。

得到病毒悬液后，将病毒衣壳裂解，释放出其中的遗传物质，提取病毒核酸后在琼脂糖凝胶电泳后，转膜至硝化纤维膜上，使用设计好的探针去和膜上的 DNA 杂交。最后使用扫描仪器显影，得到病毒 DNA 的印迹。

通过和标志物（marker）的比较及相互之间比较，可以得出不同 DNA 对应的条带。对比条带的面积和灰度，可反映各种 DNA 之间的相对含量，对判断疾病状态具有指导意义。

（5）Western 印迹：血清中 core 蛋白的存在形式是病毒颗粒的衣壳，空颗粒的主要成分也是 core 蛋白。Western 印迹可以检测 core 蛋白的含量，从而得到血清中各种病毒颗粒总的情况。

在变性的聚丙烯酰胺凝胶中电泳分离裂解制备的病毒蛋白，然后转膜至硝化纤维膜上，通过 anti-core 抗体孵育，来得到 core 蛋白在膜上的印迹。比较不同样本的印迹面积和灰度，可以相对确定 core 蛋白的量，进而得到血清中 core 蛋白的含量。core 蛋白的量能代表此时血清中各种病毒颗粒的总量。

3）病毒颗粒检测的诊断学意义

血清中的各种病毒颗粒来自被感染的肝细胞的释放，通过测量血清中的各种病毒颗粒的含量，可以反映肝组织中病毒的状态。比如，完整病毒颗粒可以反映 cccDNA 的活跃程度和病毒复制情况，而空颗粒的分泌只和病毒 core 蛋白和包膜蛋白的合成有关。包含其他病毒核酸状态的病毒颗粒，则可以反映病毒转录和反转录过程中情况。将来，如果发展出一种综合地反映各种病毒颗粒的实验技术，就可以发明一种无创性的广泛反映病毒综合状态的检测手段，这对监控疾病状态及指导治疗都将很有意义。

4.3.17.2　乙型肝炎表面抗原（HBsAg）

1）HBsAg 的产生及作用

HBsAg 是 HBV 的包膜蛋白。血清中的 HBsAg 最初又称"澳大利亚抗原"，是 HBV 感染的重要标志物之一。临床上，将血清 HBsAg 持续检测阳性超过 6 个月称为慢性感染，将 HBsAg 消失和（或）抗-HBs 阳转、肝功能恢复正常、血清 DNA 低于检出限称为"功能性治愈"（functional cure）或临床治愈。

HBV 的基因组有 4 个部分重叠的基因编码开放读码框，分别为 S、C、P 和 X 区。其中，S 区又可划分为前 S1（Pre-S1）、前 S2（Pre-S2）和 S 基因，对应编码 L、M 和 S 3 种 HBV 包膜蛋白。三者的氨基端起始于不同的起始密码子，而羧基端则完全一致，统称 HBsAg。其中，S 蛋白表达最为活跃，完整病毒颗粒（Dane 颗粒）的表面抗原 2/3 为 S 蛋白，余下 1/3 为等量的 M 蛋白和 L 蛋白。过量的 HBsAg 还可装配成无感染性的小球型颗粒和管状颗粒。在慢性乙型肝炎（CHB）患者中，这些亚病毒颗粒在血清中的丰度远高于 Dane 颗粒。S 蛋白翻译后插入到内质网膜上，其中有一段区域为低亲和力的硫酸乙酰肝素蛋白聚糖（heparan sulfate proteoglycan，HSPG）结合位点。病毒出芽时，该区域会暴露在病毒颗粒外，帮助病毒黏附到肝细胞表面。此外，L 蛋白的 Pre-S1 区可与 NTCP 特异性结合，介导 HBV 侵入肝细胞内。NTCP 特异性地表达在肝细胞的基底膜侧，决定了乙肝病毒的嗜肝细胞特性。

2）HBsAg 的实验室检测

早在 1975 年就有了第一份关于每单位体积内标准化血清 HBsAg 的分析报告。随着时间推移，HBsAg 检测技术不断推陈出新，从最初的免疫扩散技术到对流免疫电泳技术、红细胞凝集试验、放射免疫分析试验及酶联免疫吸附试验等。近些年来，又出现了时间分辨荧光免疫分析技术和化学发光免疫分析技术，实现了 HBsAg 的定量检测。定量检测血清 HBsAg 的动态变化可用于监测乙肝患者病情的变化。需要注意的是，这些现有技术能检测到血清中的 3 种形式的 HBsAg，即 HBV 颗粒、小球型颗粒及管状颗粒，但并不能区分之。

3）HBsAg 检测的临床意义

HBsAg 主要来源于肝细胞核内的 cccDNA，并由不同于 pgRNA 的特定的 RNA 转录，因此 HBsAg 的合成遵循与病毒复制截然不同的途径。当抗病毒药物阻滞了 HBV 复制时，HBsAg 仍能有效地表征 cccDNA 的活性，同时反映患者的病毒载量。在 HBeAg 阳性患者中，血清 HBsAg 水平与 HBV 复制指标（血清及肝脏中的 HBV DNA）间大多都有着良好的相关性。

值得注意的是，在 HBV 感染时可能有病毒 DNA 片段整合入宿主基因组，而整合的病毒 DNA 片段也可成为 HBsAg 的来源。Mason 实验室的研究显示，HBV DNA 整合大量存在于 CHB 患者的肝细胞中，患者最多可有上亿的肝细胞带有整合病毒片段。同时，整合片段的断点大多集中在直接重复序列（direct repeats，DRs）DR1、DR2 区域，多保留了完整的 S 基因区，具有编码 HBsAg 的能力。这也意味着，一些长时间接受 NAs 抗病毒治疗的 CHB 患者，即使 cccDNA 已经被清除或者处于持续沉默的状态，肝组织中仍存在持续的 HBsAg 低水平表达。因此，在某些情况下，血清 HBsAg 阳性并不表示 cccDNA 有活性。遗憾的是，由于现有免疫分析方法中所用的抗体在别的抗原表位是 S 蛋白中的保守表位，通常位于"a"抗原决定簇中，无法区分检测到的 HBsAg 是由 cccDNA 还是整合的 HBV DNA 转录而来。

临床研究显示，在 HBeAg 阳性慢性乙型肝炎患者中，血清 HBsAg 水平与血清 HBV DNA、肝细胞 cccDNA 及肝脏总 HBV DNA 呈正相关；但 HBeAg 阴性慢性乙型肝炎患者血清 HBsAg 水平与血清 HBV DNA 相关性较差，且与肝细胞核内 cccDNA、肝脏总 HBV DNA 量不相关，但却与肝组织 HBsAg 阳性肝细胞/mm² 的数量、免疫染色强度及分布格局等相关。Wooddell 等通过对慢性 HBV 感染黑猩猩的研究发现，

HBeAg 阴性的黑猩猩肝组织内 HBV DNA 大部分以整合形式存在,而非可作为 HBV 复制库的 cccDNA[98]。这一结果进一步显示,在感染的后期阶段,患者血清 HBsAg 可能更多来自整合的 HBV DNA 片段,使得 HBsAg 与 cccDNA 的相关性减弱。这一现象同样存在于长期接受 NAs 药物治疗的患者,尤其是在 HBeAg 转阴后,血清中低水平的 HBsAg 可能来自整合 HBV DNA 的持续表达。因此,即使血清 HBsAg 阳性,并不能提示肝细胞核内存在有转录活性的 cccDNA。基于此,有学者提出将经过长期 NAs 药物治疗后,cccDNA 清除或者处于持续沉默,但血清 HBsAg 低值阳性这一接近于临床治愈的状态称为"准临床治愈"(para-functional cure),以有别于 HBsAg 消失甚至抗-HBs 阳性的"功能性治愈"。

4.3.17.3 乙型肝炎 e 抗原(HBeAg)

1) HBeAg 的产生及作用

乙型肝炎 e 抗原(HBeAg)是由 HBV 基因组 *preC mRNA* 表达的蛋白,由核心蛋白和前核心多肽(p25,212 个氨基酸)组成(见图 4-31)[99]。位于其氨基端的前核心多肽序列含有 29 个氨基酸,对 HBeAg 的分泌至关重要,可以引导前体蛋白转运至内质网腔中,随后由反面高尔基体膜上的弗林蛋白酶(Furin)对其 C 端约 34 个氨基酸进行切割最终形成成熟的 HBeAg 蛋白。

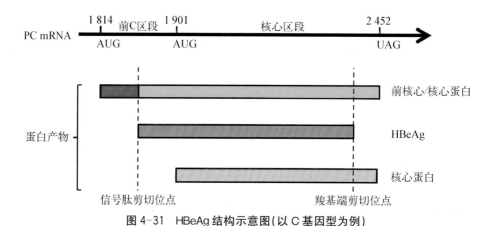

图 4-31 HBeAg 结构示意图(以 C 基因型为例)

(图片修改自参考文献[99])

HBeAg 不是病毒颗粒的结构蛋白,既不参与病毒的复制周期,也非病毒感染所必需的。感染肝细胞表达的 HBeAg 被分泌进入血液循环,被认为是一种重要的免疫功能调控蛋白,它能引起 T 细胞的免疫耐受,影响宿主细胞的核心免疫应答,造成病毒的持续复制和慢性感染。

2) HBeAg 的实验室检测

自 20 世纪 70 年代起,HBeAg 便作为灵敏且可靠的血清检测标志物用于反映 HBV

的复制情况及 CHB 的诊断。在检测方法学上,酶联免疫吸附试验(enzyme-linked immunosorbent assay,ELISA)的定性检测仍然是目前普遍采用的 HBeAg 临床实验室检测方法,其检测结果在临床诊断和疗效评价中得到了普遍认可。但该方法不能做到对 HBeAg 的定量检测,难以判断病情进展和病毒复制水平,无法动态观察病情和疗效变化。随着检测技术的改进,包括时间分辨荧光免疫分析法(time-resolved fluorescence immunoassay,TR-FIA)、微粒子酶免疫分析(microparticle enzyme immunoassay,MEIA)、液态蛋白芯片法等技术的涌现使得 HBeAg 的定量检测成为可能,精确度与灵敏度不断改善。但在临床应用中应注意,不同的仪器及配套试剂检测结果一致性存在差异。此外,不同公司试剂的检出阈值及计量单位也不尽相同。例如,本实验室使用的上海新波生物技术有限公司的 TR-FIA 试剂盒检出阈值为 0.05 PEIU/ml,而另一公司的液态芯片检测试剂检出阈值则为 0.03 ncu/ml(ncu/ml 为美国雅培公司的定量单位),由于缺少公认的国际单位,这些单位尚不能进行换算。因此,在血清 HBeAg 的检测结果报告中应规范指出所使用试剂、仪器型号和判断标准,从而建立更加完善、标准、准确的检测体系。

3) HBeAg 的检测意义及常见突变产生的影响

同组成衣壳的核心蛋白一样,HBeAg 的表达需要来自 cccDNA 的 3.5 kb preC mRNA,而整合的 HBV DNA 则不能表达。所以在临床实践中,HBeAg 常作为重要的血清学标志物,直接反映肝组织中 cccDNA 的载量和转录活性,从而反映病毒的复制情况、传染性大小和治疗应答情况。通常,HBeAg 的持续存在导致肝病进展,而其消失则可能表示肝功能的正常化以及血清学转化(HBeAg 消失,抗-HBe 产生)。

然而,前 C 区段或者基本核心启动子区(basic core promoter,BCP)的突变,会导致病毒表达的 HBeAg 减少或消失,尽管此时 cccDNA 仍持续存在且 HBV 持续复制。这严重影响了 HBeAg 作为血清学标志物反映肝细胞内 cccDNA 水平的临床应用。自首次在地中海患者中发现了 HBeAg 阴性的 HBV 病毒血症后,1989 年 Carman 等学者从分子机制上揭示了 HBV 前 C 区段的突变与 HBeAg 的消失相关。由于 1896 位点由碱基 A 替代了碱基 G(表示为 G1896A 或 A1896),从而把编码色氨酸的密码子(TGG,密码子 28)转变为了终止密码子(TAG),这一变异也是目前为止 HBeAg 阴性患者中最常见的点突变。此外,其他具有相同表型的突变,如缺失了前核心/核心蛋白的翻译起始密码子(ATG 转换为 AGG 或 CUG)、第二个密码子突变为终止密码子以及移码突变或缺失突变均可导致无义蛋白的合成,如 A1897、A1899 等。BCP 区域的突变也可能影响病毒基因的复制和表达。BCP 区段 1762 和 1764 位点分别发生碱基 T 取代 A、A 取代 G 的双突变(T1762/A1764)已在 HBV 感染的多种疾病状态或阶段中被检出。Chan 等学者发现 A1762T/G1764A 双突变在 1858 核苷酸位点为 C 碱基的基因型中更为常见,同时相同位点为 T 碱基的患者体内则更多见的是前 C 区段的终止密码子突变,但尽管如此,BCP 区的双突变和前 C 区段终止密码子的突变并不相互影响。而无论前 C 区段终止密码子突变 G1896A 是否存在,A1762T/G1764A 突变都能抑制 preC mRNA 的合成,这表明除了下调免疫调节蛋白的作用外,BCP 区段的 A1762T/G1764A 突变也可能使突变病毒在复制过程中占据优势地位。此外,其他位点的突变,例如带有 G1862T 而使密码子 17 处由缬氨酸替换了苯丙氨酸的病毒株以及具有 C1856T 变异导致前核心密码子 15 处脯氨酸替换了丝氨酸的病毒株,在病毒蛋白合成的过程中使前核心/核心蛋白转变为 HBeAg 的过程受损,从而也抑制了 HBeAg 的产生[99]。

另外,随着年龄的增长,CHB 患者中 HBeAg 阴性率越来越高。一项横断面研究显示,随着 HBeAg 阳性携带者年龄的增长,前 C 区段及 BCP 区段突变的百分比均会逐渐增加。在随后的随访中,研究者发现这些突变可多年保持稳定,也可能在血清学转化前 3 年内从小于 10%增长到 50%～100%之间。这可能是由于低复制期肝细胞内包含的先前产生的变异毒株和正在产生的变异毒株逃避了免疫识别,使这些突变病毒株比产生 HBeAg 的病毒株更具有生存优势。

近 10 年来,T1762/A1764 和(或)A1896 病毒株在地中海国家和亚洲国家明显增加,HBeAg 阴性的 CHB 患者不断增加,并逐渐占据了患者的主体部分。这使得 HBeAg 作为血清学标志物反映病毒的复制情况、传染性大小和治疗应答情况的作用受到了限制,提示我们需要对血清 HBeAg 阴性的检测结果进行充分考虑、谨慎判断。影响 HBeAg 的常见突变位点见图 4-32。

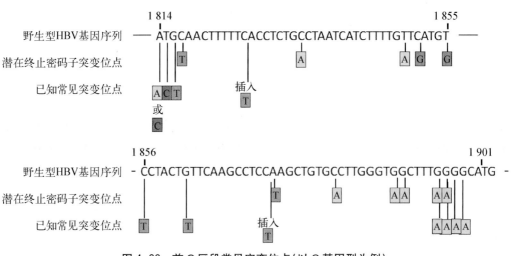

图 4-32 前 C 区段常见突变位点(以 C 基因型为例)

图中所示为目前已知突变位点,序列下方第一行列出为前 C 区段可能由单个碱基突变产生的终止密码子;序列下第二行列出了常见的核酸替换或插入突变。另外,图中所示突变位点及突变方式并不全面,可能还存在部分潜在的突变未被发现。(图片修改自参考文献[99])

4.3.17.4 乙型肝炎核心相关抗原

乙型肝炎核心相关抗原(hepatitis B core-related antigen，HBcrAg)是一个新的乙肝病毒血清标志物。2002 年，Kimura 等首先提出了这一指标，并开发了检测的试剂盒。2005 年，他们又发现，基于 CLEIA(chemiluminescence enzyme immunoassay)技术检测到的血清 HBcrAg 不仅包括 HBeAg 和 HBcAg，还涵盖 HBeAg 形成前的中间产物 P22cr 蛋白。

HBV 开放读码框的 C 区段分为 C 基因和前 C 区段，C 基因编码 core 蛋白，HBeAg 则包括了核衣壳装配区和羧基端的精氨酸富集区。前 C 区段的 ATG 起始编码 HBeAg 的前体——前 C/C 蛋白 P25。P25 氨基端的信号肽为转运 P25 进入内质网提供信号，在内质网经信号肽酶裂解去由氨基端 19 个氨基酸组成的信号肽，成为中间产物 P22，P22 在细胞腔膜系统中被细胞蛋白酶降解羧基端的精氨酸富集区，最终形成 HBeAg。HBcrAg 包括 HBcAg、HBeAg、p22cr 蛋白，它们共享 149 个由 C 基因编码的氨基酸序列。p22cr 是一段由前 C/C 基因编码的从第 28 位到至少第 150 位氨基酸序列组成的多肽，包括信号肽但不包括羧基端的精氨酸富集区。有研究显示其主要存在于不含病毒核酸的病毒颗粒中。

目前，临床检测 HBcrAg 多利用双抗体夹心法的原理，采用化学发光酶免疫分析(CLEIA)对血清中 HBcrAg 进行检测。

初步的临床研究显示，CHB 患者的血清 HBcrAg 水平与血清 HBV DNA 载量和肝组织内 HBV DNA、HBV cccDNA 含量呈显著正相关，因此，血清 HBcrAg 有望作为临床监测 HBV 状态的血清学指标。同时肝组织炎症或坏死较为严重的患者其血清中 HBcrAg 水平也相对要高，说明血清中 HBcrAg 水平可反映乙肝患者病情的活动程度及患者肝组织学的状态。最近有研究发现，HBcrAg 与肝内 cccDNA 水平的相关性比 HBsAg 和 HBV DNA 更强，且敏感性更高，在 cccDNA 水平低于检测下限时仍然可以反映疾病的动态，因此 HBcrAg 可能是一个潜在的替代 cccDNA 的新的标志物。

当前用于抗病毒治疗的药物主要有两类。一类为干扰素(interferon，IFN)和长效干扰素，另一类为直接抗病毒的 NAs，两类药物均不能够清除 cccDNA，所以停药后常有病毒学反弹甚至疾病复发。目前，CHB 治疗终点的选择仍很困难，特别是 NAs 这类药物，其通过抑制病毒 P 蛋白的反转录酶活性和 DNA 聚合酶活性阻止病毒 DNA 的合成，但对病毒蛋白的翻译没有影响。与血清中 HBV DNA 相比，血清中 HBcrAg 水平能更准确地反映肝细胞内 HBV DNA 及 cccDNA 的含量，从而有利于 NAs 治疗效果的监测和 CHB 治疗终点的选择。有研究发现，血清 HBcrAg 水平与核苷类似物停药后的复发率正相关，检测乙肝患者血清中 HBcrAg 有助于临床判断哪些患者未出现拉米夫定(lamivudine，LAM)药物耐药。

HBcrAg 作为一个新兴的 HBV 血清标志物，近年来开始受到广泛的关注，HBcrAg

检测方便,敏感性强,被认为是可以替代 cccDNA 的一项可靠的标志物。然而由于相关的研究报道还较少,对其不足也缺乏了解,要实际应用到临床还需要大量的研究支持。尽管如此,HBcrAg 仍然是一个很有前景的 HBV 外周血检测标志物。

4.3.17.5　HBV RNA

1) 检测 HBV RNA 的意义

既往人们认为,HBV 属于嗜肝 DNA 病毒科,为不完全双链 DNA 病毒,它以 pgRNA 为模板逆转录形成 DNA 基因组。在病毒形成过程中,pgRNA 由核心蛋白包裹,形成核心颗粒之后由 HBV DNA 聚合酶反转录形成 rcDNA,只有成熟的包含有 rcDNA 的病毒颗粒才能形成包膜,并被释放出感染细胞[70-72]。然而,1996 年德国学者 Köck 在探究 HBV 能否成功感染人外周血单个核细胞(human peripheral blood mononuclear cells,PBMCs)时意外地发现,在 CHB 患者血清中存在着一种包含有 HBV RNA 的缺陷病毒颗粒,与 Dane 颗粒不同,这些颗粒内含有的核酸种类为 RNA,而非 rcDNA。此后,越来越多的研究表明,除了 HBV DNA,在 CHB 患者血清中,HBV RNA 也大量存在。以往对 HBV 病毒复制周期的描述已不能合理解释在血清中发现高水平 HBV RNA 这一现象,而血清 HBV RNA 水平也有望成为临床医生决定 NAs 治疗终点的重要血清学指标之一[97]。

众所周知,恩替卡韦(entecavir,ETV)、替诺福韦(tenofovir,TDF)、LAM 等 NAs 能在很大程度上抑制 HBV 复制,将血清 HBV DNA 载量降至低于检测下限,但由于感染肝细胞核内 cccDNA 的持续存在,慢性乙型肝炎仍然很难达到临床治愈。同时,一旦停止用药,病毒很容易反弹。因此,CHB 患者往往需要长期使用 NAs 治疗甚至终身治疗。然而长期用药带来的耐药问题不容忽视,临床研究发现,长期应用 LAM 可导致耐药突变株富集,导致严重的暴发型肝炎。因此,在 CHB 的治疗过程中,何时、怎样调整治疗方案是一个关键问题。2007 年,Hatakeyama 等学者提出血清 HBV RNA 水平可作为一个重要的潜在 YMDD 耐药突变体的标志物,检测患者血清 HBV RNA 可以有效辅助判断慢性乙肝治疗的有效性和预后情况。2016 年,我国和国外学者发现,血清中检测到的 HBV RNA 实质为核衣壳内未经反转录的 pgRNA,使我们对 HBV 的感染复制周期有了新的认识。HBV RNA 病毒样颗粒的发现使我们对 HBV 的感染复制过程有了更为全面的认知:来自 cccDNA 的 3.5 kb 长的 pgRNA 与具有反转录活性的病毒 DNA 聚合酶蛋白(p 蛋白)结合形成复合物,招募核心蛋白聚集形成核衣壳。在致密的核衣壳内,多数 p 蛋白启动反转录过程,以 pgRNA 为模板,先后合成出病毒的负链和正链 DNA,经多囊泡体(multi-vesicular bodies,MVB)释放形成完整的子代病毒。但有一部分 pgRNA 被包裹后并未启动反转录过程,这些带有 pgRNA 的核衣壳也获得病毒外膜并以病毒颗粒的形式释放到细胞外。理论上,带有病毒外膜的 HBV RNA 病毒样颗粒同样具有感染性,可以通过 NTCP 和 HSPG 介导感染肝细胞。其核衣壳进入细胞后,在细胞质环境下可以启动反转录过程,形成 rcDNA 并可进入细胞核转化(将 rcDNA 的正负链修复完整)为 cccDNA,建立感染。尽管这一推测尚缺乏实验数据的支持,但考虑到丁型肝炎病毒的病毒结构和感染模式,该推测成立的可能性很大[97]。

对于 NAs 治疗的 CHB 患者,现有指南多以血清 HBV DNA 低于检测下限作为停药的治疗终点之一,并将此定义为病毒学应答(virological response,VR)。然而,在重新认识 HBV 的感染复制过程后,观察到血清 HBV DNA 的消失仅能代表病毒的反转录过程被有效抑制,并不能真实反映肝细胞内 cccDNA 的转录活跃状态。在阻断反转录过程后,有转录活性的 cccDNA 能转而以 HBV RNA 病毒样颗粒的方式继续产生子代病毒,这也对既往以"血清 HBV DNA 低于检测下限"为条件停药时的高复发风险给出了合理的解释。以上证据说明,对于慢性乙型肝炎患者来说,对 NAs 真正的病毒学应答,应该是既无 DNA 病毒,也无 RNA 病毒产生的状态。在未来的临床实践中,特别是在接受 NAs 抗病毒治疗的前提下,我们应以血清 HBV DNA 和 RNA 均低于检测下限作为病毒学应答的判定标准[97]。因为 HBV DNA 的合成可以被 NAs 有效阻断,而 RNA 不能,所以血清 HBV RNA 的水平就成了直接反映患者肝细胞内 cccDNA 存在和转录的最佳指标。当血清中检测不到 HBV RNA 时,我们有理由相信,此时患者肝细胞内的 cccDNA 已经消失或发生转录沉默,预示着此时可以安全停药。此推论已在小样本回顾性临床研究中得到证实,当然,为了提高结论的可靠性,其临床应用仍需得到大样本的前瞻性研究验证。此外,我国学者在重新定义慢性乙型肝炎治疗的 VR 后,并进一步提出了以血清 HBV RNA 为指导的治疗策略,以优化慢性乙型肝炎的功能性治愈(血清 HBsAg 消失甚至出现抗-HBs 转换)路线图[97]。

2) 主要检测方法

(1) qPCR 实验:血清中的 HBV RNA 来自缺陷病毒颗粒中包含的 pgRNA,测定血清中的 HBV RNA 含量,可以间接判断 cccDNA 的转录水平。从患者血清中提取出总 RNA 后,可设计 HBV 特异性引物,将 HBV RNA 反转录成 DNA,并在后续进行实时荧光定量 PCR 检测,可使用 SYBR 法和 Taqman 探针法等。

(2) Northern 印迹实验:提取血清中的病毒总 RNA。将 RNA 和变性缓冲液混合变性后,进行琼脂糖凝胶电泳。然后将琼脂糖凝胶中的 RNA 转移到尼龙膜上,紫外交联 10 min。用地高辛杂交缓冲液在 50℃环境下预杂交 2 h 后,将尼龙膜放入含有煮沸 5 min 后 DNA 探针的地高辛杂交缓冲液中正式杂交。杂交结束后,分别将尼龙膜置于 60℃的 2×SSC、0.5×SSC 中漂洗,然后用 1×马来酸缓冲液漂洗 5 min。将膜在 1% 封闭液中封闭 30 min,并用抗地高辛抗体溶液孵育 1 h,最后通过化学发光法检测。

4.3.17.6　乙型肝炎病毒核心抗体

乙型肝炎病毒核心抗体(hepatitis B core antibody,HBcAb)是乙型肝炎病毒核心抗原刺激机体产生的特异性抗体。它不是中和抗体,不能抑制 HBV 的增殖,为 HBV

现症感染或既往感染的血清学标志物。HBcAb 与 HBsAg、乙肝表面抗体(HBsAb)、HBeAg、乙肝 e 抗体(HBeAb)统称为乙肝 5 项,是 HBV 感染的血清学标志物。一般人感染 HBV 后,血清中首先出现病毒 DNA,约 1 个月后出现 HBsAg 和 HBeAg,然后出现 HBcAb。随着病情逐渐好转,血清中 HBV DNA、HBsAg 和 HBeAg 先后转为阴性,出现 HBsAb 和 HBcAb。经过一段时间后,HBsAb 消失,仅剩单项 HBcAb 持续阳性。HBcAb 通常不作为单独的指标,而要与其他指标结合进行诊断,以提高诊断的准确性。

1) HBcAb 的检测方法及临床意义

血清中 HBcAb 的滴度可使用酶联免疫吸附法及化学发光酶免疫分析法检测,正常的检测指标为阴性。无论是有临床症状的乙肝患者、还是没有临床表现的乙肝病毒携带者以及病毒已被自发清除的既往感染者,血清学检查均可表现为 HBcAb 阳性。

HBcAb 阳性可能有以下意义:① HBV 感染的标志:HBcAb 是 HBV 感染人体后的血清免疫学标志之一。既往研究表明,HBcAb 检测不仅能辅助筛查 HBV 的流行及感染,还能评判乙肝病情的严重程度和评估 CHB 疗效及预后。② 乙型肝炎急性期的辅助诊断:在急性乙型肝炎的"窗口期",HBsAg 已下降至测不出时,HBcAb 是急性乙型肝炎的唯一标志,高滴度 HBcAb、特别是 HBcAb-IgM 抗体,对急性乙肝患者的诊断极有意义。③ 仅有单项 HBcAb 阳性时,可能是既往感染过 HBV 者,HBsAg 滴度逐渐降低,而 HBsAb 尚未转阳;或在免疫期,HBcAb 比 HBsAb 滴度高且持续时间长。此外,有研究者开发了一种精确定量检测血清 HBcAb 水平的检测方法,并发现 HBcAb 水平与患者的肝炎活动性及宿主免疫状态高度相关,说明此指标可有助于对 CHB 患者疾病进展情况的监测和判断。另外,在接受 NAs 和长效干扰素治疗的 CHB 患者队列中还发现,基线的血清 HBcAb 水平与患者的治疗应答率呈正相关,说明这一指标能在指导慢性乙肝患者抗病毒治疗时机的选择上有一定意义。

2) 不同分型的检测

HBcAb 包括 IgM、IgA、IgG 和 IgE 4 种分型,临床上常规检测的有 IgM 和 IgG 型。HBcAb-IgM 为 HBV 感染早期产生的抗体,在 HBeAg 出现的 5~14 天达到可检测出的水平,但也可在 HBeAg 阳性之前的短时间内出现。因此,高滴度 HBcAb-IgM 的检出,可以作为早期 HBV 感染的指标。HBcAb-IgM 是指示 HBV 是否存在复制的良好指标,与 ALT、HBV DNA 密切相关,HBcAb-IgM 阳性患者体内 HBV 复制活跃,提示患者传染性强,尤其是对 HBeAg 阴性的慢性乙型肝炎来说,HBcAb-IgM 的绝对量和滴度波动可视为病毒复制的标志,并有可能代替血清 HBV DNA 检测来监控患者。

HBcAb-IgG 继 IgM 抗体之后出现,见于 HBV 感染急性后期、慢性期、恢复期或既往感染,可持续数十年乃至终身。因而可作为 HBV 既往感染的指标,常用于 HBV 感染的流行病学调查。

HBcAb 作为 HBV 感染的血清学指标之一,有着不可替代的作用,对其不同分型的检测,可以使乙肝的诊断更为精确,但其作为一个单独的标志物并不能够全面地反映 HBV 感染的状态,需要与其他指标结合分析,才能得出更加准确的结论。

以上主要综述了在避免创伤性肝活检进行 cccDNA 的直接精确检测情况下的几种常用外周血清标志物,以反映肝内 cccDNA 水平和其转录活性,从而用于 HBV 感染及治疗情况的确定与监测。此外,还分析讨论了各个标志物作为 cccDNA 检测替代标记物的优缺点,也期待各指标间的联合应用与新指标的不断开发使得与 cccDNA 检测相关的诊断更为精准。

4.4 基因组流行病分析技术发展趋势和展望

快速、精准地获得病原菌基因组数据是建立高效的流行病学调查和暴发鉴别的关键。培养非依赖的宏基因组测序技术是未来发展的一个方向。目前的分析能力依然要求获得纯培养的细菌,比较耗时,尤其是针对慢生长细菌比如结核分枝杆菌。虽然培养非依赖的宏基因组测序技术存在缺陷,例如容易受到环境污染产生大量的非目标数据,但这项技术可以大大缩短响应时间,这在暴发调查中是非常有优势的。

对基于全基因组测序的分型方法进行系统的优化和标准化也是必需的。需要挑选一组模式菌株,包括暴发和散发的代表菌株,来评价分型方法的各种参数,至少包括分辨力、重复性、流行病学一致性。和 PFGE 的 Tenover 法则类似,基于全基因组测序的分型方法也需要一个判断暴发期间分离菌株的标准。另外,每株病原菌的来源人群信息、环境因素、临床资料需要添加到信息系统里,与实验室和流行病学信息进行综合分析,形成传染病防控策略。由于基因组序列易于在不同的研究者之间交流比对,不同实验室的数据共享也将实现。为了实现这一目标,必须开发大量先进的公共平台。作为基因组网络比较的先决条件,应建立基因组序列数据库,收集不同地区在监测过程中获得的细菌基因组数据。这个数据库可以提供一个平台进行收集全基因组序列数据、质量评估、序列比较、识别聚集性病例,并在网络实验室之间传播结果。各个国家和地区均应该建立类似的基因组序列和查询网络,从而进一步形成全球性的网络。

参考文献

[1] Cui Y, Song Y. Genome and evolution of yersinia pestis[M]//Yersinia pestis: Retrospective and Perspective. Springer, Dordrecht, 2016: 171-192.

[2] Zhou D, Han Y, Song Y, et al. DNA microarray analysis of genome dynamics in Yersinia pestis: insights into bacterial genome microevolution and niche adaptation[J]. J Bacteriol, 2004, 186: 5138-5146.

[3] Weill F X, Domman D, Njamkepo E, et al. Genomic history of the seventh pandemic of cholera in

africa[J]. Science，2017，358(6364)：785-789.

［4］ Wozniak R A，Fouts D E，Spagnoletti M，et al. Comparative ICE genomics：insights into the evolution of the SXT/R391 family of ICEs[J]. PLoS Genetics，2009，5(12)：e1000786.

［5］ Wang R，Yu D，Zhu L，et al. IncA/C plasmids harboured in serious multidrug-resistant vibrio cholerae serogroup O139 strains in China[J]. Int J Antimicrob Agents，2015，45(3)：249-254.

［6］ Pang B，Yan M，Cui Z，et al. Genetic diversity of toxigenic and nontoxigenic vibrio cholerae serogroups O1 and O139 revealed by array-based comparative genomic hybridization[J]. J Bacteriol，2007，189(13)：4837-4849.

［7］ Heidelberg J F，Eisen J A，Nelson W C，et al. DNA sequence of both chromosomes of the cholera pathogen vibrio cholerae[J]. Nature，2000，406(6795)：477-483.

［8］ Mutreja A，Kim D W，Thomson N R，et al. Evidence for several waves of global transmission in the seventh cholera pandemic[J]. Nature，2011，477(7365)：462-465.

［9］ Didelot X，Pang B，Zhou Z，et al. The role of china in the global spread of the current cholera pandemic[J]. PLoS genetics，2015，11(3)：e1005072.

［10］ Domman D，Quilici M L，Dorman M J，et al. Integrated view of vibrio cholerae in the americas [J]. Science，2017，358(6364)：789-793.

［11］ Olsvik O，Wahlberg J，Petterson B，et al. Use of automated sequencing of polymerase chain reaction-generated amplicons to identify three types of cholera toxin subunit B in vibrio cholerae O1 strains[J]. J Clin Microbiol，1993，31(1)：22-25.

［12］ Dziejman M，Balon E，Boyd D，et al. Comparative genomic analysis of vibrio cholerae：genes that correlate with cholera endemic and pandemic disease[J]. Proc Natl Acad Sci U S A，2002，99(3)：1556-1561.

［13］ Waldor M K，Tschape H，Mekalanos J J. A new type of conjugative transposon encodes resistance to sulfamethoxazole，trimethoprim，and streptomycin in vibrio cholerae O139[J]. J Bacteriol，1996，178(14)：4157-4165.

［14］ Spagnoletti M，Ceccarelli D，Rieux A，et al. Acquisition and evolution of SXT-R391 integrative conjugative elements in the seventh-pandemic vibrio cholerae lineage[J]. mBio，2014，5(4).

［15］ Mazel D，Dychinco B，Webb V A，et al. A distinctive class of integron in the vibrio cholerae genome[J]. Science，1998，280(5363)：605-608.

［16］ Gao Y，Pang B，Wang H Y，et al. Structural variation of the superintegron in the toxigenic vibrio cholerae O1 El Tor[J]. Biomed Environ Sci ，2011，24(6)：579-592.

［17］ Zhang C，Pang B，Zhou Z，et al. The purifying trend in the chromosomal integron in vibrio cholerae strains during the seventh pandemic[J]. Infect Genet Evol. 2014，26：241-249.

［18］ Shah M A，Mutreja A，Thomson N，et al. Genomic epidemiology of vibrio cholerae O1 associated with floods，pakistan，2010[J]. Emerg Infect Dis，2014，20(1)：13-20.

［19］ Klinzing D C，Choi S Y，Hasan N A，et al. Hybrid vibrio cholerae El Tor lacking SXT identified as the cause of a cholera outbreak in the philippines[J]. mBio，2015，6(2).

［20］ Walton D A，Ivers L C. Responding to cholera in post-earthquake haiti[J]. N Engl J Med，2011，364(1)：3-5.

［21］ Butler D. Cholera tightens grip on haiti[J]. Nature. 2010，468(7323)：483-484.

［22］ Chin C S，Sorenson J，Harris J B，et al. The origin of the haitian cholera outbreak strain[J]. N Engl J Med，2011，364(1)：33-42.

［23］ Hendriksen R S，Price L B，Schupp J M，et al. Population genetics of vibrio cholerae from Nepal in 2010: evidence on the origin of the haitian outbreak[J]. mBio, 2011, 2(4): e00157-11.

[24] Pang B, Du P, Zhou Z, et al. The transmission and antibiotic resistance variation in a multiple drug resistance clade of vibrio cholerae circulating in multiple countries in Asia[J]. PloS one, 2016, 11(3): e0149742.

[25] Parkhill J, Dougan G, James K. D. Complete genome sequence of a multiple drug resistant salmonella enterica serovar Typhi CT18[J]. Nature, 2001, 413: 848-852.

[26] McClelland M, Sanderson K. E, Spieth J. Complete genome sequence of salmonella enterica serovar typhimurium LT2[J]. Nature, 2001, 413: 852-856.

[27] Gomes T A, Elias W P, Scaletsky I C, et al. Diarrheagenic *escherichia coli*[J]. Braz J Microbiol, 2016, 47(Suppl)1: 3-30.

[28] Frank C, Werber D, Cramer J P, et al. Epidemic profile of shiga-toxin-producing *escherichia coli* O104 : H4 outbreak in germany[J]. N Engl J Med, 2011, 365(19): 1771-1780.

[29] Riordan J T, Viswanath S B, Manning S D, et al. Genetic differentiation of *escherichia coli* O157 : H7 clades associated with human disease by real-time PCR[J]. J Clin Microbiol, 2008, 46(6): 2070-2073.

[30] Eppinger M, Mammel M K, Leclerc J E, et al. Genomic anatomy of *escherichia coli* O157 : H7 outbreaks[J]. Proc Natl Acad Sci U S A, 2011, 108(50): 20142-20147.

[31] Crossman L C, Chaudhuri R R, Beatson S A, et al. A commensal gone bad: complete genome sequence of the prototypical enterotoxigenic *escherichia coli* strain H10407[J]. J Bacteriol, 2010, 192(21): 5822-5831.

[32] Iguchi A, Thomson N R, Ogura Y, et al. Complete genome sequence and comparative genome analysis of enteropathogenic *escherichia coli* O127 : H6 strain E2348/69[J]. J Bacteriol, 2009, 191(1): 347-354.

[33] Scheutz F, Teel L D, Beutin L, et al. Multicenter evaluation of a sequence-based protocol for subtyping shiga toxins and standardizing Stx nomenclature[J]. J Clin Microbiol, 2012, 50(9): 2951-2963.

[34] Abu-Ali G S, Ouellette L M, Henderson S T, et al. Increased adherence and expression of virulence genes in a lineage of *escherichia coli* O157 : H7 commonly associated with human infections[J]. PLoS One, 2010, 5(4): e10167.

[35] Bielaszewska M, Mellmann A, Zhang W, et al. Characterisation of the *escherichia coli* strain associated with an outbreak of haemolytic uraemic syndrome in germany, 2011: a microbiological study[J]. Lancet Infect Dis, 2011, 11(9): 671-676.

[36] Rohde H, Qin J, Cui Y, et al. Open-source genomic analysis of Shiga-toxin-producing *E. coli* O104 : H4. N Engl J Med 2011, 365(8): 718-724.

[37] Qin J, Cui Y, Zhao X, et al. Identification of the shiga toxin-producing *escherichia coli* O104 : H4 strain responsible for a food poisoning outbreak in germany by PCR[J]. J Clin Microbiol 2011, 49(9): 3439-3440.

[38] Mellmann A, Bielaszewska M, Kock R, et al. Analysis of collection of hemolytic uremic syndrome-associated enterohemorrhagic *escherichia coli*[J]. Emerg Infect Dis, 2008, 14(8): 1287-1290.

[39] Yokoyama E, Hirai S, Ishige T, et al. Application of whole genome sequence data in analyzing the molecular epidemiology of shiga toxin-producing *escherichia coli* O157 : H7/H[J]. Int J Food Microbiol, 2018, 264: 39-45.

［40］Zhang W，Sack D A. Current progress in developing subunit vaccines against enterotoxigenic *escherichia coli*-associated diarrhea［J］. Clin Vaccine Immunol，2015，22(9)：983-991.

［41］Liu Y Y，Wang Y，Walsh T R，et al. Emergence of plasmid-mediated colistin resistance mechanism MCR-1 in animals and human beings in China：a microbiological and molecular biological study［J］. Lancet Infect Dis，2016，16(2)：161-168.

［42］Xu Y，Sun H，Bai X，et al. Occurrence of multidrug-resistant and ESBL-producing atypical enteropathogenic *escherichia coli* in China［J］. Gut Pathogens，2018，10(8)：1-11.

［43］Porter C K，Thura N，Ranallo R T，et al. The *shigella* human challenge model［J］. Epidemiol infect，2013，141(2)：223-232.

［44］Kotloff K L，Winickoff J P，Ivanoff B，et al. Global burden of *shigella* infections：implications for vaccine development and implementation of control strategies［J］. Bull World Health Organization，1999，77(8)：651-666.

［45］Bardhan P，Faruque A S，Naheed A，et al. Decrease in shigellosis-related deaths without *shigella* spp. -specific interventions，Asia［J］. Emerg infect Dis，2010，16(11)：1718-1723.

［46］Ye C，Lan R，Xia S，et al. Emergence of a new multidrug-resistant serotype X variant in an epidemic clone of *shigella* flexneri［J］. J Clin Microbiol，2010，48(2)：419-426.

［47］Rohmer L，Jacobs M A，Brittnacher M J，et al. Genomic analysis of the emergence of 20th century epidemic dysentery［J］. BMC genomics，2014，15：355.

［48］Pazhani G P，Niyogi S K，Singh A K，et al. Molecular characterization of multidrug-resistant *shigella* species isolated from epidemic and endemic cases of shigellosis in India［J］. J Med Microbiol，2008，57(Pt 7)：856-863.

［49］Sabra A H，Araj G F，Kattar M M，et al. Molecular characterization of ESBL-producing *shigella* sonnei isolates from patients with bacilliary dysentery in Lebanon［J］. J infect developing countries，2009，3(4)：300-305.

［50］Pupo G M，Lan R，Reeves P R. Multiple independent origins of *shigella* clones of *escherichia coli* and convergent evolution of many of their characteristics［J］. Proc Nat Acad Sci USA，2000，97(19)：10567-10572.

［51］Njamkepo E，Fawal N，Tran-Dien A，et al. Global phylogeography and evolutionary history of *shigella* dysenteriae type 1［J］. Nat Microbiol，2016，1：16027.

［52］Holt K E，Baker S，Weill F X，et al. *Shigella* sonnei genome sequencing and phylogenetic analysis indicate recent global dissemination from europe［J］. Nat Genet，2012，44(9)：1056-1059.

［53］Talukder K A，Dutta D K，Safa A，et al. Altering trends in the dominance of *Shigella* flexneri serotypes and emergence of serologically atypical S. flexneri strains in dhaka，bangladesh［J］. J Clin Microbiol，2001，39(10)：3757-3759.

［54］Pryamukhina N S，Khomenko N A. Suggestion to supplement *shigella* flexneri classification scheme with the subserovar *shigella* flexneri 4c：phenotypic characteristics of strains［J］. J Clin Microbiol，1988，26(6)：1147-1149.

［55］McLauchlin J. Human listeriosis in Britain，1967-1985，a summary of 722 cases. 2. Listeriosis in non-pregnant individuals，a changing pattern of infection and seasonal incidence［J］. Epidemiol Infect，1990，104(2)：191-201.

［56］Farber J M，Peterkin P I，Carter A O，et al. Neonatal listeriosis due to cross-infection confirmed by isoenzyme typing and DNA fingerprinting［J］. J Infect Dis，1991，163(4)：927-928.

［57］ Glaser P，Frangeul L，Buchrieser C，et al． Comparative genomics of listeria species［J］． Science，2001，294(5543)：849-852．

［58］ Joseph B，Przybilla K，Stühler C，et al． Identification of listeria monocytogenes genes contributing to intracellular replication by expression profiling and mutant screening［J］． J Bacteriol，2006．188 (2)：556-568．

［59］ Khelef N，Lecuit M，Bierne H，et al． Species specificity of the listeria monocytogenes InlB protein ［J］． Cell Microbiol，2006．8(3)：457-470．

［60］ Tunkel A R，Hartman B J，Kaplan S L，et al． Practice guidelines for the management of bacterial meningitis［J］． Clin Infect Dis，2004．39(9)：1267-1284．

［61］ Wiedmann M． Molecular subtyping methods for listeria monocytogenes［J］． J AOAC Int，2002．85(2)：524-531．

［62］ Chen Y，Burall L S，Luo Y，et al． Listeria monocytogenes in stone fruits linked to a multistate outbreak：enumeration of cells and whole-genome sequencing［J］． Appl Environ Microbiol，2016．82(24)：7030-7040．

［63］ Ogston A． Report upon micro-organisms in surgical diseases［J］． Br Med J，1881，1(1054)：369．

［64］ Yan X，Song Y，Yu X，et al． Factors associated with *staphylococcus aureus* nasal carriage among healthy people in Northern China［J］． Clin Microbiol Infect，2015，21(2)：157-162．

［65］ Dukic V M，Lauderdale D S，Wilder J，et al． Epidemics of community-associated methicillin-resistant *staphylococcus aureus* in the United States：a meta-analysis［J］． PLoS One，2013，8：e52722．

［66］ Wulf M W，Verduin C M，van Nes A，et al． Infection and colonization with methicillin resistant *Staphylococcus aureus* ST398 versus other MRSA in an area with a high density of pig farms［J］． Eur J Clin Microbiol Infect Dis，2012，31(1)：61-65．

［67］ Franchi L，Muñoz-Planillo R，Núñez G． Sensing and reacting to microbes through the inflammasomes［J］． Nat Immunol，2012，13(4)：325-332．

［68］ Nishifuji K1，Sugai M，Amagai M． Staphylococcal exfoliative toxins："molecular scissors" of bacteria that attack the cutaneous defense barrier in mammals［J］． J Dermatol Sci，2008，49(1)：21-31．

［69］ Malachowa N，DeLeo F R． Mobile genetic elements of *Staphylococcus aureus*［J］． Cell Mol Life Sci，2010，67(18)：3057-3071．

［70］ Chen L，Mediavilla J R，Oliveira D C，et al． Multiplex real-time PCR for rapid staphylococcal cassette chromosome *mec* typing［J］． J Clin Microbiol，2009，47(11)：3692-3706．

［71］ *Staphylococcus aureus* during asymptomatic carriage［J］．PLoS One，2013，8(5)：e61319．

［72］ Yan X，Yu X，Tao X，et al． *Staphylococcus aureus* ST398 from slaughter pigs in northeast China ［J］． Int J Med Microbiol，2014，304(3-4)：379-383．

［73］ Chen C，Wen Z，Han Z，et al． Minimum core genome sequence typing of bacterial pathogens：a unified approach for clinical and public health microbiology［J］． J Clin Microbiol，2013，51 (8)：2582-2591．

［74］ Isberg R R，O'Connor T J，Heidtman M． The legionella pneumophila replication vacuole：making a cosy niche inside host cells［J］． Nat Rev Microbiol，2009，7(1)：13-24．

［75］ Qin T，Zhang W，Liu W，et al． Population structure and minimum core genome typing of Legionella pneumophila［J］． Sci Rep，2016，6：21356．

［76］ Sui W，Zhou H，Du P，et al． Whole genome sequence revealed the fine transmission map of carbapenem-resistant Klebsiella pneumoniaisolates within a nosocomial outbreak[J]. Antimicrob Resist Infect Control, 2018, 7(1): 70.

[77] Liang F T, Yan J, Mbow M L, et al. *Borrelia burgdorferi* changes its surface antigenic expression in response to host immune responses[J]. Infect Immun, 2004, 72(10): 5759-5767.

[78] Jewett M W, Lawrence K, Bestor A C, et al. The critical role of the linear plasmid lp36 in the infectious cycle of *borrelia burgdorferi*[J]. Mol Microbiology, 2007, 64(5): 1358-1374.

[79] Raveche E S, Schutzer S E, Fernandes H, et al. Evidence of *borrelia* autoimmunity-induced component of lyme carditis and arthritis[J]. J Clin Microbiol. 2005, 43(2): 850-856.

[80] Barbour A G, Travinskv B. Evolution and distribution of the ospC gene, a transferable serotype determinant of *borrelia burgdorferi*[J]. mBio 2010, 1(4): e00153.

[81] Fraser C M, Casjens S, Huang W M, et al. Genomic sequence of a lyme disease spirochaete[J]. *Borrelia burgdorferi*. Nature, 1997, 390(6660): 580-586.

[82] Margos G, Vollmer S A, Ogden N H, et al. Population genetics, taxonomy, phylogeny and evolution of *borrelia burgdorferi* sensu lato[J]. Infect Genet Evol, 2011, 11(3): 1545-1563.

[83] Zhou X, Hou X X, Geng Z, et al. Establishment of multiple locus variable-number tandem repeat analysis assay for genotyping of *borrelia burgdorferi* sensu lato detected in China[J]. Biomed Environ Sci, 2014, 27(9): 665-675.

[84] 李明远, 徐志凯. 医学微生物学[M]. 3版. 北京: 人民卫生出版社, 2015: 189.

[85] 曹务春. 流行病学(第二卷)[M]. 3版. 北京: 人民卫生出版社, 2015: 1004.

[86] World Health Organization. Anthrax in humans and animals[M]. 4th ed. Geneva: WHO Press, 2008: 10.

[87] Petosa C, Collier RJ, Klimpel KR, et al. Crystal structure of the anthrax toxin protective antigen [J]. Nature, 1997, 385: 833-838.

[88] Guidi-Rontani C, Weber-Levy M, Mock M, et al. Translocation of bacillus anthracis lethal and oedema factors across endosome membranes[J]. Cell Microbiol, 2000, 2(3): 259-264.

[89] Laine E, Martinez L, Blondel A, et al. Activation of the edema factor of bacillus anthracis by calmodulin: evidence of an interplay between the EF-calmodulin interaction and calcium binding [J]. Biophys J, 2010, 99: 2264-2272.

[90] Cavallo J D, Ramisse F, Girardet M, et al. Antibiotic susceptibilities of 96 Isolates of bacillus anthracis Isolated in France between 1994 and 2000[J]. Antimicrob Agents Chemother, 2002, 46 (7): 2307-2309.

[91] Van Ert M N, Easterday W R, Huynh L Y, et al. Global genetic population structure of bacillus anthracis[J]. PLoS One, 2007, 2: e461.

[92] Garofolo G, Ciammaruconi A, Fasanella A, et al. SNR analysis: molecular investigation of an anthrax epidemic[J]. BMC Vet Res, 2010, 6: 11.

[93] Girault G, Blouin Y, Vergnaud G, et al. High-throughput sequencing of bacillus anthracis in France: investigating genome diversity and population structure using whole-genome SNP discovery[J]. BMC Genomics. 2014, 15: 288.

[94] Okinaka R T, Cloud K, Hampton O, et al. Sequence and organization of pXO1, the large bacillus anthracis plasmid harboring the anthrax toxin genes[J]. J Bacteriol, 1999, 181(20): 6509-6515.

[95] Simonson T S, Okinaka R T, Wang B, et al. Bacillus anthracis in China and its relationship to worldwide lineages[J]. BMC Microbiol, 2009, 9: 71.

[96] Liu D L, Wei J C, Chen Q L, et al. Genetic source tracking of an anthrax outbreak in Shanxi

province，China[J]. Infect Dis Poverty，2017，6(1)：14.

[97] 鲁凤民，王杰，陈香梅，等. 乙型肝炎病毒 RNA 病毒样颗粒的发现及其对抗病毒治疗临床实践的潜在影响[J]. 中华肝脏病杂志，2017，25(2)：105-110.

[98] Wooddell C I，Yuen M F，Chan H L，et al. RNAi-based treatment of chronically infected patients and chimpanzees reveals that integrated hepatitis B virus DNA is a source of HBsAg[J]. Sci Transl Med，2017，9(409).

[99] Howard C T，Anna S F L，Stephen A L，et al. Viral hepatitis [M]. 4th edition. Oxford：Wiley-Blackwell. 2013：129.

5 传染病大数据——流行病学监测预警分析应用

目前，世界范围内传染病防治已经取得了显著成效，对人类危害巨大的传染病都得到了有效控制。但是，随着一些传染病的死灰复燃和 SARS 等新发传染病的不断出现，传染病依然是人类发病率较高且引起突发公共卫生事件较多的疾病。因此，传染病监测预警在传染病防治中的作用愈发重要。传统的监测预警方法主要针对某一种或某一类型传染病进行预警，很难得到全面应用，同时还存在监测范围局限、预警时间滞后等不足之处。近年来，随着信息技术的发展，以及传染病数据的海量增长，以大数据分析为基础的传染病监测预警技术正逐步成为研究焦点[1, 2]。本章将详细介绍大数据概念、基于大数据的传染病预测预警技术及监测预警系统，阐述基于大数据的传染病监测预警技术的现状及未来发展趋势。

5.1 大数据定义与特征

5.1.1 大数据定义

2008 年 9 月 *Nature* 杂志发表了一篇文章 *BigData: Science in the Petabyte Era*[3]。"大数据"这个词开始被广泛传播。目前，国内外的专家学者对大数据只是在数据规模上达成共识："超大规模"表示的是 GB 级别的数据，"海量"表示的是 TB 级别的数据，而"大数据"则是 PB 级别及其以上的数据。

权威 IT 研究与顾问咨询公司 Gartner 将大数据定义为"在一个或多个维度上超出传统信息技术的处理能力的极端信息管理和处理问题"。"大数据"是需要新处理模式才能具有更强的决策力、洞察发现力和流程优化能力来适应海量、高增长率和多样化的信息资产。

美国国家科学基金会(NSF)则将大数据定义为"由科学仪器、传感设备、互联网交易、电子邮件、音视频软件、网络点击流等多种数据源生成的大规模、多元化、复杂、长期的分布式数据集"。

麦肯锡全球研究所给出的定义是：一种规模大到在获取、存储、管理、分析方面大大超出了传统数据库软件工具能力范围的数据集合，具有海量的数据规模、快速的数据流转、多样的数据类型和价值密度低四大特征。

维基百科定义大数据指的是所涉及的资料量规模巨大到无法通过目前主流软件工具，在合理时间内达到撷取、管理、处理并整理成为帮助企业经营决策的数据集。

尽管不同的组织机构对于大数据的定义众说纷纭，但均认为大数据与"海量数据"和"大规模数据"相比，其在数据体量和数据复杂性两方面均超出了现有技术手段的处理能力，并且大数据产业的机遇远远超出其中的风险。

5.1.2　大数据特征

大数据具有 6 个重要特征，即 volume（数据量）、velocity（时效性）、variety（多样性）、variability（可变性）、veracity（真实性）和 value（价值）。

5.1.2.1　数据量（volume）

volume 指产生、处理、保存的数据量，数据的大小决定所考虑的是数据的价值和潜在的信息，以及是否可以被称作大数据。从数量而言，大数据通常指 10TB 规模以上的数据量。能产生如此大规模数据的基础即互联网与物联网，由于各种通信工具的出现，使得人们一直处于与人或与物的联系过程中，一旦联系建立就会产生数据交换。此外，如此大规模数据的主要来源是互联网公司的服务。Google 公司通过大规模集群和 MapReduce 软件，每月处理的数据量超过 400PB；百度每天大约要处理几十 PB 数据；Facebook 注册用户超过 10 亿，每月上传的照片超过 10 亿张，每天生成 300TB 以上的日志数据[4]；淘宝网 2012 年用户突破 8 亿，日交易额峰值超过 200 亿人民币，每天交易数千万笔，产生约 20TB 数据。大数据时代不仅数据规模大，而且数据是实时变换的。无论是互联网服务还是物联网的数据交换，数据传输均以秒为单位。动态流动的数据是大数据的生命所在，保证数据的鲜活性与价值性。

5.1.2.2　时效性（velocity）

velocity 指数据获取和处理的速度。由于大数据的动态性，数据处于不断变化中，会存在时效性。因此对处理速度提出较高的要求，处理结果应随着数据的变化实时变动，避免处理结果的滞后性。"1 秒定律"是数据处理领域的著名定律，即要求在秒级的时间范围内得到计算分析结果并分发至指定对象，若超过这一时间，数据则失去价值。"1 秒定律"在大数据环境下需要较高的硬件基础和技术条件，为大数据的应用带来了较大困难和挑战。

5.1.2.3　多样性（variety）

variety 指数据类型和性质复杂多样，也是大数据要面临的困难问题之一。数据类型包括结构化数据、半结构化数据甚至是非结构化数据。大数据环境下数据来源渠道广泛,会产生数字、网页、文本、邮件、图像、音频、视频等多种类型的数据。以有意义的方式组织数据是一项困难的任务,尤其是数据本身变化很快的时候。

(1)结构化数据:结构化数据也称作行数据,指能够用关系型数据库,以二维表结构组织和表达的数据,常见的结构化数据包括企业 ERP 数据、财务数据等。结构化数据字段长度一定,不存在多值和变长字段。

(2)半结构化数据:半结构化数据是处于结构化数据和非结构化数据之间的一种数据。半结构化数据具有一定的结构模式,但结构与数据融合在一起,需要技术手段进行提取。此外,半结构化数据的字段有较强的灵活性,没有严格的类型约束。常见的XML 和 HTML 文件就是半结构化数据。

(3)非结构化数据:非结构化数据指没有结构模式定义的数据。非结构化数据字段构成灵活复杂,支持单一字段和字段嵌套多种模式。由于非结构化数据结构的多样性,存储时需考虑适合的存储机制以提高计算和分析效率。常见的文本、邮件、图像、视频、音频等均属于非结构化数据。

5.1.2.4　可变性(variability)

可变性(variability)不同于多样性(variety)。例如,咖啡店可以提供 6 种不同的咖啡,但是如果你每天都喝相同的咖啡,而每天的口味却不同,这就是可变性。大数据的可变性即指同一类型的数据内容会发生较大的变化,造成数据集的不一致性,而数据集的不一致可能会妨碍处理和管理过程。

5.1.2.5　真实性(veracity)

真实性指被所采集和使用的数据会直接影响数据分析的结果。当数据的来源变得多元时,对数据本身的可靠度和质量也提出了较高要求。若数据本身就是有问题的,那分析后的结果也不会是正确的。因此,大数据的分析结果完全是基于数据本身,更注重关联关系,而不再寻求因果关系。

5.1.2.6　数据价值密度低(value)

value 指数据价值密度低。大数据中有价值的数据是隐藏在海量数据中的,存在大量的噪声数据。因此,整体来看,数据价值密度较低,需经过一定的处理分析技术将价值提取出来。

5.1.3　传染病大数据存储方法和技术

随着互联网的普及、大型医疗科学研究的发展以及卫生统计数据和病案数据等的电子化,使得与健康相关的数据呈现指数增长,数据的可及性、利用性提高,数据的价值得以实现[5]。数据来源广泛、形式多样,主要有以下几类[6](见表 5-1)。

表 5-1 数据来源及特征

数 据	数据特征	细 分	主 要 来 源
诊疗数据	完整性、结构化、种类繁多	门急诊记录、护理记录、处方药使用记录、动物诊断记录、医学影像数据、电子病历数据等	医院信息系统
科研数据	完整性、结构化、标准化	医药研发数据、科研数据等	医院临床实验；科研机构最新科研进展
区域人口健康数据	来源广泛、种类繁多、信息量大、存储分散	医疗服务信息、公共卫生信息、卫生计生管理信息等	卫生计生部门、公共卫生机构、基层医疗卫生机构等
互联网数据	规模大、种类繁多、来源广泛	访问数据、在线咨询、网络挂号、网售药品器材、可穿戴设备产生的心电图、睡眠、体育锻炼等数据	网站及健康监测设备

监测数据具有如下特性[7]：

（1）规模大：1 个 CT 图像约 150MB，1 个社区医院数据量约在数 TB 至 PB 之间，全国医疗数据到 2020 年约 35ZB。

（2）类型多样：包含各种结构化表、非结构化文本文档、医疗影像等多种多样的数据存储形式。

（3）增长快：大量在线或实时数据持续增多，越来越多的医疗信息被数字化。

（4）价值巨大，价值密度低。

5.1.3.1 传染病大数据存储方法概述

将上述的多种监测数据源，根据数据结构划分为下表 5-2 的结构化数据、半结构化数据和非结构化数据。

表 5-2 数据结构

数据结构	数 据	存 储 方 案
结构化数据	科研数据，门急诊记录、护理记录、学校缺勤记录等数据	分布式数据库存储
半结构化数据	网络信息（点击/查询/发帖）、区域人口健康数据等	非关系型数据库存储
非结构化数据	医学影像、互联网音频视频、相关非结构文件等数据	分布式文件存储、图存储

目前大数据存储的选择主要有网络附接存储(network attached storage，NAS)[8]和分布式存储系统(distributed storage system，DSS)。NAS 使用特定的文件系统，主要用来存储文件，它使用网络将多个存储节点连接在一起达到增加存储容量和数据处理的能力，同时支持横向扩展，缺点是成本较高。分布式存储系统通过计算机网络互连多个自主的处理单元，具有水平高度可扩展、高容错、响应速度快等优势，已经广泛应用于多个互联网企业，其宗旨是分而治之，可以在多个节点上对数据存储和管理，作为一个整体对外提供服务。分布式存储系统目前主要分为：分布式文件系统，分布式键值系统，分布式表格系统，分布式数据库。

分布式文件系统(distributed file system，DFS)，是一个 C/S 架构的文件系统，允许多个客户端读取和处理服务端的数据。它的实现方式有很多，如 Google 文件系统(Google file system，GFS)[9]、Hadoop 分布式文件系统(hadoop distributed file system，HDFS)。

分布式键值系统，主要存储简单的半结构化数据，只提供基于主键的 CRUD(Create/Read/Update/Delete)功能。一般用作分布式缓存，常用的数据分布技术是分布式哈希表(distributed hash table，DHT)技术，主要实现有 Redis、Amazon Dynamo 等。

分布式表格系统，主要用来存储关系较为复杂的半结构化数据，除了支持主键的 CRUD 功能，还支持主键范围查找的功能，仅支持单表操作，不支持多表联合。

分布式数据库，由单机关系数据库扩展而来，主要用于存储结构化数据，提供数据库事务及并发事务。将多个物理上分散的数据库单元通过计算机网络互连组成一个逻辑上统一的数据库[10]。

以下对主要涉及的几种大数据存储技术进行阐述，主要包括文件分布式存储技术、结构化数据分布式存储技术、非结构化数据分布式存储技术和图数据库存储技术。

5.1.3.2　传染病文件存储技术

为了实现传染病海量文件数据的存取服务，满足海量文件的存取需求，单台服务器存储已经无法满足需求，迫切需要分布式文件管理系统来管理多台服务器上的文件，因此设计基于分布式文件系统(hadoop distributed file system，HDFS)的存储技术，并提供面向 Web 的服务，实现图片、PDF、Word 等文件数据的长期存储。

HDFS 是 Google 的 GFS 的实现，是一款开源的分布式网络文件系统，具有高容错高可靠性、高可扩展性、高获得性、高吞吐率等优点。它可以把数据分散存储在多台服务器上，可以创建特殊的文件(如块设备、字符设备、管道、Socket 等)，支持符号链接、硬链接，支持一次写入、多次读出的模式，同时可让多机器上的多用户分享文件和存储空间。HDFS 能够提高应用程序的吞吐量，适用于大数据集应用程序。HDFS 系统结构如图 5-1 所示[11]。

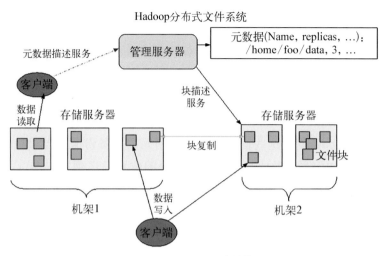

图 5-1　HDFS 系统结构

（图片修改自参考文献[11]）

从上图所示的 HDFS 系统结构可知，HDFS 是一个主从结构，HDFS 中主要由 3 个部分组成：管理服务器、存储服务器和客户端。其中管理服务器（Namenode）是一个中心服务器，负责管理整个文件系统的名字空间（namespace）以及客户端对文件的访问，它存储了每个文件的元数据（metadata）信息，这些信息包括了文件的大小、属性、位置等。Namenode 上的文件主要包括 3 个部分：fsimage（文件系统镜像）：元数据镜像文件，存储某一时段元数据信息；edits：操作日志文件；fstime：保存最近一次 checkpoint 的时间。Namenode 也负责确定数据块到具体存储节点的映射，同时执行文件系统的名字空间操作，比如打开、关闭、重命名文件或目录。此外，它还包括了那些非常规的文件信息，比如目录结构、套接字、管道和设备等。存储服务器（Datanode）提供数据的实际存储，数据以 Block 块大小存储并且可以有多份冗余以确保数据的可靠性，负责处理文件系统客户端的读写请求，在 Namenode 的统一调度下进行数据块的创建、删除和复制。客户端（Client）是用户访问 HDFS 存储系统的接口，它通过与 Master 的通信来接收和修改文件信息，并通过与 Datanode 的通信来访问实际的文件数据。客户端可以有很多个，且每个客户端所能看到的数据是一致的。

为了增加系统的高可用性，HDFS 还提供了元数据备份服务器 Metalogger，它是 Namenode 的一个备用机，备份一部分 fsimage 内容，它会定期从 Master 上下载元数据信息（fsimage，edits），然后合并生成新的 fsimage 数据保存在本地，当 Master 宕机后，可以直接将 Metalogger 提升为 Master，从而代替管理服务器进行工作。当数据规模增大时，只需要在 HDFS 集群中增加数据节点即可，具有可扩展性；每个数据块会在不同的数据节点保存 3 个副本，具备高容错性；分布式存储使得应用程序具备高吞吐量，性能较好。

HDFS读取文件操作：客户端（Client）首先向 Namenode 发起读文件请求，由于 Namenode 存放着每个文件的元数据信息，所以 Namenode 会向客户端（Client）返回元数据，这些元数据包含了文件大小、属性、位置等。客户端（Client）得到元数据后直接去读取存储服务器 Datanode，完成了文件的读取。

HDFS写文件操作：客户端（Client）得到文件后对文件进行分块，这些分块的数据信息会写入 Namenode，同时这些信息会被复制到元数据备份服务器（Metalogger），然后 Namenode 会将如何写以及要写的文件数据块的位置发送到客户端（Client）。客户端（Client）得到这些信息后就向 Datanode 写数据（以数据块的格式），然后 Datanode 会以流水线方式复制，保证写后的数据有多个备份，这些操作完成之后会把 Datanode 的最新信息反馈到 Namenode。

HDFS为应用提供多种访问方式，可以通过 Java API 接口访问，也可以通过 C 语言的封装 API 访问，还可以通过浏览器的方式访问 HDFS 中的文件。

5.1.3.3 传染病结构化数据分布式存储技术

随着门急诊记录数据、处方药销售记录数据等结构化数据量的不断增加，综合数据存储成本等方面的考虑，对于存储海量的结构化数据，可以采用 MySQL 关系型数据库进行存储。但是单机的 MySQL 数据库存在存储瓶颈，无法满足需求，因此构建了基于 MySQL 集群的分布式存储系统，目的是提供容错性和高性能，提升海量数据的存储能力，提高数据响应效率，实现数据分库、分表、分区存储，满足大规模数据的增量存储需要。

MySQL 集群是一个高性能、高可用、可扩展、无共享的（shared-nothing）、分布式节点架构的存储方案，能够提供大规模数据存储能力，同时提供较高的容错性和高性能。通过无共享体系结构，系统能够使用廉价的硬件，而且对软硬件无特殊要求，可以大大减少成本，同时无共享的对等节点使得某个节点上的更新操作在其他节点上能够立即可见。此外，由于每个组件有自己的内存和磁盘，不存在单点故障。MySQL 集群实时性较高，能够提供毫秒级响应，每秒可处理数百万次操作。支持通过自动分片扩展读取和写入操作。可扩展性高，无须停机即可在正在运行的集群中添加节点，因此可实现线性的数据库扩展能力。

如图 5-2 所示，MySQL 集群由一组服务器构成，包括 MySQL 服务器、NDB Cluster 的数据节点、管理服务器以及专门的数据访问程序，每台计算机上均运行着多种进程，这些进程称为节点。所有的这些节点构成一个完整的 MySQL 集群体系[12]。MySQL 集群中有 3 种节点，分别是 SQL 节点、数据节点、管理服务器节点。

SQL 节点：对应上图中 SQL Nodes 中的 mysqld 节点，即 MySQL Server，分布式

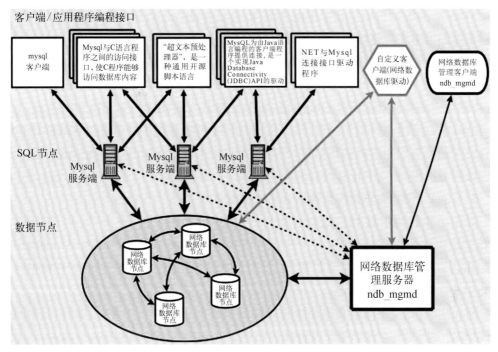

图 5-2 MySQL 集群体系图

(图片修改自参考文献[12])

数据库,用于访问集群数据的节点,主要实现存储层之上的所有事情。比如,连接管理、Query 优化和响应、Cache 管理等。

数据节点:对应上图中 Data Nodes 中的 ndbd 节点,用于保存集群数据,负责读数据和写数据,节点本身的数据互为镜像,起到对数据的备份作用,NDB(Network DataBase)是 MySQL 集群中一种特殊存储引擎,能够保证节点数据之间的一致性,初期是基于内存的存储引擎,最新的 NDB 存储引擎,可以选择是加载全部数据到内存中还是只加载索引数据到内存中。每个数据节点应位于单独的计算机上,虽然也可以在单个计算机上托管多个数据节点进程,但通常不推荐使用这种配置。

管理服务器节点:对应于上图中的 NDB Management Server 节点,负责管理其他节点(Data Nodes,SQL Nodes),调度不同的 Data Nodes 和 SQL Nodes,管理集群的配置,其他节点的启动和关闭,维护其他节点,以及备份和恢复数据等。此类节点会获取集群中所有节点的状态和错误信息,并且将集群中每个节点的状态信息反馈给整个集群中其他的所有节点。在启动过程中必须首先启动管理服务器节点。同时管理配置文件和集群日志,当数据节点发生事件时,数据节点将有关这些事件的信息传送到管理服务器,管理服务器将信息写入集群日志。

MySQL 集群的数据节点采用主从结构,为了保证各个数据节点的数据一致性,使用同步复制策略来存储数据。当主节点执行提交事务语句时,主节点会将事务发送到从节点,每个从节点需要将 OK(或 ABORT)消息发送给主节点,表明事务是否已经准备好;主节点等待所有的从节点发送消息完成,如果主节点收到所有从节点的 OK 消息,它就会向所有从节点发送 OK 消息,如果主节点收到任何一个 ABORT 消息,它就向所有从节点发送 ABORT 消息;每个从节点等待来自主节点的 OK 或 ABORT 消息,然后发送给主节点相应的确认信息;当主节点收到来自所有从节点的确认消息后,就会报告该事务被提交(或中止),然后继续进行下一个事务处理。

5.1.3.4 传染病非结构化数据分布式存储技术

对于结构较为松散的与传染病相关的网络信息(如点击,查询,发帖)等半结构化和非结构化数据,可以使用基于分布式文件存储的开源数据库系统 MongoDB 数据库作为存储数据库,实现可扩展性、高性能和高可用性的目标,并提供数据存取服务。

MongoDB 是一种面向文档存储的非关系型数据库,由 C++语言编写,具有高性能、易部署、易使用、存储数据非常方便的特性。它支持存储的数据结构非常松散,数据格式由键值(key=>value)对组成,键 key 是字符串类型,可以唯一标识一个文档,而值 value 是一个文档数据,存储形式为 BSON(一种 JSON 的扩展),因此可以存储比较复杂的数据类型。MongoDB 具有模式自由(schema-free)的特点,意味着对于存储在 MongoDB 数据库中的文件,不需要定义它的任何结构,与关系型数据库相比更加方便。同时,MongoDB 面向集合(collection)存储[13],每个集合在数据库中都有一个唯一的标识名,并且可以包含无限数目的文档、易存储对象类型的数据。MongoDB 最大的特点是查询功能较为强大,可以实现类似关系数据库单表查询的绝大部分功能,也支持动态查询,支持丰富的查询表达式,查询指令使用 JSON 形式的标记,可轻易查询文档中内嵌的对象及数组,而且还支持对数据建立索引,MongoDB 的查询优化器,会分析查询表达式,并生成一个高效的查询计划。同时支持服务器之间的数据复制,支持主-从模式及服务器之间的相互复制。支持存储大型数据,如二进制数据和图片数据等,其自动分片功能,可实现高扩展性,动态添加额外的机器。

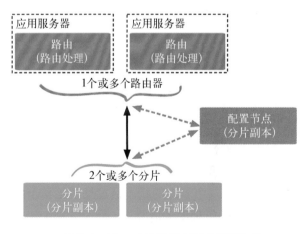

图 5-3 MongoDB 数据分布式存储体系

(图片修改自参考文献[13])

如图 5-3 所示,可以看到

MongoDB 分布式集群主要包含：mongos（路由处理）、config server（配置节点）、shard（分片）、replica set（分片副本）4 个组件[13]。MongoDB 数据集由数据块（chunk）组成，每个数据块大小在一定范围之间，每个数据块包含多个 doc，分布式存储在分片 shard 集群中。

mongos 节点可以有多个，相当于一个控制中心，负责路由和协调操作，使得集群像一个整体的系统，为数据库集群请求的入口，接收客户端的请求，mongos 会对每个请求进行协调，将其路由到 shards 服务器上，不需要在应用程序添加一个路由选择器，启动的时候需要从 config servers 上获取基本信息。

config server 为配置服务器，存储集群所有数据库 metadata 信息（路由、分片）的配置，同时存储每个 shard 的基本信息和 chunk 信息，包括每个 shard 存储哪些数据块，数据块在 shard 上的分布信息等。Config server 服务器主要存储 chunk 数据信息，每个 config server 上 config 数据库必须完全相同，以保证每台 config server 上的数据的一致性。mongos 本身没有物理存储分片服务器和数据路由信息，只是缓存在内存里，配置服务器则实际存储这些数据。

shard 是数据的分片，一个 shard 由一组 mongod（分片存储数据）组成，通常一组为两个节点，构成主从关系或互为主从关系，这一组 mongod 节点中的数据是相同的。每个分片上的数据为某一范围的数据块组成，数据块有指定的最大容量，一旦某个数据块的容量增长到最大容量时，这个数据块会切分成为两块；当分片的数据过多时，数据块将被迁移到系统的其他分片中。另外，新的分片加入时，数据块也会迁移。在操作数据库时 mongos 能够自动把对应的数据操作请求转发到对应的分片节点上。为了分割数据集到多个分片上，需要制定 shard key 的格式，其格式类似于查询的方式，为 JSON 格式，通常由一个或多个字段组成以分发数据，比如：

{ name：1 }

{ _id：1 }

{ lastname：1, firstname：1 }

{ tag：1, timestamp：−1 }

分片依据为有序存储，升序或者降序（1 为升序，−1 为降序），因此 shard key 相邻的数据通常会存在同一个数据块上，即同一台服务器上。

replica set 是分片 shard 的副本[14]，复制主要用于备份、灾难恢复和读写分离，一个 replica set 与一个分片相同，同样是由一组 mongod 组成。replica set 中的 Primary 节点接收所有的写操作，Secondaries 节点从 Primary 复制操作然后应用到自己的 data set。通过设置多个副本能够对数据库数据进行备份，保障数据的可靠性，当 Primary 节点宕机之后，Secondaries 节点能够担当 Primary 节点的功能。具体如图 5-4 所示：

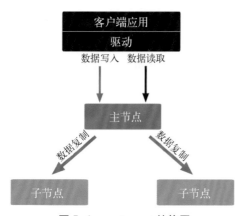

图 5-4　replica set 结构图

（图片修改自参考文献[14]）

schema-free 即模式自由，是 MongoDB 最主要的优点，它是以文档作为单位存储的，可以随意给一个或者一批文档添加字段或者删除字段，不会对其他文档造成影响，这是与关系数据库的最大区别，同时每个文档存储的是结构的信息，也可以像关系数据库那样对某些字段做查询、统计、修改等。对于千万级别的文档对象，对有索引的 ID 的查询不会逊色于 MySQL，而且对于非索引字段的查询效率远高于 MySQL 数据库。MongoDB 的数据文件大小是动态增加的，每次新增大小是上一个数据文件的 2 倍，优点是节约空间，放置数据量少的数据库占用太大空间，预分配是在后台进行，保证 MongoDB 始终保持空余的数据文件，在数据增长过快的时候，避免了为了分配磁盘空间而导致的阻塞现象。

MongoDB 可以对某个字段建立索引，如组合索引、唯一索引，与关系数据库类似，同样也可以删除索引，默认情况下每个集合 Collection 有一个唯一索引：_id。MongoDB 还提供安全方面的保障，如身份认证、访问控制、加密，以确保 MongoDB 的安全部署。

5.1.3.5　传染病图数据库存储技术

面对庞大而又复杂的关系网络数据和地理等图形数据，如与传染病相关的网络信息中论坛、新闻评论、转载等数据、传染病分布的地图数据等，传统数据库往往无法提供足够的存储和查询性能，因此采用基于高性能 Neo4j 的海量关系数据存储数据库，存储关联关系数据、地理位置数据等。

图 5-5 所示为 7 个人物相关的部分社会关系网络[15]。若使用传统的数据库存储该网络，需要建立许多张表，如人物表、人物属性表、工作单位表等，并且在查询人物之间的关系的时候，需要使用多张表的连接才能得到结果。如果任务增加，会导致该网络越来越大，查询方便会产生性能上的问题。如果采用图数据库该网络在查询方面只需在常数级别内即可完成。

Neo4j 是一个 Java 实现的、具有 ACID 特性的、高性能的 NOSQL 图形数据库，不像关系型数据那样将数据存储到表中，Neo4j 是在网络上存储数据，其中网络从数学角度又称作图，是一种灵活的数据结构，在存储数据的时候，会对数据针对图进行优化后的格式存储在磁盘上。它对多种数据结构都有较好的表达能力，如链表、树和散列表等数据结构都可以抽象成图来表示。Neo4j 也可以被看作是一个高性能的图引擎，该引擎具有成熟数据库的所有特性。Neo4j 既能够以 REST 接口对外提供

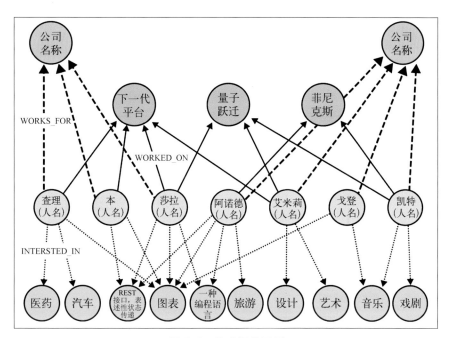

图 5-5 关系网络示例

（图片修改自参考文献[15]）

服务；同时也支持嵌入式模式，将数据以文件的形式存放在本地，直接对本地文件进行操作。

Neo4j 具有一系列特性：对事务的支持，对数据修改的时候，为了保证数据的一致性，要求必须在一个事务内完成，只有写入锁才能被获取并保持到事务结束为止；强大的图形搜索能力，Neo4j 提供了支持多种语言的客户端，以供开发人员能够快速地对Neo4j 进行操作；具有一定的横向扩展能力，提供使用 Read Replica 进行读写分割的横向扩展能力。

Neo4j 存储结构如图 5-6 所示，数据存储主要分为节点、关系、节点或关系上属性这 3 类数据存储[16]。

图 5-7 是 Neo4j 的基本模型图，针对该图主要包括 5 种概念：node：节点；relationships：关系，也就是图中的边；properties：属性，node/relationship 的属性；Traversal：图遍历工具；Indexes：索引。

Node 节点：表示实体，且包含任意多的属性（键值对），可以在节点上添加标签使得在语义上更直接地表达领域对象。

Relationships 关系：在两个节点之间，可以有不同的关系，每个关系由起始节点、终

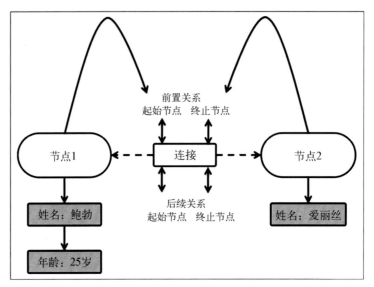

图 5-6　Neo4j 存储结构图

(图片修改自参考文献[16])

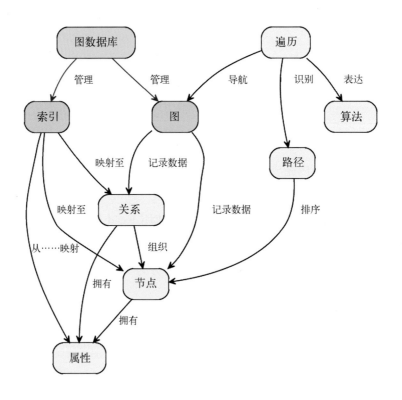

图 5-7　Neo4j 基本模型图

(图片修改自参考文献[17])

止节点和类型等 3 个要素组成,每个关系需要指定类型。

Properties 属性:对于节点和关系都存在属性,属性的数据结构类似于 Java 中的 hashmap,key 为一个字符串,而 value 必须是 Java 基本类型或者是基本类型数组。属性可以使得节点或者关系更加语义地表达相应领域模型。

Traversal 图遍历:Neo4j 支持非常复杂的图的遍历操作,提供遍历 API,支持深度优先遍历方法和广度优先遍历方法。

Indexes 索引:当数据库中包含的节点较多时,为了能够快速地查找满足条件的节点,Neo4j 提供了对节点进行索引的能力。

Neo4j 图数据库与关系数据库不同,具备无模式特点,使得添加新的节点、属性、关系以及子图变得更加方便,而不影响现有业务逻辑,在处理复杂关联关系的数据时,效率同样很高,而且能够更直接表达社会元素之间的复杂关系,因此在存储和处理社会关系网络方面,Neo4j 具备较高的性能。

Neo4j 能够在社交关系、推荐系统、地理空间等领域有着广泛的应用,Neo4j Spatial 库使得 Neo4j 能够很好地对空间进行操作,支持大多数的几何形状,如点、线、面等,同时能够对时空数据进行拓扑操作,对于土地划拨、城市规划、公路交通等空间信息可以使用 R-Tress 数据结构来表达,使得 Neo4j 在对时空分析和处理的效率更高、范围更广。

5.1.4 传染病大数据分析技术

5.1.4.1 MapReduce 框架

每年大约有 9 000 万美国居民使用互联网搜索与自身相关的疾病信息[17],为从千万级数据中提取有效信息,需要对门急诊记录、护理记录、实验检测、处方药使用记录、特异性药物售销记录、学校缺勤记录、网络信息(点击/查询/发帖)、动物诊断记录、119/999 急救等数据进行处理并进行统计分析。

中国疾病预防控制中心公共卫生监测与信息服务中心针对公共大数据特征提出建设公共卫生大数据应用架构[18],具体应用架构如图 5-8 所示:

该系统利用 MapReduce 批处理框架对全国范围传染病个案数据进行实时动态的基于时间、空间和人间 3 个维度上的统计分布;从时间、空间、人群、疾病 4 个象限维度对传染病数据进行展示。加工后的实时统计数据达到 500 万条/年,并需要针对全国所有分级用户提供任意时间段的汇总统计,其统计量达到 8 000 万亿条/年[18]。具体技术路径如图 5-9 所示:

MapReduce[19]顾名思义,包括 map 和 reduce 两个操作,对应于 Mapper 类和 Reducer 类。其中,Mapper 类负责分析处理数据,转化为 key-value;Reducer 类对 key-value 进行统计处理。

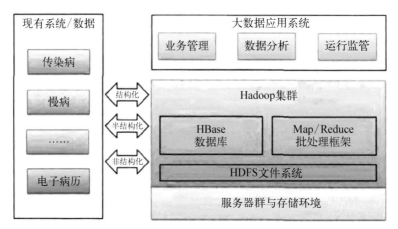

图 5-8　公共大数据框架

(图片修改自参考文献[18])

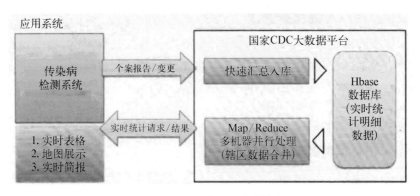

图 5-9　公共大数据技术路径

如图 5-10 所示,MapReduce 包括 JobClient、JobTracker、TaskTracker、HDFS 4 个部分。

JobClient:可以在此配置参数,将其存储在 HDFS 上,同时将其文件路径提交给 JobTracker,由 JobTracker 将其任务分发给 TaskTracker 执行。

JobTracker:负责资源监控和作业调度。JobTracker 监控 TaskTracker 和 job 的健康状况,一旦发现失败,则将其转移到其他节点上,同时 JobTracker 会跟踪任务的执行进度、资源使用量等信息,并将这些信息告诉任务调度器,而任务调度器会在资源出现空闲时,选择合适的任务使用这些资源。

TaskTracker:负责执行每个任务,主动接受 JobTracker 分配的作业任务并执行,同时周期性地向 JobTracker 汇报资源使用情况和任务运行进度。Task 包括 Map Task 和 Reduce Task,均由 TaskTracker 负责启动与停止。

HDFS:保存数据和配置信息等。

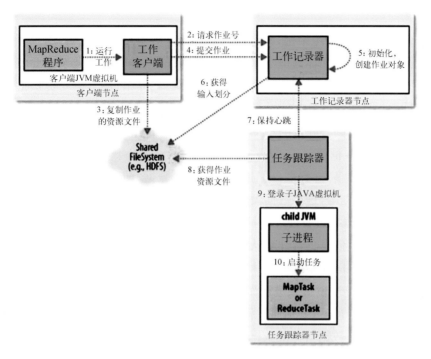

图 5-10　MapReduce 框架图

5.1.4.2　Hadoop 框架

我国医疗卫生服务、卫生统计调查和各种医疗卫生行业信息系统产生了巨量数据，以每个 CT 图像含有大约 150MB 的数据、每个基因组序列文件大小约为 750MB、每个标准病理图则接近 5GB 计算，乘以我国人口数量和平均寿命，那么每个社区医院或中等规模制药企业均可以生成和累积达数个 TB 甚至数个 PB 级的结构化和非结构化数据[20]。

对于这些来源不同的数据，不仅需要适合的文件系统存储各类医疗卫生数据，还需要在文件系统之上建立数据库系统，提供常用的数据查询、数据存储功能，最终通过数据分析技术，从海量数据中提取出有效信息。云计算技术是大数据的基础平台，而Hadoop 是目前较为流行的云计算技术。医疗卫生领域需要对 Hadoop 平台性能改进，实现高效查询处理、索引构建和使用，在 Hadoop 之上构建数据仓库，实现 Hadoop 和数据库系统的连接、数据挖掘、推荐系统等。

上一节提到的公共大数据系统即基于 Hadoop 框架搭建大数据存储、分析、管理的基础数据平台以及对大量数据进行分布式处理的集群应用环境，以支撑包括业务管理、数据分析和运行管理的应用系统开发。另外，杜舒舒等[21]通过爬取网络信息得到流感数据，在 Hadoop 平台下，利用相关存储结构及计算框架得到所需结果，进行流感预测。

Hadoop 是分布式系统架构,底层的分布式细节对用户完全透明,用户可直接使用其集群的高速计算处理和存储能力来实现自己的任务。Hadoop 框架主要包括两个核心内容:HDFS 和 MapReduce。MapReduce 前面已经介绍过了,主要提供批量数据的高速计算能力。HDFS 即分布式文件系统,用来将超大海量数据分布式存储在多台硬件上,具有高容错性、高吞吐量的特点。

5.1.4.3 Storm 框架

传染病数据来源多样,有来自卫生行业的就诊数据、药物使用记录等,也有来自网络搜索数据、社交数据等,这些数据大体可分为实时数据和非实时数据。对于非实时数据,可采用 Hadoop 框架进行处理,对于实时数据可采用 Storm 框架进行处理。

山西省医疗卫生信息平台针对从无线传感网获取的传感数据、RFID 的感应数据、移动设备数据和传统医疗系统的临床数据,采用 Storm 进行实时流处理发送报警信息和统计结果,采用 Hadoop 框架进行深层次的分析。其实现过程主要是将采集的数据进行规范化和格式化处理后,分别通过警示检测、写入云平台、写入本地数据库 3 个操作。警示检测时将采集的数据与标准数据进行对比,判断是否需要进行报警操作,同时利用 Storm 中趋势分析技术进行趋势预测,从而提出合理化的医疗建议。

具体来说,Storm 是分布式实时计算框架,采用主从体系架构,主要有 Nimbus 和 Supervisor 两类服务进程,其中,Nimbus 运行在主节点,Supervisor 运行在从节点。Storm 主要包括 Nimbus、Zookeeper、Supervisor、Worker。

Nimbus:负责资源分配和任务调度。

Supervisor:负责接受任务,同时启动或者停止自己管理的 worker。

Worker:运行具体的处理组件逻辑。

Zookeeper 集群负责完成 Nimbus 和 Supervisor 之间的所有协调工作。

5.1.5 传染病大数据预处理技术

5.1.5.1 传染病噪声数据清洗

在传染病分析中,数据来源多样,针对不同来源的数据,噪声数据的定义又有所不同。例如针对网络数据,诊断、隔离、治疗、感染、药物、症状等信息是传染病分析重点关注的信息,而包含传染病关键词命中内容但又无实质性内容的广告、股票类信息是这种场景下的噪声数据,需要对传染病噪声数据进行清洗;而对于医疗数据,各医疗卫生系统记录和保存了巨大的医疗健康服务业务数据,但是由于信息标准、信息录入等原因,产生了大量的脏数据。噪声数据影响传染病预测分析的准确性,因此必须对噪声数据进行清洗,清除垃圾数据,提高数据的质量。通过传染病噪声数据清洗,将一些传染病预测预警分析的噪声数据进行过滤和转化,可以防止噪声的干扰,从事提高传染病预测的准确性。

周洪[22]在进行医疗大数据关联分析时,采集 1 392 185 条诊疗标准数据,经过数据清洗后,数据最终可以缩减到 181 983 条;四川省某县卫生医疗系统针对姓名、年龄、出生地一致但身份证号有缺失的患者信息,采用数据清洗技术对患者身份证号进行补全,并将 3 个系统中患者信息对应一致,保证数据的完整性和可用性[23]。

噪声数据清洗的本质就是判断数据信息到底是属于噪声数据还是合法数据,是一个二值分类问题。二值分类问题主要有两类解决方法:一是基于专家人工制定的分类规则;二是基于统计方法,不需要制定分类规则,但需要人工标注大量的样本数据,结合机器学习、神经网络等算法从这些标注的样本数据中自动学习得出分类函数或算法。

图 5-11 为多种来源数据噪声清洗的全过程,采用统一的表示模型和过滤模型对多种来源数据进行抽象建模。这里主要涉及了文本分析、模型学习、过滤三个模块。其中,文本分析模块根据统一的表示模型对文本进行抽象表示;模型学习模块对已标注语料进行机器学习,生成过滤模型;过滤模块负责在不同的信息来源之间进行模型和文本的匹配。实验证明,这种方法能够获得较好的效果,并且能够通过实验数据分析得到一系列有意义的结论。

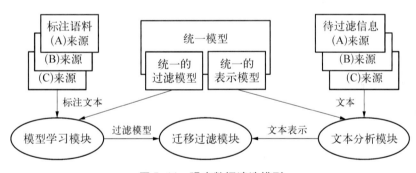

图 5-11 噪声数据清洗模型

5.1.5.2 传染病大规模数据查重

在传染病分析中,海量的互联网数据包含着大量的重复数据,如新闻网站中广泛存在着转载、摘编等情况,热门消息通常有成百上千家网站和论坛转载,微博和 Twitter 等社交媒体更是如此,热点事件的报道通常有几万甚至几十万次的转载,如果不加以区分地将这些信息保存下来,会造成大量存储空间浪费,数据采集效率也会降低。但是在互联网上这些重复数据和原始数据不容易区分,因此需要在数据采集的过程中运用大规模数据查重技术对数据进行查重,从而实现数据的排重处理。

中国疾病预防控制中心公共卫生监测与信息服务中心构建的公共卫生网络舆情监测系统通过全文对比技术进行排重,对标题或者内容重复的信息自动归类,并可设置是否存储重复信息,对于标题不同而内容近似的内容同样可以识别,相似性检索在效率上能达到百万级资料库上的秒级响应[24]。

针对传染病数据查重,采用两层算法规则,如图 5-12 所示:

(1) 选取 Bloom Filter 与改进后的 Trie 树进行完全重复查重。

(2) SimHash 算法,相似信息查重。

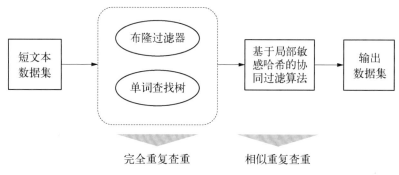

图 5-12　查重算法总体思路

5.1.5.3　传染病数据特征抽取

传染病预测预警数据的表现形式主要为文本、图片、视频等,例如医院给患者进行诊疗,诊疗过程中会产生大量的医疗文本生成,其中绝大部分的医疗文本数据属于半结构化或非结构化数据,而通过互联网采集的微博、论坛、新闻等数据也包括大量的文本、图片等非结构化数据,在进行传染病预测预警时,首先需要将数据进行特征提取,利用其特征向量来唯一标识数据,才可以达到利用计算机进行大规模分析的目的,数据特征提取是数据分析处理最基本的步骤。

谷歌流感趋势预测针对搜索关键词文本,采用相关关系提取关键特征,将 5 000 万搜索词的超高维数据降至 170 个,并提取 100 个作为备选在 2003—2007 年数据集上训练模型进行预测。该模型在 2007—2008 年流感预测中表现非常好[17]。

文本特征提取主要是将文本内容转化为向量空间中的特征向量。一般处理方法为将文本内容先分词得到词语,在对词语向量进行噪声数据清洗,并结合词语的信息增益、最大熵、TF-IDF、word2vec、核变换等方法,从中选出可以最好表示文本内容的词语特征向量。以电子病历的文本挖掘为例,可以根据 ICD-9 中疾病分类的标准语言分别建立疾病部位词典和症状词典,在进行分词的时候,从不同的词典中取出数据并给予不同的标注,从而进行特征提取。

常用的图像特征有颜色特征、纹理特征、形状特征、空间关系特征。针对纹理特征,常用的特征提取与匹配方法有:统计方法、几何法、模型法、信号处理法等;针对形状特征,常用的特征提取与匹配方法有:边界特征法、傅里叶形状描述符法、几何参数法、形状不变矩法、有限元法、旋转方法、小波描述符法等;针对空间关系特征,常用的特征提取与匹配方法有:基于模型的姿态估计方法、基于学习的姿态估计方法。

视频特征除了图像特征之外,还包括运动特征的提取,视频中的运动通常分为场景中对象物体产生的局部运动和基于摄像机移动的全局运动。运动特征提取的方法有基于光流方程、基于块、像素递归和贝叶斯法等。

5.1.6 传染病数据挖掘技术

5.1.6.1 传染病聚类

针对传染病中患者就诊数据,可对患者的诸多基本变量和临床指标进行分析。通常不同年龄、不同性别的患者具有不同的医学特征,因此需要将患者按年龄和性别进行分组。可以采用数据挖掘分析中的聚类技术,将科研人员选定的研究人群的性别和年龄进行科学划分。还可以对患者的临床指标进行深入分析。例如,不同年龄和性别分组下的某生化指标的特征,这同样可以采用聚类技术进行分析。另外,针对某一患者的治疗记录、用药情况等,通过构建异构信息网络,采用聚类技术将患者分成多个子网络。根据相似度计算,选择相近的患者采用的治疗手段进行推荐。

针对同一类物品进行针对性的分析往往能够得出其共性的有价值信息。针对互联网海量数据,聚类可以将满足需求的一系列文本聚集为同一个簇,可以针对同一簇中的信息进行集中针对性处理,分析得到想要的结果。聚类是一种无监督的探索行为。

比较常用的文本聚类算法如下:

步骤 1. 将文本数据经过分词、去噪等一系列预处理后,得到唯一标识该文本数据的特征向量,如 $S = (\omega_1, \omega_2, \cdots, \omega_n)$;

步骤 2. 随机选取一个文本语料作为种子,形成初始簇,根据需求选取某种合适的算法,比较其他语料与种子语料的相似度 $sim(S_1, S_2)$;

步骤 3. 若 $sim(S_1, S_2) \geqslant \theta(\theta$ 为相似度阈值),则语料 S_2 形成一个新的种子及新的簇;若 $sim(S_1, S_2) < \theta$,则将语料 S_2 加入 S_1 所在的簇,更新种子语料的特征项及权重;

步骤 4. 重复步骤 3 的操作,直到所有语料处理结束。

5.1.6.2 传染病数据分类

公共卫生中涉及的传染病种类较多,不同传染病的症状不同,可采用分类技术将不同症状对应至可能的症候群,从而为医生"对症下药"提供辅助。例如,当找到了两种极易混淆的疾病 X 病和 Y 病的差异性指标后,可进一步通过分类模型针对差异性生化指标将这两种疾病分辨出来。

李长生[25]针对 UCI 数据库中的 3 个标准数据集(乳腺癌、肺癌、确诊的乳腺癌)及从甘肃省医学科学研究院采集到的肾脏疾病数据集,通过主成分分析法进行降维,采用 SVM、神经网络、贝叶斯、随机森林等分类算法预测疾病类型,准确率可达到 80% 以上。

分类是将数据归为预先指定的类别中,是一种有监督学习,基于事先人工标注好的数据和所属类别,从中分析学习的分类函数。根据大量人工标注数据,对分类函数进行不断优化,从而可以根据分类函数将数据映射到类别中。下面介绍项目中用到的基于 LDA 的文本多标签分类算法。

结合 LDA 主题模型和 SVM 多标签分类器,基于给定的文本分类体系,进行文本分类任务,需要包含模型训练和文本分类两个部分:

(1) 模型训练:分析训练文本集,确定 LDA 的最优主题数,使模型对于训练数据中的有效信息拟合最佳;

采用 LDA 模型对训练文本集进行主题建模,参数推理采用 Gibbs 抽样,迭代足够多的次数,每个文本表示固定隐含主题集上的概率分布。得到文本集的隐含主题-文本矩阵;

在 LDA 模型建模得到的文档集的隐含主题-文本矩阵上,针对每一类文档训练支持向量机(SVM),对 N 类文档构造 N 个文本分类器,得到 N 个 SVM 分类模型。

(2) 文本分类:将待分类文本进行分词、停用词的预处理过程,得到文本的词袋模型;

在待分类文本的词袋模型上运行 Gibbs 抽样算法,迭代较少的次数,获得待分类文本的隐含主题集的概率分布向量;

使用 N 个 SVM 分类模型,每个分类模型可以预测出该文本是否属于该类,将所有分类模型的结果合并,能够得到待分类文本是否属于 N 个类别中的某几个类。

5.1.6.3 传染病关联分析

医学研究中很多情况要做有关病因学方面的探讨,如某种并发症是否是另一种并发症的诱因。这里可采用数据挖掘的关联规则技术进行分析。临床上的某些疾病会同时呈现几种不同的病症,这些病症之间就表现为一定程度的关联性,而医师诊断病症的过程常常以观察症状为基础,因此可通过关联规则技术挖掘病症与疾病之间的关系,为医师在治疗过程中提供诊断相关性的支撑。周洪[22]利用采集的疾病诊断类信息,采用关联挖掘规则中的 FP-growth 算法进行关联频繁项分析,发现食管炎与胃炎、大脑动脉闭塞脑梗死与高脂血症等疾病之间的关联性。

关联分析又称为关联挖掘,是一种实用的分析技术,主要是描述两件事物发生的关联性,或者一件事物两个不同属性之间的规律或者相关性。

关联分析最典型的例子就是购物篮分析,通过分析大量顾客购买不同商品之间的联系,分析购买行为习惯及其不同物品之间的关联,如经典的"啤酒和尿布",从而通过物品摆放位置来提高营销。

关联分析比较常用的方法有 Apriori 算法、基于频繁模式树的发现频繁模式的算法 FP-growth。

5.1.6.4 传染病信息文本挖掘

公共卫生相关的数据主要为门急诊记录、护理记录、实验检测、处方药使用记录、特异性药物售销记录、网络信息(点击/查询/发帖)等数据,大多数为文本数据。可针对文本进行文本分词,为提取各类数据特征变量、使用机器学习技术提供支撑。对于医疗记录数据,可抽取疾病、药物等医疗要素,并自动抽取历史健康数据摘要、症状摘要、治疗方案摘要等,为医师治疗提供参考。

1) 文本分词

对文本数据进行处理时,首先要做的就是分词。只有将文本数据,进行分词去停用词等一系列预处理后,才可以得到文本数据的唯一标识的向量特征数据,进而可以使用很多的数学分析、机器学习、神经网络等分析方法。

现代分词都是基于统计进行分词,也就是说,将一句长文本通过分词得到多种分词结果,而从中选择最优的那种分词方法,对应的统计分布的概率是最大的。在 NLP 中,为了简化条件概率分布的计算,通常使用马尔可夫假设,即每一个分词出现的概率仅仅与前一个分词有关,而与更前边的分词没有关系,这样,就可以通过计算各种分词方法对应的联合分布概率,找到最大概率对应的分词方法,就是我们想要的最优分词结果。常用的分词方法有中科院 java 实现的 ansj 分词、Stanford 分词工具等。

2) 疾病要素提取

疾病要素提取主要是提取疾病相关事件中的时间、地点、人物、组织等实体,其中时间信息根据常规时间格式方法并结合机器学习方法提取,其他实体主要通过实体资料库匹配识别结合机器学习模型等方法进行提取。

常见的实体识别相关的机器学习方法主要有:有监督的学习方法、半监督的学习方法、无监督的学习方法和混合方法。本项目主要应用条件随机场(CRF)来实现实体识别。

CRF 是一个无向图模型框架,它能够被用来定义在给定一组需要标记的观察序列的条件下,一个标记序列的联结概率分布。假设 X,Y 分别表示需要标记的观察序列和它相应的标记序列的联合分布随机变量,那么 $CRFs(X,Y)$。就是一个以观察序列 X 为条件的无向图模型。

我们定义 $G=(U,V)$ 为一个无向图,$Y=\{Y_v \mid v \in V\}$ 即 V 中的每个节点对应于一个随机变量所表示的标记序列的成分 Y_v。如果每个随机变量 Y_v 对于 G 遵循条件独立属性,那么 (X,Y) 就是一个条件随机场,随机变量 Y_v 的概率:

$$p(Y_v \mid X, Y_u, u \neq v, \{u, v\} \in V)$$

即等于：

$$p(Y_v \mid X, Y_u, \langle u, v \rangle \in E)$$

理论上，图 G 的结构可以是任意的，它描述标记序列中的条件独立性。然而，在建立模型时，最简单和最普遍的图结构是一个简单的一阶链结构。在该结构中的每个节点对应于 Y 的元素。

CRFs 作为一个概率自动机，该自动机的每个状态转移都对应一个非归一化权值，这些权值的非归一化性质意味着在 CRFs 模型中的转移是区别对待的。因此，对任何给定的状态都可能会放大或缩小传递到后继状态的概率分配，而任意状态序列的权值则由全局归一化因子给出。从而 CRFs 也就避免了标记偏置问题的发生。

3）传染病信息自动摘要

目前互联网上海量信息层出不穷，如果有一个工具可以帮助我们在很短的时间内，针对一篇长文本自动分析出很精简的文章摘要信息，这对于我们获取过载信息的中心思想将非常有益。在大量传染病信息中，针对文本信息的自动摘要提取就十分必要。

目前，自动摘要技术主要有两种思路：一种是针对文本进行抽取式的自动摘要，在原文中抽取出一些关键性的句子，将其组合成一篇摘要；另一种是摘要式的，这就需要计算机可以读懂原文的内容含义，同时用自己的话将其整理表述出来。现在相对成熟的技术是抽取式的自动摘要技术，但是效果并不是很好，针对摘要式的自动摘要技术研究并不是很多。

5.1.7 传染病热点发现

面对海量数据，需要能够快速计算得到某段时间内的传染病热点信息。此功能需要关注传染病相关报道，敏锐发现热点信息。主要实现思路为：首先将数据进行预处理，提取文本特征向量，利用聚类技术得到多个簇，从每个簇中提取最能代表文章主旨的词句，并以不同的热度值反应主题热点的热度，如图 5-13 所示。

常用的主题聚类方法是 LDA 模型，应用主题聚类的方法时，可以引入本体的概念使得聚类更加准确。因此，热点发现首先基于本体对文本进行聚类，然后从各个簇中抽取代表性的主题句；最后通过结合簇中文本数量和主题句特点对主题热度进行计算，选取最具代表性的主题句作为热点主题。

5.1.8 传染病可视化分析

5.1.8.1 传染病热点分析可视化

热点分析包括聚焦热点和相关报道。聚焦热点展示当前关于该传染病事件的热点话题。可在热点图上方选择类型、区域、媒体、时间周期，查看特定条件范围内的传染病热点。点击图中某一传染病热点话题，相关报道列表将会展示与该话题相关的信息。

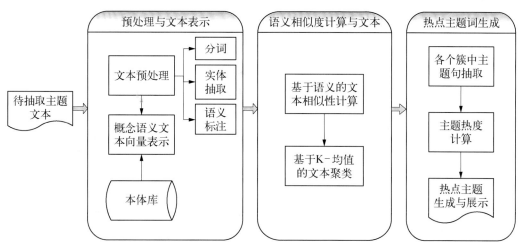

图 5-13　传染病热点分析

聚焦热点列表右侧展示当前的热点排行,包括热点内容和热度。点击热点内容,相关报道列表将会展示与该内容相关的信息。

5.1.8.2　传染病传播时序可视化

折线图是时间序列可视化的常用方法,因为它可以帮助识别时间模式,如尖峰或簇。通常一条曲线代表观察到的数据,另一条曲线是由时间分析算法绘制的法线曲线。大多数统计分析软件包(如 SAS 和 SPSS)支持时序图分析和其他绘图方法。图 5-14 为预测模型预测脑膜炎球菌病在 2015 年 7 月到 2016 年 7 月的传播趋势可视化预测结果[26]。

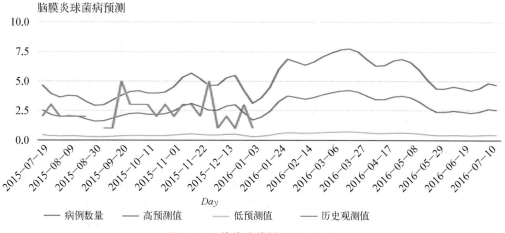

图 5-14　传染病传播时序可视化

5.1.8.3 地域传播可视化

这里主要涉及地域识别和地域传播数据统计。结合地域知识库,首先对数据可能包含的地域信息进行识别。这里针对不同媒体类型数据的地域识别方法不同,主媒体可根据媒体机构所在地进行识别,其他的可通过账号所在地理信息;然后统计传染病事件中所有的数据地域信息,同时统计数据转引、评论等情况涉及的地域信息。地域传播分析的基础工作为构建地域知识库,可以在已有的相关知识库基础上进行扩充和完善。

在已构建的地域知识库的基础上,对地域的识别可以分为显式地域识别和隐式地域识别两部分。显式的地域信息包括网页元数据、采集的地址 IP、用户所属地区等信息等。对于这类信息,只需要利用地域知识库中的相关知识,匹配和识别出具体地域所属的省份或国别即可。若数据中不包含此类信息,则需要根据文本上下文识别出隐含的地域信息。

识别出数据中的地域信息后,可以通过统计方式获取不同地域间的信息数量,构成区域热力统计图。同时,根据转载、转发、评论等关联信息,可以构建地域间信息传播关系,生成地域传播热力图。区域信息的可视化工作可以利用 Echarts 组件实现。

图 5-15 为百度疾病预测结果,利用用户的搜索和位置数据,统计出人们搜索流感、肝炎、肺结核和性病的信息时的时间和地点分布,并绘制成一张直观的地图,当用户搜索某地的流感信息时,当地的流感活跃度会以不同颜色和大小的圆点表现出来,从低活跃度到高活跃度共分 5 个等级,分别用不同颜色代表,用户可放大任一主要城市,来搜索疾病暴发区域和最近的医院[28]。

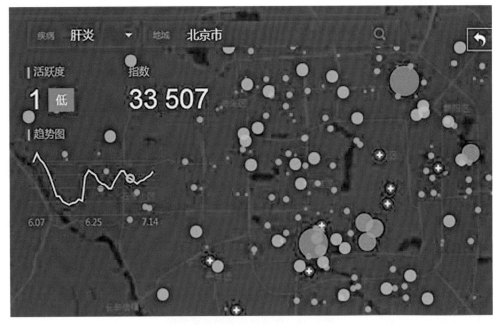

图 5-15　百度疾病预测结果可视化

5.1.8.4 动态演化可视化

动态演化可视化主要包括传播走势分析、传播关键节点研判、信息量对比。

1) 传播走势分析

统计传染病在一定时间范围内的报道量、评论量、转发量等信息,进而分析传染病的发生、发展、高潮、回落等传播走势(见图 5-16)。

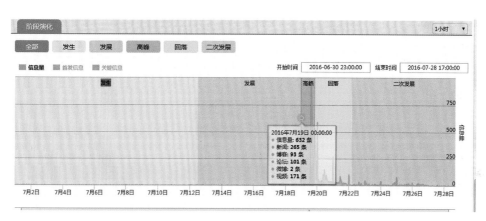

图 5-16 传染病传播走势分析

2) 传播关键节点研判

针对传染病的各个传播阶段,统计分析出各个阶段中的关键传播节点,同时可视化界面展示关键信息(见图 5-17)。

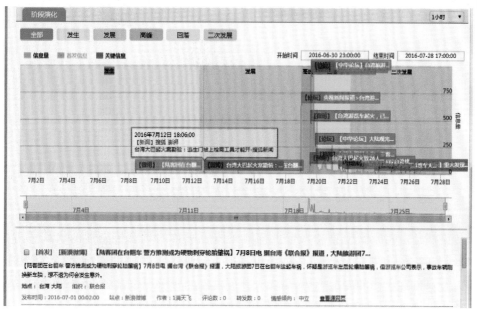

图 5-17 传染病传播关键节点分析

3) 信息量对比

实现主、自媒体，境内、境外媒体的信息量对比，支撑用户分析传播过程中主、自媒体，以及境内、境外媒体的相互影响。如图 5-18 所示，统计分析界面展示趋势分析、传播统计、媒体传播排名等，并根据最早发布信息、评论最多、转发最多、参与最多等排序显示相关信息。

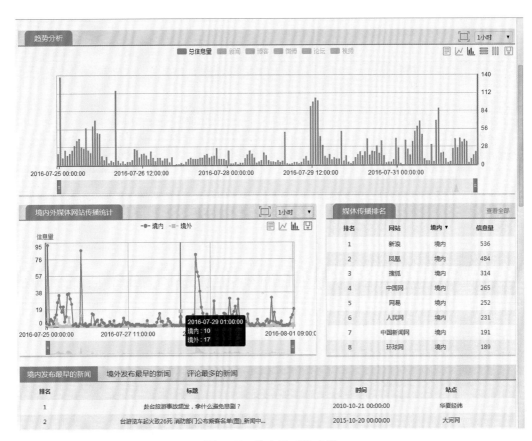

图 5-18　信息量对比功能

5.2　基于大数据的传染病预测预警技术

传染病是由病原微生物和寄生虫感染人体后所致的具有传染性的疾病。由于其"传染性"和"流行性"，迄今为止传染病仍是严重危害人类健康的疾病之一。疾病的预测可以及早发现疾病的发展趋势，为深入开展疾病的预警奠定基础，也为制定防治策略及措施提供理论依据。良好的预测是制定预防和控制传染病的近期或长远应对策略的前提。传染病预测是根据传染病的发生、发展规律和流行趋势做出的预测，对于提高传染病预防控制工作的预见性和主动性、提高效率和效益可起到重要的作用。

以重大传染病疫情为主的突发公共卫生事件不仅严重危害人民的生命财产安全，还极易造成恐慌，引起社会动荡，影响社会生活的方方面面，甚至阻滞经济的发展。建立和发展传染病预测预警技术，提高预测预警的及时性和准确性，对于传染病控制工作意义重大。实践证明，开展预测预警研究在传染病防治中具有良好的卫生经济学指标，具有低投入、高回报的特征。在我国，传染病的预测方法研究起步较晚，20世纪90年代后期才得到较快发展。用于传染病预测的模型大多以传统的线性模型为主，误差偏移较大，在实际运用中效果不太理想。因此，针对当前传染病的发病情况，建立新的预测模型开展科学预测研究迫在眉睫。

预测是对疾病未来的发生、发展和流行趋势开展分析；预警则不仅需要掌握疾病的发生发展趋势，更要求能及时识别早期的异常情况并发出警报，启动应急反应。预警必须建立一套指标体系，通过综合运用指标体系的方法对某一传染病的情况进行分析和评价，确认发生危机的可能性和严重程度，决定是否发出危机报警，并提出必要的措施以寻求最低损失。确立一套灵敏、有效的预警指标体系是预警系统建设成功的前提和基础。

近年来，由于人类社会现代化进程造成的生态失衡以及不良生活方式的影响，新发传染性疾病不断出现，不少过去基本被控制的旧传染性疾病再次卷土重来。人类正面临着越来越严重的传染病暴发或流行的威胁。

在我国，由于大量外来人员涌入城市，致使城市人口高度密集，人员交往频繁，发生传染病流行的突然性增大，危害性增强，成为高危地区。而广大农村仍然比较贫困，基层医疗建设薄弱，农村三级预防保健网很不健全，大部分农民没有基本医疗保障。一旦暴发传染病疫情，极可能酿成一场大灾难。及时有效地应对各种传染病的暴发或者流行，需要建立确实有效的预测预警系统。2003年，SARS(非典)在我国的流行、肆虐，充分暴露了我国公共卫生预警应急体系的薄弱。像SARS这样传播能力中等偏下的传染病，当时在我国就可以引起非常严重的问题，可见我国面临传染病暴发等突发公共卫生事件的危险之大。除了缺乏足够的应对经验以外，更重要的是缺少一个专业的预测预警体系。因此，建立和发展传染病预测预警技术，提高预测预警的及时性和准确性，对于传染病控制工作意义重大。

5.2.1　传染病预警的定义

预警指的是在事件发生之前，其因果关系和剂量-反应关系的证据尚未能确定的情况下，根据收集到的信息情报资料、疫情监测，对预测到可能发生事件的地域、规模、性质、影响因素、辐射范围、危害程度以及可能引发的后果等因素进行综合评估后，在一定范围内采取适当的方式预先发布事件威胁的警告并采取相应级别的预警行动,最大限度地防范事件的发生和发展。

5.2.2　传染病预警的必要性

在突发公共卫生事件发生时,无论从挽救生命还是减少经济损失的角度考虑,及时性的要求都变得非常突出和重要。有研究表明,在大规模炭疽杆菌微粒播散事件的初期,应答反应延迟 1 小时会多遭受 2 亿美元损失。因此,早期预警在突发公共卫生事件的应对中起着至关重要的作用,是应急处理的前提。

突发事件的发现、诊断和缓解是一个包含了诸多参与者的复杂过程。突发公共卫生事件是突发事件的一部分,它具有高度的不确定性,包括发生时间、范围、强度等不可完全预测。但事前总可能存在一些蛛丝马迹使人们可以早期发现它们。要及时有效地应对各种突发事件,需要尽早发现、及时预警,才能为实施各种应对措施赢得时间,把事件控制在萌芽状态不致造成危机,或者能够最大限度地降低危机的危害程度。正因为此,要有效地减少、控制突发公共卫生事件带来的危机,一个关键性的问题就是建立一个灵敏、特异、及时、有效的突发公共卫生事件预警系统,早期发现事件的异常动态,这将有助于有关部门及早控制事态发展,提高应对处置的综合能力。

5.2.3　传染病预警技术的应用

5.2.3.1　灰色数列预测模型在传染病病死率研究中的应用

1) 模型背景

灰色系统理论是中国学者邓聚龙教授于 20 世纪 80 年代初创立并发展的理论[29,30]。其中灰色数列预测是指用动态 GM 模型,对系统的时间序列进行数量大小的预测,即对系统的主行为特征量或某项指标,发展变化到未来特定时刻出现的数值进行预测。

2) 模型内容

(1) 具体过程:本文使用 GM(1,1)灰色模型。具体是用时间数据序列建立系统的动态模型,把一组离散的、随机的原始数据序列经 m 次累加,生成规律性强的累加生成序列,从而来弱化原始序列的随机性。然后对累加生成序列建模,最后进行 m 次累减还原成预测值。一般取 $m = 1$,作一次累加生成序列建模,即为 GM(1,1)模型[29,30]。

(2) 算法:首先计算一次累加生成数据 $y(t)$ 及均值生成数据 $z(t)$。将原始灰色数列记为 $X = [x(1), x(2), \cdots, x(N)]$,且此文中 $N \in R$。对数列 X 进行一次累加生成获得 $y(t)$ 以及计算均值生成 $z(t)$。通过累加弱化其随机性,强化规律性。

$$y(t) = \sum_{k=1}^{t} x(k),\ t = 1,\ 2,\ \cdots,\ N \qquad \text{(公式 5-1)}$$

$$z(t) = \frac{1}{2}\big[y(t) + y(t-1)\big],\ t = 2,\ 3,\ \cdots,\ N \qquad \text{(公式 5-2)}$$

然后建立 $y(t)$ 的一阶线性微分方程：

$$\frac{\mathrm{d}y(t)}{\mathrm{d}t} + \alpha y(t) = \mu \qquad \text{(公式 5-3)}$$

此式即为 GM(1, 1) 模型，其解为：

$$y(t+1) = \left[x(1) - \frac{\mu}{\alpha}\right]e^{-\alpha t} + \frac{\mu}{\alpha} \qquad \text{(公式 5-4)}$$

其中 α、μ 为待定系数，计算公式为：

$$\alpha = \frac{1}{D}\left\{(N-1)\left[-\sum_{t=2}^{N} x(t) \cdot z(t)\right] + \left[\sum_{t=2}^{N} z(t)\right] \cdot \left[\sum_{t=2}^{N} x(t)\right]\right\}$$
$$\text{(公式 5-5)}$$

$$\mu = \frac{1}{D}\left\{\left[\sum_{t=2}^{N} z(t)\right] \cdot \left[-\sum_{t=2}^{N} x(t) \cdot z(t)\right] + \left[\sum_{t=2}^{N} z^2(t)\right] \cdot \left[\sum_{t=2}^{N} x(t)\right]\right\}$$
$$\text{(公式 5-6)}$$

$$D = (N-1)\left[\sum_{t=2}^{N} z^2(t)\right] - \left[\sum_{t=2}^{N} z(t)\right]^2 \qquad \text{(公式 5-7)}$$

由公式 5-4 所得估计值 $\hat{y}(t)$ 数列作累减还原生成，获得原始数列 $x(t)$ 和估计值 $\hat{x}(t)$ 数列

$$\hat{x}(t) = \hat{y}(t) - y(t-1) \qquad \text{(公式 5-8)}$$

之后对 $x(t)$ 和估计值 $\hat{x}(t)$ 进行拟合检验。拟合检验指标有平均相对误差和后验差比值 C 与小误差概率 P。其中平均相对误差为：

$$\bar{e}(\%) = \frac{\sum |\hat{x}(t) - x(t)|}{\sum x(t)} \times 100\% \qquad \text{(公式 5-9)}$$

后验差比值为：

$$C = \frac{s_t}{s_c} \qquad \text{(公式 5-10)}$$

其中 s_t 为残差（误差）数列标准差，s_c 为原始数列标准差。当 $C < 0.35$，则小误差概

率 $P>0.95$，拟合精度高；$C<0.50$ 则 $P>0.80$，拟合精度合格；$C<0.65$ 则 $P>0.70$，拟合精度勉强合格；$C\geqslant0.65$，$P\leqslant0.70$，则拟合精度不合格。如果拟合检验结果合格，则按照下式进行外推预测：

$$\hat{x}(t)=\hat{y}(t)-\hat{y}(t-1)，t=N+1，N+2，\cdots，N+k \quad （公式 5-11）$$

3）应用场景

传染病病死率是综合反映居民健康状况及社会卫生水平的指标。本案例应用 GM（1，1）灰色模型对 1990—1998 年部分城市地区传染病（不包括肺结核）标准化病死率（1/10 万）建立模型，并对 1999—2004 年传染病病死率进行了外推预测[31]。

此模型是单变量一阶线性模型，与其他预测方法相比，此模型计算简单，预测精度高，且对样本含量和概率分布无严格要求。所以此模型适应性强，预测效果好，非常适合疾病尤其是传染病相关数据的预测。此处便用来预测传染病的病死率，为卫生工作的决策与防治提供依据[32]。

本案例数据经过算法计算，预测值与实际值比较见表 5-3。

表 5-3　模型预测值与实测值比较

年份 时序 t	1991 2	1992 3	1993 4	1994 5	1995 6	1996 7	1997 8	1998 9
$x(t)$	5.35	5.11	4.43	3.99	3.95	3.71	3.30	3.19
$\hat{x}(t)$	5.326	4.905	4.357	4.149	4.067	3.734	3.371	3.169
$x(t)-\hat{x}(t)$	0.024	0.205	0.073	−0.159	−0.117	−0.024	−0.071	0.021

平均相对误差 $\bar{e}\%=1.8\%$，$C=0.1287<0.35$，$P>0.95$ 综合评定拟合精度好，模型用于外推预测结果如表 5-4。

表 5-4　城市地区传染病病死率预测值

年份 t	1999 10	2000 11	2001 12	2002 13	2003 14	2004 15
$\hat{y}(t)$	41.486	44.140	46.596	48.869	50.973	52.920
$\hat{x}(t)$	2.85	2.65	2.46	2.27	2.10	1.95

从实际结果来看，模型在仅有不多的原始数据的基础上，便能获得满意的拟合数据。

5.2.3.2 ARIMA 模型在传染病发病率预测中的应用

1）模型背景

在人们日益受到传染病威胁的今天，传染病预测愈加受到重视。建立合适的预测模型，提高预测的准确性，对传染病控制工作意义重大。目前，有多种数学模型被应用于传染病发病率预测，其中 ARIMA 模型应用甚广。ARIMA（autoregressive integrated moving average）模型法，由美国学者 Box 和英国统计学者 Jenkins 于 1976 年提出。

2）模型内容

（1）ARIMA 算法原理：ARIMA 的基本思想[33]是将预测对象随时间推移而形成的数据视为一组依赖于时间 t 的随机变量，将这组随机变量所具有的自相关性用相应的数学模型描述出来，就可根据时间序列的过去值、现在值，预测未来的值。

ARIMA 模型，即求和-自回归-移动平均模型，简记为 ARIMA（p，d，q）模型：

$$\nabla^d x_t = \frac{\Theta(B)}{\Phi(B)}\varepsilon_t \qquad (公式\ 5\text{-}12)$$

式中：

$$\nabla^d = (1-B)^d$$
$$\Phi(B) = 1 - \phi_1 B - \cdots - \phi_p B^p \qquad (公式\ 5\text{-}13)$$
$$\Theta(B) = 1 - \theta_1 B - \cdots - \theta_q B^q$$

其中 p、d、q 分别表示时间序列的自回归、差分和移动平均阶数，B 为后移算子。

（2）模型的建模步骤：如图 5-19 所示，建模过程有以下 5 个关键步骤：① 序列的平稳性（stationarity）和白噪声检验：序列需为满足 ARIMA 模型建模要求的平稳化非随机性序列。② 模型识别（identification）：主要是把握模型的大致方向，为目标序列定阶。③ 参数估计：对识别阶段提供的粗模型进行参数估计并假设检验。④ 模型诊断（estimation and diagnostic）：包括参数有无统计学意义，残差是否为白噪声序列等。⑤ 预测（forecasting）：是模型实际应用价值的体现。

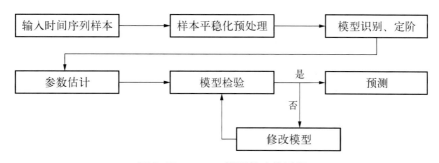

图 5-19 ARIMA 模型的建模过程

3）应用场景

ARIMA 模型应用于传染病发病率预测。以宜昌市过去历年的细菌性痢疾月报告发病率数据建模，对 2006 年 1—6 月的发病率开展预测，以 2006 年 1—6 月的实际月发病率数据作为预测的参照值，以验证建模的可靠性[33]。

历史数据拟合效果如图 5-20 所示：

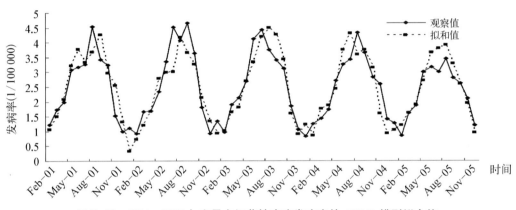

图 5-20　2001—2005 年宜昌市细菌性痢疾发病率的 ARIMA 模型拟合值

预测效果如表 5-5 所示。

表 5-5　ARIMA 模型对细菌性痢疾发率的预测效果比较

预测时间	2006 年 1 月	2006 年 2 月	2006 年 3 月	2006 年 4 月	2006 年 5 月	2006 年 6 月
实际值	1.093	1.169	1.471	1.855	2.414	3.253
预测值	0.824	0.741	1.276	1.549	2.641	2.937

5.2.3.3　NYAM-CHS 模型

1）模型背景

美国的初级保健系统正在迅速地从一个围绕医疗保健而建立的系统向一个以提高人口健康和医疗护理质量、同时降低医疗护理成本为目标的系统转变[34]。由于大多数治疗昂贵且慢性表现的疾病是可预防的，其发病率可以通过规范群体的日常健康行为（如锻炼、均衡营养、控制吸烟等）进行控制，因此，基于人群的干预手段对于管理和提供初级保健的组织来说，变得越来越重要[35]。系统科学是一门用于研究复杂系统的交叉学科。现代系统科学方法，如网络分析、系统动力学以及基于 Agent 的建模（ABM）等，被广泛用于研究社会科学和行为科学的复杂涌现现象。本模型建立的目的是评估一般的系统科学方法(特别是 ABM)是如何用来填补人口健康管理 PHM 中的空白的。

2) 模型内容

NYAM-CHS 模型是卫生服务研究、卫生经济学与系统科学等多学科的专家团队在 ABM 上的巨大成果,该模型可以模拟随时间变化的个体的不同行为和健康状况。

在 NYAM-CHS 模型中,每个个体根据 7 种行为和健康因素以及年龄、性别、有无心肌梗死或中风史定义,这 7 种行为和健康因素为:吸烟、身体活动、健康饮食、健康体重、胆固醇、血压和血糖。这些因素是基于由美国心脏协会提倡的理想心血管健康的概念进行选择的。该模型是假定个体没有心血管疾病,并具有前述 7 个因素的最佳组合水平。随着时间的推移,每个个体的行为和健康因素随时发生变化,可通过使用行为风险因素监测系统(BRFSS)的代表性数据来比较模拟并评估该模型的预测有效性[36]。

3) 应用场景

NYAM-CHS 模型用于评估对 65 岁以上、有保险的成年人进行初级保健后,他们的健康状况随时间推移的结果。该模型将最佳健康方式计算结果与使用了某种生活方式的结果进行了比较(该方式为每天食用＜5 个水果和蔬菜,每周锻炼时间＜150 分钟,且 BMI≥25 kg/m²)。

与我们的模拟综合生活方式相一致并可在初级保健机构中提供的潜在干预措施的例子包括:评估生活方式干预措施,以治疗基层护理中的高危心脏代谢风险,5A 的框架(询问、建议、评估、协助安排),以及在最近的系统评价中突出强调的其他营养和身体活动健康促进方案。

5.2.3.4 基于 ARIMA-GRNN 组合模型的传染病发病率预测模型

1) 模型背景

在现实生活中,传染病的发病率受多种因素影响,这些因素具有不规则、混沌等非线性特征。因此单纯利用传统的时间序列模型对系统进行拟合,有时难以得到理想的结果。广义回归神经网络 GRNN 基于径向基神经元和线性神经元建立,具有训练速度快、非线性映射性能强等特点,常用于函数逼近。利用串联的方法建立 ARIMA 和 GRNN 的组合模型对传染病发病率进行预测,能够弥补 ARIMA 模型非线性映射性能弱的不足,提高预测的精度[37-40]。

2) 模型内容

(1) ARIMA 模型:即求和-自回归-移动平均(autoregressive integrated moving average)模型。在 ARIMA 模型中,变量的未来取值可以表达为过去若干个取值和随机误差的线性函数。

$$\begin{cases} \Phi(B) \cdot {}^d x_t = \Theta(B)\varepsilon_t \\ E(\varepsilon_t) = 0, \ Var(\varepsilon_t) = \sigma_\varepsilon^2, \ E(\varepsilon_t \varepsilon_s) = 0, \ s \neq t \\ Ex_s \varepsilon_t = 0, \ \forall s < t \end{cases} \quad \text{(公式 5-14)}$$

式中：

$$\nabla^d = (1-B)^d \qquad\qquad (\text{公式 } 5\text{-}15)$$

$$\Phi(B) = 1 - \phi_1 B - \cdots - \phi_p B^p \qquad\qquad (\text{公式 } 5\text{-}16)$$

$$\Theta(B) = 1 - \theta_1 B - \cdots - \theta_q B^q \qquad\qquad (\text{公式 } 5\text{-}17)$$

其可简记为：

$$\nabla^d x_t = \frac{\Theta(B)}{\Phi(B)} \varepsilon_t \qquad\qquad (\text{公式 } 5\text{-}18)$$

其中 B 为后移算子，ε_t 是各期的估计误差，d 是差分次数，x_t 是各期的观察值（$t=1, 2, \cdots, k$）。

ARIMA 模型的建模步骤包括模型识别、参数估计、模型诊断和预测。其中前 3 个过程往往是一个模型逐渐完善的过程，需要不断修正最初的选择。

（2）GRNN 模型：径向基函数（radial basis function，RBF）网络是以函数逼近理论为基础而构造的一类前向网络，这类网络的学习等价于在多维空间中寻找训练数据的最佳拟合平面。径向基函数网络的每个隐层神经元的函数都构成了拟合平面的一个基函数，网络因此得名。

广义回归神经网络（generalized regression neural network，GRNN）是径向基函数神经网络的一个分支，可用于函数逼近。在 GRNN 模型中，对应于训练数据集中每一个输入向量 x，存在一个输出向量 y，通过 GRNN 模型不断模拟计算输入和输出向量之间的关系，使得模型误差达到最小化。GRNN 模型表达式如下：

$$E[y \mid x] = \frac{\int_{-\infty}^{\infty} y f(x, y) \mathrm{d}y}{\int_{-\infty}^{\infty} f(x, y) \mathrm{d}y} \qquad\qquad (\text{公式 } 5\text{-}19)$$

其中，y 是输出向量，x 是输入向量，$E[y \mid x]$ 是输出向量的期望值，$f(x, y)$ 是 x 和 y 的联合概率密度函数。

（3）ARIMA-GRNN 组合模型的构建：首先根据原始数据建立 ARIMA 预测模型。根据确定的 ARIMA 模型，可以获得每个实际观察值的 ARIMA 模型拟合值，显然每个拟合值与它的实际值之间存在复杂的关联关系。将各个 ARIMA 模型拟合值作为输入样本 A，并加入时间信息作为输入样本 B，实际值作为输出样本，建立二维输入、一维输出的 GRNN 模型，通过 GRNN 不断学习模拟、归纳输入变量和输出变量之间的关系。待模型训练完成后，即可用于开展预测。此时相当于应用 GRNN 模型对 ARIMA 模型的预测值进行了修正,使其更符合实际值。

3) 应用场景

可用于由传染病发病率的历史数据建模预测未来该疾病的发病率。以宜昌市 1997—2005 年的甲乙类传染病月发病率建模,2006 年 1—6 月的月发病率作为预测的实际参照值,验证建模的可靠性(见表 5-6)。

表 5-6　2006 年 1—6 月宜昌市甲乙类传染病月发病率的两种模型预测值比较

时　间	实际值	ARIMA 模型		组 合 模 型	
		预测值	相对误差	预测值	相对误差
1	17.152	25.658	0.496	20.332	0.185
2	20.862	25.615	0.228	21.454	0.028
3	30.162	26.462	0.123	28.513	0.055
4	30.543	27.722	0.092	28.162	0.078
5	26.681	27.602	0.035	27.570	0.033
6	28.536	27.920	0.022	29.413	0.031
平均相对误差		0.166		0.068	

经过建模计算,组合模型的预测精度明显高于 ARIMA 模型,相对误差大大减少。

5.2.3.5　互联网媒体疾病信息自动分类模型

1) 模型背景

健康地图(HealthMap)是新一代的一种公众健康监控系统,它从互联网的新闻和其他电子媒体上面获取信息来进行监控和预警。最先使用这些资源来监控公众健康状况的系统之一是全球公共健康信息网络(global public health intelligence network, GPHIN)[41, 42]。GPHIN 广泛利用了网络上面的新闻媒体资源,可以及早发现潜在的疫情威胁。值得一提的是,2002—2003 年暴发的 SARS 疫情被 GPHIN 提前检测出[43, 44]。在持续变化的基础上,GPHIN 还向世界卫生组织提供了大量的初步疫情报告,供世卫组织进行调查[45-47]。另外一个成功的在线疫情报警服务是 ProMED Mail 邮件通知列表,拥有 38 000 名订阅者以及一个专家小组。其他的类似系统包括 MedISys, Argus 和 EpiSPIDER。

2) 模型内容

健康地图系统包含 5 个模块:数据获取引擎,分类引擎,数据库,Web 后端以及 Web 前端。如图 5-21 所示。

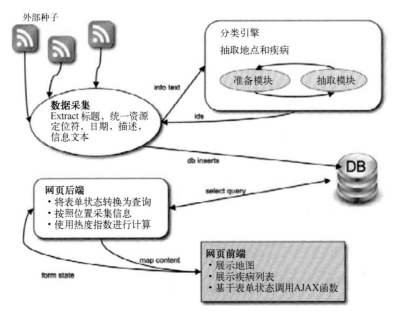

图 5-21　系统组成

（1）数据获取引擎：数据获取引擎将来源于网络的原始数据转换成为标准的"警报"数据，包含 4 个字段：标题、日期、描述和信息正文。原始数据主要通过 RSS 订阅进行获取，当 RSS 不可用时，也会从 HTML 中解析所需内容。

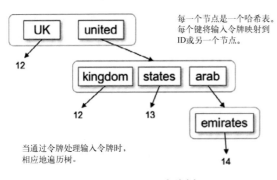

每一个节点是一个哈希表。每个键将输入令牌映射到 ID 或另一个节点。

当通过令牌处理输入令牌时，相应地遍历树。

图 5-22　查找树

（2）分类引擎：分类引擎由两部分构成：准备模块和分析模块。① 准备模块：准备模块接收原始输入，去除不必要的部分，将其分割，并将分割结果作为输入送给分析模块。② 分析模块：分析模块使用单词等级的 N-gram 方法来匹配字典中的已知模式信息。地点信息采用一种树状结构来进行匹配，每一个子节点都是一个哈希列表，如图 5-22 所示。

通过查找树，分析模块可以快速查找出输入信息所在的位置信息。疫情信息关键词也采用相似的结构进行匹配和发现，并且将其进行归类。

（3）数据库：当系统发现了位置和疫情信息，就会将其存储在 MySQL 数据库中。

（4）用户界面（前后端）：图 5-23 是 HealthMap 的主页，包括一些表格和用户控制选项。

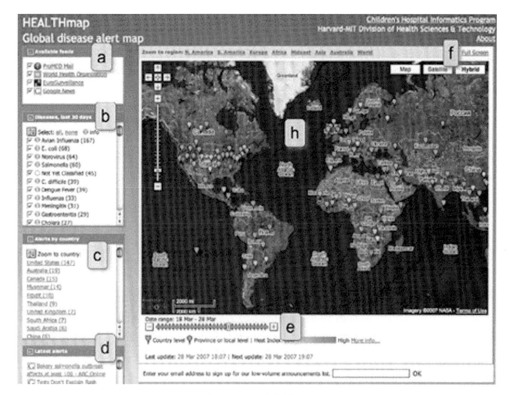

图 5-23　用户界面

通过调节相应的用户控制选项，可以得到相应的需要的效果。

5.2.3.6　随机时间序列分析法在传染病预测中的应用

1) 模型背景

时间序列是指观察或记录到的一组按时间顺序排列的数据。由于时间序列展示了研究对象在一定时期内发展变化的过程，因此可以从中分析寻找出其变化特征、趋势和发展规律的需要信息[48]。对时间序列的预测通常可以分为确定型和随机型两类方法。现实中，许多时间序列资料并不总是具有某种典型趋势特征以供刻画。这使得确定型时间序列预测方法的预测效果受到影响[49,50]。Box-Jenkins 法（B-J 法）[51]便是一种随机型时间序列预测方法，用以研究由随机过程产生的时间序列的预测问题。这种方法与确定型时间序列方法相比，具有独特的优点，特别适合在辨别时间序列资料的典型特征十分困难和复杂情况下的预测。它往往能提供比确定型时间序列预测方法更多的信息，理论上也比较完善。

2) 模型内容

（1）具体过程：B-J 法包括自回归模型（AR(p)模型）、移动平均模型（MA(q)模型）、自回归—移动平均模型（ARMA(p,q)）、求和自回归—移动平均模型（ARIMA

$(P，d，q))$、季节求和自回归—移动平均模型$(ARIMA(P，D，Q)s)$以及复合季节模型$(ARIMA(p，d，q)\times(P，D，Q)s)$。

其中 ARIMA$(P，d，q)$模型是时间序列预测方法 B-J 法中的一种改进模型。如果依赖于时间 t 而又相互关联的非平稳序列经过 d 阶差分后的平稳新序列可以用 P 阶自回归-q 阶移动平均 ARMA$(P，q)$序列处理，就可建立 ARIMA$(P，d，q)$模型。实际运用中，为了获得一个参数个数最少的模型（所谓简约模型），并使拟合残差较好地近似于白噪声，有时要进行变量变换，常用的有对数变换、平方根变换等。B-J 法是一种精度较高的短期预测方法，但是计算复杂，需借助计算机完成。

（2）算法：用 ARIMA 模型对时间序列建模从而进行预测的过程大致遵循 4 个步骤。第 1 步是数据检验及模型识别。此模型要求时间序列平稳，因此对时间序列资料首先应作出时间序列曲线图，计算和分析样本自相关系数，检验原序列是否是平稳序列。如不平稳，则需经过适当的变换或差分。分析经变换和差分后样本的自相关系数和偏自相关系数来确定模型的阶数，初步提供几个粗模型以便进一步完善。

第 2 步用最大似然估计或最小二乘估计等方法对上一步的粗模型进行参数估计并假设检验。若检验不通过，则调整$(p，q)$值，重新估计参数和检验，反复进行直到被接受为止。模型识别、参数估计、检验修正 3 个过程相互影响，有时需要交叉进行，反复实验，才能最终确定模型形式。实际应用中，往往从$(1，1)、\cdots、(2，2)$，逐个计算比较它们的 AIC 值（或 SBC 值），取值最小的确定为模型。

第 3 步为模型诊断，常用相关图检验残差白噪声或散点图检验残差独立性来检验新建模型的合理性。第 4 步是预测研究对象的未来某时刻状态，列出预测模型并计算预测值。常使用点预测和区间预测。由于计算过程复杂，整个算法建模过程利用 SPSS 统计软件进行。

3）应用场景

本案例将 B-J 法中的 ARIMA 模型拟合时间序列的方法，应用于对乙型肝炎的预测，为传染病预警系统提供决策依据[52，53]。结合图 5-24 可发现乙型肝炎发病率的时序无一定趋势性，很难识别其发病率的典型特征和固定模式[54]，所以适用于随机时间序列方法暨 B-J 法进行预测。

对乙型肝炎发病率 1991—2003 年时间序列的建模，案例成功获得了 2004 年 1—3 月份的点预测值及区间预测值（表 5-7）。乙型肝炎过去和现在观测值构成的时间序列，有着指标随时间变化的运动演变规律。时间序列的 ARIMA 模型拟合，综合考虑了序列的趋势变化、周期变化及随机干扰，助模型参数进行了量化表达，最终使拟合残差不再包含可供提取的非随机信息成分，成为白噪声或近似白噪声，拟合效果的验证在理论上具有说服力，在应用上切实可行。然而 ARIMA 模型适用于做短期预测，如果要做长期预测还需要结合其他模型进行组合预测。

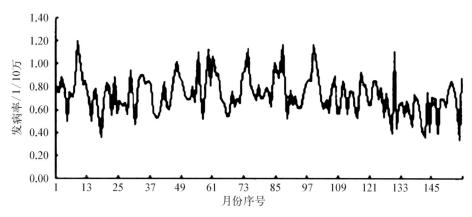

图 5-24　某市 1991—2003 年乙肝发病率

表 5-7　某市 2004 年 1—3 月乙型肝炎发病率预测值

时　间	点 预 测 值	区间预测下限	区间预测上限
2004 年 1 月	0.827 35	0.508 14	1.146 55
2004 年 2 月	0.857 52	0.496 07	1.218 98
2004 年 3 月	0.844 68	0.409 29	1.280 06

5.3　基于不同数据源的传染病大数据监测预警系统

5.3.1　基于网络大数据的传染病监测预警系统

随着互联网技术的高速发展,网络大数据越来越受到关注。实时网络信息处理技术可以获得海量网络数据,进而通过筛选、辨别真伪、统计分析等得出相应结论,其获取信息更加可靠、全面而快速[55]。目前已经有大量基于互联网及搜索引擎进行疾病监测的研究。尽管这些研究的数据源不同,但是都基于一个共同的前提:人们患病之后会通过互联网查询相关的信息,并且通过跟踪查询关键词的频率可以预测疾病的发生率。通过网络数据进行监测预警,应用最多的是流感与登革热。Polgreen[55] 和 Hulth[56] 分别通过雅虎搜索引擎及医学网站进行流感发生率的预测,其结果与流感样病例数和实验室确诊病例数有很好的相关性。2009 年,谷歌搜索引擎利用关键搜索词成功预测了流感暴发。而且他们的判断非常及时,比美国疾控中心的数据早 1 周以上的时间。Ginsberg[57] 通过自动获取方式在谷歌日志中选择关键词,建立模型以监测流感活动。模型预测值与国家 CDC 数据高度吻合,并且能提前 1～2 周预测流感样病例的发生。

Chen基于同样原理在玻利维亚、巴西、印度、印度尼西亚、新加坡等国建立了登革热传播模型。Althouse[58]利用谷歌搜索监测登革热相关词语,在泰国曼谷和新加坡建立了线性回归模型。上述两个登革热模型预测值与实际监测数据有良好的相关性。于伟文等人利用网络数据分析了我国活禽交易市场与人感染H7N9禽流感病例的地理关系,对重新定位、查找可能携带H7N9禽流感病毒的禽类和市场,控制传播和扩散具有重要参考意义[54]。国内利用大数据进行疫情预测的另一个成功案例是中国医学科学院袁清玉教授所开发的基于百度搜索数据分析的流感预测。一方面,百度搜索引擎在国内占有绝对优势,数据量大,且来源单一而可靠。另一方面,该研究将流感病例数、实时搜索数据和流感实验室检测数据相结合,通过关键词筛选、过滤、指标构成、建模来监测流感活动[59]。

基于网络数据的监测预警系统,具有以下明显的优势[60]:① 避开了传统监测系统的层峰式结构,具有实时、快速的特点。② 传统监测系统只能收集疾病治疗阶段的数据,而基于网络数据的监测系统可以在症状出现时期或者疾病发生早期进行预警[61]。③ 基于网络的监测系统适合于大量人群的数据分析。即使在一些中低收入国家,其网络使用率仅为30.7%,网络来源的数据分析依旧优于传统监测系统;但是,网络数据的发展同样面临着挑战[60]:首先,空间分辨率有待提高。以谷歌流感趋势为例,目前能够预测城市层面的流感发生率,而对于更小范围、地方性的暴发其灵敏度和空间分辨率则不够[62]。空间分辨率受限于数据集合水平和网站搜索量。其次,如何用合适的模式将互联网数据转化为精确的、有意义的、实用的信息。由自我报告和媒体驱动导致的偏倚是互联网监测系统最大的混杂因素。如何规避这些偏倚,依然是目前研究的重点。第三,文化差异、语言变化、方言等都影响着网络监测数据的准确性。基于网络数据建立的模型必须过滤无关信息,标准化疾病相关搜索词,在用于政策制定前必须保证数据的可靠。最后,关于数据隐私问题。考虑到伦理因素,数据需要进行去识别或者排除特定标识。数据内容不能与个体特征相关联,不能有生态学谬误。谷歌流感趋势与登革热趋势均为谷歌慈善机构管理,尽管这些服务是免费的,但是在具体算法中不会泄漏搜索词。尤其是多个跨国公司管理下,封闭源数据显得尤为重要。

5.3.2 基于社会因素和自然环境因素大数据分析的传染病监测预警系统

传染病的发病原因比较复杂,病原体变异、人体免疫力、人们的生活方式和防病意识等都能影响疾病的发生。近年来,社会因素和自然环境因素在传染病发生发展中的作用正逐渐被人们所关注,尤其是一些自然疫源性疾病、呼吸道传染病等更是成为研究的热点。2014年,埃博拉出血热大暴发,大数据在疫情预测上发挥了至关重要的作用。通过分析当地居民行动通信资料,可以准确定位疫区位置,做到合理规划资源,预测疫情扩散[63, 64];加拿大 Bio. Diaspora 公司运用地理资讯系统,通过分析全球航班起降、人口移动、气候因素、家禽家畜密度、城市卫生管理系统等资讯,建立模型,发布动态全球病毒地图,成功预测了下一个可能暴发埃博拉病毒的地区[65]。James O'Donovan 利用 mHealth 策略,基于人群移动信号大数据分析进行救济协助、需求评估和疾病监测。一定程度上有利于西非埃博拉疫情的控制[66]。

随着计算机和空间技术的发展,地理信息系统(geographic information system, GIS)和遥感技术(remote sensing, RS)因其具有的强大的地理空间数据获取、管理、处理、分析和显示能力,越来越多应用于传染病监测预警研究中。曾晓露等利用 GIS,通过遥感卫星地图提取疟疾疫区的地理空间信息,将其与该地区疟疾疫情数据进行综合处理,探索了遥感图像所含地理信息与疟疾疫情的相关性,为研究未知地区疟疾疫情发病强度预测技术奠定基础[67]。郎猛等人基于 GIS,应用 Google Earth 技术和神经网络数学分析建立了 H7N9 疫情流行与多环境因素的相关模型,对不同区域不同时段的 H7N9 疫情等级和空间分布进行预测,从一个全新的角度发现和了解了 H7N9 流行的时空规律[68]。钟少波利用 GIS 与遥感技术,分析了乙肝和高致病性禽流感在我国的地理分布,根据疾病生物学和流行学特征推定其环境危险因素,建立疾病与环境因素相关性的回归分析模型,并对疾病发生概率进行了预测[69]。另外,伤寒、猩红热、登革热、霍乱、细菌性痢疾等传染病发病与社会因素和自然环境因素之间的关系也成为人们研究的热点。

5.3.3 基于医疗大数据的传染病监测预警系统

医疗大数据主要来自检验结果、影像数据、费用数据、基因数据等,数据量庞大,每天都在更新。大数据在医疗卫生领域的应用广泛,包括疾病诊断、治疗效果评估、流行病预测和药物不良反应分析等[70]。医疗大数据对传染病的监测预警主要是通过症状监测模式来实现。症状监测是指持续、系统地收集、分析临床明确诊断前与疾病暴发相关的资料,及时发现疾病在时间、空间上的异常聚集,以期对疾病暴发进行早期探查、预警和快速反应的监测方法。症状监测通常不依赖于特定的疾病诊断,而是对人群中特定临床综合征进行监测。目前,电子病历系统已覆盖全国,公共卫生部门可以通过分析全国各地的患者出现相同或相似症状的信息,预测某些传染病的暴发,提前快速响应。谢立等人进行了流感样病例与非处方药销量相关性的分析,在人口相对稳定的区域,当流感样病例出现时间和(或)空间聚集性时,OTC 销售监测系统就可能检出异常,提供方便、有意义和及时的公共卫生信息和早期预警信号[71]。李印东等人在进行学校传染病疫情早期预警研究中,利用症状监测原理开展学生因病缺课监测,建立合理预警阈值以达到早期预警的目的[72]。症状检测作为传统监测的有益补充,提高了新发传染病和暴发疫情发现的敏感性,提高了疾病防控的能力和水平。但是当前的症状监测也存在一些不足之处，比如推广成本高、信息化建设落后、病原检测滞后、数据不能共享等。

5.3.4　基于病原体监测大数据的传染病监测预警系统

传染病暴发流行是病原体通过传播途径在易感人群中引发的，病原监测对于明确疾病的传播过程、追溯传染来源等方面能够起到关键作用。病原监测涉及病原体分离、鉴定、分子诊断、血清学检测以及其他体内体外试验等。国际上，发达国家尤其重视细菌性传染病监测中的病原分析与预警工作，通过整合病原检测技术、网络实验室、现场调查和数据分析达到提前预警，如美国建立的细菌传染病监测 PulseNet 系统和食源性疾病主动监测网（FoodNet）等[73]。全球新兴传染病监测和反应系统（global emerging infections surveillance and response system，GEIS）主要致力于整合全球监测系统、能力建设工程、疫情调查和日常训练，该系统已经覆盖了 92 个国家。在防控甲型 H1N1、疟疾等方面发挥了重要的全球生物监测的作用[74, 75]。我国以往的传染病监测以疫情报告总结为主，病原监测不够系统和规范。SARS 之后，中国工程院院士、病毒学家侯云德曾建议尽快建立全国范围的病原生物监控系统，对病原体的收集、检测、分析和控制进行整合，以提高我国预防控制突发性传染病和反生物恐怖袭击的能力[76]。目前，我国已建成细菌性传染病的实验室监测网络 PulseNet China，这是一个以脉冲电场凝胶电泳分型技术为基础、结合其他分型技术以及菌株信息和流行病学信息的网络监测平台。在为细菌性传染病的监测提供病原监测的数据交流、调查分析传染病的扩散、建立不同地区之间的暴发流行关系、追溯传染来源等方面发挥了至关重要作用。

目前，利用病原体基因组数据进行传染病监测预警越来越受到人们的关注。邹远强等人利用疾病基因组大数据结合计算机模型为传染病防控提供了新的思路。以互联网为基础的大数据可以实时监测传染病活动，但是却不能提供有关新发病原体基因组、免疫性、耐药性等方面的信息。而基因组大数据分析正好弥补了互联网大数据的不足，两者结合势必成为传染病防控的新里程[77]。Rowland 在《全基因组测序和大数据结合如何改变流行病学发展》一文中指出，流行病学中关于如何确定疾病是由谁传给谁的问题始终面临不确定或逻辑不通的困惑。新近兴起的第三/四代测序技术有助于人们发现病原体基因组的可追踪变异。通过全基因组测序技术可以确定传播途径，弥补疾病的进化动力学。测序技术与复杂数学、统计方法的结合为人类探讨传染病的传播和防控带来了思维模式的转变[78]。美国 CDC 研发的 AMD（advanced molecular detection）系统致力于介绍传染病的最新检测手段，集合了流行学家、实验室人员、生物信息学专家，借助基因测序和超级计算在李斯特菌、HIV、埃博拉病毒、寨卡病毒的检测方面发挥了重要作用[79, 80]。

5.4 基于多元大数据的传染病预测预警系统

5.4.1 结合搜索、社交媒体和传统监测等多元大数据提升流感监测[84]

5.4.1.1 背景介绍

预测季节性和非季节性流感暴发的动态仍然是一个巨大的挑战。这些流感的暴发每年造成全世界多达 50 万人的死亡,而在美国的人数预计可达 3 万~5 万。通常情况下,流感暴发的严重程度无法进行及时评估。因此,能够提供流感发病率估计的系统,对于使卫生官员能够适当地准备和应对 ILI(流感样病例)的暴发至关重要。美国疾病预防与控制中心(CDC)通过从门诊部中记录流感样症状患者报告中收集信息,持续监测美国人口中 ILI 的流行状况。尽管美国 CDC 的 ILI 数据为公共卫生官员提供了一个重要的流感活动指标,但它的有效性通常有 7~14 天的滞后时间。这意味着当该数据可用时,其信息时效性已经落后一至二周。

在 CDC 的报告发布之前,美国已经进行过很多其他预测 ILI 活动的尝试,如使用统计和 SIR 等动力学模型和其他使用非传统的基于互联网的信息系统如谷歌、雅虎、Twitter 等。而通过利用包括谷歌搜索、医疗服务公司提供的近实时的医院访问记录、Twitter 微博、Flu Near You 的数据,提出一种基于机器学习方法,就能够进行实时预测美国流感活动。虽然使用这些数据来源的模型可能在人群中捕捉到不尽相同的流感发病率信号,但当结合它们来预测 ILI 时,便可发现它们是互补的。利用机器学习的集成方法将多种数据源独立生成的流感样病例(ILI)数据优化结合成一个 ILI 的单值预报,能够有效预测 ILI 未来几周的发病情况。

5.4.1.2 数据来源

1) 美国 CDC 数据

美国疾病预防与控制中心汇编了美国每周寻求医疗帮助的具有 ILI 症状的人群的数据。美国 CDC 的 ILI 数据可通过 ILInet 免费获得,经由在线 FluView 工具发布新的以及历史数据(http://gis.cdc.gov/grasp/fluview/fluportaldashboard.html)。通常情况下,新的 CDC 报告提供了对 ILI 的初步估计,根据后续不断接收到的报告,做出修订,然后 CDC 报告被发布并成为官方的 ILI 数据。可以使用修订后的 2004 年 1 月 10 日至 2015 年 2 月 21 日数周的 CDC 报告作为验证目的的"黄金标准"。为了训练模型,研究者使用了(可用的)未经修改的 CDC 报告。

此外,美国 CDC 根据世界卫生组织和 NREVSS 合作实验室在美国各地报告的数据报告了甲型和乙型流感阳性的实验室检测的数量和百分比。这些病毒学数据并不是集成内的一部分,而是用于比较的。类似于 ILI 数据,病毒学数据每周修订,可通过每周的表获得:http://www.cdc.gov/flu/weekly/weeklyarchivesX-Y/data/whoAllregt

W. html。

2) Athenahealth 数据

对美国从 2009 年 7 月至 2015 年 2 月每周在 Athenahealth 管理的医疗机构中寻求医疗护理且具有 ILI 症状的人数进行汇总。Athenahealth 的数据通常在 CDC 的报告前至少一周可用。通过动态地寻找将 Athenahealth 的 ILI 映射到 CDC 的 ILI 上的最佳线性模型，在研究期间早于 CDC 报告一周的情况下用 Athenahealth 的数据作为 ILI(样本外)估计的一个预测因子。

3) GT 数据

研究人员使用了谷歌趋势(GT)的数据中 100 个搜索词的查询搜索量作为一个代表，然后利用动态多变量方法来预测 2013 年 7 月至 2015 年 2 月期间的流感活动。由于恒等变换(identity transformation)表现较好，研究人员采用 2004 年 1 月 10 日至 2015 年 2 月 21 日期间的 GT 周数据。

4) Twitter 数据

使用 Twitter(TWT)流感分类系统，该系统识别表达流感感染的 Twitter 信息。逻辑回归分类器在大约 12 000 条推文上进行了训练，用于区别在不同语境中表示已经感染而不仅仅是讨论流感的帖子。从 HealthTweets. org 可以获得准确的每周与流感相关的帖子量。然后，通过将流感的推文量包含在一个线性的自回归(ARX)模型中，利用前 3 周 CDC 报告的 ILI 来创建 ILI 预测。Twitter 数据时间跨度为 2011 年 11 月 27 日至 2015 年 2 月 15 日，CDC 数据(在 Twitter 发布 3 周前)的为 2011 年 11 月 6 日至 2015 年 2 月 8 日。ARX 模型使用 2011—2012 年和 2012—2013 年流感季节的数据进行训练。

5) FNY 数据

在美国，Flu Near You(FNY)数据为每周 ILI 活动数据。研究人员通过对自愿参与者进行每周、全年、基于互联网的调查来实现这一目标，这些志愿者表明他们是健康的还是有以下症状：发热、咳嗽、喉咙痛、呼吸短促、寒战、夜间出汗、疲劳、恶心或呕吐、腹泻、身体疼痛、头痛。FNY 还收集了参与者的位置、接种情况、性别和年龄等数据。模型使用了 2011 年 10 月 24 日至 2015 年 2 月 21 日期间 FNY 的周数据。

6) GFT 的数据

每周谷歌流感趋势的 ILI 全国性预测可由谷歌流感趋势网站(www. google. org/flutrends)免费获得。GFT 数据是谷歌结合了特定的谷歌搜索查询量的专有算法的结果，以估计给定区域内的 ILI 活动水平。研究使用 2012 年 11 月 10 日至 2015 年 2 月 21 日的 GFT 周数据，该数据从 http：//www. google. org/flutrends/网站中获得。这一历史数据集是在最初发布数据时使用相应的 GFT 引擎产生的(https：//www. google. org/flutrends/about/how. html)

5.4.1.3　模型方法

选择 3 种不同的机器学习算法：堆叠线性回归(Stacked linear regression)、支持向量机回归(Support Vector Machine regression)和决策树回归算法(AdaBoost with Decision Trees Regression)，以最优地结合 5 种数据来源 ILI 预测，独立地生成 5 个可用的数据源。下面对每种方法的主要特征进行说明。

1）堆叠线性回归

叠加线性回归是一种机器学习方法，通过其包含所有"弱预测"信息的线性组合来获得一个更精确、更可靠的单值预测器 y(t)。采用多变量法来确定弱预测因子的最佳线性组合，能够在训练周期内产生 y(t)的最佳预测。由于弱预测因子之间高度相关(实际上，每个单独的预测器被设计用来最小化预测和流感活动之间的平方误差)，因此需要一种可以舍弃多余信息的方法。研究人员选择 LASSO 正则化(LASSO regularization)作为集成方法。

2）支持向量机回归

支持向量机(SVM)模型，是 Corinna Cortes 和 Vapnik 等于 1995 年首先提出的，它在解决小样本、非线性及高维模式识别中表现出许多特有的优势，支持向量机方法是建立在统计学习理论的 VC 维理论和结构风险最小原理基础上的，根据有限的样本信息在模型的复杂性(即对特定训练样本的学习精度)和学习能力(即无错误地识别任意样本的能力)之间寻求最佳折中，以求获得最好的推广能力。

3）决策树回归算法

决策树模型是通过递归分解输入空间创建，在输入空间的每个区域创建本地模型。然而，决策树有一定的不稳定性，因为数据的微小变化会导致截然不同的树结构。需要通过推进方法来解决这个问题，如自适应增强(AdaBoost)。自适应增强回归分析适用于弱学习者(在这个案例中的决策树)的序列对训练数据的顺序重新加权。

4）独立变量

在所有上述回归方法中，目的是使用所有可用的信息，在给定的时间点，在美国 CDC 发布的有效预测未来三周 ILI 报告的一、二、三及四周前，准确地预测出美国 CDC 的 ILI。在给定的时间点，所有数据源(CDC、FNY、ATH、GT、GFT 和 TWT)在当前日期两周前的历史值可用。此外，还有 ATH、GT、GFT、TWT 实时以及滞后 1 周的 ILI 同样可用。有了这些信息，研究人员做出 2013 年 7 月 6 日至 2015 年 2 月 21 日期间的每周预测。对于从 2013 年 7 月 6 日开始的第 1 周，即模型的第一个预测，第一个训练集包括来自所有数据源 31 周的历史数据。在随后各周，研究人员动态地增加训练集，包括在给定的日期所有数据源里所有可用的信息。

5）基线预测

仅用之前的 CDC 报告的 ILI 进行了 ILI 预测，通过一个将 3 周滞后分量作为自变量的自回归模型实现该目标。我们训练这个模型的时间是 2011 年 11 月 6 日至 2015 年 2 月 8 日，并在我们研究期间的四周时间范围内进行样本外预测。我们使用了与 Twitter 的 ARX 模型相同的程序在 2011—2012 年和 2012—2013 年的流感季节进行了训练，并对 2013—2014 年和 2014—2015 年的流感季节进行了预测。这些预测用于评估由我们的数字疾病检测系统提供的信息。

6）评估指标

用 5 个评估指标来比较 5 个独立的预测指标和多重集合方法的性能：皮尔逊 (Pearson) 相关系数，均方根误差（RMSE），最大绝对误差百分比（MAPE），均方根误差百分比（RMSPE）和命中率。

所有评估指标的定义如下所示：y_i 表示 CDC 的 ILI 在时间 (t_i) 上的观察值，x_i 表示任何模型在时间 (t_i) 上的预测值，$\bar{y}$ 表示值 $\{y_i\}$ 的平均值或平均值，类似的 $\bar{X}$ 表示值 $\{x_i\}$ 的平均值或平均值。

皮尔逊（Pearson）相关系数是指在一个时间段 $[t_1, t_n]$ 内，两个变量之间的线性依赖关系，其定义为：

$$r = \frac{\sum_{i=1}^{n}(y_i - \bar{y})(x_i - \bar{x})}{\sqrt{\sum_{i=1}^{n}(y_i - \bar{y})^2}\sqrt{\sum_{i=1}^{n}(x_i - \bar{x})^2}}$$

均方根误差（RMSE），即预测和真实值之间的差值被定义为：

$$RMSE = \sqrt{\frac{1}{n}\sum_{i=1}^{n}(y_i - x_i)^2}$$

均方根误差百分比（RMSPE），即预测和真实值之间的误差百分比的度量值被定义为：

$$RMSPE = \sqrt{\frac{1}{n}\sum_{i=1}^{n}\left(\frac{y_i - x_i}{y_i}\right)^2} \times 100$$

最大绝对误差百分比（MAPE），即预测和真实值之间最大差异百分比的大小，定义为：

$$MAPE = \left(\max_{i}\frac{|y_i - x_i|}{y_i}\right) \times 100$$

命中率（Hit Rate），该算法预测信号（独立于变化的大小）的变化方向有多好的度量值，定义为：

$$Hit\ Rate = \frac{\sum_{i=2}^{n}(sign(y_i - y_{i-1}) == sign(x_i - x_{i-1}))}{n-1} \times 100$$

符号＝＝表示如果预测和观察到的变化是一样的则返回值 1 的条件语句，反之则返回值 0。

这些指标的计算时间为：2013 年 7 月 6 日至 2015 年 2 月 21 日。

5.4.1.4 预测结果

1) 实时估计

表 5-8 根据每个单独的评价指标，给出了 5 个单独数据集实时预测的性能。本表被标注为"上周"，因为在一个给定的时间点，所有这些估计值的修订版本只在报告周（或下周 1）的周日可用，因此有效地预测了上周的 ILI。同时，给出了包括了 3 个额外的实时预测模型：① 前一节描述的基线自回归预测。② CDC 的病毒学数据。③ 用支持向量机制作的最佳实时集成方法预测（带有 RBF 内核）。

表 5-8 根据不同数据来源的预测性能比较

	CORR	RMSE(%ILI)	RMSPE(%)	MAPE(%)	Hit Rate
FNY	0.948	0.385	15.9	39.3	65.9
ATH	0.977	0.351	14.1	36.7	77.7
GT	0.978	0.245	13.3	42.9	65.9
GFT	0.980	0.333	12.3	35.3	75.3
TWT	0.937	0.415	15.1	50.1	62.4
CDC Baseline	0.930	0.501	18.2	46.7	68.2
CDC Virology	0.923	—		—	69.4
SVM(RBF)	0.989	0.176	8.27	23.6	69.4

如表 5-8 所示，根据实时的数据来预测好于基于历史数据的，但是一个模型除外（SVM(RBF)），该模型皮尔逊（Pearson）相关系数为 0.989，和平均误差约为 0.176%，接近一个非常准确的预测。从 MAPE 大小中可看出衡量集成方法偏离修正过的 CDC ILI 预估值多少，且是非常有说服力的，但是 SVM(RBF) 表现仅为 23.6%。此外，通过简单的历史自回归方法，定量地显示了使用实时数据信息的价值。这一价值从 0.930 到 0.989 的皮尔逊相关系数、RMSE 的近 3 倍减少及最大绝对误差减半均可以体现出来。

图 5-25 的顶部面板形象化地显示了修正后的 CDC 的 ILI，并附带着以下方式的预测：5 个数据源，基线，以及最佳集成方法（SVM (RBF)）。每个预测器的错误预测都显示在图 5-25 的底部面板中。建立的集成方法所产生的实时估计能够准确预测 2014—

2015 季度的两个高峰的时间和幅度,而研究人员预测的是 2013—2014 季度的高峰期,有 1 周的滞后。总体来看,预测非常准确地吻合了 CDC 修订的 ILI。

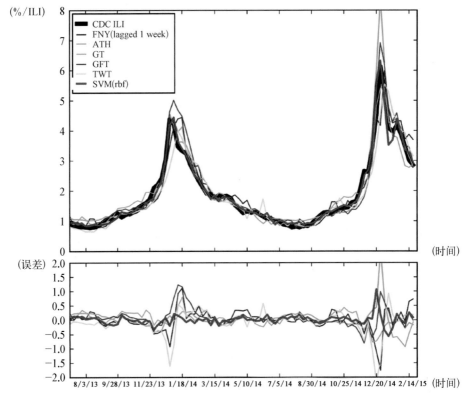

图 5-25　单个数据源预测结果

2) 预测

图 5-26 展示 4 种不同的机器学习集成方法的性能,以及基线自回归预测的 4 个时间范围。基于 AdaBoost 方法的集成预测在这 3 个预测时间范围上显示了最佳精度(最低的是 RMSE)和最佳稳健性(最低的是 MAPE)的。在这 3 个方法中,基于 AdaBoost 的方法相关性也是最高的。虽然在不同的时间范围内,在不同方法中,它的命中率似乎最高,但 AdaBoost 的整体表现最好。

构建的集成方法在所有相似度指标和所有时间范围内都比基线 AR3 自回归模型产生更好的结果。这一事实量化了利用社交媒体和众包数据在未来的预测中提高流感预测的价值。具体来说,在所有时间范围内集成预测的平均误差(RMSE)几乎是自回归预测的误差的一半。集成预测的泊松相关系数提高了它们的自回归对应关系,在 1 周的预测中,从 0.845 到 0.960;在 2 周的预测中,从 0.759 到 0.927;在 3 周的预测中,从 0.683 到 0.904。还要注意的是,在所有时间范围内的预测估计(在美国 CDC 报告发布前的 4 周内)显示了不亚于纯粹自回归模型所获得的"实时"估计的准确性。

根据图 5-26 所示,建立的集成方法预测流感季节高峰期的时间和强度的能力会随着时间范围的增加而衰减。事实上,一周的预测显示,2013—2014 年的峰值有一周的滞后并有 10% 的误差,研究人员预测在 2014—2015 年的两个高峰期,有 1 周的滞后并有小于 2% 的误差。两周的预测显示,2013—2014 年的峰值有 1 周的滞后,并显示出大约 10% 的误差,在 2014—2015 年的两个高峰期,有两周的滞后和高达 20% 的误差。最后,为期 3 周的预测显示,2013—2014 年的峰值有两周的滞后,并显示出约 20% 的误差,研究人员预测 2014—2015 年的峰值将有 2~3 周的滞后,并有高达 25%~30% 的误差。

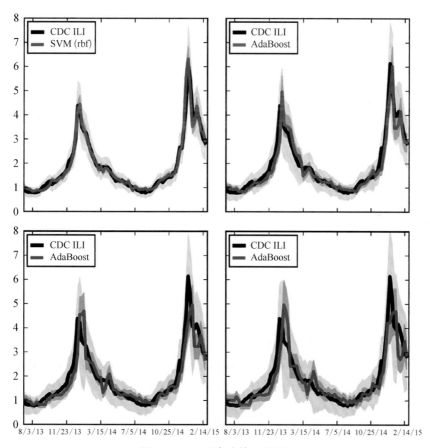

图 5-26 不同方法的预测结果

5.4.1.5 小结

建立的集成预测优于每一个独立数据源的实时流感预测,这种情况不仅适用于实时预测,而且也适用于 1、2、3 周的预测。集成预测可以早于 GFT 实时评估 1 周做出相当准确的预测,集成预测(未来3周)总是能优化采用基线自回归模型做出的预测结果,因此充分证明了在流感预测模型中加入搜索和社交媒体数据的价值。虽然这里给出的结果是美国国家层面的流感样疾病,但该方法表明,在其他国家可以使用多种数据源的情况下,可以很容易地扩展到准确地跟踪流感,当然也可应用到其他传染性疾病。事实上,登革热或疟疾等传染性疾病,可以利用多种监测方法,以类似的方式将信息结合在一起。此外,更专一空间分辨率的疾病监测数据往往更少,而且往往不可靠,因此,像这样的方法可以通过从多个来源提取数据,可以在更高更广泛的空间分辨率上产生更准确、更可靠的发病率估计。

该研究也有一定的局限性:使用CDC发布的报告作为国家流感活动的"黄金标准"的每周信息不一定是理想的。事实上,研究中考虑到的两个数据来源,Athenahealth 和 Flu Near You,目的是独立地追踪一般人群与 ILI 症状的比例。虽然 Athenahealth 可以被认为是CDC报告ILI的一个子样本(因为它通过与CDC相似的方式计算出ILI,除了那些由athenahealth提供的寻求医疗护理的患者的信息)。Flu Near You 旨在提供一个潜在的不同人群的流感活动的估计(人们愿意通过手机应用程序在每周的调查中报告他们的健康状况)。有趣的是,虽然 CDC 和 FNY 抽样调查的人群可能不同(他们可能会重叠,当人们使用FNY应用报告了他们的症状并寻求医疗服务时),他们的 ILI 估计相互追踪很好(泊松相关系数 0.948)表明 FNY 和 CDC 的数据集可能是指示 ILI 活动人口的好指标。

总之,该研究提出了一种方法,最优地结合了来自多个实时流感预测的信息,以产生比任何现有系统更准确、更可靠的实时流感预测。此外,集成方法能够使用实时和历史信息准确预测未来1～3周的流感情况。

5.4.2 基于传统疾病监测与搜索、社交媒体和新闻报道等多元大数据预测[85]

5.4.2.1 背景介绍

自从 2014 年寨卡(Zika)病毒传入巴西以来,Zika 病毒的迅速蔓延导致了美洲 40 多万例疑似病例,并引发了全球各地的警报。这一事件对受影响地区的各种预防措施提出了质疑,而且强调了准确的主动监测疾病系统的重要性。虽然已经记录了 Zika 病毒的传播病例,但是这种病毒主要是通过伊蚊的叮咬传播,导致非特异性流感样症状和皮疹。特别令人担忧的是,Zika 病毒与神经系统疾病如小头畸形之间可能存在联系,这是一种先天缺陷疾病,受感染孕妇所生的婴儿出生时头异常小。自从疫情出现以来,已报告了1 800多例新生儿 Zika 相关性小头症和中枢神经系统疾病,病毒已蔓延到全球 70 个国家。2016 年 2 月,世界卫生组织宣布 Zika 成为全球公共卫生突发事件。现有的疫苗不能接种或治疗 Zika 感染,伊蚊的控制对于遏制病毒的蔓延至关重要,但是这需要连续得和最新的病例监控来相应地加强控制和疾病干预。

在目前传播的国家中,对 Zika 感染的监测表现得很消极,主要在住院和临床症状报告的基础上确定病例。泛美卫生组织简化了卫生部的报告,统计国家报告每周确诊和疑似的 Zika 病例。然而,由于系统处理和数据收集,这些报告的发布和各部门的报告通常会延迟 3 周。因此,Zika 的变化动态往往难以及时评估,因此,对外提供 Zika 现有的数据非常有限。

在过去 10 年中,基于互联网的新数据源出现,促进了跟踪疾病的发病率和传播途径情况的发展。这些方法利用来自互联网搜索引擎、新闻报道、临床医生搜索引擎、大众来源的参与性疾病监测系统、Twitter 微博的实时信息、电子健康记录和卫星图像来估计疾病的准确存在。

这些替代数据来源作为疾病发病率的检测独立指标存在一些偏移和错误,但是与来自多个数据源的信息结合起来,将会产生更强大的疾病估计能力。此外已经提出了基于 Google 搜索的疾病跟踪方法的多项改进方案。结果显示:在没有传统政府疾病报告的信息的情况下,结合使用新闻报道和 Google 搜索哥伦比亚 Zika 病毒活动,对该地区 Zika 累积病例做出了合理的估计。然而,据我们所知,迄今尚未尝试利用这些和其他数据源进行 Zika 感染的实时周预测。

在这研究中,研究评估使用 Zika 相关的 Google 搜索查询和 Twitter 微博,以及基于 Web 的监控系统 HealthMap 收集的新闻报道。在 5 个国家对 Zika 的发展情况进行监控:哥伦比亚、萨尔瓦多、洪都拉斯、委内瑞拉和马提尼克岛。此外,我们评估使用这 3 个数据源的信息作为数据来源的多变量模型的集合能力,以便在发布 PAHO 的报告之前 3 周内动态跟踪和预测 Zika 病毒的发病率,并使用多个评估指标。

5.4.2.2 数据来源

1) 流行病学资料

从泛美卫生组织获得每周一次的报告,摘录网站中记录的美洲实验室确诊和疑似病例的数量和每周流行病学更新(http://ais.paho.org/phip/viz/ed_zika_epicurve.asp),缺漏的信息从哥伦比亚和马提尼克国家卫生部(MOH)的流行病学公报中获得了疑似和实验室确认的 Zika 病例,将这些数据称为官方例数。由于美洲缺乏健全的诊断能力和估计的大量无症状病例,本研究着重于预测可疑的 Zika 病例,可用作每个地区潜在医院就诊的预测。这些信息在设计资源分配计划时可能对公共卫生决策者有用。根据泛美卫生组织标准,如果患者出现皮疹和两种或更多种以下症状,如发热、结膜炎、关节痛、肌痛和关节周围水肿,病例被定义为可疑似病例。疑似病例的时间序列跨越了每个国家的整个流行期,从最早报告的病例开始,到最后一个流行病学周的数据(最后访问 2016 年 8 月 3 日)。表 5-9 中可以看到每个国家的数据资料。

表 5-9　每个国家(地区)寨卡流行情况

	哥伦比亚	委内瑞拉	马提尼克岛	洪都拉斯	萨尔瓦多
累计案例	92 891	51 043	33 925	22 705	11 779
搜索词数量	26	15	8	11	12
采集数据周数	46	38	30	26	37
第一个案例时间	8/9/15	10/11/15	12/27/15	12/13/15	9/20/15
最后一个可访问案例的时间	7/10/16	6/26/16	7/17/16	5/29/16	5/29/15
训练周数的数量(G＋T，AR/AGO＋T/ARGO＋TH)	20，17	15，12	12，9	12，9	17，14

2) 谷歌搜索

通过 Google Correlate 和 Google Trends 工具(https：//www.google.com/trends/correlate/和 https：//www.google)利用 Zika 的潜在有用的搜索字词进行检索。我们在 2015 年 5 月至 2016 年 1 月的时间内,确定了哥伦比亚和委内瑞拉的 Zika 发病率随时间变化的最高相关词,并使用 Google 趋势来确定与所有 5 个国家/地区相关的搜索词。选择这些词的时间窗口不超过每个模型的模拟时间。由于 Google 趋势和 Google 相关性的输出由特定于国家的搜索字词组成,因此每个国家/地区的搜索字词不同。所有与查询高相关性字符输入模型,不加区分,包括一些拼写错误的疾病字符,如"sika"和"sica"。使用 Google 趋势网站获取了所有已识别 Google 搜索字词的每周分数。

3) Twitter 微博

利用免费的 Twitter 公共 API,以收集所有地理坐标的最大允许量的 Twitter(最多达到 1%的总共 Twitter 量)。然后,我们按国家/地区搜索这些微博,使用 Twitter 分配的国家/地区代码,并限制此参数的微博,每周的 Twitter 微博数据包含"Zika"、"microcephaly"和"microcefalia",但在疫情暴发的几周内,只有哥伦比亚和委内瑞拉有相关的 Zika 相关的微博,成为值得在模型中运算的 Twitter 数据。与每个国家的微博总数相比,包含 Zika 相关词的微博计算为每周的分数,并在模型中用作独立变量。

4) Zika 病毒全球监控数据

通过 HealthMap 数字疾病监测系统(www.healthmap.org)获得了所有国家 Zika 病毒累积报告病例数据,该系统属于非政府媒体对感染疫情做出的警报。从这些警报中,我们计算了 Zika 感染的每周发病率,用作模型中的一个独立变量。

5) 病例和因特网的数据之间的关系

为了评估选择的 Google 搜索条件,Twitter 微博和 HealthMap 报告的病例是否可用于每周预测 Zika 发病率,计算了每个预测因子与官方 Zika 病例数之间的泊松相关性分析,首先是每个国家的分析,然后是对每个时间段进行分析。此外,评估了信号本身的自相关(如滞后 1,滞后 2 和滞后 3 项)。为了确定预测因子和病例之间的最佳线性关系,对这些数据进行了一系列简单的变换,并选出了产生最高皮尔逊相关的变换。

5.4.2.3　预测模型

流感预测引入多变量的模型,来估计和预测上述 5 个国家每周一次的 Zika 疑似病例。这些模型使用 Google 搜索每周搜索频率最高的 Zika 相关词,Zika 相关 Twitter 微博,HealthMap 疾病监测系统记录的累积 Zika 病例数以及给定点的可用历史官方病例数数据进行分析。为了保持一致性和可比性,所有模型(i)自动选择最相关的搜索词进行预测,(ii)在每周疫情发布报告时纳入 Zika 病例的新信息,(iii)明确每周的每个输入变量与结果变量。

使用如文献中所述的 LASSO 回归方法对预测输入变量进行选择。在避免使用前瞻性信息的同时,每周通过动态扩展模型时间窗口,整合了最新的 Zika 案例信息。最后,分析了每周转换的每个输入变量是否会增加以及输出变量的相关性。如果是这种情况,则与病例数据产生最高相关性的输入变量的变换值将被用作模型的输入。随着更多的流行病学信息的使用,这种动态变换过程允许模型整合数据结合输入变量与目前观察到的病例计数信息之间关系的变化进行重新校准。因为这些变换并不详尽,包括 $\log(x)$,x^2 和 sqrt(x)。

除了使用上述数据流作为模型输入之外,还建立了一组基准模型作为对照。考虑了仅使用历史观察的 Zika 病例来预测随后几周的病例模型,以及从这些各种数据流中引入信息的模型。鉴于 Google 搜索在跟踪观察预测其他疾病方面的成功,建立的模型使用 Google 搜索作为中心预测因子,并且也探索增加的 Twitter 和 HealthMap 数据来改进模型预测的能力。具体来说,考虑(i)AR:滞后 3 周自回归模型,仅使用前 3 周的 Zika 监测信息来预测疑似病例,(ii)G＋T:仅使用 Google 搜索和 Twitter 的模型,(iii)ARGO＋T:使用自回归信息和 Google 和 Twitter(如果有的话)数据的模型,(iv)ARGO＋TH:模型将所有数据流(Twitter,如果可用,Google,HealthMap)与滞后 3 周自回归分析组合。对于具有 Twitter 数据的两个国家(哥伦比亚和委内瑞拉),我们还构建了相同的模型(ii Ð iv),没有这个数据源;也就是说,仅使用 Google 和 HealthMap 数据。模型由以下等式描述:

$$\hat{y}_t = \alpha_t + \sum_{i=1}^{N} y_i y_{(t-i)} + \sum_{j=1}^{K} \beta_j X_{j,t} + \tau T_t + \eta H_t + \varepsilon_t \quad \varepsilon_t \sim N(0, \sigma^2)$$

其中扩展滞后 N 的自回归模型,其中包括每个词 j 的 Google 搜索频率 X 的分数,Twitter 体积 T 的分数和 HealthMap 报告的病例 H。由于 Zika 暴发的新奇性,以自回归模型作为基准,平稳性作为评估的方法是不恰当的,相反,我们依赖于最近病例数量滞后高度相关性信号与类似的蚊子暴发建模方法。

使用该模型来预测未来 3 周的疫情。为了避免预测中可能出现的偏差,仅使用每个模型在每周采集的信息进行预测,而且对于每个时间范围,我们的病例计数估计是使用不同的模型获得的。例如,所有具有自回归条件的模型在下一周预测中都受到限制,相对于时间而言获取的周病例数并没有出现。因此,使用仅在 $t+3$ 之前 3 周的官方案例的滞后 3 项(AR3)产生模型(i)的 3 周前($t+3$)预测:即使用观察到的情况准确地在第 t 周。同时,对于模型(i)的前 1 周($t+1$)预测,同时使用了所有 3 个 AR1、AR2 和 AR3 项,其中包含来自严格观察周 t、$t-1$ 和 $t-2$ 的报告病例的信息。换句话说,在我们的模型中。实时预测的数据将不会被用于预测未来病例的数据。同样的规则适用于模型(iii)和(iv),也包括自回归信息。反映出病例报告发布的延迟,这些模型将访问Google 搜索、Twitter 微博和 HealthMap 报告的案例来预测未来几周(相对于案例报告的第 t 周),因为这些信息流可以比官方数据更接近于实时病例数据。

所有模型都在同时间中进行模拟,并在同一时间窗口进行了评估,虽然模拟周数根据每个模型所需的信息而不同。对于每个模型,有 3 个评估指标:均方根误差(RMSE)、相对 RMSE(rRMSE)和预测与观察病例的泊松相关性。

5.4.2.4　预测结果

为了评估使用 Zika 相关的 Google 搜索、Twitter 微博、HealthMap、新闻报道和历史官方病例来跟踪 Zika 的可行性,计算了(a)观察到的疑似病例数和每个输入变量之间的 Pearson 相关性,以及(b)对于每个输入变量,观察到的疑似病例数和进行的 3 个变换:$\log(x)$、x^2 和 $\mathrm{sqrt}(x)$。观察到这些转化有时会导致与不同时间段的原始变量相比更好的相关值。从每个国家的多个方面可以看出,这些(变换)变量中至少一个子集显示出有助于跟踪 Zika 的潜力。事实上,哥伦比亚的相关性为 0.93～0.56,洪都拉斯的相关性为 0.90～0.18,委内瑞拉的相关性为 0.39～0.29,马提尼克岛的相关性为 0.69～0.13,萨尔瓦多的相关性为 0.92～0.41。最低相关预测因子往往是滞后 3 自回归项,HealthMap 报告病例,以及非特定 Google 搜索词,如[a]Virus。

对于每个国家,在前一部分介绍的 4 个模型中,对前 3 周病例情况制定了样本前预测。根据可用数据源建立相应模型(哥伦比亚和委内瑞拉)。此外,评估了包含 Twitter 数据和不包含 Twitter 数据的模型。通过时间范围和国家比较模型预测与官方 Zika 病例数显示在图 5-27 中。

研究结果发现虽然一些模型预测显示与官方案例计数有高相关性,但他们的预测显示与数据存在很大差异。因此,我们依靠相对 RMSE(rRMSE)来确定暴发时间短的模型预测质量。我们认为 rRMSE 提供了相对于在评估期内每周观察到的真实情况数量的预测误差的估计,并且允许在模型和时间间隔之间进行更好的比较。我们以此度

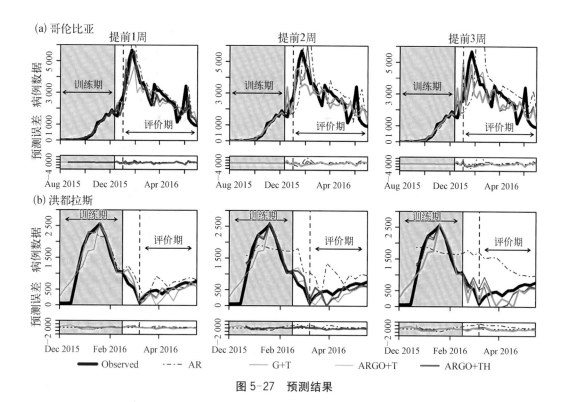

图 5-27 预测结果

量来判断模型性能。如评估指标值所示,没有一个模型在指标、时间范围和国家/地区之间表现最佳。基于 rRMSE,将 Google(和 Twitter 的可用数据)与自回归信息相结合的模型为期 1 周的预测显示出更好的预测准确性。同时,仅使用 Google(和 Twitter 的可用数据)的模型通常在两周和 3 周的前期预测中表现最佳。除了委内瑞拉和马提尼克之外,所有国家的 ARGO+T 或 ARGO+TH 模型均超过了所有其他模型的 1 周预测。在委内瑞拉和马提尼克,ARGO+T 模型(rRMSE=38.8 和 43.0)分别相对于 G+T 模型(rRMSE=35.3 和 40.1)略逊,rRMSE 差距约为 3%。在哥伦比亚和萨尔瓦多,ARGO+TH 和 ARGO+T 模型之间的 rRMSE 差异不到 2%,与 G+T 模型相比,这两个模型大大提高了 rRMSE。

在进一步的前期预测中,Google 和 Twitter(G+T)模式的表现优于同时包含自回归信息的模型,在 5 个国家中的 3 个国家展示了最低的 rRMSE,为期 2 周的预测,5 个国家的 4 个国家为 3 个月的周预测。在模型中,预测精度随着未来进一步预测而下降,导致 rRMSE(和 RMSE)的增加以及时间范围内模型相关性的下降。在所有研究的国家中,除了 3 周 G+T 预测外,哥伦比亚在每个模型的每一周前期都有最好的预测。在所有时间范围内,前 1 周的预测在每个国家和模式中表现最佳。在大多数情况下,自回归模型过度预测了 Zika 发病率,并且表现出优于其他所有模型。

　　基于来源互联网的数据可用于跟踪和预测每周疑似 Zika 病例,与官方数据相比提前数周。完全依赖 Google 搜索的模型与所有模型相比保证最低的错误预测(rRMSE),表明 Google 搜索字词本身具有跟踪 Zika 案例的潜力。有足够的 Twitter 数据可用的哥伦比亚和委内瑞拉的研究发现,与缺乏数据源的模型相比,Twitter 有利于预测的准确性。同时,尽管 HealthMap 新闻报道的 Zika 累积发生率预测较准确,但将 HealthMap 新闻报告纳入模型后在各国中的预测效果差异很小,如在萨尔瓦多的预测当中,与缺少 HealthMap 数据的预测模型相比,精度仅降低了不到 2%。同时,研究表明,如果没有官方的病例数据报告,可以使用(潜在的滞后)新闻报道来追踪 Zika 活动。

　　正如流感预测研究中所见,预测的质量随着预测时间的延长而下降。具体来说,对于为期 1 周的预测,使用 Google(和 Twitter 的可用数据)结合自回归条件(ARGO+T 模型)的模型在大多数国家表现预测结果良好,其性能优于或等同于缺少自回归信息的模型。因此,使用历史病例信息(自回归信息)改进了目前的预测,这在以前的研究中已被证明。然而,对于 2±3 周前的预测,仅使用 Google 和 Twitter(G+T)的数据,不包含自回归信息的模型表现最佳。这可能是因为 2±3 周的官方病例信息对于提高预测的准确性已不再重要,Google 搜索和 Twitter 活动的变化更好地应对了 Zika 动态的波动。因此,依靠历史病例数据,在进一步预测时变得不太有用。这也是在所有模型的 2 周和 3 周热图中滞后项的低相关性中观察到的。此外,如信息选择方法(LASSO)自动确定的,Google 搜索字词的预测能力在 1 周前的预测中比在 2 周和 3 周前的预测中更强。这一发现证实了使用实时隐马尔可夫模型可以作为建模框架,同时也表明自回归病例数信息可能在预测中发挥更强的作用。

　　上面建立的方法存在一些局限性,如互联网搜索引擎和 Twitter 微博用户的存在个人偏见,同时,互联网搜索模式也可能反映媒体报道倾向性,这可能与被追踪的疾病真实动态不一致。此外,媒体的关注潜在地影响了模型每周的预测。由于模型的预测主要依赖于用户搜索和媒体活动,因此,工作只有在人们意识到疾病发生的时期才有意义;目前已经证明 Zika 病毒至少在卫生部门和广大公众关注疫情的一年之前就被引入巴西和美洲。另外,供预测的病例数很低,经过数周的研究,Zika 的官方病例数统计下降到每周 50 例,相对于在流行病高峰期每周有数千例病例相比,这是非常低的。我们观察预测的质量在低数量的时间段是降低的,并且该模型有可能低估预测的情况。我们的预测方法在 Zika 发病率最高的地区效果最好。

5.4.2.5　小结

　　通过多元数据的集成可以提高对 Zika 预测的准确性,这些方法可以纳入并增强传统流行病学方法来跟踪病毒。鉴于需要早期的干预措施来遏制蚊子传播疾病,建立的模型预测填补了现有 Zika 监测中的时间滞后问题,因为官方病例数据报告很可能在

Zika 病例发生数周后才公布。此外,Zika 活动准确估计可供卫生部门参考,以利于合理分配资源。建立的模型显示,可以应用到任何国家,以跟踪 Zika 病例,并向公共卫生部门传达信号变化动态。建立的模型目前预测 Zika 在每个国家的最新活动,这对于国家决策是有用的;然而,建立的方法可以在时间方面更加准确,如区域或市级。以更高的空间分辨率进行预测,可以根据此为疾病发生可能性最大的地区进行更有针对性的干预和资源分配。为了更加准确及时地让大众获取这些预测信息,可以访问以下网站(www. healthmap. org/flutrends 和 www. healthmap. org/denguetrends),实时不间断更新多个国家的 Zika 预计情况。

5.5 未来发展趋势

5.5.1 传染病多元大数据的采集和融合技术发展

基于大数据的传染病预测预警的数据来源包括人员流动、贸易、网络、社会、生态、疾控、医疗等多元大数据,它具有数据体量大、数据繁杂、时效性高等特点,如何实现传染病多元大数据的采集,从而实现传染病的准确预测预警将是未来研究的重点。概括地说,主要集中的以下 3 个方面:① 传染病多元大数据的实时采集。为了避免传染病预测预警的滞后性,应当提高传染病预测预警数据采集的速度,保证数据的实时性。② 传染病多元大数据的全面采集。随着旅游和贸易的全球化,国家与国家之间以及地区与地区之间的联系愈加频繁,传染病的检测、监测和防控对数据的要求更加全面,同时不同来源的数据互相分离,亟须打破数据孤岛效应。③ 传染病多元大数据融合技术发展。目前的传染病预测预警系统主要依赖单一数据源实现,不同数据来源的传染病监测预警系统各有优势和不足,基于大数据的传染病预测预警将不同来源的异构数据进行融合可以有效解决该问题,但是传染病多元大数据的数据体量大、种类多并且具有很多噪声,因此需要用合适的模式对网络大数据、社会和自然大数据、医疗大数据、病原监测大数据等多来源数据和文本、图片、视频等多类型的数据进行融合,将其转化为统一的、精确的、有意义的、可以使用的信息,从而基于多元数据的实现传染病的准确实时预测和预警。

5.5.2 基于大数据的传染病预测预警新处理技术研发

数据处理是大数据分析的核心。随着数据容量的扩大和数据结构的多样化,目前的数据存储方式、处理架构以及分析技术都制约着大数据的发展。而云技术的出现,为大数据处理带来了革命性的变化。大数据挖掘处理需要云计算作为平台,云计算将计算资源作为服务支撑大数据的挖掘。大数据与云计算的结合,可以快速分析海量数据的相关性,寻找规律性。云存储作为一种新兴的网络存储技术解决了目前大数据存储瓶颈的问题。借助云计算和云存储,在保证数据安全的情况下,可以实现传染病大数据的存储、更新、处理、反馈、预测等。大数据处理技术的变革将极大提高传染病监测预警体系的准确性、实效性及灵敏性,发挥大数据在传染病防控中的巨大潜能[82]。因此,大数据处理技术在传染病预测预警领域的研究和应用将会成为未来研究的重点问题之一。

5.5.3 基于大数据的传染病预测预警新模型研究

基于模型的传染病预测预警是根据对传染病传播动力学特征,运用适合描述疾病动力学的数学模型,对传播过程进行定性、定量分析和计算机模拟,揭示传染病暴发流行的发展过程,预测其流行规律和发展趋势,分析其暴发流行的原因和关键因素,指定最优的疾病防控策略和措施[83]。目前国内外运用于预测预警的统计学模型主要有时间序列模型、线性回归模型、灰色系统理论、人工神经网络模型、马尔可夫模型和贝叶斯模型等,但是传统的预测模型在分析海量数据时存在预测精度和预测速率低的问题,因此如何改进和设计合理的传染病预测预警模型,提高海量数据情况下预测的精度和速率,从而保证预警的准确性和实时性,充分发挥海量数据在传染病预测预警中的优势,将是未来研究的重点问题之一。

5.5.4 基于大数据的传染病预警指标体系的建立和完善

传染病预警需要在预测的基础上,建立一套能科学、合理、敏感、完善地反映传染病监测的指标体系,在此基础上确定各指标的预警界限值,收集病例整合相关监测信息,尽早发现传染病异常变化的预兆,并对预警事件进行评价和分析,对早期的异常情况发出警报,尽早进行应急响应,实现早发现、早处理的目标。但是由于各种传染病发生所涉及的各个阶段的主要因素、影响过程及指标性质不同,因此所构建的指标体系往往不能涵盖所有相关的影响因素,并且针对不同的传染病的相应指标体系也不尽相同[84]。利用大数据技术对传染病的具体指标进行设定,删除不必要的程序化指标,对重点监测目标建立具体详细的评估指标和评估方法,最终确立出一套有效的、可操作的监测评估指标。同时,利用基于大数据的传染病预测预警技术进行传染病预测预警不同于传统的传染病预测预警,因此,针对基于大数据的传染病预测预警技术建立对监测系统的评价指标体系,保证预警的准确性和实时性,将是未来的研究重点之一。

综上所述,基于大数据的传染病监测预警工作的研究方法和理论已经取得了长足进步,并逐步走向成熟。尽管大数据存在一些尚待解决的挑战,比如数据噪声、数据共享以及个人隐私安全等,但是我们相信,随着数据处理技术日新月异的发展以及国家层面大数据相关政策的落实,大数据必将带来巨大变革,也必将在传染病监测预警领域发挥至关重要的作用。

参考文献

［1］马家奇.公共卫生大数据应用[J].中国卫生信息管理杂志,2014,11(2)：174-177.

［2］张振,周毅,杜守洪,等.医疗大数据及其面临的机遇与挑战[J].医学信息学杂志,2014,35(6)：1-8.

［3］Big data：science in the petabyte era[J]. Nature, 2008, 455(7209)：1-136.

［4］李国杰,程学旗.大数据研究：未来科技及经济社会发展的重大战略领域——大数据的研究现状与科学思考[J].中国科学院院刊,2012,27(6)：647-657.

［5］Roski J, Bo-Linn G W, Andrews T A. Creating value in health care through big data：opportunities and policy implications[J]. Health Affairs, 2014, 33(7)：1115.

［6］黄晓琴.医疗健康大数据关键问题及对策研究[J].中国数字医学,2016,11(5)：81-83.

［7］36Kr研究院.医疗大数据研究报告[EB/OL]. https：//wenku. baidu. com/view/17c8b4d103d276a20029bd64783e0912a3167c1d. html.

［8］Chen H B, Liu C Y. Network attached storage[P]：U. S. Patent D563, 2008.

［9］Ghemawat S, Gobioff H, Leung S T. The Google file system[C]//ACM SIGOPS Operating Systems Review. ACM, 2003, 37(5)：29-43.

［10］Özsu M T, Valduriez P. Principles of distributed database systems[M]. Springer, 2011.

［11］HDFS Architecture[EB/OL]. https：//hadoop. apache. org/docs/r1. 2. 1/hdfs_design. html.

［12］MySQLDocument［EB/OL］. https：//dev. mysql. com/doc/refman/5. 7/en/mysql-cluster-overview. html.

［13］MongoDB Sharding Document[EB/OL]. https：//docs. mongodb. com/manual/sharding/.

［14］MongoDB Document[EB/OL]. https：//docs. mongodb. com/manual/replication/.

［15］Valleylord. Neo4j Cypher 语句(CQL)练习[EB/OL]. http：//www. cnblogs. com/valleylord/p/3693306. html.

［16］Neo4j 数据库基础[EB/OL]. http：//www. itdadao. com/articles/c15a1125825p0. html.

［17］刘琛.从谷歌流感趋势(GFT)案例分析“医疗大数据”的局限性[J].临床医学研究与实践,2017,2(10)：116-117.

［18］史倩楠,马家奇.公共卫生大数据分析方法与应用方向[J].中国数字医学,2016,11(2)：10-12.

［19］Mapreduce 工作原理[EB/OL]. http：//www. cnblogs. com/z1987/p/5055565. html(2015/12/17)

［20］周光华,辛英,张雅洁,等.医疗卫生领域大数据应用探讨[J].中国卫生信息管理杂志,2013,10(04)：296-300,304.

［21］杜舒舒,赖振意,马衡,等.基于 Hadoop 的通用流感预测研究[J].电子技术与软件工程,2016(10)：189-189.

［22］周洪.医疗大数据的疾病关联分析[J].电子技术与软件工程,2017(18)：187-188.

［23］毛云鹏,龙虎,邓韧,等.数据清洗在医疗大数据分析中的应用[J].中国数字医学,2017,12(6)：49-52.

［24］郭岩,万明,朱丹燕,等.公共卫生网络舆情监测系统设计及实现[J].医学信息学杂志,2011,32(8)：6-9.

［25］李长生.基于核方法的医疗诊断数据分类算法研究[D].兰州：兰州交通大学,2017.

［26］http：//www. diseasecast. com/rise-in-meningococcal-disease-risk-united-states-2/.

[27] http://trends.baidu.com/open.
[28] 姚莉.灰色数列预测模型在传染病病死率研究中的应用[M].数理医药学杂志,2002,103-104.
[29] 邓聚龙.灰色系统预测与决策[M].武汉:华中理工大学出版社,1990,133-142.
[30] 赵素萍.我国部分城市和农村地区人口病死率及死亡原因分析[J].中国卫生统计,1999,16(5):276.
[31] 汪爱勤,鱼敏.灰色预测方法在疾病预测中的应用[J].中华流行病学杂志,1988,9(1):49-52.
[32] 严薇荣.传染病预警指标体系及三种预测模型的研究[D].武汉:华中科技大学,2008.
[33] McCarthy D, Klein S. The triple aim journey: improving population health and patients' experience of care, while reducing costs. Commonwealth Fund Web site[EB/OL]. http://mobile.commonwealthfund.org/~/media/Files/Publications/Case%20Study/2010/Jul/Triple%20Aim%20v2/1421_McCarthy_triple_aim_journey_overview.pdf.
[34] Population health management: a roadmap for provider-based automation in a new era of healthcare. Institute for Health Technology Transformation Web site[EB/OL]. http://ihealthtran.com/pdf/PHMReport.pdf.
[35] Li Y, Kong N, Lawley M, et al. An agent-based model for ideal cardiovascular health[M]. Bethesda: Decision Analytics and Optimization in Disease Prevention and Treatment, 2018.
[36] 张文彤.SPSS11 统计分析教程[M].北京:希望电子出版社,2002,276-280.
[37] 王燕.应用时间序列分析[M].北京:中国人民大学出版社,2005,139-152.
[38] 高惠璇.SAS 系统 SAS/ETS 软件使用手册[M].北京:中国统计出版社,1998.
[39] 吴家兵,叶临湘,尤尔科.时间序列模型在传染病发病率预测中的应用[J].中国卫生统计,2006,23(3):276.
[40] Mykhalovskiy E, Weir L. The global public health intelligencenetwork and early warning outbreak detection: a canadian contribution to global public health[J]. Can J Public Health, 2006, 97(1): 42-44.
[41] Mawudeku A, Blench M. Global public health intelligence network (GPHIN)[C]. 7th Conference of the Association for Machine Translation in the Americas, 2006.
[42] Eysenbach G. SARS and population health technology[J]. J MedInternet Res, 2003, 5(2): e14.
[43] Grein T W, Kamara K B, Rodier G, et al. Rumors of disease in the global village: outbreak verification[J]. Emerg Infect Dis, 2000, 6(2): 97-102.
[44] Heymann D L, Rodier G R. Hot spots in a wired world: WHO surveillance of emerging and re-emerging infectious diseases[J]. Lancet Infect Dis, 2001, 1(5): 345-353.
[45] Lombardo M J, Burkom H, Elbert M E, et al. A systems overview of the electronic surveillance system for the early notification of community-based epidemics (ESSENCE II)[J]. J Urban Health, 2003, 80(1): i32-i42.
[46] Kulldorff M, Nagarwalla N. Spatial disease clusters: detection and inference. Stat Med, 1995, 14: 799-810.
[47] 王春平,王志锋,单杰,等.随机时间序列分析法在传染病预测中的应用[J].中国医院统计,2006,9(13):229-232.
[48] 王耀东.经济时间序列分析[M].上海:上海财经大学出版社,1996.
[49] 陈家鼒.时间序列分析基础[M].广州:暨南大学出版社,1989.
[50] George E. P, Gwilym M J.时间序列分析预测与控制[M].北京:中国统计出版社,1997.
[51] 章扬熙.医学统计预测[M].北京:中国科学技术出版社,1995.
[52] 丁守銮.ARIMA 模型在发病率预测中的应用[J].中国医院统计,2003,10(1):23-26.

[53] 林春芳. 用 ARIMA 模型预测福建肝癌发展趋势[J]. 中国公共卫生,1998,14(12):716-718.

[54] 于伟文,杜鹏程,陈晨,等. 利用网络数据分析我国活禽市场与人感染 H7N9 禽流感病例的地理关系[J]. 中华流行病学杂志,2014,35(3):266-227.

[55] Polgreen P M, Chen Y, Pennock D M, et al. Using internet searches for influenza surveillance [J]. Clin Infect Dis, 2008, 47(11):1443-1448.

[56] Hulth A, Rydevik G, Linde A. Web queries as a source for syndromic surveillance[J]. PLo S One, 2009, 4:e4378.

[57] Ginsberg J, Mohebbi M H, Patel R S, et al. Detecting influenza epidemics using search engine query data[J]. Nature, 2009, 457(7232):1012-1014.

[58] Althouse B M, Ng Y Y, Cummings D A. Prediction of dengue incidence using search query surveillance[J]. PLo S Negl Trop Dis, 2011, 5:e1258.

[59] Qingyu Y, Elaine O, BenFu L, et al. Monitoring influenza epidemics in China with search query from baidu[J]. Plos One, 2013, 8(2):1-7.

[60] Gabriel J M, Gail M W, Archie CCs, et al. Internet-based surveillance systems for monitoring emerging infectious diseases[J]. Lancet Infect Dis, 2014, 14(2):160-168.

[61] Chan E H, Sahai V, Conrad C, et al. Using web search query data to monitor dengue epidemics: a new model for neglected tropical disease surveillance[J]. PLoS Negl Trop Dis, 2011, 5:e1206.

[62] Malik M T, Gumel A, Thompson L H, et al. Google flu trends and emergency department triage data predicted the 2009 pandemic H1N1 waves in manitoba[J]. Can J Public Health, 2011, 102 (4):294-297.

[63] 董银峰,刘忠于,王好锋,等. 大数据在疾病预防控制中的作用[J]. 实用医药杂志,2015,32(7):579-581.

[64] Matthew W. Ebola:Can big data analytics help contain its spread? [EB/OL]. http://www.bbc.com/nems/business-29627831. 2014-10-15.

[65] 辛妍. Bio. Diaspora:基于大数据的疫情扩散预测[J]. 新经济导刊,2014,11:44-49.

[66] James O D, Amalia B. Controlling ebola through mHealth strategies[J]. Lancet Glob Health, 2015, 3(1):e22.

[67] 曾晓露,叶诗洋,徐聪,等. 基于遥感与地理信息的海南地区疟疾疫情相关性研究[J]. 第三军医大学学报,2015,37(8):821-826.

[68] 郎猛. 基于 GIS 的 H7N9 环境因素分析与信息系统研究[D]. 哈尔滨:哈尔滨理工大学,2015.

[69] 钟少波. GIS 和遥感应用于传染病流行病学研究-以乙肝和高致病性禽流感为例[D]. 中国科学院研究生院,2006.

[70] 邹北骥. 大数据分析及其在医疗领域中的应用[J]. 计算机教育,2014,7:24-29.

[71] 谢立,杨旭辉,王婧,等. 基于非处方药销售的流感样病例残差预警研究[J]. 中国预防医学杂志, 2014,15(8):724-728.

[72] 李印东,王全意,李玉堂,等. 学校因病缺课监测预警阈值的研究[J]. 首都公共卫生,2008,2(3):112-115.

[73] 阚飙,徐建国. 传染病监测的实验室网络化[J]. 疾病监测,2005,20(1):1-2.

[74] Kevin L R, Jennifer R, Ronald L B, et al. The global emerging infection surveillance and response system (GEIS), a U. S. government tool for improved global biosurveillance:a review of 2009 [J]. BMC Public Health, 2011, 11(Suppl 2):S2.

[75] Mark M F, Terry A K, Tadeusz K, et al. Malaria and other vector-borne infection surveillance in the U. S. department of defense armed forces health surveillance center-global emerging infections

surveillance program：review of 2009 accomplishments[J]. BMC Public Health，2011，11（Suppl 2）：S9.

[76] 王毅.禽流感引发防控体系的再思考[J].中国医学信息导报,2004-03-12.

[77] Zou Y Q，Peng Y S，Deng L Z，et al. Monitoring infectious diseases in the big data era[J]. Sci Bull，2015，60（1）：144-145.

[78] Rowland R K，Daniel T H，Samantha J L，et al. Supersize me：how whole-genome sequencing and big data are transforming epidemiology[J]. Trends in Microbiogy，2014，22（5）：282-291.

[79] Centers for Disease Control and Prevention（U. S.）. CDC：advanced molecular detection（AMD）and respnse to infectious disease outbreaks：FY 2014 Present's budget：$40 million［M］. Diagnosis，2013.

[80] Pattie D C，Cox K L，Burkom H S，et al. A public health role for internet search engine query data[J]. Mil Med，2009，174（8）：11-12.

[81] 祝丙华,王立贵,孙岩松,等.基于大数据传染病监测预警研究进展[J].中国公共卫生,2016,32(9):1276-1279.

[82] 李琼芬,黄甜,王荣华,等.传染病疫情预测预警模型研究进展[J].中国公共卫生,2013,29(11):1695-1697.

[83] 甘秀敏,许奕华,聂绍发,等.传染病预测预警研究进展[J].中华传染病杂志,2010,28(12):766-768.

[84] Santillana M，Nguyen A T，Dredze M，et al. Combining search, social media, and traditional data sources to improve influenza surveillance[J]. PLoS Comput Biol，2015，11（10）：e1004513.

[85] McGough S F，Brownstein J S，Hawkins J B，et al. Forecasting Zika incidence in the 2016 Latin America outbreak combining traditional disease surveillance with search, social media, and news report data. PLoS Negl Trop Dis，2017，11（1）：e0005295.

6 疫苗免疫策略制定——精准医学的实践

目前绝大多数疫苗仅适用于健康人群,缺乏基于个体状态的免疫策略,基于接种者个体特征制定精准疫苗免疫策略的研究将成为趋势。本章试图对疫苗精准免疫的内涵进行阐述,并系统归纳了疫苗精准免疫的基本原则、影响疫苗免疫效果的因素、疫苗不良反应的发生及其影响因素,同时总结了国内外各种疫苗精准接种的推荐意见,以及影响精准接种的社会和技术因素,提出了疫苗精准免疫发展的前景和方向。

在人类与传染病不断抗争的历史长河中,疫苗在降低病死率和延长寿命等方面产生了巨大影响。接种疫苗是预防和控制传染病最经济、最有效的策略。通过接种疫苗,全球范围内已经消灭了天花,脊髓灰质炎减少了99%,消除麻疹的进程不断推进并已在美洲区实现。疫苗接种被美国CDC列为20世纪全球10项最伟大的公共卫生成就之首。

然而,由于疫苗自身生物学特性以及临床研究存在客观条件限制,导致目前绝大多数疫苗仅适用于健康人群,甚至部分健康人群,缺乏基于个体特征和个体差异的免疫策略,而这可能导致在接种疫苗后不能完全甚至无法诱导人体免疫系统产生对特定疾病的保护力,或发生一些免疫反应以外不利于机体的反应。根据疫苗生物学特性,针对接种者个体特征,制定精准的疫苗免疫策略将成为趋势。

6.1 疫苗精准免疫的概念

疫苗精准免疫,是指对疫苗接种者个体状态进行精确诊断和分类,结合疫苗生物学特性,选择最佳接种时机、部位、剂量、剂型和免疫程序,形成个体化接种策略的新型免疫概念和免疫模式。

与当前疫苗免疫策略重在建立群体免疫力的观念不同,疫苗精准免疫的重心在于个体,其主要目的是在保证接种个体安全的同时,达到针对疾病的最佳预防效果。精准免疫策略的实施,有助于扩大疫苗使用范围,覆盖更广人群,从而实现最大化预防疾病、保障健康的目的。

目前疫苗精准免疫尚处于起步阶段,其具体实施过程较为复杂,目前首要的是要建立接种者个体筛查与诊断大数据库,全面获取包括个体年龄、性别、免疫状态、遗传基因等影响疫苗接种安全性和免疫效果的因素;在此基础上,整合疫苗大数据库,从海量数据中提炼分析有价值信息,从而制定因人因苗而异的免疫预防方案。

6.2　疫苗精准免疫的基本原则

一般来说,精准制定疫苗免疫策略,应主要考虑两个方面:疫苗和接种个体。对于疫苗,可通过对疫苗特性、剂量、剂型、接种途径、免疫程序等进行区分对待;对于接种个体,应在其个体差异的基础上,考虑健康状况、年龄、性别、免疫状况、遗传基因等多种因素,形成个性化接种策略。

6.2.1　基于疫苗特点实现精准免疫

总体而言,根据疫苗的不同性质,可分为活疫苗和灭活疫苗两大类。

活疫苗是利用毒力减弱但免疫原性强的病原体,通过培养繁殖,或接种于动物、鸡胚、组织、细胞生长繁殖后制成的疫苗。活疫苗接种于人体后,在适当的组织系统中产生短暂或一定的增殖,使机体产生免疫反应,类似于自然感染过程,但由于其毒力较弱,仅引起亚临床感染,极少致病。如天花、麻疹、流行性腮腺炎和水痘等疫苗,其激发的抗体水平一般能够持续存在几十年。

灭活疫苗是利用免疫性强的病原体或其代谢产物,通过培养繁殖,或接种于动物、鸡胚、组织、细胞生长繁殖后,采用物理、化学或分子生物学方法使病原体失去致病能力但同时保留其免疫原性,或应用提纯抗原和人工合成有效抗原的方法而制成的疫苗。灭活疫苗包括亚单位疫苗、类毒素疫苗、细菌多糖疫苗和结合疫苗。随着生物技术的发展,新的灭活疫苗不断涌现,如多肽疫苗、DNA 疫苗等基因疫苗相继问世,开创了疫苗研制发展的新纪元。

在上述特点的基础上,又可对疫苗的剂量、剂型、接种途径以及免疫程序作出科学调整,从而实现最佳免疫效果,详见后续章节。

6.2.2　基于接种个体特征实现精准免疫

实现疫苗精准免疫,另外一个关键方面是要结合个体特征、患病风险制定适宜的免疫策略。一般而言,对应减毒活疫苗和灭活疫苗的应用范围,结合患病风险,对于个体状态可根据如下分类进一步作出精确诊断:健康儿童、健康成人、慢性基础疾病患者、孕妇、国际旅行者、卫生保健工作者、免疫功能缺陷者(不包括 HIV 感染者)和 HIV 感染者等。对于健康儿童,国内外均有成熟的免疫策略或指导意见;对于健康成人,国外已有较为完善的免疫策略和指导意见,国内目前只有少部分疫苗具有免疫策略或指导意见。本部分将简要概括高危人群,如孕妇、国际旅行者、卫生保健工作者、免疫功能缺陷者(不包括 HIV 感染者)和 HIV 感染者等的个体状态特点及接种原则。后绪章节将对各类人群的接种原则进行详细阐述。

6.2.2.1 慢性基础疾病患者

一般情况下,慢性基础疾病患者均对传染病易感,且患病后危害更为严重。除非存在明确的禁忌证如慢性病急性活动期,均可参照健康人群的免疫程序接种疫苗,如流感灭活疫苗;流感减毒活疫苗禁用于容易发生流感并发症的患者,包括慢性心脏病、呼吸系统疾病、过敏性疾病、血液性疾病、代谢性疾病、神经肌肉性疾病、肝病和肾病等。对于糖尿病、慢性心脏病和慢性肺部疾病等患者,其对侵袭性肺炎球菌感染易感。另外,哮喘、吸烟、脑脊液漏和人工耳蜗植入人群也被认为是侵袭性肺炎球菌感染的高危因素。

6.2.2.2 孕妇

妊娠期间接种疫苗虽对胎儿发育有理论上的风险,如孕妇免疫反应不理想,宫内抗原暴露可导致婴儿免疫耐受等,但截至目前尚无明确证据表明出生缺陷与常规疫苗接种直接相关。目前认为只有疾病暴露对母亲或婴儿有明显风险时,才对孕妇接种疫苗。有观点认为将免疫接种推迟到妊娠中期或妊娠晚期,以尽量减少对胎儿畸形的担忧。目前认为怀孕是流感灭活疫苗免疫接种的适应证,且成本低效益高,其预防在出生后6 个月内婴儿因流感住院的有效率超过 90%[1]。

6.2.2.3 国际旅行者

国际旅行者的含义较广,包括观光旅游、商务、教育、战争、饥荒和其他情形。旅行者疫苗接种首先需要了解接种对象的免疫史和医疗史,并进行旅行针对性接种。按照旅行者的旅程安排、居住条件、旅行模式和旅行目的合理安排。疫苗选择应根据接种对象的免疫史、出发时间、旅行性质,并且结合旅行者的喜好综合考虑。值得注意的是,有些国家入境要求必须接种特定疫苗,如黄热病疫苗。

6.2.2.4 卫生保健工作者

卫生保健工作者是指在各类医疗机构工作并可能暴露于患者或感染性物质的人员,包括医生、护士、技师、药师、学生、志愿者和行政后勤人员等。确保这些人员进行必要的免疫接种,既可以使这些人员避免感染某些易导致严重并发症的传染性疾病(如风疹、水痘),同时也能防止医护人员成为患者、特别是免疫功能低下患者的传染源,从而导致严重的发病甚至死亡。在有易感者的场所,如重症监护室、新生儿和产科病房、肿瘤或移植病房,传播给患者的危险性极高。

6.2.2.5 免疫功能缺陷者

免疫功能缺陷者是指免疫系统的器官、免疫活性细胞(淋巴细胞、巨噬细胞等)、免疫活性分子(免疫球蛋白、淋巴因子、补体和细胞膜表面分子)发生缺陷引起的某种免疫反应缺失或降低,导致机体防御能力普遍或部分降低的一组临床综合征,分为原发性和继发性两类。

免疫功能缺陷者情况较为复杂,其免疫接种需要慎重考虑。

第一,要进行风险与受益的平衡。免疫功能缺陷者感染和死于疫苗可预防疾病的风险很大,但其接种疫苗特别是减毒活疫苗后发生不良反应的风险较高,且对所有疫苗的免疫应答可能均不理想。因而,在对该类人群接种前,要考虑疾病流行、暴露概率、免疫缺陷性质和程度、疫苗类型和不良反应可能性、免疫受损时的疫苗效力,以及其他干扰因素的综合影响。

第二,要考虑免疫缺陷的性质,这决定了使用疫苗的种类及其对患者的危险性。对联合免疫缺陷或 T 细胞缺陷儿童,应避免使用减毒活疫苗,灭活疫苗或基因工程疫苗一般无感染风险;巨噬细胞功能障碍应优先接种流感疫苗以预防继发性的细菌性肺炎。补体缺陷患者细菌性感染风险较高,但可接种减毒活疫苗或灭活疫苗。对于长期使用免疫抑制剂、肾病综合征、营养不良、脾切除或骨髓移植等各种继发性免疫缺陷,其性质也各不相同。

第三,要了解免疫缺陷程度。细胞免疫缺陷轻重不同,将影响对免疫接种的风险受益评估。典型的如 HIV 感染,可根据 CD4 细胞计数判断患者免疫状态。虽然 CD4 和 CD8 计数低、T 细胞功能异常的患者不应接种疫苗,但 T 细胞正常的患者接种减毒活疫苗可能是安全的。

第四,免疫反应可能不理想。有些免疫缺陷患者可能对所有接种的疫苗都不产生反应。如 X-连锁无丙种球蛋白血症(XLA)患者不会产生抗体,因此接种灭活疫苗可能无效。有研究建议根据对某些灭活疫苗(如灭活流感疫苗)有无足够 T 细胞反应,来决定这些患者是否应用该疫苗。

第五,密切接触者的免疫接种。通过确保密切接触者,特别是家庭其他成员获得适当的免疫接种,来保护免疫抑制患者。理论上,存在减毒活疫苗从受种者传播到免疫功能缺陷接触者的风险,并引发疾病,对免疫缺陷者的家庭接触者减毒活疫苗的使用也应慎重。

第六,官方建议与产品使用说明的冲突。几乎所有疫苗说明书均将免疫缺陷列为疫苗接种的禁忌证,说明书是具有法律效力的文件。相关的建议或指南由于获得了相关风险与益处的新数据或对合理性进行了再评估,因此官方的建议可能与产品说明书不一致。

6.2.2.6 HIV 感染者

HIV 感染引起继发性免疫缺陷,体内 CD4$^+$T 淋巴细胞持续性降低,对疫苗的免疫反应也相应降低。抗病毒治疗会改善患者对疫苗的反应并减缓保护性抗体降低的速度,但仍不能恢复至正常水平。对 HIV 感染患者接种减毒活疫苗,易导致播散性感染的风险,该风险随免疫抑制程度增高而增高。一般而言,建议重度免疫功能低下者应首先开展抗病毒治疗,待免疫功能恢复(成人或>5岁儿童CD4淋巴细胞计数为≥200/×10^8/L,≤5岁儿童CD4淋巴细胞比例为≥15%)后结合临床考虑接种相关疫苗。对于HIV感染儿童和HIV阳性母亲所生婴儿进行疫苗接种,需要考虑以下几个方面:儿童暴露于感染的风险;该感染可能的并发症的严重程度;疫苗的安全性;儿童体内抗体情况和免疫受抑制情况。HIV感染者接种疫苗的理想时间和疫苗的潜在危险或继发的不良反应尚未明确。HIV感染者能否在接种后产生足够的保护性抗体滴度取决于免疫接种时患者的免疫损害程度。基于这一理由,即使患者已接种过疫苗,也必须考虑患者可能的易感性,除非血清学试验证实患者具有足够的抗体滴度。常规疫苗接种用于无免疫抑制的儿童通常是安全有效的。

6.3　影响疫苗免疫效果的因素

6.3.1　年龄对疫苗免疫应答的影响

一般认为,人一生中免疫力随年龄呈现先增强后减弱的趋势,表现为两头低、中间相对稳定但易波动的马鞍型变化。年龄是免疫反应个体差异性的重要因素,婴儿和老年人的体液免疫应答和细胞免疫应答均与青壮年人群有显著差异,因此在年龄谱的两端,疫苗接种应答水平较低。以下将从婴儿和老年两个阶段进行阐述。

6.3.1.1　影响婴幼儿疫苗免疫应答的因素

婴幼儿的免疫系统尚未发育成熟,对外界疾病的抵御能力相当薄弱,极易感染疾病死亡。据WHO统计,每年约有400万6月龄以下婴儿死于急性感染,且大多数发生在发展中国家。预防接种对于降低婴幼儿病死率、减轻疾病负担具有重要意义。但免疫系统的幼稚性也导致对疫苗免疫应答能力较差,例如2岁以内儿童对多糖类疫苗抗体应答有限、对蛋白疫苗抗体应答水平低、免疫记忆持续时间较短等。

1) B细胞介导的体液免疫应答对婴幼儿疫苗接种的影响

(1) 对非T细胞依赖性多糖抗原的免疫应答强度有限: b型流感嗜血杆菌(haemophilus influenzae type b, Hib)、脑膜炎双球菌、肺炎链球菌等荚膜多糖类疫苗为T细胞非依赖性抗原,这些疫苗在年龄较大的儿童和成人中是具有免疫原性的,但在2岁以下儿童中免疫原性差。美国于1977年许可使用14价肺炎球菌多糖疫苗,1983年23价疫苗取代了14价疫苗,但均建议用于年龄≥65岁老年人和2~64岁高危人群,不建议2岁以下儿童接种多糖疫苗。目前认为多糖类疫苗在2岁以下儿童中效果较差的原因是:① 对多糖类抗原的免疫应答需要功能完全的脾脏参与。2岁以下儿童脾脏发育不成熟,导致脾脏边缘带(marginal zone, MZ)能够介导T细胞非依赖性快速应答和免疫记忆的B细胞亚群大部分缺失;② 2岁以下婴幼儿CD21表达水平低下或不表达,无法完全活化B细胞从而显著抑制机体对多糖-补体复合物的应答;③ C3d补体因子的缺乏将限制多糖抗原定位至脾脏边缘区 B 细胞，从而影响免疫应答。

基于对以上机制的认识已经促生了结合疫苗的研发，通过基因工程将荚膜多糖抗原与蛋白质载体偶联，转化为 T 细胞依赖性抗原，随后与 MHC Ⅱ 类抗原一同呈递至初始 B 细胞以增强免疫原性。1977 年观察到 PRP-Hib 疫苗对芬兰大年龄儿童具有保护作用，但对＜18 月龄的儿童无效。将 Hib 多糖与蛋白质载体结合研制出的 Hib 结合疫苗突破了以上阻碍。芬兰的一项前瞻性随机开放临床试验证实了该疫苗的有效性，对 11.4 万名婴儿按照 3、4、6 和 14～18 月龄的接种程序接种 Hib 荚膜多糖-白喉类毒素 D 蛋白结合疫苗（polyribosylribitol phosphate-diphtheria toxoid conjugate，PRP-D），结果表明接种 3 剂疫苗后保护效力高达 94％，无严重不良反应。同时该疫苗可降低免疫儿童的鼻咽带菌率，进而降低了非免疫儿童的暴露率以及感染率，具有极好的群体保护效果[2]。截至 2013 年 3 月，共有 184 个国家和地区将 Hib 结合疫苗纳入免疫规划，在全年龄段婴幼儿中应用以预防肺炎和脑膜炎。

婴儿 B 细胞对 T 细胞依赖性抗原的免疫应答在初级淋巴滤泡的生发中心中启动，其中滤泡性树突状细胞（FDCs）是激活抗原特异性 B 细胞并促进其分化成浆细胞或记忆 B 细胞的关键。Kruschinski 通过对婴儿脾脏石蜡切片观察发现婴儿生发中心反应受限且发育延迟，这基本上反映出 FDCs 发育延迟。而婴儿年龄越大，成熟的生发中心数量越多，即免疫应答能力的年龄依赖性。

（2）婴幼儿对蛋白疫苗抗体应答强度有限及短寿性：2 岁以下儿童对蛋白疫苗应答的另一限制是脾脏/淋巴结诱导特异性浆细胞的短寿性，抗体滴度的维持主要由存在于骨髓特异性"生存微环境"（survival niches）的长寿浆细胞介导，持续时间与免疫产生的长寿浆细胞数量和质量成正比。目前认为婴儿抗体短寿性的机制可能是生命初期骨髓基质细胞表达的一个或几个对抗原特异性浆细胞存活和分化所必需的信号因子缺失，因此无法长期维持到达骨髓微环境的浆细胞的存活和分化，导致免疫接种后诱导的抗体水平迅速下降。

为了规避低效和短寿命的抗体应答，往往需要重复接种才能产生抵御疾病的保护性抗体水平。如 Hib 结合疫苗，1～5 岁儿童仅需接种 1 剂次；而 6 月龄以下婴儿接种 3 剂次后保护率才能达到 90％[2]。这种策略有效弥补了疫苗接种后免疫力的衰减。此外，各剂疫苗接种的间隔时间也会影响婴儿对疫苗的应答，如以抗体几何平均滴度（geometric mean titer，GMT）评价婴儿接种脊髓灰质炎灭活疫苗（inactivated polio vaccine，IPV）免疫应答时，按照 2-3-4 月龄或 3-4-5 月龄的 IPV 免疫程序产生的免疫应答效果低于 2-4-6 月龄免疫程序。

2）T 细胞介导的体液免疫应答对婴幼儿疫苗接种的影响

大多数疫苗如类毒素、蛋白、灭活和减毒活疫苗等诱导抗体应答都依赖于 T 细胞辅助，T 细胞应答的特点是产生高亲和力抗体和持久免疫记忆。尽管足月婴儿血循环中

T 细胞绝对计数已接近成人水平,但 $CD4^+/CD8^+$ 的比值比成人高 3～4 倍,因此婴幼儿易感染疾病。婴幼儿与成人 T 细胞的差别之一是体内幼稚 T 细胞的比例较大,激发幼稚 T 细胞受体(TCR)往往需要更长的时间。CD28 分子和 CD40L 分别为 T 细胞和 B 细胞活化提供协同刺激信号,但婴儿 T 细胞表达 CD28 和 CD40L 水平有限,从而无法调节 T 细胞的活化以及记忆性 T 细胞的产生。

其次为诱导产生的干扰素(IFN-γ)水平较低。婴儿 T 细胞产生的 IFN-γ 仅为成人的 10%～20%,约 3 岁时达到成人水平。大多数常规疫苗仅能诱导有限的 IFN-γ T 细胞应答和优先的 Th2 反应,Vekemans 等人发现,婴儿接种 4 剂口服脊髓灰质炎疫苗(oral polio poliomyelitis vaccine,OPV)所产生的 IFN-γ 远低于成人接种 1 剂所产生的 IFN-γ。但也有一些疫苗仍可以在婴儿中诱导成人样反应,有研究发现,婴儿 2 月龄内接种 BCG 疫苗 $CD4^+$ T 细胞产生的 IFN-γ 浓度与成人相似,并且婴儿的应答也没有向 Th2 偏移。这提示研发某些特定疫苗和佐剂(包括复制活疫苗、DNA 疫苗、病毒样颗粒疫苗、CpG、阳离子脂质等特定佐剂)可以诱导成人样应答。

3) 母传抗体对婴幼儿免疫应答的影响

WHO 建议孕妇作为季节性流感疫苗的优先接种人群。多项研究发现在孕妇中接种 H1N1 流感疫苗安全有效,且能降低早产、低出生体重等不良出生结局的风险。Annette K. Regan 等人[3] 在 2012 年 4 月至 2013 年 12 月开展了一项有 58 008 名孕妇(其中包括接种 TIV 的 5 076 名孕妇和未接种疫苗的 52 932 名孕妇)参与的临床研究,结果显示接种组孕妇所分娩的婴儿发生死产风险比未接种组孕妇降低了 51%(aHR 校正风险比: 0.49),说明接种流感疫苗能有效保护婴儿。Jeanne S. Sheffield 等人[4] 在 2003 年 11 月至 2008 年 3 月(在 5 个流感流行季期间)开展了一项纳入 10 225 名孕妇(接种 TIV 的孕妇和未接种疫苗的孕妇)的临床试验: 随访期间,439 名孕妇在孕早期接种 TIV,8 251 名孕妇在孕中期和孕晚期接种 TIV。孕早期接种 TIV 的孕妇比孕中期和孕晚期接种 TIV 的孕妇所分娩的婴儿发生死产(0.3% *vs.* 0.6%,$P=0.006$)、新生儿死亡(0.2% *vs.* 0.4%,$P=0.01$)以及早产(5% *vs.* 0.6%,$P=0.004$)的风险都较低。孕妇在孕早期接种流感疫苗与新生儿发生畸形的风险升高无关,与总体死产率下降有关,说明疫苗接种时机是影响婴儿对流感疫苗免疫应答的因素。Stephens 等人[5] 开展的临床研究发现,在孕中期或孕晚期接种疫苗的孕妇所分娩的新生儿在儿童早期的住院率明显比未接种疫苗的孕妇所分娩的新生儿更低($RR=0.93$)。K. Zaman 等人[6] 于 2004 年 8 月至 2005 年 12 月在孟加拉国对 340 名孕妇(172 名孕妇接种流感灭活疫苗和 168 名孕妇接种 23 价肺炎球菌多糖疫苗)进行一项临床试验,发现接种流感疫苗的孕妇中发热性呼吸道疾病的发生率下降 29%,婴幼儿在出生 6 个月内发热性呼吸道疾病发生率也降低 36%。此外,孕妇接种流感疫苗后所生的婴幼儿,在出生后前 6 个月内实验室确诊流感病例的发生率下降 63%。Angelia A. Eick 等人[7] 于 2011 年报道一项关于 1 160 名孕妇接种流感疫苗的观察性研究：孕中期或孕晚期孕妇接种流感疫苗后所生的婴幼儿，其实验室确诊流感病例($RR=0.59$；95%CI：$0.37\sim0.93$)和流感样疾病住院风险($RR=0.61$；95%CI：$0.45\sim0.84$)要比孕期未接种疫苗孕妇所分娩的婴幼儿分别降低 41%、39%。孕期接种疫苗的孕妇所分娩的婴幼儿的抗体滴度越高，则被流感病毒感染的风险就越低。说明接种疫苗能有效保护婴幼儿。在美国佐治亚州，Saad B. Omer1 等人[8]于 2011 年报道了一项关于 4 326 名孕妇接种流感疫苗的回顾性队列研究：与未接种疫苗的孕妇相比，接种疫苗的孕妇出现早产($OR=0.28$；95%CI：$0.11\sim0.74$)、小于胎龄儿(指<37 周)($OR=0.31$；95%CI：$0.13\sim0.75$)的风险会降低，分别降低了 25%(未校正)、69%(校正)。以上临床研究表明流感疫苗能有效保护孕妇和婴儿。

孕妇在妊娠期期间接种疫苗可能会有效预防新生儿早期疾病。亚利桑那州的一项研究比较了妊娠前随机接种 HbOC、PRP-OMP 或 23 价肺炎球菌疫苗的孕妇所分娩的婴儿在出生时的抗-PRP 的抗体几何平均滴度高于接种 23 价肺炎球菌疫苗的孕妇所分娩的婴儿($P<0.01$)。在得克萨斯州，JA Englund 等人[9]于 1997 年报道一项关于孕妇接种 Hib 疫苗的观察性研究：孕妇随机接种 Hib、PRP-D、HbOC 疫苗后所生的婴幼儿在 2 月龄时抗-PRP 抗体浓度为 1.50、14.4、20.4 μg/ml，且婴幼儿在 6 月龄时抗-PRP 抗体浓度为 2.54、1.35、2.46 μg/ml。研究结果也显示接种疫苗的孕妇所分娩的婴儿具有明显更高的抗-PRP 抗体水平，说明母体免疫可以影响新生儿早期的免疫应答。

6.3.1.2 影响老年人疫苗免疫应答的因素

感染传染性疾病是老年人发病和死亡的主要原因，疫苗接种对于预防传染病至关重要。目前绝大多数发达国家推荐 65 岁以上老年人群常规接种 4 种疫苗：三价灭活流感疫苗(trivalent inactivated influenza vaccine，TIV)、带状疱疹疫苗、肺炎球菌疫苗以及百白破三联疫苗。然而，老年人免疫接种后对疫苗的应答能力远低于年轻人。Katherine 等综述了 1986—2002 年间 31 项年龄≥58 岁健康老年人接种流感疫苗 HAI 反应性临床试验，发现老年人群中的疫苗有效性仅为 17%～53%，而年轻人中流感疫苗有效性通常为 70%～90%，故在年轻人中能达到临床保护效果的流感疫苗在老年人中可能无法提供相同保护。同时，也发现老年人接种成人百白破疫苗，破伤风-白喉疫苗和水痘-带状疱疹疫苗后的保护持续时间减少。

免疫衰老是指随着年龄增长，个体免疫系统应答能力和抗感染减弱的过程，表现为固有免疫和适应性免疫应答不同程度的减退，主要为适应性免疫应答的改变。免疫衰老是老年人免疫原性和有效性降低的主要原因，主要特征是机体对新抗原应答能力减弱和持久免疫记忆减退，此外还涉及抗原提呈细胞的抗原摄取和抗原、呈递功能受损、由胸腺退化而导致的初始 T 细胞($CD4^+$和$CD8^+$)耗竭、记忆/效应 T 细胞蓄积、T 细胞受体的基因多态性减少、B 细胞谱系多样性降低、体细胞超突变及其所致的低亲和力抗体应答等改变。详见表 6-1。

表 6-1　免疫系统衰老的主要改变总结

受影响的细胞	受衰老影响的功能
自然杀伤细胞	清除感染细胞/细胞毒性 分泌细胞因子
中性粒细胞和单核细胞/巨噬细胞	趋化作用 清除病原体/杀菌功能 吞噬作用 TLR 信号传导
树突状细胞	吞噬作用 抗原呈递
T 淋巴细胞	初始 T 细胞(CD4 和 CD8) 抗原感受性 T 细胞(CD4 和 CD8) T 细胞多样性
CD4 T 细胞和 B 淋巴细胞	高亲和力抗体反应
B 淋巴细胞	初始 B 细胞 类别转换重组、体细胞超突变 对新抗原的反应

　　为克服免疫衰老的局限性,更好地保护老年人群,首先要增加现有流感疫苗、肺炎疫苗、百白破疫苗和带状疱疹疫苗等的接种率,其次要更加深入研究各疫苗在老年人群的适用性及应用前景,采用符合老年人群特点的配方、免疫程序,改进免疫途径,以提高疫苗在老年人群中的免疫原性和持久性。

　　增强老年人免疫应答能力的途径之一是加大疫苗抗原剂量。大量研究表明高剂量三价灭活流感疫苗(60 μg)在 65 岁以上老年人中安全性和耐受性较好,并且与标准剂量疫苗(15 μg)相比,能诱导更强的免疫反应。Falsey 等于 2009 年进行了一项随机双盲对照多中心Ⅲ期临床试验,比较了标准剂量(standard dose,SD)的 TIV 与高剂量(high dose,HD)TIV 在 3 883 名 65 岁及以上人群中的免疫原性,接种疫苗第 28 天 HD 疫苗组平均血凝抑制抗体滴度(hemagglutination inhibition titer,HI)相较于 SD 疫苗组显著增加,而不良反应发生率或严重程度没有随之增加。另一项于 2009—2010 年流感季在美国 9 172 名 65 岁以上老年人中进行的多中心、双盲、Ⅲb 期随机对照研究表明,接种疫苗后高剂量组 HI≥1∶40 的受试者所占比例明显高于标准剂量组,在意向治疗分析集中,当疫苗株和流行株匹配时 HD 疫苗预防流感病毒各亚型的效力相比 SD 疫苗高12.6%,并且高剂量组和低剂量组不良反应发生率没有显著差异[10]。这些结果表明增加疫苗剂量能为老年人预防流感感染提供更多的保护益处。美国食品药品监督管理局(FDA)已于 2009 年 12 月批准高剂量三价流感疫苗(每剂各含 HA 60 μg)用于 65 岁及以上老年人接种。

佐剂也是近年改善老年人免疫应答能力的一个热点。目前已经开发了水包油乳剂 MF59 和 AS03 佐剂的 TIV,以增加老年人对流感疫苗接种的免疫应答,研究发现上述两种佐剂类疫苗比常规无佐剂疫苗在老年人中有更高的免疫原性。一项在意大利开展的 107 661 名 ≥65 岁老人在 3 个流感流行季的前瞻性临床试验表明,与无佐剂 TIV 相比,该佐剂类疫苗不仅能增加抗原特异性抗体滴度,还具有诱导交叉保护的作用。迄今为止,已有 30 个以上的国家推荐 MF59 TIV 应用于 60 或 65 岁以上老年人群。

AS03 为另一种与 MF59 相似的被获准应用于人体的新型流感疫苗水包油乳佐剂。一项涵盖美、加、法等 15 个国家 43 802 名 65 岁以上老年人的大规模随机临床试验,比较了含 AS03 佐剂 TIV 与无佐剂 TIV 预防老年人流感感染的效力。研究发现含 AS03 佐剂 TIV 对三种毒株的整体效力比无佐剂的 TIV 高 12%,与非佐剂型 TIV 相比,AS03 佐剂疫苗更有利于预防某些亚型流感感染。MF59 和 AS03 佐剂不仅能增强疫苗的免疫原性、减少疫苗抗原含量,还能扩大疫苗的免疫保护范围,提供交叉保护作用,合理应用可达到增强和持久保护老年人群的目的。

2011 年 5 月,美国 FDA 批准了首例皮内接种 TIV,可用于 60 岁以上老年人。美国在连续 3 个流感季节期间进行了一项随机、对照、开放标签的Ⅲ期临床试验,对 3 707 名 60 岁以上老年人随机通过皮内或常规肌肉接种 TIV,比较两种接种途径在老年人中的免疫原性。两种疫苗都具有良好的耐受性,首次接种疫苗后皮内接种疫苗组几何平均 HI 和血清保护率均高于肌内注射疫苗($P<0.05$)。两组的不良反应发生率无统计学差异[11]。这表明皮内接种能在保证安全的情况下显著地提高抗体老年人群的免疫应答能力,为寻求老年人群免疫的合适途径提供了新方法。

6.3.2 性别对疫苗免疫应答的影响

目前认为,男女接种同一类型疫苗产生的免疫应答有显著差异,尤其是病毒类疫苗。这种差异主要由于两性性激素分泌不同所导致。性激素通过三种途径作用于免疫系统:改变 T、B 细胞表型和细胞功能;影响 IgG 水平及 IgG 合成动力学;影响细胞因子的合成,进而增强或削弱免疫应答,从而导致男性和女性细胞免疫、体液免疫和炎症反应的差异性。

女性接种疫苗后的抗体免疫应答通常比男性更强,Sabra 等总结了关于 18 种疫苗 53 项临床试验的性别差异数据,结果显示,接种针对流感、黄热病、风疹、麻疹、腮腺炎、甲肝与乙肝、单纯疱疹、狂犬病、天花和登革热等疫苗后女性相应抗体水平高于男性[12]。Engler 等在美国进行了一项前瞻性、单盲、随机临床试验以评价年龄、性别和剂量这 3 种因素对肌内注射 TIV 免疫原性的影响,血凝分析显示,同一年龄层和剂量组中,女性对所有毒株的血清 GMT 均高于男性,18～49 岁以下健康女性可接种较男性抗原含量减半的 TIV。

分析疫苗有效性的性别差异十分重要。Lawence 等在澳大利亚、加拿大、英国、美国等多个国家进行了两项基于重组糖蛋白 D 的单纯疱疹病毒 2 型(HSV-2)疫苗的随机、双盲、多中心临床试验,对 847 例 HSV-1 和 HSV-2 血清阴性的受试者(女性为 268 例)和 1 867 例 HSV-2 血清阴性(女性为 710 例)的受试者按照 0、1 和 6 月免疫程序接种 HSV-2 疫苗或安慰剂。结果提示该疫苗预防女性受试者的 HSV-2 感染的效力为 73%,但在男性受试者中效力仅为 11%,这表明个体性别可能会影响疫苗效力,甚至可能用于预测疫苗的保护性免疫效应。

同男性相比,尽管女性接种疫苗后产生的更为强烈的免疫反应可以惠及个体,但由此也带来了更频繁更严重的局部和全身不良反应。这主要是性激素会影响 Th 平衡,接触病原菌或抗原刺激后,女性会产生较强的以 Th1 为主的免疫反应。有部分疫苗试验分析了接种疫苗后不良反应的性别差异,Cook 等于 2009 年筛选分析了关于疫苗接种后不良反应性别差异的 57 项疫苗临床研究,其中涉及 16 种疫苗的 54 项研究显示,女性接种疫苗后的局部炎症、头痛、发热、恶心、皮疹和疲劳等不良反应情况较男性更常见,且在婴儿至老年等各个年龄组中均观察到对疫苗不良反应的性别差异。这项研究还揭示了相对于男性来说,女性患多发性硬化症、类风湿关节炎和红斑狼疮等自身免疫性疾病风险更高的原因。因此,疫苗设计、佐剂应用和疫苗策略应从婴儿开始,注重性别差异,降低对女性的不良反应,并增强对男性的免疫原性。

综上所述,性别对疫苗免疫应答存在一定影响,在实施精准免疫时,应考虑性别差异并制定相应免疫策略,以实现免疫效果的最优化。

6.3.3 遗传因素对疫苗免疫应答的影响

疫苗由于其介导的免疫反应具有多变性,因而接种疫苗后所产生的实际保护效果是因人而异的。一些个体在接种某些特定的疫苗后甚至完全没有免疫反应。对于疫苗免疫应答的变异性和疫苗接种后无应答的相关研究中证据最多的是麻疹和乙肝两种疫苗,这两种疫苗初次接种失败的发生率分别为 2%～10% 和 5%～20%。此外,在一些经标准免疫程序接种过麻疹疫苗的人群中仍有麻疹的发生。疫苗免疫的失败固然与特定的疫苗本身有关,但这种现象却极少出现在破伤风类毒素的免疫后。

疫苗免疫应答的变异性一方面由外部环境因素决定,另一方面取决于疫苗接种者的遗传背景。遗传因素对疫苗免疫应答的影响通常被认为是基于免疫应答相关基因的多态性,且免疫应答相关基因比其他类型基因更具多态性。免疫遗传学研究已经发现人类白细胞表面抗原(HLA)Ⅰ类和Ⅱ类分子的不同等位基因以及细胞因子、细胞因子受体和固有免疫相关(如 Toll 样受体,TLRs)基因的单核苷酸多态性(SNP)在一定程度上决定了疫苗保护性免疫应答,包括中和抗体水平的个体间差异。也就是说,适应性免疫反应相关基因(如 HLA 基因)的变异性和早期固有免疫反应相关基因的变异性都会影响个体对不同疫苗的免疫反应。

在免疫应答产生的过程中,免疫细胞或组织内数百万的功能分子(如基因、RNA 分子、蛋白质和代谢产物)会形成一个复杂的通路网络,密切协调以产生生物效应(如产生抗体、细胞分化、干扰素 α 释放、激活内质网应激通路等),若采用传统方法单独研究免疫系统的每个成分,所得到的可能是遗传与免疫系统的一种狭隘和孤立的知识。随着对免疫系统的复杂性及其决定因素(包括宿主遗传水平)的理解不断加深,已经证明使用系统生物学的方法来评价在免疫应答中各种过程和网络间是如何相互作用(即通过高通量技术获得成千上万的基因、RNA 分子、蛋白质和代谢产物的整体观,从而了解驱动免疫应答的生物网络的整体结构)要比试图分离和鉴定免疫应答的各个环节更为成功。运用系统生物学方法阐明疫苗免疫原性的特定分子特征不仅可能发现新的保护性免疫指标,而且能够更好地解释疫苗反应在人群中的变异性。同时,运用系统生物学方法寻找评价疫苗反应性的遗传标记预期可以实现预测疫苗免疫成功或不良反应的可能性。

6.3.3.1 疫苗免疫应答的相关基因及其多态性

诱导和产生免疫应答的过程中,每一个环节都是在多种不同基因的精确控制下进行的。基因调控的免疫应答过程涉及病原体识别(如模式识别受体 PRRs),抗原摄取、加工和呈递(如 HLA、抗原加工相关转运体 TAP、伴侣蛋白、热休克蛋白、蛋白酶体和 TAP 相关蛋白),B 细胞和 T 细胞功能,免疫调节以及效应细胞或辅助细胞(如中性粒细胞)的功能。表 6-2 简要列举了疫苗免疫应答的相关基因类型。

表 6-2　疫苗免疫应答的相关基因

功　　　能	基　　　因(例)
黏附、侵入和复制(活疫苗)	CD150/SLAM(信号淋巴细胞活化分子,麻疹病毒受体)
抗原识别	Toll 样受体(TLRs)等
抗原摄取及固有免疫的激活	HLA-Ⅲ类基因(补体蛋白 C3 和 C4),共刺激分子(CD80,CD86),CD21,CD35,杀伤细胞免疫球蛋白样受体(KIRs)
抗原加工和呈递	HLA-Ⅰ/Ⅱ类基因,TAP,CD21,CD35
B/T 淋巴细胞功能	CD40,CD40 配体,B/T 细胞受体,G 蛋白
免疫调节	细胞因子,单核因子,C-C 趋化因子(及其受体)
效应和辅助细胞功能	Fc 受体

在固有免疫应答中识别特定病原体相关的分子模式（pathogen-associated molecular patterns，PAMPs)需要依赖于有限的一组模式识别受体(pattern recognition receptors，PRRs)，这些PRRs能够触发炎症反应并能有效地将入侵的病原体清除。减毒活疫苗在接种的宿主体内有限复制，携带病毒的遗传物质，结合PRRs并激活固有免疫系统。这种减毒活疫苗模仿自然感染，转运到多种免疫器官和组织中，引起类似于完全复制病原体引起的免疫反应[13]。PRRs包含有四大类：Toll样受体(toll-like receptor，TLRs)；NOD样受体(nucleotide oligomerization domain-like receptors，NLRs)；RIG-I样受体(retinoic acid inducible gene-I-like receptor，RLRs)和C型凝集素受体(c-type lectin receptors，CLRs)(见表6-3)。其中TLRs是早期固有免疫应答中入侵病原体的最佳特征受体。TLRs广泛存在于固有免疫系统细胞(如DCs、巨噬细胞、肥大细胞及中性粒细胞)、内皮细胞和成纤维细胞中，通过识别病原体RNA和蛋白从而诱导细胞因子和干扰素产生。表6-3列出了PRRs所识别配体及现有疫苗中含有的相应配体。

表6-3　PRRs所识别配体及现有疫苗中含有的相应配体

受　体	配　体	疫苗中已证实的配体
TLR1	某些细菌脂蛋白	
TLR2	肽聚糖，脂蛋白，糖脂，脂多糖	BCG，Hib-OMP，肺炎球菌多糖
TLR3	病毒双链RNA	
TLR4	细菌脂多糖	BCG，肺炎球菌多糖，HPV-VLPs，ASO2和ASO4佐剂
TLR5	细菌鞭毛蛋白	
TLR6	脂磷壁酸，脂肽	
TLR7	单链RNA	黄热病疫苗，流感减毒活疫苗，流感全病毒疫苗
TLR8	单链RNA	黄热病疫苗
TLR9	未甲基化CpG寡核苷酸	黄热病疫苗
TLR10	未知	
NALP3	多配体	铝佐剂
NOD1，NOD2	肽聚糖	肺炎球菌多糖

随着对TLRs作用的不断深入了解，越来越多的研究发现TLRs及其通路基因多

态性与疫苗免疫应答变异性和传染病易感性相关。

近年来,具有激活固有免疫反应功能的 KIRs 基因多态性开始受到关注。KIRs 位于自然杀伤细胞表面,通过结合被感染细胞表面的 HLA-Ⅰ类分子来发挥自然杀伤细胞的作用。KIR 基因家族的变异性很大且一些变异与 HIV 病毒、人乳头瘤病毒和丙肝病毒的易感性有关,但 KIRs 基因对疫苗的免疫应答的影响尚需更多的研究证实。

HLA 复合体的主要功能是以其产物提呈抗原肽进而激活 T 淋巴细胞,因而 HLA 在人体中对启动适应性免疫应答起到至关重要的作用。编码 HLA 的基因位于人类 6 号染色体短臂上,*HLA* 基因可分为 HLA-Ⅰ类、HLA-Ⅱ类和 HLA-Ⅲ类 3 个基因区。HLA-Ⅰ类区包含 *HLA-A*、*HLA-B* 和 *HLA-C* 3 个经典的 HLA-Ⅰ类基因,HLA-Ⅱ类基因区包括 *HLA-DP*、*HLA-DQ*、*HLA-DR* 3 个经典的 HLA-Ⅱ类基因。此两类基因的产物具有抗原呈递功能,显示极为丰富的多态性,直接参与 T 细胞的激活和分化,参与调控适应性免疫应答。HLA-Ⅲ类基因主要参与调控固有免疫应答,不显示或仅显示有限的多态性。HLA-Ⅰ类基因中 *HLA-A* 已知有 41 种等位基因,*HLA-B* 有 71 种等位基因,*HLA-C* 有 27 种等位基因。每个 HLA-Ⅱ类分子都包含了多态的 $\alpha1$ 和 $\beta1$ 链(分别由 A 基因和 B 基因编码),其编码基因中 *DPA1* 至少有 7 种等位基因,*DPB1* 至少有 51 种等位基因;*DQA1* 至少有 10 种等位基因,*DQB1* 至少有 20 种等位基因;*DRA1* 是单形态的,而 *DRB1* 至少有 72 种等位基因。HLA-Ⅰ类分子表达于所有有核细胞表面,主要呈递内源性抗原给 $CD8^+$ 细胞毒性 T 细胞($CD8^+$ CTLs)。HLA-Ⅱ类分子主要表达于抗原呈递细胞如 B 细胞、单核巨噬细胞和树突状细胞表面,主要呈递外源性抗原给 $CD4^+$ Th 细胞从而进一步激活抗体分泌型 B 细胞和 $CD8^+$ CTLs。由于疫苗接种后抗体的产生通常是由 HLA-Ⅱ类分子限制的 $CD4^+$ Th 细胞介导,HLA-Ⅱ类基因型很可能就是影响抗体产生的一个关键因素。更具体地说,如果一个个体的 HLA-Ⅱ类分子没有与一个特定抗原的肽段相结合,那么这个个体就会产生无应答状态且无法激活 $CD4^+$ Th 细胞。

此外,许多研究已经发现 HLA 复合体的多态性并不能解释影响疫苗免疫应答的全部遗传变异。因此,在免疫反应过程中一些其他相关基因的变异也需要考虑。进一步的研究表明许多基因和环境因素都会影响疫苗的免疫反应,越来越多的遗传学研究、前瞻性的疫苗试验、双生子研究以及系统生物学研究都在致力于分析这些影响因素并找到其中涉及的特定的基因。

6.3.3.2 遗传因素对疫苗免疫应答的影响:双生子研究

双生子有相似的生活环境,而且他们分别有 100% 和 50% 相同的 DNA 序列。因此,通过比较同卵双生子与异卵双生子各自组内接种疫苗后免疫应答的一致率,可以评估遗传力和遗传变异对疫苗免疫应答变异性的贡献程度。表 6-4 对评估疫苗免疫应答遗传度的双生子研究进行了汇总。

表 6-4 评估疫苗免疫应答遗传度的双生子研究

研 究	地点	年龄	DZ[a]	MZ[a]	疫苗	免疫指标	遗传度/% (95%CI)
Newport, et al. [14]	冈比亚	5 月龄	159	48	卡介苗	IFN-γ/PPD	41(10～71)
						IL-13/PPD	46(5～75)
						IFN-γ/KMTB	39(3～71)
						IL-13/HSP65	50(29～67)
					乙肝	Anti-HBs Ab	77(63～85)
					破伤风	Anti-TT Ab	44(16～70)
						IL-13/TT	64(50～75)
					脊灰	Neutralizing Ab	60(43～73)
					白喉	Anti-DT Ab	49(17～77)
					百日咳	IFN-γ/PER	53(35～67)
						IFN-γ/FHA	65(50～76)
						IL-13/PT	57(40～71)
Lee, et al. [15]	冈比亚	5 月龄	147	43	Hib	Anti-PRP Ab	51(32～66)
Höhler, et al. [16]	德国	18～65 岁	95	96	乙肝	Anti-HBs Ab	61(41～81)
Tan, et al. [17]	美国[b]	2～18 岁	55	45	麻疹	Anti-measles Ab	88.5(52.4[c])
					腮腺炎	Anti-mumps Ab	38.8(1.6[c])
					风疹	Anti-rubella Ab	45.7(4.9[c])
Yan, et al. [18]	中国	1 岁	90	82	乙肝	Anti-HBs Ab	91(76～97)

DZ: 异卵双生子;MZ: 同卵双生子;PPD: 纯化蛋白衍生物;KMTB: 灭活结核分枝杆菌;HSP65: 65 000 热休克蛋白;HBs: 乙肝表面抗原;TT: 破伤风类毒素;DT: 白喉毒素;PER: 百日咳杆菌黏附素;FHA: 丝状血凝素;PT: 百日咳毒素;PRP: 聚核糖基核糖醇。a: DZ 和 MZ 的人数;b: 主要为高加索人;c: 单侧置信区间的下限;d: 某些情况下分析的样本量较小。本研究中 BCG 和百日咳疫苗的 IgG 反应,HSP65、PT 和 TT 的 IFN-γ 反应以及 KMTB、PER 和 FHA 的 IL-13 反应的遗传度均无统计学意义。

在冈比亚,207 对双胞胎在出生时被招募进入一项双生子研究,在婴儿 5 个月龄时(此时免疫系统尚未发育成熟且母传抗体依然存在)检测接种疫苗的免疫反应[14, 19]。通过比较同卵双生子与异卵双生子各自组内疫苗免疫应答水平的相关性来评估环境与遗传因素对疫苗免疫应答的影响。研究发现疫苗免疫后抗体与细胞因子应答在个体间差异很大。抗体反应的遗传度(有统计学意义的)在接种乙肝、脊髓灰质炎、破伤风和白喉疫苗后分别为 77%、60%、44% 和 49%,即 77%、60%、44% 和 49% 的乙肝、脊髓灰质炎、破伤风和白喉疫苗所诱导的抗体水平差异是由遗传因素所决定的。类似的,一项在对中国的双生子婴儿研究中,通过比较 82 对同卵双生子与 90 对异卵双生子各自组内乙肝疫苗免后抗体水平的相关性来评估遗传与环境因素对疫苗免疫应答的影响,结果显示该研究人群乙肝抗体反应的遗传度为 91%[18]。细胞因子反应的遗传度(有统计学意义的)在接种破伤风、百日咳和 BCG 疫苗后相对较低,相应 IFN-γ、IL-13 的遗传度水平在 39%～65%之间。此研究也发现母传抗体并没有显示出具有统计学意义的遗传度水平,如在接种破伤风疫苗前同卵双生子与异卵双生子各自组内抗破伤风类毒素抗体水平有非常高的一致性,其遗传度计算的结果非常低(7%)。这一结果可能是由于仍有许多非遗传因素影响着母体抗体水平以及婴儿母传抗体水平。此研究进一步采用通路分析方法比较 HLA 基因完全相同和 HLA 基因不同的异卵双生子的免疫应答来评估 HLA Ⅱ类基因对疫苗免疫应答的影响,同时通过比较 HLA 基因完全相同的同卵双生子与异卵双生子疫苗免疫应答水平来评估非 HLA 基因对疫苗免疫应答的影响。结果显示 DRB1 基因座之外的基因与各疫苗免后的抗体反应水平相关(59%～78%的抗体水平的差异性由非 DRB1 基因决定),而 HLA-Ⅱ类基因与抗体反应水平无关。破伤风和百日咳疫苗接种后的细胞因子反应,即抗原特异性的 IL-13 和 IFN-γ 水平也主要与非 HLA 基因相关。然而,BCG(该疫苗主要介导 CD4$^+$ Th 细胞反应)免后的 IFN-γ 水平主要受 HLA-Ⅱ类基因影响(遗传度为 76%,95%CI:61%～85%)[14]。此研究对象主要为婴幼儿(免疫系统尚未成熟),与婴幼儿免疫后抗体反应相关的主要为非 HLA 基因,这一结果与成人(免疫系统更加成熟)研究相反,成人研究中 HLA-Ⅱ类基因对抗体反应及免疫失败起到至关重要的作用,特别是在乙肝和麻疹疫苗接种后(详见下文)。这一现象表明可能随年龄增长 HLA 基因对免疫应答的影响越来越大,未来研究应更多关注 HLA-Ⅱ类基因与年龄因素的交互作用对抗体反应影响。此外,在这项研究之后的跟踪调查中,采用相同方法分析 43 对同卵双生子和 147 对异卵双生子接种 Hib 疫苗后的免疫应答水平得到 Hib 疫苗免疫应答的遗传度为 51%[15]。

Höhler 等[16]在成人(免疫系统成熟)双生子研究中发现了遗传因素对乙肝疫苗免疫应答有显著影响(遗传度为 61%)以及与甲肝疫苗免疫应答有可疑的相关性(遗传度为 36%)。此研究中,202 对双胞胎被纳入一项开放性前瞻性研究,所有研究对象为高加索人种。模型拟合分析遗传和环境因素对疫苗免疫应答的影响,结果显示出 DRB1＊01、DRB1＊11 和 DRB1＊15 这 3 种等位基因与乙肝疫苗高应答水平相关。乙肝疫苗免疫应答的遗传度(61%,95%CI:41%～81%)中 25%是归因于 DRB1 的等位基因(通过比较携带相同 DRB1 等位基因的异卵双生子和携带不同 DRB1 等位基因的异卵双生子各自组内疫苗免疫应答水平的相关系数),另外 36%是归因于其他基因。也就是说影响乙肝疫苗免疫应答的遗传因素中 40%因素与 HLA 基因有关,余下 60%因素与非 HLA 基因有关。然而,这只是粗略的估算,因为 HLA 基因完全相同的异卵双生子的人数很少。Höhler 研究组利用双生子研究中采集分离的 PBMC 样本进行的体外实验[20]也发现 T 细胞识别的 HLA-抗原肽结合物的变异性对乙肝表面抗原诱导的 T 细胞反应水平有决定性影响。此外,已有研究表明一些非 HLA 基因可以影响乙肝疫苗的免疫应答水平,如 IL-10、维生素 D 受体基因和甘露糖结合凝集素(MBL)。IL-10 是一种重要的具有免疫调节功能的细胞因子,一方面可抑制炎性细胞因子分泌,但另一方面又可刺激抗体产生及 MHC-Ⅱ 类基因表达。Höhler 等在后续研究中发现抗 HBs 抗体反应有 27% 的遗传因素与 IL-10 启动子的单倍型有关。IL-10ACC 单倍型(−1082、−819 和−592)对抗 HBs 抗体的产生有显著影响。这一启动子的单倍型可能导致 IL-10 的合成减少。携带这种 ACC 单倍型的个体所产生的抗 HBs 抗体水平比未携带这种单倍型的个体高近两倍($P<0.003$)。相反,相对于纯合子的−1082G 等位基因,含有−1082A 等位基因可抑制甲肝抗体的产生($P<0.012$)。因此,尽管 MHC 基因对疫苗免疫应答很重要,一些非 MHC 基因,特别是 IL-10 决定了一半以上的乙肝疫苗免疫应答的遗传度水平。

Tan 等[17]在一项双生子研究中分析了遗传因素对麻腮风疫苗免疫后抗体水平的影响。这一研究纳入了 100 对 2～18 岁的高加索人种的双胞胎,每对双胞胎研究对象至少接种了一针次的麻腮风疫苗。通过对同卵双生子与异卵双生子各自组内疫苗免疫应答水平相关性的差异性分析得出麻疹疫苗抗体反应的遗传度为 88.5%、腮腺炎疫苗抗体反应的遗传度为 38.8% 以及风疹疫苗抗体反应的遗传度为 45.7%。由此可见,宿主遗传因素对麻腮风疫苗中 3 种不同抗原所产生的免疫应答水平有着不同影响,遗传因素对麻疹疫苗免疫应答的影响明显高于另两种疫苗。

关于上述双生子研究,其研究设计具有一定的局限性,如只是假设双生子是在相似的环境中成长并且双生子的样本量通常比较小,研究结果中计算出的遗传度也只能代表该研究人群的水平并且无法显示到底与多少基因相关或潜在基因模式到底如何。然而,双生子研究还是毫无疑问地有助于探索遗传因素的重要性和一些特殊基因的作用。

6.3.3.3 遗传因素对疫苗免疫应答的影响:关联性及队列研究

除了双生子研究,人群关联性研究及前瞻性疫苗接种队列研究也被用于探索影响疫苗免疫应答的遗传因素。同时,随着遗传学、基因组学以及相关技术领域的发展,高通量技术在探索遗传因素对疫苗免疫应答影响的关联性或队列研究中已经被广泛地用于鉴定与疫苗免疫应答相关的宿主基因。

1) 乙肝疫苗

关于等位基因变异与乙肝疫苗免疫应答相关性的研究中,Mineta 等人[21]在日本对 339 名 21～25 岁成人按 0、1、6 月接种程序皮下注射 20 µg 乙肝疫苗后分析了 7 个 HLA Ⅰ类、Ⅱ类基因的等位基因与乙肝疫苗免后抗体水平的相关性,主要发现 *HLA-B46*、*HLA-B7*、*HLA-DRB1 * 08032*、*HLA-DRB1 * 0101*、*HLA-DRB1 * 1403*、*HLA-DPA1 * 0103*、*HLA-DPB1 * 0402*、*HLA-DPB1 * 0202* 和 *HLA-DPB1 * 1301* 与乙肝抗体水平呈正相关关联,而 *HLA-A * 2602*、*HLA-A * 1101*、*HLA-B35*、*HLA-B70*、*HLA-DRB1 * 0405*、*HLA-DRB1 * 0406*、*HLA-DRB1 * 0802*、*HLA-DRB1 **

0401、*HLA-DRB1 * 1101*、*HLA-DQA1 * 0302*、*HLA-DQA1 * 0301*、*HLA-DQA1 * 0104*、*HLA-DQA1 * 0601*、*HLA-DQB1 * 0401*、*HLA-DQB1 * 03032*、*HLA-DQB1 * 0302* 和 *HLA-DPB1 * 1401* 与乙肝抗体水平呈负相关关联。在另一项研究中，Langö-Warensjö 等人[22]在瑞典从 1 335 名经 0、1、6 月程序皮内注射 2 μg 乙肝疫苗的 30～50 岁成人中选取了 122 人（无应答者 53 人，正常应答者 69 人），分析此人群的 3 个 HLA II 类基因的等位基因及其单倍型与乙肝疫苗免后抗体应答的关联，主要发现在无应答人群中较少出现 *HLA-DQB1 * 0602*、*HLA-DQB1 * 0603*、*HLA-DQA1 * 0103*、*HLA-DRB1 * 1301* 和 *HLA-DR15* 这 5 种等位基因以及 *HLA haplotype DQB1 * 0602*；*DQA1 * 0102*；*DR15* 和 *HLA haplotype DQB1 * 0603*；*DQA1 * 0103*；*DRB1 * 1301* 这两种单倍型，而更多的出现 *DQB1 * 0604*、*DRB1 * 1302* 等位基因及 *HLA haplotype DQB1 * 0604*、*DQA1 * 0102*、*DRB1 * 1302* 单倍型。此外，一些非 HLA 基因的等位基因变异也会对乙肝疫苗免疫应答产生影响，如 Höhler 等人[23]的研究主要发现 C4AQ0 等位基因与乙肝疫苗免后抗体水平呈负相关关联，Lindemann 等人[24]的研究主要发现 GNB3 825 T 等位基因与乙肝疫苗免后淋巴细胞增殖反应呈正相关关联，而 Yucesoy 等人[25]的研究发现 IL-1β +3953 T 等位基因与乙肝疫苗免后的抗体及淋巴细胞增殖反应均呈正相关关联。

在一项有关 SNPs 与乙肝疫苗免疫应答相关性的研究中，Hennig 等人[26]在冈比亚地区对婴儿期接种乙肝疫苗的受试者 19 年后乙肝抗体水平的监测中选择了 32 名抗体无应答者及 630 名正常应答者，分析此人群的 133 个基因的 715 种 SNPs 与乙肝抗体水平的相关性，之后又选择了 339 人对其中的 43 种 SNPs 的结果进行了验证，研究发现 IFNG(rs2069727)、IL10RA(rs2508450)、ITGAL(rs2230433 和 rs4243232)与乙肝疫苗免后高抗体水平相关，而 MAPK8(rs3827680)与乙肝疫苗免后低抗体水平相关。Davila 等[27]从印度尼西亚进行的一项大规模临床试验中（两针次的 20 μg 乙肝疫苗接种）选择了 981 名抗体水平正常的受试者与 665 名抗体无应答的受试者，分析了 914 个免疫基因的 6 091 个 SNPs 与乙肝疫苗免后抗体水平的相关性，结果表明 TGFB2(rs2799090)、HLA-DRA(rs5000563，rs2395177 和 rs2395182)、KLRF1(rs2232548)和 TGFB3(rs3917210)与乙肝疫苗免后高抗体水平有关，而 FOXP1(rs6789153)、IL6ST(rs6870870)、HLA-B(rs2523619)、BTNL2(rs3817943，rs2076523，rs3793127 和 rs3763309)、HLA-DRA(rs7192)、HLA-DQB1(rs6928482 和 rs6906021)、LY6H(rs7461107)、TNFSF15(rs6478108 和 rs4263839)、C5(rs1978270 和 rs7029078)、MBL2(rs2506)、CCL15(rs854692 和 rs854625)及 LILRB4(rs1654668)与乙肝疫苗免后低抗体水平有关。

2）麻腮风疫苗

关于等位基因变异与麻腮风疫苗免疫应答相关性的研究中，Poland 等人[28]分析了美国 242 名在 15 月龄时接种过一针次麻腮风疫苗的研究对象(包括了 72 名免后抗体阴性者、93 名抗体阳性者和 77 名抗体高水平者)的 HLA Ⅱ类基因的等位基因变异与抗体水平的相关性,主要发现 *HLA-DQA1 * 02：01*、*HLA-DQA1 * 05：01*、*HLA-DQB1 * 02：01* 和 *HLA-DRB1 * 03* 与麻疹抗体水平呈负相关关联。另一项研究中,Ovsyannikova 等人[29]分析了 346 名先前接种过两针次麻腮风疫苗的美国学龄儿童和青少年的 HLA Ⅰ类基因的等位基因与疫苗免疫应答的相关性,发现 *HLA-B * 3503* 和 *HLA-CW * 1502* 与风疹疫苗免后淋巴细胞增殖水平呈正相关关联,而 *HLA-B * 3901* 与风疹疫苗免后淋巴细胞增殖水平呈负相关关联,该研究也提示了 *HLA-B * 2705*、*HLA-B * 4501*、*HLA-Cw * 0303* 和 *HLA-Cw * 0704* 等位基因可能与风疹抗体阳性有关。此外,Ovsyannikova 等人[30]的另一项研究中分析了 106 名先前接种过两针次麻腮风疫苗的 14~17 岁美国青少年 HLA Ⅰ类和Ⅱ类基因的等位基因与疫苗免后细胞因子水平的相关性,结果表明 *HLA-A * 0201*、*HLA-DQB1 * 0501* 和 *HLA-DRB1 * 0101* 等位基因与风疹疫苗免后血清中高 IFN-γ 的水平有关,而 *HLA-A * 2402* 和 *HLA-A * 6801* 与风疹疫苗免后血清中低 IFN-γ 的水平有关;*HLA-A * 0201*、*HLA-B * 4901* 和 *HLA-DRB1 * 1302* 与风疹疫苗免后血清中高 IL-10 的水平有关,而 *HLA-A * 6801* 与风疹疫苗免后血清中相对较低的 IL-10 水平有关。

关于 SNPs 与麻腮风疫苗免疫应答相关性的研究中,Dhinan 等人[31]选择了 118 名先前接种过两针次麻腮风疫苗的美国学龄儿童和青少年,分析该人群的 6 种细胞因子基因及其受体基因的 SNPs 与疫苗免疫应答的相关性,发现 IL2(rs2069762 和 rs2069763)与麻疹疫苗免后高抗体水平及高淋巴细胞增殖反应有关、IFNG(rs1861494) 和 IL2RA(rs706781)与麻疹疫苗免后血清高 IL-10 水平有关以及 IL4RA(rs2234898) 和 IL12Ap30(rs582537)与麻疹疫苗免后血清高 IL-12 水平有关,而 IL2(rs2069762 和 rs2069763)、IL10(rs1800890、rs1800871 和 rs1800872)和 IL12RB(rs3790567 和 rs372889)与麻疹疫苗免后低抗体水平及低淋巴细胞增殖反应有关。2010 年,Ovsyannikova 等人就同一项研究连续发表了两篇论文,该研究分析了 714 名接种了两针次风疹疫苗的 11~19 岁美国儿童的 148 个候选 SNPs(与固有免疫相关的基因)与疫苗免疫应答的相关性,该研究中与免疫后抗体水平相关性的结果表明 RARB(rs4416353 和 rs6793694)、RIG-I(DDX58)(rs10813831)及 TRIM22(rs2179)与风疹疫苗免疫后低抗体水平有关,而 RIG-I(rs669260)和 TRIM5(rs3824949)与风疹疫苗免疫后高抗体水平有关;该研究中与免疫后细胞因子水平相关性的结果表明 RARA、RARB、TOP2B、RARG 和 RXRA 基因的 22 个 SNPs 与风疹疫苗免疫后特异性细胞因子(IFN-γ,IL-2,IL-10,TNF-α,GM-CSF)的水平有关、TLR3(rs5743305)与 GM-CSF 的水平有关、TRIM5(rs3740996 和 rs10838525)与 TNF-α 和 IL-2/GM-CSF 的水平有关以及 RIG-I(DDX58)与 TNF-α 的水平有关。

3）流感疫苗

Gelder 等人在英国对 73 名 34～83 岁的研究对象注射了一针次的三价灭活流感疫苗，其中 41 人免疫后 28 天可检测出至少一种流感病毒抗原的 HAI 抗体，而另外 32 人检测不到任一种 HAI 抗体，分析此疫苗免后正常应答者与无应答者的 HLA Ⅱ 类基因的等位基因水平发现 *HLA-DQB1 * 0303* 和 *HLA-DRB1 * 07* 与流感疫苗免后抗体水平是呈负相关关联，而 *HLA-DRB3 * 0X*、*HLA-DRB1 * 13* 和 *HLA-DQB1 * 0603-9/14* 与流感疫苗免后抗体水平是呈正相关关联。

6.3.3.4 系统生物学在疫苗免疫应答效果评价中的应用

近年来，随着组学技术（如转录组学、蛋白质组学和代谢组学）的发展，系统生物学在疫苗设计、效果评价方面的意义日益凸显，特别在黄热疫苗和流感疫苗免疫原性预测和机制分析方面取得了开创性进展，为系统生物学在疫苗学中应用展示了良好前景。

1）黄热疫苗

系统生物学方法真正意义上在疫苗学中的应用，是对黄热病毒疫苗 YF-17D 免疫原性的预测指标及免疫机制的分析中体现的。为发现 YF-17D 疫苗诱导早期分子标志，Querec 等和 Gaucher 等开展了两项独立研究：其中研究 1 选择 2 个人群作为研究对象，人群 1 应用该疫苗免疫 15 名健康成人，于免疫前（0 d）和免疫后 1 d、3 d、7 d、21 d 采血，分离 PBMC 检测基因谱特征等指标，于 15 d 和 60 d 采血，检测抗体应答；人群 2 应用该疫苗免疫 10 名健康成人，作为预测模型的验证人群。研究 2 选择 3 个人群作为研究对象，人群 1 应用该疫苗免疫 15 人，采集 0 d、3 d、7 d、10 d、14 d、28 d 及 60 d 7 个时间点检测基因应答谱，结果表明，免疫人群 CD4+ 和 CD8+ T 细胞增殖，应用肽库刺激 PBMC 后有 Th1 和 Th2 类细胞因子应答，验证试验应用模拟体外模型进行，用 YF-17D 体外刺激人群 2（13 人）和人群 3（10 人）外周血单核细胞（PBMC），观察免疫应答效果。

上述研究 1 中检测不同时间点血清细胞因子水平，仅 IP-10 和 IL-1a 显著升高，但未发现与免疫后中和抗体水平和 CD8+ 细胞应答呈相关关系；97 个表达上调基因中的 65 个基因在另一组人群中得到验证，对 2 名未免疫疫苗人体的 PBMC，经 YF-17D 抗原体外刺激后，上述 65 个基因 34 个表达上调。研究 2 中表达水平显著变化基因有 594 个，基因应答变化主要发生在免疫后 3 d 和 7 d。两项研究均表明，YF-17D 疫苗可诱导 TLR7、hIG-1 及 MDA5 等天然免疫相关受体基因及 1 型干扰素调节基因 *IRF7* 和 *STAT1* 等的表达上调，提示 YF-17D 免疫后可激活与活病毒感染相似的基因表达谱。补体蛋白 C1qB、真核转录起始因子 2α 激酶 4 预测免疫后 CD8+ T 细胞准确度为 90%；而应用 B 细胞生长因子 TNFRS17 预测中和抗体应答准确率高达 100%。

另一项在中国人群中进行的 YF-17D 疫苗的系统疫苗学研究中[32]，21 名健康成人接种一针次 YF-17D 疫苗，并于接种前及接种后 4 h、1 d、2 d、3 d、5 d、7 d、14 d、28 d、84 d 和 168 d 采集 PBMC 样本进行基因转录谱分析和免疫学检测。结果显示，与接种前相比,接种后 4 小时与固有免疫细胞分化和细胞因子通路相关的基因表达显著下调,而受体基因表达上调。免疫应答通路相关基因主要在接种后 5 d 和 7 d 表达上调,同时一些转录因子 JUP、STAT1 和 EIF2AK2 的表达也出现上调。通过转录谱分析也发现疫苗接种后 2 d 内固有免疫和适应性免疫反应均被明显激活。共表达网络分析显示溶酶体活性和淋巴细胞增殖与树突状细胞(DC)及 CD4$^+$ T 细胞应答有关,而这一过程主要涉及 FGL2、NFAM1、CCR1 和 TNFSF13B 基因的表达。此外,自身存在另一种黄热病毒抗体阳性的人在接种 YF-17D 疫苗后表现出明显的 DC、NK 和 T 细胞功能损伤。总之,YF-17D 疫苗可介导迅速的固有免疫应答和 DC 活化、强烈的抗原特异性 T 细胞应答以及持久的 B 细胞/记忆 B 细胞应答。

2) 流感疫苗

尽管全球公共卫生致力于流感疫苗的免疫接种,但许多人都不能够产生足够的抗体以达到预防目的。系统的免疫谱研究已经意识到基因转录水平和细胞水平的分子特征与抗体应答成功与否有关,但已经发现的一些分子特征只在一些小样本人群研究中被揭示出来,尚未在大样本独立人群研究中被证实。人类免疫学研究项目联盟(HIPC)及人类免疫学研究中心(CHI)在一项横跨不同地区及不同季节的多种流感疫苗接种队列研究中发现了基线水平(如免疫前)上可预测后期流感疫苗接种免疫应答的转录分子标记物。HIPC 的多个队列研究结果发现 9 个基因(RAB24、GRB2、DPP3、ACTB、MVP、DPP7、ARPC4、PLEKHB2 和 ARRB1)以及 3 个基因模块与抗体产生水平密切相关,并且这些关联在独立的 CHI 队列研究中也得到了证实。此外,研究也发现这些基因标记物能够对 35 岁以下的人接种疫苗后的免疫反应强度起到较好的预测,但对于年龄超过 60 岁的人群来说则没有相似的效果,即这种基因预测方法在老年人群体中并不适用。这些发现对于疫苗反应的生物学机制提供了新的见解,同时还能够帮助研究者们对不同个体抗疫苗免疫反应的强度进行准确预测,从而帮助个体化疫苗接种方案的建立。

为了解系统生物学方法能否预测灭活疫苗的免疫原性、回忆性反应以及分析疫苗免疫保护机制,Nakaya 等[33]选择连续 3 个流行季的流感疫苗免疫人群(2007—2008 年 9 人,2008—2009 年 56 人,2009—2010 年 30 人)作为研究对象,分别再免疫流感活疫苗(LAIV,28 人)和灭活疫苗(TIV,28 人),检测免疫前后 0 d、3 d、7 d 基因表达谱特征、细胞因子应答和 28 d 时抗体应答等指标,结果发现 TIV 诱导早期差异基因(DEG)与 LAIV 不同,TIV 诱导的 DEG 主要分布于 mDC 和 B 细胞,主要为编码转录子 XBP-1 和 ATF6B 基因上调。两者为蛋白解构反应的主要调理素,而 LAIV 诱导上调的 DEG 主要为 pDC 中的干扰素相关基因。应用其他两个人群验证了预测抗体应答的早期基因分子,并通过正常小鼠及钙/钙调节蛋白激酶Ⅳ(CaMKⅣ)缺陷小鼠动物实验证实,流感 TIV 疫苗免疫后 3 d 的 CaMKⅣ表达量与抗体水平呈负相关。

Zhu 等对 85 名 12～35 月龄婴幼儿分别接种 TIV 和 LAIV,采集全血检测免疫前后 0 d、7 d 基因谱特征,认为干扰素相关基因的检测可用于预测 LAIV 免疫后早期的免疫应答状况。Bucssas 等[34]对 119 名 18～40 岁研究对象接种 TIV,采集全血,检测免疫前后 0 d、1 d、3 d、14 d 基因谱特征以及 14 d、28 d 抗体应答,分析 DEG 与抗体应答的关联,发现存在基因表达早期上调、晚期上调和下调的 3 种不同 DEG 模式。在免疫后 1 d 时出现最大的 DEG 改变,主要上调基因包括干扰素信号、IL-6 正向调节基因以及抗原加工和呈递基因;与后期疫苗应答有关的基因为蛋白合成和细胞增殖相关基因;转录激活因子 STAT1、巨噬细胞移动抑制因子受体 CD74 和核转录因子 E2F2 基因与抗体应答强度有关,而疫苗高应答与早期干扰素信号基因、抗原呈递和加工基因的表达有关。Diaz-Mitoma 等[35]以 PHA 刺激为对照,研究了流感活疫苗及灭活疫苗的保护机制,分析了用流感病毒抗原刺激人 PBMC 后的基因表达谱,结果表明,干扰素介导的基因在免疫应答中发挥重要作用;另外,T 细胞活化、生长因子、抗原递呈及炎症应答基因也参与特异性免疫应答。

3)HPV 疫苗

Garcia-Pifieres 等[36]采集了 17 名 HPV16 L1 VLP 疫苗接种者和 4 名安慰剂对照者免疫前和 2 针免疫后 1 个月时的 PBMC 外周血,应用基因芯片检测疫苗抗原体外刺激 PBMC 后的基因表达谱改变,结果显示,接种单价 HPV16 L1 VLP 疫苗可诱导经体外刺激的 PBMC 出现炎症/防御应答、细胞因子、IFN 基因和细胞周期等通路的基因表达水平改变;与 7 个月和 12 个月中和抗体水平相关程度最高的基因为细胞周期素 CCND2 和半乳糖凝集素 LGALS2。

4)EV71 疫苗

Shao 等[37]对 EV71 全病毒灭活疫苗接种后初次和再次免疫应答的系统生物学研究中,19 名 6～35 月龄婴幼儿于 0 d、28 d 接种两针次 EV71 疫苗,于免疫前和第一针免疫后 56 d、180 d 采集外周血并分离得到 PBMCs,运用基因芯片技术检测并比较各时间点 PBMCs 基因表达谱水平。研究发现机体对 EV71 抗原产生的初次和再次免疫应答中均出现了 1 型干扰素调节基因 IRF7 表达以及抗病毒免疫应答网络的激活。然而,与 T 细胞活化有关的一些表达上调的基因是受到一种炎症反应相关的 IRF1 调节。B 细胞活化及体液免疫反应只在再次免疫应答中被观察到。初次免疫应答中 IL-10 的分泌以及再次免疫应答中 IL-2、IP-10、CCL14a 和 CCL21 的分泌均与免疫反应过程中相关基因的表达水平相一致。此外,再次免疫应答中 MX1 基因表达及 IP-10 分泌与免疫后 180 d NTAb 水平呈明显正相关。

5)其他疫苗

为了解不同 BCG 疫苗预防结核病的机制,Wu 等对 107 名新生儿分别采用不同 BCG 疫苗免疫:其中 BBCG(BCG-Brazil)疫苗免疫 36 人;DBCG(BCG-Denmark)疫苗免疫 35 人,JBCG(BCG-Japan)疫苗免疫 36 人。于免疫 1 年后采集 PBMC,采用 qPCR 方法检测结核分枝杆菌 CFP 蛋白刺激后的基因应答,结果 BBCG 和 DBCG 疫苗免疫样本产生高水平的获得性免疫细胞因子应答(IFNγ、IL-12β 及 IL-27);而接种 JBCG 的样本则诱导以炎症前体因子为主的细胞因子应答(IL-1α、IL-1β、IL-6 及 IL-24)。表明不同 BCG 疫苗评价诱导的免疫途径不同,这可能与疫苗长期效果有关。

检测土拉热活疫苗接种者的 PBMC 在早期 42 个表达上调和 56 个表达下调的基因中,与免疫相关的基因分别有 9 个和 21 个;晚期上调的基因包括在 NK、NKT 以及 T 细胞表面受体信号的形成中发挥重要作用的酪氨酸蛋白激酶 LCK 基因。

6.3.4 免疫状况对疫苗免疫应答的影响

本部分主要分析机体免疫状况对免疫接种效果的影响,这里所指的免疫状况主要包括预存抗体和生理性免疫状况,病理性个体免疫状况,如特殊人群的免疫状态,会在后面的章节进行详细介绍。

6.3.4.1 预存抗体对疫苗免疫应答的影响

人体感染病原体,特别是感染病毒类病原体后会产生抗体。一般来说,由病原体感染产生的抗体对同类病原体有抵抗作用,从而避免人体再次感染。在人群中普遍流行和传播的疾病会导致部分人群在疫苗接种前即存在某种抗体。除了通过病原体感染获得抗体外,还可以通过接种疫苗、免疫球蛋白以及从母体获得,其中母源型抗体主要通过胎盘转运和母乳喂养获得。这种在疫苗接种前人体内存在的某种病原体的抗体被称为预存抗体。由于这些抗体的检测方法实验要求较高,很难在基层普及,无法在群体接种前进行个体的预存抗体检测。本章节主要讨论预存抗体对免疫应答的影响。

预存抗体对疫苗效果的影响是十分巨大的。因此,在进行疫苗临床评价时往往会根据受试者的免前预存抗体进行分层分析。若要评估灭活疫苗、减毒活疫苗和蛋白疫苗等疫苗的效果,只需在接种疫苗前测定受试者对疫苗所包含的病原体的抗体水平,但若要评估载体疫苗的效果,则还需对载体抗体水平进行检测。Reber 等人在 2008—2009 年对三价季节性流感疫苗在 50 岁以上人群中的效果进行了评价。结果显示:预存抗体甚至比年龄对疫苗效果的影响更大,免前预存抗体较高的受试者免疫后抗体水平也相应较高,两者具有较强的相关性($R=0.82$),免疫前预存抗体滴度是预测免疫后抗体水平的最好指标。然而,预存抗体也可能会中和疫苗中的抗原,降低免疫效果。我国首个埃博拉疫苗 I 期临床试验结果显示:免疫前 5 型腺病毒载体预存抗体的存在不仅会显著降低对埃博拉糖蛋白的特异性体液和细胞免疫,还会影响疫苗诱导免疫力的持久性。对于疫苗的精准接种而言,免疫前预存抗体具有十分重要的作用,在接种疫苗前测定受试预存抗体水平,或可作为调整疫苗剂量以提高免疫效果的依据。

6.3.4.2 个体免疫状况对疫苗免疫应答的影响

个体自身免疫状况是影响疫苗免疫效果的一个重要因素。免疫功能异常包括免疫功能低下、免疫抑制、免疫功能过强等。感染性疾病(如 HIV)、癌症、血液透析、服用免疫抑制剂、系统性红斑狼疮等自身免疫性疾病均会对免疫功能造成影响。免疫功能异常者应谨慎接种疫苗,否则不仅无法产生理想的免疫应答,还可能会诱发严重不良反应,甚至危及生命。

1) 癌症患者免疫接种

癌症患者因恶性肿瘤本身或使用免疫抑制剂治疗而导致患疫苗可预防疾病的风险增加,其接种疫苗的种类、时机、剂量甚至免疫程序均与正常人有所差别。目前,在预防癌症患者感染方面所开展的多为流感疫苗试验。Meerveld 等人在 38 名乳腺癌患者和 21 名健康对照中进行的试验表明,接种一针次 15 μgTIV 后,癌症患者的应答率明显低于对照组[38]。目前,提高疫苗接种效果最常用的方法有两种:一是加大疫苗剂量,二是增加接种剂次。McManus 等人在 50 名急性淋巴细胞白血病儿童中进行的一期试验表明:癌症患者接种高剂量 TIV(60 μg)是安全的,但高剂量组与标准剂量组(15 μg)的免疫应答率无显著差异,这一结果仍需进一步验证。Akinobu 等人在 44 名 1~18 岁的癌症儿童中进行的试验显示:间隔 2~4 周接种两针次(日本推荐接种的剂量)TIV 4 周后,3 种型别疫苗诱导产生的免疫反应与健康儿童相当,且无严重不良反应发生。但正在化疗的儿童接种甲型流感疫苗的免疫应答率低于已经完成化疗的儿童。

Cheng FWT 等人在中国癌症儿童中进行了一项试验:为 44 名 1~18 岁已经完成化疗至少 3 个月的癌症儿童接种七价肺炎球菌疫苗(PCV7),间隔 4 周接种 2 针次。对于疫苗所包含的 7 种型别肺炎球菌,癌症儿童达到保护性抗体水平(0.35 μg/ml)的比例范围为 86%~100%[39]。Jaswinder 等人在印度开展了一项纳入 967 名 5 月龄~85 岁乙肝血清学标志物阴性的准备接受化疗的癌症患者的临床试验,结果表明与按常规免疫接种程序(0,1,6 月)接种 20 μg 乙肝疫苗的癌症患者相比,多次接种(0,1,化疗前 3 周各 1 次,化疗完成后接种 3 次)双倍剂量(40 μg)乙肝疫苗的癌症患者在免疫后 9 个月的血清保护率更高(75.9% vs. 49%)。

Leung 等人在中国香港地区进行的一项癌症患者接种水痘减毒活疫苗的研究表明:17 名癌症儿童接种第一针次水痘疫苗后的血清阳转率为 88%,接种第二针次后为 98%,但其中一名儿童在接种后 5 周出现可能由水痘减毒活疫苗引起的水痘和肝脏损伤[40]。这也是很多国家在免疫功能低下人群的接种指南中不推荐接种减毒活疫苗的原因。

2) HIV 感染者免疫接种

2007 年,Launay 等人在法国开展了一项成人 HIV 感染者接种乙肝疫苗的安全性与免疫原性的试验。受试者随机分为 3 组:145 人按 0,4,24 周的免疫程序肌内注射

3针次标准剂量(20 μg)的重组乙肝疫苗;148人按0,4,8,24周的免疫程序肌内注射双倍剂量(20 μg×2针)的重组乙肝疫苗;144人按0,4,8,24周的免疫程序皮下注射低剂量(4 μg)的重组乙肝疫苗。28周后,3组受试者的应答率分别为65%,82%和77%,安全性良好,表明4针次双倍剂量和4针次低剂量的免疫方案均能增强HIV感染者接种乙肝疫苗后的免疫应答[41]。Kahn等人在HIV感染者中进行了一项试验,结果表明:接受抗病毒治疗的HIV感染者接种3剂HPV4后其免疫应答与HIV阴性者无统计学差异,提示接受抗反转录病毒疗法治疗对接种疫苗后产生良好应答具有积极效果;而未接受ART治疗的HIV感染者仍可通过接种3剂次疫苗获益;所有HIV感染者接种HPV4疫苗1年后4个型几何平均滴度均下降明显。2011年,Madhi等人在194名感染HIV的南非孕妇中开展了一项TIV试验。接种疫苗1个月后,安慰剂组与试验组的流感罹患率分别为17.0%和7.0%,疫苗效力为57.7%,表明流感疫苗在感染HIV的孕妇中是具有免疫原性的。

与癌症患者不同,对于HIV感染者来说,可以根据其自身免疫状况接种某些减毒活疫苗。在一些资源匮乏或贫穷国家,HIV感染婴儿不可避免地接种了轮状病毒疫苗,但并未发现严重不良事件;也有研究显示HIV感染并非HIV暴露或者感染婴儿口服轮状病毒疫苗的禁忌证。临床症状稳定、无严重免疫功能低下的1～13岁儿童可以接种麻腮风三联疫苗(MMR),有研究者报道了抗病毒治疗后的成人HIV感染者接种MMR后麻疹抗体短期持久性,12个月时(34%)麻疹抗体阳性率较3个月时(81%)显著下降,提示对成人HIV感染者在接种MMR 1年后应再次接种1剂[42]。75%～90%的免疫功能恢复HIV感染者额外接种1剂MMR将产生阳性抗体。临床症状稳定、无严重免疫功能低下的HIV感染儿童可以接种2剂次水痘-带状疱疹病毒疫苗,间隔至少3个月,对于成人HIV感染者目前尚无明确证据。一项最新的综述研究认为对于CD4细胞计数≥200/mm3的成人HIV感染者,可以安全接种带状疱疹疫苗。

3) 自身免疫疾病患者免疫接种

自身免疫疾病患者虽然免疫应答受到影响,不能像免疫功能正常者那样产生反应(抗体滴度明显低于正常人群),但仍可以通过注射疫苗起到一定的预防感染作用。一般来说,这类患者禁忌使用减毒活疫苗,但仍然可以使用灭活疫苗。

因此,在接种疫苗之前要对个体的免疫状况进行评估,避免在其免疫状况较差时进行免疫接种,或通过某些方法如增加剂量或针次来保证疫苗接种的安全性和免疫原性,从而达到精准免疫的目的。

6.3.5 共栖菌群对疫苗免疫应答的影响

6.3.5.1 寄生在人体内的微生物群

刚出生时,人体仅由体细胞组成。出生后,无菌的新生儿身体立即被微生物所覆盖,这一过程取决于微生物的传递方式、卫生状况、婴儿饮食及服用药物。根据人类微生物组计划收集的样本发现,人类自然微生物群主要存在5个部位:鼻腔、口腔、皮肤、肠道和阴道。微生物群的组成和代谢活动等因素影响着宿主营养状态、服用药物效果、固有和获得性免疫力,因而对健康和疾病具有决定性意义。人体内微生物群在免疫系统发育过程中扮演着许多重要的角色,特别是在微生物群与免疫应答同步形成的过程中。大部分疫苗是在儿童期进行接种以预防严重疾病的发生,了解早期微生物群对免疫应答的影响将有助于提高疫苗效力。

6.3.5.2　肠道微生物群对疫苗免疫应答的影响

宏基因组研究显示99%的胃肠道细菌可分为4种类型(菌型):硬壁菌门(79.4%),拟杆菌(16.9%),放线菌(2.5%)和变形杆菌(1%)。在高收入国家,轮状病毒疫苗预防轮状病毒相关胃肠炎的疫苗效力高达85%~98%,但在低收入国家的疫苗效力要低得多。许多研究表明轮状病毒疫苗的免疫原性降低是由多种因素所致,如口服第一剂轮状病毒疫苗同时口服脊髓灰质炎疫苗,以及母传轮状病毒抗体的免疫应答抑制,但上述原因均无法完全解释轮状病毒疫苗在部分地区的低阳转率(仅为40%),如卡拉奇的城市贫民窟。考虑到不同地区人群的肠道微生物群差异较大,因此肠道微生物差异可能是造成轮状病毒疫苗免疫原性差异的原因。

2012年,Harris等人在加纳婴儿中开展了一项轮状病毒疫苗的巢式病例对照研究,包括39名应答者和39名与之匹配的无应答者,并将接种疫苗婴儿的肠道菌群和154名与之年龄匹配的健康荷兰婴儿(假设均为轮状病毒疫苗应答者)的肠道菌群进行比较。人体肠道芯片分析结果显示:加纳轮状病毒疫苗应答者与非应答者的总体肠道菌群组成存在差异;与加纳轮状疫苗无应答者相比($P=0.002$),应答者肠道菌群与荷兰婴儿更相似;轮状病毒疫苗应答与牛链球菌丰度增加和拟杆菌丰度降低有关[43]。同年,Harris等人在巴基斯坦的另一项类似研究发现,梭菌属XI群和变形杆菌相对丰度的增加与轮状病毒疫苗应答相关;与巴基斯坦轮状病毒疫苗无应答者相比,荷兰婴儿肠道内的变形杆菌丰度较高。由此看出,疫苗免疫应答与肠道菌群存在着关联,但仍无法确定肠道菌群组成与疫苗接种的先后顺序。García-López等人发现婴儿口服轮状病毒疫苗并不会引起肠道菌群的改变,Li Ang等人也得出了相同的结论。因此,肠道菌群可能会对疫苗免疫应答产生影响。

然而,关于肠道微生物群与疫苗免疫应答的关系研究还处于起步阶段,数据有限。因此,还需要对肠道微生物群对疫苗免疫应答的影响进行进一步探究。

6.3.5.3　益生菌、益生元和合生元对疫苗免疫应答的影响

益生菌是一种通过改善肠道微生物平衡而对宿主施加有益影响的微生物添加物,它们对机体有多种其他正常生理菌群无法比拟的生理作用。国内外使用的益生菌主要为乳杆菌和双歧杆菌。益生菌因其调节人体肠道微生物生态平衡的独特作用,包括免

疫调节、增强肠道屏障、竞争性黏附黏膜等,已被广泛用于预防和治疗多种肠道疾病。与益生菌相似,益生元是促进有助于宿主健康的微生物生长的活性物质,可以改变肠道微生物组中的生物组成进而促进机体健康,主要包括各种寡糖类物质或称低聚糖。合生元则是益生元与益生菌结合使用的生物制剂。

由于益生菌、益生元和合生元均对肠道菌群产生有益影响,本章节将对益生菌/益生元/合生元与疫苗免疫应答的关系进行探讨。

2012 年,Lazarus 等人在 620 名印度婴儿中开展了一项评估添加益生菌鼠李糖乳杆菌 GG 和锌对口服轮状病毒疫苗免疫应答影响的随机对照试验,发现益生菌或锌不能提高轮状病毒疫苗在印度城市贫穷地区婴儿中的免疫原性[44]。吴冰冰等人在 264 名中国婴儿中开展了一项随机对照试验,他们将新生儿随机分为两组,试验组的食物配方中含有双歧杆菌,对照组则不含有双歧杆菌,出生后按照正常免疫接种程序接种乙肝、脊髓灰质炎、百白破疫苗,并在 7 和 11 月龄测量疫苗的抗体应答。结果显示:双歧杆菌不能增强疫苗免疫应答,但可提高 IFN-γ 分泌细胞和 IFN-γ 与 IL-4 分泌细胞的比值,但两组婴儿的抗体应答差异无统计学意义。Nagafuchi 等人在 60 岁以上的日本老年人中开展了一项益生元对流感疫苗免疫应答影响的研究。所有受试者均为某医院中接受肠内营养治疗的老年人,并排除 1 型糖尿病、2 型糖尿病、慢性肾脏病、严重感染、自身免疫病、免疫缺陷、肝衰竭、牛奶过敏、大豆过敏或胃肠道疾病,如腹泻的患者。试验组($N=$11)接受标准肠道营养配方治疗,对照组($N=$11)接受含有双歧杆菌生长刺激素和低聚半乳糖两种益生元的肠道营养治疗,治疗时间 14 周,并在治疗后第 4 周接种 3 价流感疫苗(A/H1N1、A/H3N2 和 B)。结果显示:试验组肠道内双歧杆菌数量明显高于对照组;试验组 A/H1N1 的抗体滴度在很长一段时间内均高于对照组;尽管只有少数受试者的 A/H3N2 和 B 抗体滴度达到保护性水平,但两组 A/H3N2 的抗体滴度无差异,且试验组 B 的抗体滴度明显低于对照组。该实验结果表明益生元或可通过增加肠道微生物群而在相当长一段时间内维持抗体滴度[45]。Akatsu 等人在接受肠道营养治疗的日本老年人中开展的试验得出了类似结论,即益生元可以影响肠道微生物群,并可能维持抗体滴度。

关于益生菌/益生元/合生元对疫苗免疫应答的影响,各试验结果不一,这可能是由于样本量较小所致,也可能是因为各试验所采用的益生菌/益生元/合生元种类不一所致,还有可能是由于试验设计的不严谨导致。吴冰冰等人的试验中,未检测出两组之间的差异很可能是由于抗体应答的检测时间较晚,错过了抗体应答的高峰,因此该试验结果还有待进一步考证。到底哪一种益生菌/益生元/合生元可能会对疫苗免疫应答产生影响,又会对哪些种类的疫苗产生影响,这还需要更多的试验数据予以支持。对于未来是否可通过益生菌/益生元/合生元与疫苗联合使用或将益生菌/益生元/合生元作为疫苗佐剂来提高某些疫苗的免疫应答,还有待进一步探讨。

6.3.6 接种途径对疫苗免疫应答的影响

疫苗的接种途径对于疫苗的安全性以及免疫应答效果具有相当的影响。目前上市疫苗的接种途径主要包括 5 种：肌内注射（主要为灭活类疫苗，如脊髓灰质炎灭活疫苗、甲肝灭活疫苗、乙肝疫苗、狂犬病疫苗、流感灭活疫苗以及无细胞百白破疫苗等）、皮下注射（主要为减毒活疫苗，如麻疹疫苗、腮腺炎疫苗、风疹疫苗、黄热病疫苗、水痘疫苗以及带状疱疹疫苗等）、皮内注射（卡介苗以及个别狂犬病疫苗等）、口服（主要为肠道类疾病疫苗，如脊髓灰质炎减毒活疫苗、霍乱疫苗、轮状病毒疫苗以及伤寒疫苗等）以及喷鼻（流感减毒活疫苗）。以下列举几种疫苗的不同接种途径或不同的注射解剖位置对免疫应答的影响。

6.3.6.1 乙肝疫苗

通常乙肝疫苗是采用肌内注射方法进行接种，接种部位新生儿为大腿前部外侧肌肉内，儿童和成人为上臂三角肌中部肌肉内。乙肝疫苗不推荐接种于臀部，因为会大大降低疫苗的免疫原性，例如 Shaw 等[46]的研究中所有受试者均以 20 μg 标准剂量及 0、1 和 6 月标准免疫程序进行乙肝疫苗接种，采用 1 英寸（1 英寸＝2.54 厘米）长的针头注射于上臂的受试者与采用 1 英寸长的针头注射于臀部及采用 2 英寸长的针头注射于臀部的受试者免疫后抗体阳性率及 GMT 水平分别为 93% 及 1 454 mIU/ml（上臂）、72% 及 85 mIU/ml（臀部）、83% 及 387 mIU/ml（臀部）。皮内接种小剂量乙肝疫苗能减少成人接种的成本，并且一些开放性试验和对照试验的结果也表明成人经皮内接种与经肌内接种乙肝疫苗后可产生相似的血清阳转率水平，然而经皮内接种产生的抗体滴度水平以及可能的长期保护作用水平均低于肌内接种。此外，皮内注射技术本身也存在难度，因此不推荐使用这种程序。

6.3.6.2 狂犬病疫苗

美国当前推荐的暴露前免疫程序为三剂人二倍体细胞培养狂犬病疫苗（HDCV）或纯化鸡胚细胞培养狂犬病疫苗（PCECV），分别在第 0、7、21 或 28 天接种；免疫剂量为肌内注射 1 ml。美国和 WHO 推荐的暴露后免疫程序是在第 0 天应用狂犬病免疫球蛋白（RIG），然后分别在第 0、3、7、14 和 28 天应用任一种细胞培养狂犬病疫苗（CCV）；只在三角肌的位置肌内注射 1 ml 疫苗。由于全部肌内注射狂犬病疫苗的免疫程序费用较高，因此人们越来越多地尝试利用皮内注射途径来缩减成本。

一项在澳大利亚进行的皮内注射 HDCV 用于暴露前免疫的研究表明，98% 的旅游者血清阳转。然而，1983 年，一位美国和平志愿者死于肯尼亚，死者曾经通过皮内免疫方案使用 HDCV 进行暴露前接种，该死亡事件使人们关注该接种途径的有效性。对接种记录进行的集中回顾表明，与在美国进行免疫的人群比较，在海外免疫接种的人群无论是否采用肌内或皮内途径，获得的抗体应答水平一般较低，持续时间也较短。与较低免疫应答显著相关的一个因素是,免疫接种同时是否应用氯喹进行抗疟疾的化学预防。同时接受抗疟疾的化学预防或接种其他免疫原时,人们推荐采用肌内注射用于暴露前免疫,使接种者的抗体应答最大化,而不是采用皮内注射免疫。

皮内注射 CCV 用于暴露后免疫已经在泰国和其他国家获得批准。泰国红十字会标准的接种方案:纯化的 Vero 细胞培养狂犬病疫苗(PVRV)或 PCECV 在第 0、3、7 和 28 天于两侧三角肌处分别经皮内注射 0.1 ml 的剂量。与完全使用 CCV 的肌内注射免疫方案比较,皮内注射免疫程序的费用较低,并且泰国的结果显示后者也可以产生保护作用[47-49]。

研究者在泰国对 HDCV 或 PVRV 进行皮内免疫后的狂犬病病毒中和抗体进行了比较[48]。两组的接种者在第 14 天和第 90 天均为血清阳转,95% 的 PVRV 的接种者和 96% 的 HDCV 接种者均产生足够高的 VNA 水平。将皮内 PVRV 或 PCECV 与肌内 PCECV 比较显示:两者的抗体应答没有显著差异[50]。然而,即使采用双倍剂量,泰国红十字会采用的皮内免疫方案诱导抗体的速度仍比经典免疫方案慢,所以仍有必要应用狂犬病中和抗体在暴露后第 1 周为患者提供保护。此外,在之前使用 PVRV 以皮内或肌内方案免疫的人群中,泰国工作人员模拟了两剂量的暴露后强化免疫。免疫受试者和强化皮内免疫者均形成既往应答,但与肌内免疫组的受试者相比,其形成速度慢,免疫强度低。与之相反,4 部位皮内注射的免疫方案产生的抗体滴度比肌内免疫产生的滴度高。在泰国也对 PCECV 进行了研究,同时应用或不应用 HRIG 中和抗体,两组的 GMG 峰值均为 10IU,都成功产生保护作用。最近在健康志愿者中进行的研究表明,即使免疫剂量为 0.032 抗原单位,所有以泰国红十字会免疫方案进行免疫接种的受试者(2-2-2-0-2)均于第 14 天产生抗体。对严重暴露于狂犬病动物的 113 例患者同时应用以上免疫方案和抗血清,其中的 112 例患者于第 14 天产生的抗体滴度高于 0.5 IU/ml[51]。印度分别于第 0 天、第 3 天、第 7 天、第 14 天和第 28 天,采用 PCECV 进行两次皮内免疫注射,剂量均为 0.1 ml,所有受试者均于第 14 天产生足够高的抗体水平,但是与同时进行的 PCECV 肌内注射免疫程序比较,产生的抗体滴度较低。

总之,除非宿主因免疫抑制而产生低抗体应答,皮内注射免疫方案与肌内注射免疫方案同样有效。尽管现在美国还没有采用,但是在疫苗费用相对比较重要的发展中国家,皮内注射免疫方案已经广泛并成功地应用。

6.3.6.3　流感灭活疫苗

在对流感灭活疫苗不同接种途径的研究中,皮内接种与肌内接种相比产生相同免疫反应所需的抗原较少,但通常有更多的局部红斑反应,如 Chiu 等在一项涉及 112 名 3～18 岁健康儿童的随机开放性试验中比较了皮内注射(1/5 标准肌内注射剂量)与肌内注射流感灭活疫苗的免疫原性和安全性,发现小剂量皮内注射流感灭活疫苗可以获得与肌内注射同样的免疫原性水平,但接种部位硬结和红斑的发生较多;另一项随机部分盲态的Ⅱ期临床试验中,224名18~60岁健康成人被随机分配至3个不同剂量三价灭活流感疫苗的皮内接种组和1个剂量三价灭活流感疫苗的肌内接种组,结果表明皮内接种与肌内接种三价灭活流感疫苗可获得相似的血清阳转率、血清保护率及抗体GMT水平,但皮内接种时接种部位的红斑发生率明显高于肌内接种。皮内接种时,有一种预充式微注射装置可提供比传统针头更可靠的皮内接种途径,在相同或较低剂量下能产生等同或更好的免疫原性,但也会增加注射部位的不良反应[52]。目前,使用微注射装置的流感疫苗(每个组分血凝素9 μg)已被EMA批准用于18~59岁成年人接种,在美国被批准用于成年人接种(每个组分血凝素15 μg标准剂量的流感疫苗被推荐用于60岁以上人群接种)。在有关流感灭活疫苗鼻内接种途径的研究中,一种商业化的鼻腔接种疫苗(使用大肠埃希菌不耐热肠毒素作为佐剂)最近退市,因为它与脑神经麻痹有关[53]。对于口服或鼻内途径诱导免疫应答也进行过研究,但通常需要非常大的剂量或佐剂,才能促进黏膜和全身免疫应答。

6.3.6.4 麻疹疫苗

目前推荐的麻疹疫苗接种方法为皮下接种。有研究表明,肌内接种麻疹疫苗与皮下接种同样有效,此外还有一些关于鼻内和眼结膜接种麻疹疫苗的研究,但多数结果不支持这些接种方式。20世纪80年代出现了许多在年龄较小的婴儿中采用喷雾式接种麻疹疫苗的免疫效果的研究,发现相比于皮下接种易受母传抗体干扰而影响免疫应答,喷雾式接种麻疹疫苗可能可以克服母传抗体的干扰。有关婴儿喷雾式接种麻疹疫苗后的免疫效果,部分研究结果表明喷雾式接种后婴儿血清阳转率较高,但其他研究却发现其效果不如皮下接种好。Dilraj等[54]在南非进行的一项加强免疫的随机对照试验中,将4 327名5~14岁学龄儿童随机分配至皮下接种麻疹疫苗组或喷雾式接种麻疹疫苗组,在有抗体检测结果的那部分儿童中,84.7%的儿童在喷雾式接种麻疹疫苗后一个月出现血清阳转,而78.8%的儿童在皮下接种麻疹疫苗后一个月出现血清阳转,此外,3.6%的儿童在喷雾式接种麻疹疫苗后一年血清抗体转为阴性,而8.6%的儿童在皮下接种麻疹疫苗后一年血清抗体转为阴性。Sepulveda-Amor等[55]在墨西哥儿童中进行的麻风疫苗加强免疫临床试验中也同样发现喷雾式接种麻疹疫苗的免疫原性较皮下接种的好。这些研究结果激发了人们采用喷雾这一操作难度较小的方式代替注射方式完成人群大规模接种(特别是学龄儿童的加强免疫接种)的想法,但目前这种新型接种方法的免疫安全性和与现有麻疹疫苗株配套的喷雾装置仍待确定。

6.3.6.5 风疹疫苗

皮下注射很小剂量的RA27/3株风疹疫苗(小于3个PFU,即病毒蚀斑形成单位)即可具有免疫原性。许多研究表明鼻内接种RA27/3株风疹疫苗也有免疫原性。其中一些对比了皮下接种与鼻内接种RA27/3免疫效果的研究中,Midulla等[56]对81名女孩进行鼻内接种 RA27/3 后其血清阳转率达到 100%，而对 460 名女孩进行皮下接种 RA27/3 后其血清阳转率为 94.73%；Ganguly 等发现鼻内接种比皮下接种可诱导更高的鼻分泌型抗体。然而，鼻内接种的方式需要高达 10 000 PFU 的剂量，且低剂量鼻内接种时易导致免疫失败。此外，近年来，墨西哥的研究人员试验了细小颗粒的气溶胶 MMR 疫苗的效果，初步的研究结果显示血清阳转率与皮下注射的结果无差别[55]，而在另一项比较了皮下和气溶胶两种途径效果的试验中也发现这两种途径接种风疹疫苗后受试者的血清阳转率和抗体几何平均滴度非常接近。

6.3.7 影响特定生理状态人群免疫应答的因素

本部分的特定生理状态人群是指正常生理状态下的孕妇、早产儿、免疫无应答者（包括低应答者）。对于孕妇，国内外均有较多的大型临床研究，国外也有相对成熟的免疫策略和指导意见。对于早产儿、免疫无应答者，国内外均有临床数据和研究结果，但国内目前尚未建立针对早产儿、免疫无应答者的疫苗免疫指南。

6.3.7.1 影响孕妇免疫应答的因素

孕妇在妊娠期间易罹患疫苗可预防疾病，接种疫苗可能对胎儿发育有风险，但未有相关临床数据和研究结果表明胎儿出生缺陷与常规疫苗（甚至活疫苗）的接种有关。因此，在适当时机为孕妇接种疫苗是降低感染性疾病发病风险的关键。有研究表明在孕期进行免疫接种能预防孕妇和出生后的婴儿罹患疫苗可预防疾病。

目前，关于孕妇接种乙肝疫苗的研究较为广泛，鉴于其良好的安全性和免疫原性，乙肝疫苗已被各个国家普遍推荐使用。Ingardia 等人[57]于 1999 年开展了一项纳入 80 名孕妇（孕晚期，孕龄：36～40 周）接种重组乙肝疫苗的临床试验，结果显示，按照 0、1 和 6 月免疫程序接种 20 μg 重组乙肝疫苗后，39 名（49%）孕妇血清抗体达到了保护性水平。此外，母亲肥胖（BMI）（$OR = 16.2$）、吸烟（$OR = 7.5$）以及孕妇年龄 25 岁及以上（$OR = 3.9$）等是影响孕妇接种乙肝疫苗免疫效果的因素。Jeanne 等人[58]于 2011 年纳入一项 200 名孕妇（孕早期，孕龄<25 周）接种重组乙肝疫苗的临床试验，按照加速免疫程序 0、1、4 月接种重组乙肝疫苗，发现母亲肥胖（BMI）与阳转率呈负相关（$P < 0.001$）。P. M. Grosheide 等人[59]于 1993 年在 73 名孕妇（孕早期，孕龄<13 周；孕中期；孕晚期）和 57 名健康女性中进行了一项临床研究：按照 0、1、2、6 月免疫程序接种 4 针次重组乙肝疫苗（10 μg HBvaxDNA）以及在 0、1 月各接种 1 针次 5 ml 乙肝免疫球蛋白（125 IU/ml）后，孕妇第 7 个月产生的 GMT 和第 6 个月的阳转率与健康女性比较差异均无统计学意义，说明孕妇与健康女性接种重组乙肝疫苗的免疫效果相当。Indu Gupta 等人[60]于 2003 年在 99 名孕妇（孕早期，孕龄约 20 周，随机分成两组）中的一项临床研究显示，接种 3 针次孕妇产生的抗体水平高于接种 2 针次孕妇（$P < 0.001$），但两组均达到保护性抗体水平，说明疫苗接种剂次是影响孕妇免疫应答的因素。综上所述，孕妇接种乙肝

疫苗能产生保护性抗体水平，母亲肥胖、孕妇生育年龄、吸烟是影响母体对乙肝疫苗免疫应答的因素。

6.3.7.2 影响早产儿免疫应答的因素

目前，关于早产儿接种乙肝疫苗的研究较为广泛。早产儿接种乙肝疫苗已被证明具有良好的安全性和免疫原性，但一小部分早产儿因 T、B 细胞发育不成熟可能会影响疫苗的免疫应答和有效性。Márcia Soares 等人[61]于 2002 年在 57 名足月儿(胎龄≥37周)和 53 名早产儿(胎龄<37 周且出生体重<1 800 g)中开展的接种 10 μg 重组乙肝疫苗研究结果显示，按 3 针次免疫程序接种后，早产儿血清抗-HBs 阳转率为 77%，低于足月儿(98%)。早产儿平均抗-HBs 抗体滴度(186.6 mIU/ml)也比足月儿(537.5 mIU/ml)更低[62,63]，说明孕周(胎龄)过低可能影响早产儿对乙肝疫苗的免疫应答。

早产儿感染侵袭性肺炎球菌的风险较高，更易引起严重并发症。Federico 等人[64]于 2015 年在波兰和西班牙开展了一项 100 名早产儿(<37 周)和 100 名足月儿接种 13价肺炎球菌结合疫苗(heptavalent pneumococcal conjucate vaccine，PCV13)的临床试验，结果表明与常规免疫程序(2、3 和 4 月龄)相比，早产儿在 12 月龄加强一针次 PCV13 获得的血清保护率更高(97% vs. 85%)。不同胎龄早产儿(分为胎龄 32~37周、29~32 周和<29 周 3 组)在初免 3 针次和加强免疫一针次后的抗体水平没有差异。以上试验结果说明疫苗接种剂次可以影响早产儿对肺炎球菌疫苗免疫应答，而不同胎龄早产儿的免疫应答差别不大。

世界卫生组织报道 2012 年全球婴幼儿(包括早产儿)中感染百日咳杆菌相关疾病的病死率高达 3%[65]。Vazquez 等人[66]于 2008 年在 170 名早产儿(胎龄在 24~36 周，且出生体重<2 000 g)中进行的试验显示：按 2、4、6 月龄免疫程序接种 DTaP-HepB-IPV-Hib 联合疫苗后，发现初免时早产儿对百日咳毒素(PT)的抗体应答存在差异，于 1 岁加强免疫 1 次后，早产儿抗体水平均与足月儿相似。此项研究说明疫苗接种剂次影响百日咳疫苗免疫效果。Schloesser 等人[67]于 1999 年报道了一项关于 50 名早产儿(25~35 周)和 50 名足月儿接种含百日咳毒素(PT)和丝状血凝素(FHA)的无细胞百日咳疫苗的临床试验：发现 93.5% 的早产儿 PT 抗体出现 4 倍升高，但早产儿 GMT 明显低于足月儿。说明胎龄是影响早产儿免疫应答的因素。

早产儿因免疫系统发育不成熟可能会影响 Hib 疫苗的免疫持久性和有效性。Heath 等人[68]于 2003 年分别在早产儿(<32 周)和足月儿 2、3 和 4 月龄时接种 Hib 疫苗，常规免疫接种后，早产儿(<32 周)的应答率明显低于足月儿，早产儿产生的抗磷酸聚核糖基核糖醇(PRP)抗体浓度为 0.34 μg/ml，明显低于足月儿 4.60 μg/ml，说明胎龄及其自身免疫状况是影响早产儿对 Hib 疫苗免疫应答的重要因素。

早产儿特别是极低体重(<2 000 g)早产儿感染脊髓灰质炎病毒后可能会引起严重并发症。Slack 等人[69]在 60 名足月儿和 55 名早产儿(平均胎龄 28.5 周)中进行的试验

显示：按 2、3 和 4 月免疫程序接种 IPV 后，97% 早产儿可产生对 Ⅰ、Ⅱ 和 Ⅲ 型脊髓灰质炎病毒的应答，中和抗体滴度均达到保护水平（均≥1：8），早产儿与足月儿的抗体水平无统计学差异。Nicola 等人[70]在早产儿（胎龄≤33 周）和足月儿中进行的研究表明：按 2、4 和 6 月免疫程序接种 IPV 后，基础免疫后早产儿与足月儿的脊髓灰质炎病毒特异性记忆 T 细胞数量无统计学差异（$P=0.79$）。以上临床研究说明胎龄不会影响早产儿对 IPV 免疫应答。

尽管上述几项研究规模较小，但其结果表明，早产儿接种疫苗是安全的，并且胎龄、接种剂次、自身免疫状况可能影响早产儿对疫苗的免疫应答，而对不同疫苗，其影响程度不一，这也体现了免疫应答的复杂性。

6.3.7.3　影响无应答者免疫应答的因素

目前关于疫苗接种后无应答的研究多见于乙肝疫苗。绝大多数健康人群按照乙肝疫苗免疫程序接种后能够产生保护，但仍有 5%～10% 未产生免疫应答[71]。尽管再次暴露乙肝病毒后理论上有记忆效应的可能，但这些无应答人群可能仍面临较高的乙肝病毒感染风险。一项对 1 105 名 16 岁以上接种 10 μg 乙肝疫苗无应答人群的临床研究显示[72]：按 0、1、2 月免疫程序分别接种 10 μg、30 μg 和 60 μg 乙肝疫苗后，发现接种剂次相同的情况下，抗-HBs 阳转率有随剂量增加而升高的趋势；60 μg 组第 1 针免疫效果相当于 10 μg 组第 3 针免疫效果；60 μg 组第 2 针免疫效果（阳转率为 89.53%）优于 10 μg 组第 3 针免疫效果（阳转率为 78.60%）。3 组无应答人群复种重组乙肝疫苗（酿酒酵母）后不良反应总发生率差异无统计学意义（$P=0.684$），提示疫苗接种剂量可能影响无应答人群对乙肝疫苗的免疫应答。

Ralf 等人[73]于 1997 年报道一项关于对 83 名无应答人群接种重组乙肝疫苗的临床研究：按照 0、1、6 月免疫程序接种 3 针次乙肝疫苗的 79 名低应答人群和 83 名无应答人群，两组均再次接种 3 针次 20 μg 重组乙肝疫苗。所有无应答人群在完成 3 剂接种后抗-HBs≥100 mIU/ml。上述几项研究说明疫苗接种剂次、疫苗接种剂量可影响无应答者对重组乙肝疫苗的免疫应答。

6.4　疫苗不良反应的发生及影响因素

疫苗不良反应（adverse reaction，AR）是指合格的疫苗在实施规范接种后，发生的与预防接种目的无关或意外的有害反应。世界卫生组织（WHO）将免疫后发生的任何非预期的医学事件统称为预防接种不良事件或预防接种异常反应（adverse event following immunization，AEFI），"它不一定与疫苗的使用存在因果关系"。这里主要针对 AEFI 五个种类中的第一类，即与疫苗产品相关的不良反应，它是由疫苗产品的固有特性引起的。

6.4.1 疫苗接种后的严重不良反应

最常见的不良反应对机体只会造成一过性生理功能障碍,主要有发热和局部红肿,同时可能伴有全身不适、倦怠、食欲不振、乏力等综合症状。其他一些不良反应虽不常发生,但后果较为严重。目前报道较多的严重 AEFI 有以下几种。

6.4.1.1 格林-巴利综合征与 Miller-Fisher 综合征

格林-巴利综合征(Guillian-Barré syndrome,GBS)是由细菌或病毒等感染或其他因素诱导所致的免疫介导的针对外周神经系统的自身免疫反应,其主要临床特征为进行性对称性弛缓性麻痹,是接种流感疫苗时常见的一种罕见严重不良反应。流感疫苗与 GBS 相关性研究始于 1976 年美国"猪流感"疫苗大规模接种,在约 45 万受种者中发生 GBS 数量超过本底发病率 6~12 倍。有研究认为可能机制是由于用于生产流感疫苗的鸡胚受到沙门菌等污染。美国建立疫苗不良事件报告系统(vaccine adverse event reporting system,VAERS)以来,1990 年 7 月—2003 年 6 月期间共接到 501 例成人接种流感疫苗后发生 GBS 的报告。美国另一项研究显示,2009 年 10 月—2010 年 3 月,甲型 H1N1 疫苗接种者发生 GBS 的风险是未接种疫苗者的 1.77 倍,与季节性流感疫苗安全性结果相似。尽管目前相关研究较多,但都未能发现 GBS 和流感疫苗接种之间的显著联系。

除流感疫苗外,有报道称,对加拿大魁北克出生的 190 万人口进行跟踪调查,发现有 19 例 GBS 患者发病前使用过 C 群脑膜炎球菌多糖结合疫苗(C-MCV),结果未显示 C-MCV 存在增加 GBS 患病风险。2006—2009 年,美国共有 69 例使用 4 价人乳头瘤病毒疫苗后 6 周内发病的 GBS 患者,即在使用该疫苗 6 周内周报告发生率为 6.6 例/千万人,比普通人群和接种流感疫苗、接种脑膜炎多糖结合疫苗的报告发生率要高[74]。综合多方面研究,目前疫苗接种与 GBS 发病关联性尚无定论。

Miller-Fisher 综合征(MFS)是 GBS 的一个变异型,临床少见,主要临床表现为共济失调、眼外肌麻痹、腱反射消失三联征。2009 年有患者在接种甲型 H1N1 流感病毒裂解疫苗后发生不良反应,经确诊为 MFS,具体为在自身激素水平紊乱及自身免疫功能紊乱基础上接种甲型 H1N1 流感病毒裂解疫苗外源抗原诱发的自身免疫性疾病。

6.4.1.2 急性播散性脑脊髓炎

急性播散性脑脊髓炎(acute disseminated encephalomyelitis,ADEM)是一种免疫介导的炎症性中枢神经系统紊乱,是由多种病毒感染或疫苗接种后引起的广泛累及中枢神经系统的急性脱髓鞘性疾病,多出现脑和脊髓多灶性、弥漫性损害症状。ADEM 多见于 10 岁以下的儿童,成人罕见。多数儿童患者发病数周前有感染或疫苗接种史。许建雄等在 57 万剂甲型 H1N1 流感疫苗接种观察研究中,发现 2 名 ADEM 患者。据报道,有患者接种 Vero 细胞培养的狂犬疫苗后 10 天,出现发热、脑实质损害、意识障碍等症状,临床诊断为 ADEM。1994—2004 年日本北里研究所疫苗上市后不良反应报告显示[75],6 270 万名疫苗接种者中,ADEM 发生率为 0.4/100 万。

6.4.1.3 嗜睡症

嗜睡症主要发生在儿童和青少年,是一种在 H1N1 疫苗接种期间报道的罕见不良事件,目前仅在瑞典、芬兰和冰岛等地区报道的嗜睡发作风险度高于预期。芬兰初步结果发现,疫苗接种者发病风险是同年龄层未接种者的 12.7 倍。疫苗接种后 8 个月内,嗜睡症在 4～19 岁接种人群中的发生率为 6/10 万,但在 4 岁以下儿童和 19 岁以上成年人中的风险度却没有增加。在瑞典,19 岁以下疫苗接种儿童嗜睡症发作风险升高 4 倍(发生率为 3/10 万)。上述 3 个国家接种的 H1N1 疫苗全部或几乎全部是英国葛兰素史克公司生产的 Pandemrix(含 AS03 佐剂)单价疫苗。但其他广泛使用 Pandemrix 的国家却未报道嗜睡症风险增高,且使用其他疫苗的国家也未报告疫苗接种相关嗜睡症病例。芬兰一项新的研究发现,所有接种 Pandemrix 后出现嗜睡症的儿童均存在遗传危险因素[76]。

6.4.1.4 过敏性皮疹、过敏性紫癜、血小板减少性紫癜和紫癜性肾炎

疫苗接种相关的变态反应中,最常见的是过敏性皮疹,其次为过敏性紫癜、血小板减少性紫癜、血管性水肿及癫痫等。

过敏性皮疹一般症状较轻。它是指近期内有接种史而又排除其他原因的皮疹,可出现在全身各个部位,多少不一,在不同部位可引起不同的症状和后果,一般在接种后数小时以至数日发生。过敏性皮疹发生原因复杂,所有疫苗接种后均可能发生。1991—2001 年美国预防接种异常反应监测显示有 11.0% 和 6.1% 的不良反应为皮疹和荨麻疹。中国 2008—2012 年 AEFI 信息管理系统中,报告发生率居前五位的疫苗为:7 价肺炎球菌多糖结合疫苗(186.89/100 万剂),麻疹减毒活疫苗(112.76/100 万剂),麻疹-风疹联合减毒活疫苗(38.91/100 万剂),无细胞百日咳-白喉-破伤风-灭活脊髓灰质炎-b 型流行性感冒嗜血杆菌联合疫苗(27.46/100 万剂),麻疹-流行性腮腺炎联合减毒活疫苗(27.30/100 万剂)。

过敏性紫癜(Henoch-Schonlein purpura,HSP)是以小血管炎为主要病变的系统性血管炎,属于儿童中较常见的疾病,目前其病因尚不明确,可能与疫苗接种、链球菌感染、病毒感染、药物食物过敏等有关。HSP 是接种疫苗后较罕见的不良反应。由疫苗引起的 HSP 的临床症状包括皮肤、消化道、关节症状的相关表现。血小板减少性紫癜(thrombocytopenic purpura,TP)是一种以血小板减少为特征的出血性疾病,主要表现为皮肤及脏器的出血性倾向以及血小板显著减少,可分为特发性血小板减少性紫癜(idiopathic thrombocytopenic purpura,ITP)、继发性血小板减少性紫癜和血栓性血小板减少性紫癜。疫苗接种后发生过敏性紫癜,未进行积极抗过敏治疗或治疗延误,可引起紫癜性肾炎。紫癜性肾炎通常是在紫癜出现后 1～6 周,或发生在紫癜消退后,有时

是在紫癜复发时出现。

有报道称,在 1 430 万接种减毒麻疹疫苗的人群中,发生了 1 例特发性血小板减少性紫癜(ITP),同时有 28 例过敏性紫癜(HSP),疫苗接种后的严重不良事件发生率达到了 2.14/100 万剂次[77]。另有报道发现在 6 720 万接种风疹、麻疹、腮腺炎和流感等疫苗的人群中,曾发生 12 例 ITP。国外有报道称麻疹-流行性腮腺炎-风疹(MMR)联合疫苗接种后发生了特发性血小板减少性紫癜。

对 1995—2008 年国内外报道有关接种流感疫苗后的 AEFI 回顾发现,5 283 名接种者中,发生了 12 例不良反应个案,其中有 2 例过敏性紫癜。也有报道称接种 23 价肺炎球菌多糖疫苗后,异常反应及偶合症包括惊厥、过敏性皮疹、休克、紫癜、血管性水肿,甚至死亡等。

6.4.1.5　过敏性休克

过敏性休克属于 I 型变态反应,是由致敏原引起的一种严重的以周围循环衰竭为主的症候群。一般在接种疫苗后即刻或数分钟至半小时内(个别可达 1～2 小时)发生。

WHO 估计过敏性休克发生率为(1～10)/100 万剂次。全国开展甲型 H1N1 流行性感冒疫苗接种活动中,报告过敏性休克发生率为 0.50/100 万剂次。接种百白破疫苗、乙肝疫苗和含麻疹成分疫苗报告过敏性休克发生率范围分别为 0.12/100 万～0.21/100 万剂次、0.08/100 万～0.10/100 万剂次、0.04/100 万～0.07/100 万剂次。

6.4.1.6　多发性硬化症

多发性硬化症是以神经脱髓鞘为主要病变的中枢神经系统炎症性疾病。该病可引起感觉丧失、肌张力下降、感统失调和语言表达困难等多种症状,是引起中青年人群神经系统功能障碍的主要原因。近期,美国医学研究所关于 HB 疫苗与脱髓鞘神经病变之间关系的研究不支持成人 HB 疫苗接种与 MS 或 MS 复发存在因果关系,为了确定接种疫苗特别是乙肝疫苗和 HPV 疫苗是否会增加 MS 或其他中枢神经系统脱髓鞘综合征(CNS ADS)的风险,研究人员对 2008 年至 2011 年发生的 780 例 CNS ADS 病例进行巢式病例-对照研究[78]。按年龄、性别和邮政编码匹配了 3 885 例对照。通过条件 Logistic 回归分析发现,接种乙肝疫苗、HPV 疫苗或其他疫苗与 CNS ADS 长期(3 年)风险增加无关。50 岁以下人群中接种任何疫苗与 CNS ADS 短期(30 天)风险增加有关,可能的原因是疫苗加速了患者从亚临床状态到显性自身免疫的转变。

6.4.1.7　肠套叠

肠套叠是指一段肠管套入与其相连的肠腔内,并导致肠内容物通过障碍的一种疾病,是引起婴幼儿肠梗阻的最常见原因之一,可自然发生,其高峰期通常发生在 4～10 月龄。

世界各地肠套叠自然发生比率不尽相同。1998 年世界上第一个口服轮状病毒活疫苗(RotaShield,Wyeth 公司)在美国问世,其对重症轮状病毒腹泻的保护率达 90%[79]。

RotaShield 上市后 9 个月,美国 VAERS 共收集到 15 例服苗儿童发生肠套叠,其中 12 例发生在首次服苗后 1 周内。回顾性队列研究[80]结果表明,服苗后肠套叠发病风险增加比率为 1/10 000~2/10 000。另外两种轮状病毒疫苗——单价人株轮状病毒疫苗 (Rotarix,GSK 公司)和 5 价人-牛重配株轮状病毒疫苗(RotaTeq,Merck 公司)在上市后发现,也存在增加肠套叠的风险。Rotarix 于 2006 年 3 月和 2007 年 5 月分别纳入巴西和墨西哥的全国儿童免疫接种计划。Rotarix 在两国引发肠套叠的风险分别为 1/51 000 和 1/68 000。在澳大利亚,婴幼儿接种 Rotarix 和 RotaTeq 后肠套叠风险增加比率分别为 4.3/10 万和 7.0/10 万,两种疫苗引发肠套叠风险比率约为 5.6/10 万[81]。日本自 2011 年引入 Rotarix 后的 5 年间,婴幼儿肠套叠风险增加比率为 5/10 万,主要发生在服用首剂疫苗后 7 天内[82]。印度 Bharat 生物技术公司研发的轮状病毒疫苗 (ROTAVAC)于 2015 年 3 月上市,在其 III 期临床试验中发现,肠套叠风险增加比率为 11/10 000,比 RotaShield 高 5~10 倍[83]。我国新生儿肠套叠自然发生比率低于 100/10 万[84]。

　　肠套叠自然发生年龄高峰期为 4~10 月龄,根据 WHO 推荐的免疫接种计划,Rotarix 和 RotaTeq 首剂接种年龄为 6~15 周龄,最后一剂应在 32 周龄前完成。考虑到轮状病毒引起的急性肠胃炎在发展中国家有较高的致死率,与其较低的肠套叠风险相比,WHO 建议在发展中国家免疫程序可不受年龄的限制。首次接种控制在 15 周龄内非常必要,可最大限度地降低肠套叠的风险。

6.4.1.8　腺病毒 5 型(Ad5)与 HIV 感染

　　Merck 公司研制的复制缺陷型 Ad5-Gag-Pol-Nef 疫苗旨在诱导 HIV-1 细胞免疫应答,对其 IIb 期双盲人体效力概念试验(STEP1 试验)所有受试者进行分析,无论其 Ad5 抗体初始滴度如何,结果表明在疫苗组和对照组中,Ad5 血清阳性和未接受包皮环切术的男性发生 HIV-1 感染的风险比要高于 Ad5 血清阴性或接受包皮环切术的男性[85]。与对照组相比,疫苗组 Ad5 血清阳性和未接受包皮环切术的男性中出现了大量的 HIV 感染者。Susan 等认为,Ad5 血清阳性与增加机体 HIV 感染的机制可能比较复杂[85],后有研究认为 Ad5 可以广泛激活特异性 $CD4^+$ T 细胞,而活化 $CD4^+$ T 细胞可增加机体 HIV 感染的可能性[86]。

6.4.2　疫苗接种后不良反应发生的原因及机体内部影响因素

　　疫苗从研发、生产到接种使用,均存在引起疫苗接种后不良反应的因素,其中外部因素主要有疫苗注射、佐剂等成分引发的炎症反应等。排除以上因素,机体内部因素是造成疫苗不良反应的关键原因。过敏体质儿童接种疫苗后易引起超敏反应。接种活疫苗与机体免疫功能关系更为密切。如播散性 BCG 血症、口服脊髓灰质炎病毒疫苗 (OPV)引起的脊髓灰质炎疫苗相关病例(VAPP)、其他与活疫苗有关疾病。此外,IgA

缺乏者易发生 I 型超敏反应。

机体其他因素有：① 生理状态异常：如营养不良、体质衰弱、重病恢复期、疲劳、饥饿等。② 遗传因素：如受种者的健康状况、过敏性体质、免疫功能不全等均能导致不良反应发生。③ 精神及心理因素：对注射操作产生恐惧心理导致，最常见为晕针反应，严重者出现暂时休克的先兴奋后抑制的晕厥状态。心理因素还可能导致癔症发作，表现为接种者主诉与客观体征不符，易受暗示使症状多样化。

此外，疫苗不良反应还受偶合因素影响。当疫苗接种者正处于某种疾病的潜伏期、前驱时期或者个体本身存在迹象未明的某种疾病时，因接种疫苗作为一个偶合、诱发因素使该疾病发作，严重时会引发猝死。此种症状表现区别于接种固有不良反应，及时查出其致病体或基本特征就可及时进行治疗。

6.4.3 疫苗严重不良反应的发生机制

6.4.3.1 自身免疫反应

流感疫苗的严重不良反应导致的 GBS 是一种由体液免疫和细胞免疫共同介导的神经系统周围神经根髓鞘的获得性、进行性、急性、炎性、自身免疫性的多神经病变。目前，其发病机制尚未完全阐明，普遍认为其主要因素为空肠弯曲菌感染或病毒感染（包括流感病毒）。除了接种流感疫苗可导致 GBS 外，接种其他疫苗也有产生 GBS 的可能，如肝炎疫苗、麻疹疫苗、破伤风-白喉疫苗，但接种流感疫苗导致 GBS 的比率高于其他疫苗。有研究人员以破伤风-白喉疫苗为对照，分析了 1991—1999 年不同生产商、不同批次流感疫苗的内毒素含量为破伤风-白喉疫苗的 125~1 250 倍，但接种流感疫苗导致的 GBS 为接种破伤风-白喉疫苗的 5 倍。内毒素会增加血脑屏障的通透性，使原本不能进入脑中的胶体物质进入，因此，该研究认为毒素协同疫苗的自身免疫性作用增加了 GBS 发生的危险性[87]。

神经节苷脂是联系 GBS 发病机制中的感染因子（包括 CJ、CMV 等）和神经组织成分的重要环节，GBS 发病时由于病原体某些组分与周围神经组分相似，机体免疫系统发生错误识别，产生自身免疫性 T 细胞和自身抗体，与外周神经产生交叉反应，从而引起外周神经的损伤。

MFS 发病机制尚不十分清楚，目前认为与感染后自身免疫反应相关。近年来研究证实，多种神经节苷脂抗体（抗 GQ1b、抗 GD1b、抗 GT1a 抗体等）参与 MFS 的发病过程[88]。病前感染特别是空肠弯曲菌、巨细胞病毒、EB 病毒、肺炎支原体可能诱发了异常的免疫反应。细胞免疫和体液免疫均参与本病脱髓鞘病理改变。

6.4.3.2 体液免疫

接种流感疫苗可能引起 HSP，患者体液中免疫功能紊乱，血清中 IgA 水平升高，IgA 免疫复合物沉积于小血管壁及肾小球组织中，引起了炎症反应并造成皮肤等血管内皮损伤。欧洲抗风湿联盟已将活检显示的皮肤或肾小球基底膜上的 IgA 免疫复合物沉积作为 HSP 的主要诊断标准之一,而 IgA 免疫复合物沉积的主要原因是 IgA 氧连接枢纽区的糖基化异常和 IgA 分子清除障碍。在 HSP 患者血清发现循环的 IgA 型抗中性粒细胞抗体以及 IgA 型类风湿因子的表达增多,证实 IgA 类免疫复合物对 HSP 发生可能起着关键作用[89]。此外,文献中认为 IL-6、IL-4、TNF 仅在 HSP 患者血清中的表达水平显著增高。TNF 样凋亡弱化因子也可能调控 NF-κB 活化,导致皮肤微血管内皮损伤,引发 HSP,同时 CCL5、CX3CL1 及 CXCL16 等可能诱导 HMEC-1 细胞炎症反应,参与 HSP 的发病过程。

6.4.3.3 分子模拟机制

Fujinami[90]发现麻疹病毒和疱疹病毒抗体可以与宿主细胞中间丝蛋白发生交叉反应,说明麻疹病毒和疱疹病毒与宿主细胞有共同的抗原表位。因此,可以推测,外界抗原与机体组织抗原的交叉反应作用存在于自然界的许多抗原中,感染病原微生物或者接种疫苗后,特异性抗原和(或)非特异性抗原可通过分子模拟机制等途径激发自身免疫系统反应,即微生物表面抗原表位与宿主自身抗原表位类似,它们进入机体后被免疫系统识别而引起免疫应答反应,所产生抗体既是针对外界入侵的抗原,也针对自身抗原,当病原微生物抗原持久刺激或反复沉积,可以使免疫系统对自身组织成分产生过度的免疫应答反应,从而就有可能导致自身免疫性损伤并引发致病。

分子模拟机制认为,MFS 发病是由于病原体某些组分与周围神经组分相似,机体免疫系统发生错误识别,产生自身免疫性 T 细胞和自身抗体,产生针对周围神经组分的异常免疫应答。MFS 患者体内抗神经节苷脂抗体对有抗原性的髓鞘起交叉反应,对中枢神经及周围神经鞘的感受性增高并发生自溶现象,同时中枢及周围神经相应部位有脱髓鞘性改变。许多研究均证实 MFS 和 GBS 发病机制相似,但是它们之间仍然存在一些不同,尤其是感觉和中枢神经受累更为常见。近年来进一步证明感染后的自身免疫仍然是 MFS 发病的主要机制,尤其是空肠弯曲菌(campylobacter jejuni,CJ)感染与 MFS 的关系受到重视。在 MFS 的患者血清中发现针对多种神经节苷脂的抗体,其中 GQ1b(一种有 4 个唾液酸的神经节苷脂)抗体是 MFS 发病,尤其是眼外肌麻痹的关键因素。对 GQ1b 抗体和 MFS 患者的前驱感染之间关系研究提示 MFS 是通过分子模拟机制发病的。在 7 株从 MFS 患者分离的 CJ 中,5 株为 Penner 2 型[91],而从 31 例 GBS 患者分离的 CJ 中只有 6%为这一血清型。分离出 Petnner2 型 CJ 的 MFS 和 GBS 患者中 GQlb 抗体的阳性率(6/7)高于非这一血清型患者(2/27),差异具有显著性。另一个报告中,4 例 MFS 患者在腹泻 8～14 天后出现复视,所有患者均有 IgG 型 GQ1b 抗体。3 例患者分离出 CJ,其中 2 例为 Penner 2 型。这些研究均提示 CJ,尤其是 Penner2 型 CJ 感染可诱发 IgG 型 GQ1b 抗体产生,导致 MFS。Yuki 等发现[92]Penner 2 型 CJ 上存在 GQ1b 表位,这是 MFS 发病中分子模拟机制的首次报告。

6.4.3.4　复合效应

WHO 全球疫苗安全顾问委员会（GACVS）于 2011 年 2 月 4 日举行的电话会议审议了相关病例数据，会议认为，有必要对甲型流感疫苗与嗜睡的相关性做进一步深入调查。因为之前未发现甲型流感疫苗或其他疫苗与嗜睡症发病率的增高有关联。有研究人员认为，流感疫苗导致嗜睡症可能是因疫苗注射与其他因素的复合效应所致，是否由基因和（或）环境因素造成的影响尚不明确。

6.4.4　系统生物学研究方法在疫苗安全性研究中的应用

系统生物学技术在疫苗学研究领域中的逐步应用，一定程度上填补了现有许多疫苗在最基本作用机制方面存在的缺陷，并能借助该技术预测机体对疫苗的反应，从而有助于人们合理评价和测试新疫苗的免疫效能。系统疫苗学、后基因组技术和反向疫苗学的重大发展，为新保护性免疫生物标记的发现以及动物模型用于筛选和优化人用疫苗限制因素的确定等提供了巨大的帮助。系统生物学研究方法有助于改进疫苗安全性和有效性的临床前评估，已经在评价疫苗安全性方面发挥重要作用。

2010 年，Victoria 等[93]应用高通量二代测序方法，检测了 OPV（Bharat）、风疹疫苗（Memvax-2，默克）、麻疹疫苗（Attenuvax，默克）、黄热病疫苗（YF-Vax，巴斯德）、人类疱疹 3 型病毒疫苗（Varivax，默克）、轮状病毒疫苗（Rotarix，GSK；RotaTeq，默克）和麻疹腮腺炎风疹联合疫苗（MMR-2，默克）等 8 种具有感染性的减毒活疫苗样本，结果在 GSK 公司生产的轮状病毒疫苗 Rotari 中发现存在猪圆环病毒 1 型（porcine circovirus 1，PCV1）DNA 的污染。此外，在疫苗生产用病毒变异监测、疫苗生产用细胞基质污染监测方面均有系统生物学方法应用的报道。

Reif 等[94]开展了与天花疫苗接种人群发生不良反应（adverse event，AE）有关的单核苷酸多态性（single nucleotide polymorphism，SNP）研究。对两个独立试验的健康成人人群接种天花疫苗（APSV：Aventis Pasteur 公司生产），试验 1 接种 85 人，其中 16 人发生 AE；试验 2 接种 46 人，其中 24 人发生 AE。结果显示，第一个人群中 26 个基因的 36 个 SNP 与 AE 有关联，两个试验人群中有 3 个共同的 SNP 与 AE 有关联，其中包括发生在亚甲基四氢叶酸还原酶（methylenetetrahy-drofolate reductase，MTHFR）上的一个非同义突变 SNP 和两个发生在干扰素调节因子（interferon regulatory factor1，IRF1）上的 SNP。

6.5　各种疫苗的精准接种推荐意见

免疫接种推荐程序对疫苗接种具有指导意义，但目前各国针对个体的推荐免疫接种程序尚不完善。本章节所涉及精准免疫推荐意见以我国国家免疫规划程序为基础，综合美国 CDC 关于特殊人群的推荐意见，以期为将来制定精准免疫推荐程序提供参考。

6.5.1　我国免疫接种推荐指南

健康状况良好的儿童,应按照表 6-5 进行免疫接种;HIV 感染母亲所生儿童,可参照表 6-6 进行免疫接种。

表 6-5　我国国家免疫规划疫苗儿童免疫程序表(2016 年)

疫苗种类	接种年(月)龄														
	出生时	1月	2月	3月	4月	5月	6月	8月	9月	18月	2岁	3岁	4岁	5岁	6岁
乙肝疫苗	1	2					3								
卡介苗	1														
脊灰灭活疫苗			1												
脊灰减毒活疫苗				1	2								3		
百白破疫苗				1	2	3				4					
白破疫苗															1
麻风疫苗								1							
麻腮风疫苗										1					
乙脑减毒活疫苗								1			2				
或乙脑灭活疫苗[1]								1、2			3				4
A 群流脑多糖疫苗							1		2						
A 群 C 群流脑多糖疫苗												1			2
甲肝减毒活疫苗										1					
或甲肝灭活疫苗[2]										1	2				

1. 选择乙脑减毒活疫苗接种时,采用 2 剂次接种程序。选择乙脑灭活疫苗接种时,采用 4 剂次接种程序;乙脑灭活疫苗第 1、2 剂间隔 7～10 天;2. 选择甲肝减毒活疫苗接种时,采用 1 剂次接种程序。选择甲肝灭活疫苗接种时,采用 2 剂次接种程序。

表 6-6　我国 HIV 感染母亲所生儿童接种国家免疫规划疫苗建议

疫　苗	HIV 感染儿童		HIV 感染状况不详儿童		HIV 未感染儿童
	有症状或有免疫抑制	无症状和无免疫抑制	有症状或有免疫抑制	无症状	
乙肝疫苗	√	√	√	√	√
卡介苗	×	×	暂缓接种	暂缓接种	√

（续表）

疫　　苗	HIV 感染儿童		HIV 感染状况不详儿童		HIV 未感染儿童
	有症状或有免疫抑制	无症状和无免疫抑制	有症状或有免疫抑制	无症状	
脊灰灭活疫苗	√	√	√	√	√
脊灰减毒活疫苗	×	×	×	×	√
百白破疫苗	√	√	√	√	√
白破疫苗	√	√	√	√	√
麻风疫苗	×	√	×	√	√
麻腮风疫苗	×	√	×	√	√
乙脑灭活疫苗	√	√	√	√	√
乙脑减毒活疫苗	×	√	×	√	√
A 群流脑多糖疫苗	√	√	√	√	√
A 群 C 群流脑多糖疫苗	√	√	√	√	√
甲肝减毒活疫苗	×	×	×	×	√
甲肝灭活疫苗	√	√	√	√	√

暂缓接种：当确认儿童 HIV 抗体阴性后再补种，确认 HIV 抗体阳性儿童不予接种；"√"表示"无特殊禁忌"，"×"表示"禁止接种"。

6.5.2　美国免疫接种推荐指南

对于我国免疫规划程序中未涉及的特殊人群，如孕妇、癌症患者、造血干细胞移植接受者的免疫接种则可参考国外发达国家的推荐程序。下面对 2017 年美国 CDC 发布的 18 周岁及以下儿童和青少年的推荐免疫接种程序[61]和 19 周岁及以上成人的推荐免疫程序[62]中涉及特殊人群免疫接种的部分进行介绍。

1）轮状病毒疫苗

儿童推荐意见：重症联合免疫缺陷的儿童禁止接种。

2）b 型流感嗜血杆菌（Hib）疫苗

（1）儿童推荐意见：59 月龄至 12 岁 Hib 感染风险增加的儿童，包括化疗者和解剖或功能性无脾（包括镰状细胞病）者、人类免疫缺陷病毒（HIV）感染者、免疫球蛋白缺乏或早期补体成分缺乏者，如果在 12 月龄前没有接种或只接种 1 针次 Hib 疫苗，应再接种 2 针次 Hib 疫苗，间隔 8 周；如果在 12 月龄前已接种过至少 2 针次 Hib 疫苗，则应再接种 1 针次 Hib 疫苗。

① 对于 5 岁以下接受化疗或放疗的患者，若其在开始治疗的 14 天内或在治疗期间

接种了 1 针次 Hib 疫苗,至少要在完成治疗的 3 个月后才能继续接种。

② 造血干细胞移植接受者在成功移植 6～2 个月后应按照 3 针次的免疫程序进行复种,无论有无 Hib 疫苗接种史,2 针次之间应间隔至少 4 周。

③ 15 月龄及以上未接种过 Hib 疫苗的将进行择期脾切除术的儿童和青少年应接种 1 针次任何一种包含 Hib 的疫苗;如果可能的话,应至少在术前 14 天接种疫苗。

④ 一般不推荐 5 岁及以上的患者接种 Hib 疫苗。然而,未免疫(14 月龄后未进行初免和加强免疫或少接种至少 1 针次 Hib 疫苗者均为未免疫)的 5 岁及以上的解剖或功能性无脾者(包括镰状细胞病)和未免疫的 5～18 岁的 HIV 感染者应接种 1 针次 Hib 疫苗。

(2) 成人推荐意见:

① 解剖或功能性无脾、镰状细胞病或将进行择期脾切除术的成人,若之前未接种过 Hib 疫苗,应接种 1 针次 Hib 结合疫苗。Hib 疫苗应至少在术前 14 天进行接种。

② 无论是否有 Hib 疫苗接种史,成人造血干细胞移植者应在移植后 6～12 个月接种 3 针次 Hib 疫苗,间隔至少 4 周。

③ 因为成人 HIV 感染者感染 Hib 的风险较低,故不推荐其接种 Hib 疫苗。

3) 肺炎球菌疫苗

(1) 儿童推荐意见:

① 2～5 岁儿童中,有以下疾病中的任意一种,如慢性心脏病(特别是发绀型先天性心脏病和心脏衰竭);慢性肺部疾病(包括口服大剂量糖皮质激素治疗的哮喘);糖尿病;脑脊液漏;人工耳蜗植入;镰状细胞病和其他血红蛋白病;解剖或功能性无脾;HIV 感染;慢性肾衰竭;肾病综合征;与免疫抑制药物或放射治疗相关的疾病,包括恶性肿瘤、白血病、淋巴瘤、霍奇金病;器官移植或先天性免疫缺陷。

a. 若之前接种过 PCV13,但未完成 3 针次免疫程序,应再接种一针次 PCV13。

b. 若之前未接种过或接种过少于 3 针次 PCV13,应至少间隔 8 周再接种 2 针次 PCV13。

c. PCV13 之间接种间隔至少为 8 周。

d. 对于无 PPSV23 接种史儿童,应在最近一次接种 PCV13 至少 8 周后再接种 PPSV23。

② 6～18 岁儿童中,对于脑脊液漏、人工耳蜗植入、镰状细胞病和其他血红蛋白病、解剖或功能性无脾、先天性或获得性免疫缺陷病、HIV 感染、慢性肾衰竭、肾病综合征,以及与免疫抑制药物或放射治疗相关的疾病,包括恶性肿瘤、白血病、淋巴瘤、霍奇金病;全身恶性肿瘤;器官移植或多发性骨髓瘤的患者:

a. 若之前未接种过 PCV13 或 PPSV23,应立即接种 1 针次 PCV13,并在至少 8 周后接种 1 针次 PPSV23。

b. 若之前接种过 PCV13 但未接种过 PPSV23,应在最近一次接种 PCV13 至少 8 周后接种 1 针次 PPSV23。

c. 若之前接种过 PPSV23 但未接种过 PCV13,应在最近一次接种 PPSV23 至少 8 周后接种 1 针次 PCV13。

③ 6～18 岁有慢性心脏病(特别是发绀型先天性心脏病和心脏衰竭)、慢性肺部疾病(包括口服大剂量糖皮质激素治疗的哮喘)、糖尿病、酒精中毒或慢性肝病的儿童,若之前未接种过 PPSV23,应接种 1 针次 PPSV23。若之前接种过 PCV13,应在之前接种 PCV13 后至少 8 周再接种 PPSV23。

④ 患有镰状细胞贫血或其他血红蛋白病、解剖或功能性无脾、先天性或获得性免疫缺陷病、HIV 感染、慢性肾衰竭、肾病综合征、与免疫抑制药物或放射治疗相关的疾病,包括恶性肿瘤、白血病、淋巴瘤、霍奇金病、全身恶性肿瘤、器官移植或多发性骨髓瘤的儿童应在接种第一针 PPSV23 5 年后复种 1 针次 PPSV23。

(2) 成人推荐意见:

① 19～64 岁患有慢性心脏疾病,包括充血性心力衰竭、心肌疾病(包括高血压);慢性肺部疾病,包括慢性阻塞性肺疾病、肺气肿、哮喘;慢性肝病,包括肝硬化、酒精中毒;糖尿病或吸烟的成年人应接种 PPSV23。65 岁及以上者,应在接种 PCV13 至少 1 年后以及最近一次接种 PPSV23 至少 5 年后接种 PCV13 和 PPSV23。

② 19 岁及以上的免疫功能缺陷或解剖或功能性无脾(如下所述)的成年人应在接种 PCV13 至少 8 周后接种 PCV13 和 1 针次 PPSV23,在距第 1 针 PPSV23 至少 5 年后接种第 2 针 PPSV23。如果最近一次接种 PPSV23 是在 65 岁之前,那么 65 岁之后应再接种 1 针次 PPSV23,且要在接种 PCV13 至少 8 周后以及最近一次接种 PPSV23 至少 5 年后。

③ 19 岁及以上的脑脊液漏或植入人工耳蜗的成年人应接种 PCV13,并在接种 PCV13 至少 8 周后接种 PPSV23。如果最近一次接种 PPSV23 是在 65 岁之前,那么 65 岁之后应再接种 1 针次 PPSV23,且要在接种 PCV13 至少 8 周后以及最近一次接种 PPSV23 至少 5 年后。

④ 适合接种肺炎球菌疫苗的免疫缺陷病包括:先天性或后天性免疫缺陷,包括 B 或 T 细胞缺陷、补体缺陷、吞噬障碍,排除慢性肉芽肿性疾病;人类免疫缺陷病毒(HIV)感染;慢性肾衰竭、肾病综合征;白血病、淋巴瘤、霍奇金病、全身恶性肿瘤、多发性骨髓瘤;实体器官移植;医源性免疫抑制,包括长期全身应用糖皮质激素和放射治疗。适合接种肺炎球菌疫苗的解剖或功能性无脾包括镰状细胞病和其他血红蛋白病、先天性或后天性无脾、脾功能失调和脾切除。应至少在免疫抑制治疗或择期脾切除术前 2 周接种肺炎球菌疫苗,并尽快给确诊为 HIV 感染的成年人接种肺炎球菌疫苗。

4）甲肝疫苗

（1）儿童推荐意见：居住在免疫计划地区的大年龄儿童或感染风险增高的无甲肝疫苗接种史的大年龄儿童，应间隔至少 6 个月接种 2 针次甲肝疫苗。包括到高度或中度感染流行的国家旅行或工作的人；男男性行为者；注射和非注射毒品使用者；与 HAV 感染的灵长类动物一起工作或在有甲肝病毒的实验室工作的人；凝血因子疾病患者；慢性肝病患者；在被收养的儿童从高度或中度流行国家到达美国后的 60 天内，那些即将与被收养的儿童有密切和单独接触的人（例如，家庭或普通保姆）。第 1 针应在计划收养后尽快接种，最理想的是至少在被收养者到达前 2 周进行接种。

（2）成人推荐意见：

① 有以下适应证的成人应按常规免疫程序接种甲肝疫苗：慢性肝脏疾病、接受凝血因子浓缩物治疗、男男性行为者、使用注射或不注射毒品、与 HAV 感染的灵长类动物一起工作或暴露在有甲肝病毒的实验室工作。

② 到高度或中度感染流行的国家旅行或工作或即将与国际被收养者密切单独接触的成人，如在被收养的儿童从高度或中度流行国家到达美国后的 60 天内即将与其居住在同一家庭或照料小孩的人应按常规免疫程序接种甲肝疫苗。

5）脑膜炎球菌疫苗

（1）儿童推荐意见：解剖或功能性无脾的儿童（包括镰状细胞贫血病）、HIV 感染或持续性补体成分缺乏的儿童（包括遗传或慢性缺乏 C3、C5～C9、备解素、因子 D、因子 H）应接种 ACWY 群脑膜炎球菌结合疫苗。

① Menveo 疫苗：自 8 周龄开始免疫接种的儿童，按 2,4,6,12 月龄的免疫程序接种；7～23 月龄开始免疫接种的未接种过该疫苗的儿童，需要进行 2 针次基础免疫，其中第 2 针至少要在接种过第 1 针疫苗的 12 周后以及 1 岁后才能接种；24 月龄及以上的未完成该疫苗免疫程序的儿童，应至少间隔 8 周进行 2 针次的基础免疫。

② MenHibrix 疫苗：自 6 周龄开始免疫接种的儿童，按 2,4,6,12～15 月龄的免疫程序接种；如果第 1 针 MenHibrix 是在 12 月龄之后接种的，那么两针次疫苗的间隔时间至少为 8 周，以确保可以预防 C 和 Y 亚群的脑膜炎球菌疾病。

③ Menactra 疫苗

a. 解剖或功能性无脾或感染 HIV 的儿童：24 月龄及以上的未完成该疫苗的免疫程序的儿童，至少间隔 8 周进行 2 针次的基础免疫。如果无脾（包括镰状细胞贫血病）或感染 HIV 的儿童要接种 Menactra 疫苗，需要在 2 岁之后并至少在完成 PCV13 免疫程序后 4 周才能进行。

b. 持续性补体成分缺乏的儿童：9～23 月龄的儿童，应至少间隔 12 周进行 2 针次的基础免疫；24 岁及以上的未完成该疫苗免疫程序的儿童，应至少间隔 8 周进行 2 针次的基础免疫。

c. 所有高危儿童：罹患脑膜炎球菌病风险较高的儿童若要接种 Menactra 疫苗,推荐在 DTaP 之前或同时接种。

解剖或功能性无脾(包括镰状细胞病)或持续性补体成分缺乏(包括遗传或慢性缺乏 C3、C5～C9、备解素、因子 D 和因子 H)的儿童应接种 B 群脑膜炎球菌疫苗。

Bexsero 或 Trumenba 疫苗:10 岁及以上未完成该疫苗免疫程序的儿童,接种 2 针次 Bexsero 疫苗,至少间隔 1 个月;或接种 3 针次 Trumenba 疫苗,至少在第 1 针之后的 1～2 个月接种第 2 针,以及至少在第 1 针后的 6 个月接种第 3 针。两种 B 群脑膜炎球菌疫苗不可互换,同种疫苗必须接种完所有针次。

(2) 成人推荐意见:

① 解剖或功能性无脾或持续性补体缺陷的成人应接种 2 针次包含 ACWY 群脑膜炎球菌的结合疫苗(MenACWY),至少间隔 2 个月并每 5 年复种一次。他们还应接种 B 群脑膜炎球菌疫苗,其中 B 群脑膜炎球菌 4C 疫苗应至少间隔 1 个月接种 2 针次,B 群脑膜炎球菌 FHbp 疫苗应按 0,1～2,6 月的免疫程序接种 3 针次。

② 无脑膜炎球菌疫苗接种史的成人 HIV 感染者应进行 2 针次 MenACWY 的初次免疫,至少间隔 2 个月,至少间隔 2 个月并每 5 年复种 1 次。那些之前接种过 1 针次 MenACWY 的人应至少在接种第 1 针的 2 个月后接种第 2 针 MenACWY。不推荐成人 HIV 感染者接种 B 群脑膜炎球菌疫苗,因为该人群所患的脑膜炎球菌病主要由 C、W 和 Y 群所致。

6) 人乳头瘤状病毒(HPV)疫苗

(1) 儿童推荐意见:

① 有性虐待或性侵犯史的儿童应从 9 岁开始接种 HPV 疫苗。

② 免疫功能低下者,包括 HIV 感染者,无论其免疫接种起始年龄如何,应按照 0,1～2,6 月的免疫程序接种 3 针次 HPV 疫苗。

③ 尽管尚无证据表明接种 HPV 疫苗会对孕妇产生有害影响,但仍不推荐孕妇接种 HPV 疫苗。如果妇女在开始 HPV 疫苗接种后发现其怀孕,无须采取干预措施;剩下未接种的 HPV 疫苗应推迟到分娩后再接种。接种 HPV 疫苗前无须做孕检。

(2) 成人推荐意见:

① 26 岁及以上无 HPV 疫苗接种史的男男性行为者应按照 0,1～2,6 月的免疫程序接种 3 针次 HPV 疫苗。

② 26 岁及以上免疫功能低下的成年男性和女性应按照 0,1～2,6 月的免疫程序接种 3 针次 HPV 疫苗。此处所述免疫功能低下包括可能减弱细胞调节或体液免疫的原发或继发免疫功能低下,例如 B 细胞抗体缺乏、T 细胞完全或部分缺陷、HIV 感染、恶性肿瘤、移植、自身免疫性疾病以及免疫抑制治疗。

③ 尽管尚无证据表明接种 HPV 疫苗会对孕妇产生有害影响,但仍不推荐孕妇接

种 HPV 疫苗。如果妇女在开始 HPV 疫苗接种后发现其怀孕，无须采取干预措施；剩下未接种的 HPV 疫苗应推迟到分娩后再接种。接种 HPV 疫苗前无须做孕检。

7）无细胞百白破疫苗（Tdap）

成人推荐意见：孕妇每次怀孕都应接种 1 针次 Tdap，最好在孕 27～36 周接种，无论有无 Tdap 接种史。

8）麻疹、腮腺炎和风疹疫苗（MMR）

成人推荐意见：

① 对风疹无免疫力的孕妇应该在孕期结束后以及出院之前接种 1 针次 MMR；对风疹无免疫力的育龄期非孕妇也应该接种 1 针次 MMR。

② 原发或继发性免疫缺陷的成人，包括影响骨髓和淋巴系统的恶性疾病、系统性免疫抑制治疗或细胞免疫缺陷者，不推荐接种 MMR。

③ 成人 HIV 感染者且持续 6 个月 $CD4^+T$ 淋巴细胞计数 $\geqslant 200 \times 10^6/L$ 的对麻疹、腮腺炎和风疹无免疫力的患者应接种 2 针次 MMR，至少间隔 28 天。成人 HIV 感染者且 $CD4^+T$ 淋巴细胞计数 $< 200 \times 10^6/L$ 的不推荐接种 MMR。

9）水痘疫苗（VAR）

成人推荐意见：

① 应对孕妇进行水痘免疫力的评估，对水痘无免疫力的孕妇应在孕期结束后以及出院之前接种第 1 针 VAR，在接种第 1 针 4～8 周后接种第 2 针 VAR。

② 对于影响骨髓和淋巴系统的恶性疾病患者或系统性免疫抑制治疗患者，不推荐接种 VAR。

③ 成人 HIV 感染者且 $CD4^+T$ 淋巴细胞计数 $\geqslant 200 \times 10^6/L$ 的可以间隔 3 个月接种 2 针次 VAR。HIV 感染者且 $CD4^+T$ 淋巴细胞计数 $< 200 \times 10^6/L$ 的不推荐接种 VAR。

10）带状疱疹疫苗（HZV）

成人推荐意见：

① 60 岁及以上的慢性疾病患者应接种 HZV，有医学禁忌证的患者除外。例如，孕妇或严重免疫缺陷者。

② 严重疾病患者，包括影响骨髓和淋巴系统的恶性疾病或接受系统性免疫抑制治疗的患者，不推荐其接种 HZV。

③ 成人 HIV 感染者且 $CD4^+T$ 淋巴细胞计数 $< 200 \times 10^6/L$ 的不推荐接种 HZV。

11）乙肝疫苗

成人推荐意见：

① 有乙肝性暴露风险的成人应该按常规免疫程序接种乙肝疫苗，包括性伴侣为乙肝表面抗原（HBsAg）阳性者、不是一夫一妻制的性活跃者、寻求性传播感染治疗的人以

及男男性行为者。

② 有乙肝病毒经皮暴露或黏膜暴露血液风险的成人应该按常规免疫程序接种乙肝疫苗,包括近期或目前使用注射毒品的人、HBsAg 阳性者的家庭接触者、残障人士专用设备的住院医师和员工、有暴露于血液或被血液污染的体液风险的医疗保健和公共安全人员、60 岁以下的糖尿病患者以及经临床医师决定的 60 岁及以上的糖尿病患者。

③ 成人慢性肝病患者,包括但不仅限于丙肝感染者、肝硬化、脂肪肝、酒精性肝病、自身免疫性肝炎和丙氨酸氨基转移酶(ALT)、门冬氨酸氨基转氨酶(AST)水平高于正常上限 2 倍的患者应该按常规免疫程序接种乙肝疫苗。

④ 成人终末期肾脏疾病患者应该接种乙肝疫苗,包括接受透析前护理、血液透析、腹膜透析和家庭透析的患者。血液透析患者应按 0,1,6 月的免疫程序接种 3 针次 40 μg 的 Recombivax HB 疫苗或 0,1,2,6 的免疫程序接种 4 针次 40 μg 的 Engerix-B 疫苗,其他人按常规免疫接种程序接种乙肝疫苗。

⑤ 成人 HIV 感染者应按常规免疫接种程序接种乙肝疫苗。

⑥ 孕期感染乙肝病毒风险较高的孕妇应按常规免疫接种程序接种乙肝疫苗,例如在之前 6 个月有不止一个性伴侣、接受性传播感染治疗、近期或正在使用注射毒品或性伴侣为 HBsAg 阳性者的孕妇。

6.6　影响精准接种的因素

一般而言,按照推荐免疫接种程序进行群体接种并达到一定接种率后可以有效建立免疫屏障,从而预防相关疾病流行。然而,影响疫苗免疫效果的因素有很多,包括年龄、性别、遗传因素、免疫状况、共栖菌群、接种途径等。若要根据每个个体的实际情况来接种疫苗是一项十分复杂的过程,且工作量庞大。此外,对于孕妇、早产儿、老年人、无应答者等特定人群以及癌症患者、HIV 感染者、免疫功能缺陷者、自身免疫性疾病患者、血液透析者等特殊人群而言,为其接种疫苗则更是困难重重。本节主要探讨影响精准免疫接种的几个主要因素,为今后开展精准免疫接种提供依据。

6.6.1　影响精准接种的社会学因素

医师为患者进行诊治一般会参照相关指南,若无相关指南则需要医师凭经验进行治疗。对于特殊人群免疫接种,国内尚无指南,是一项有风险的尝试,医师对此一般非常谨慎。目前,国内医患紧张的形势使这一尝试更加举步维艰。此外,对疾病风险过度的强调、对疫苗安全和有效性的担忧以及对特殊人群认知的缺乏也是制约医务人员接种疫苗的重要因素。

受种者以及监护人的态度对推进精准免疫同样影响巨大。对疫苗安全性的质疑以及疾病预防意识的不足等均是影响疫苗接种的因素。若不从根本上消除民众顾虑,精准免疫或将很难实现。

伦理问题是制约精准免疫的又一重要因素。如对于孕妇,临床试验明确规定不选择孕妇作为受试者。若在孕期为其接种疫苗后发生流产等严重不良事件,难以排除其与疫苗的相关性,容易对疫苗临床评价研究造成负面影响,这也间接影响疫苗研发企业在相关领域的投入。此外,国内在特殊人群免疫接种方面开展的临床试验寥寥无几,伦理问题是主要原因。若要在人群中开展精准免疫相关试验,伦理是需要首先解决的问题。

6.6.2　影响精准接种的技术因素

个体免疫状况是动态变化的,对于 HIV 感染者、癌症患者等免疫功能异常个体而言,疫苗接种后若要达到理想效果,最佳策略是在接种疫苗前进行相关免疫测定,从而对其进行诊断和分类;但由于目前免疫测定技术耗时耗力,且花费较高,难以在基层推广,系统生物学也存在此类问题。

肠道菌群相关研究报道促使人们开始关注益生菌/益生元/合生元对疫苗免疫应答的影响,但研究数量仍较少,大众对于肠道菌群认知度不够,肠道菌群检测技术也尚未普及。此外,肠道菌群定植是一个渐趋稳定的过程,想要通过服用益生菌/益生元/合生元等物质来改变肠道菌群非常困难,也可能无法完全或永久改变,这也成为制约精准免疫推进的又一个因素。

从群体免疫转向精准免疫是一项系统性工程。政府需要综合各方面因素,例如财政拨款分配、地方政府与医疗卫生系统配合、伦理问题以及精准免疫可行性等。

6.7　小结

对于精准免疫这一系统性工程,只有各方共同努力才能够实现,本章节主要对今后需要开展或加强的策略和措施进行总结,以期为今后精准免疫的推进做一些基础性建议。

(1) 政府应当制定特殊人群疫苗接种的相关政策和法规。国家政策对于特殊人群疫苗接种的推动作用是巨大的,并且具有强大的引导性。因此,政府应考虑到广大特殊人群所面临的感染疫苗可预防疾病的风险和沉重的疾病负担,并在政策和法规上进行推动,以便特殊人群的疫苗接种可以在国家和政府的支持下得以持续开展。

(2) 研究机构要积极地在特殊人群中开展相关疫苗的临床试验。在政府制定相应政策的前提下,还要依靠有关机构在特殊人群中开展相关疫苗的临床试验。有了政府的支持和鼓励,符合要求的研究机构要努力在特殊人群中进行疫苗临床试验,逐步积累科学数据,为医务人员向特殊人群推广疫苗接种提供科学依据。

(3) 对于某些特殊人群,如癌症患者而言,其主治医师应该鼓励并确保患者及其家属进行适当的疫苗接种。医师的建议对于患者来说十分具有影响力。在临床试验取得成功,以及国家颁布特殊人群疫苗接种推荐指南的基础之上,负责癌症患者的医务人员应当耐心地与患者及其家属沟通,使其接种适当的疫苗以降低特殊人群疾病感染率,从而延长患者生存期并提高生活质量。

(4) 鼓励医务人员进行特殊人群感染的流行病学调查,从而了解特殊人群的常见感染类型和强度,评估其感染风险,测算特殊人群感染的疾病负担,为政府和相关部门决策提供科学依据,这也将为相关疫苗的研发起到一定的促进作用。

(5) 鼓励研发机构对相关疫苗进行改造。减毒活疫苗不能用于免疫力不全的人群,例如糖尿病人群和接受低剂量类固醇、肿瘤坏死因子抑制剂和其他免疫调节药物的人群;以及接受免疫抑制疗法的人群,如等待器官移植、早期无症状的 HIV 感染人群,将接受癌症化疗的人群,因类风湿关节炎、系统性红斑狼疮和其他免疫疾病而接受免疫抑制疗法的人群。与减毒活疫苗相比,亚单位疫苗仅有几种主要表面蛋白质,能避免产生许多无关抗原诱发的抗体,从而减少疫苗的不良反应和疫苗引起的相关疾病。因此有必要对相关疫苗进行改造,使其适用于特殊人群,从而预防感染、延长患者生命。

(6) 目前,高通量检测技术、海量数据计算以及检测成本等方面的瓶颈,制约了遗传背景与疫苗免疫应答相关性研究的开展。随着基因检测技术的发展和普及,实时建立人群基因档案库,并鼓励开展基因与疫苗免疫应答的相关研究,探明遗传因素与疫苗接种效果的关系,根据个体的基因类型为其制订个性化的疫苗接种方案,并为精准免疫提供平台。

(7) 特殊人群疫苗接种的推进需要多个部门通力合作。卫生部门要根据国内外研究进展对疫苗接种指南进行及时更新;科技部门要大力扶持立项、鼓励相关研究的申报,从而推进国内特殊人群的疫苗接种试验;在医疗卫生领域,业内可以尝试标签外使用,若标签外使用的效果经过了长时间的验证而达成共识,这将加快国内特殊人群疫苗接种的规范化进程。

总之,精准免疫的推进过程十分漫长,影响其进程的因素也是多方面的,但其前景是光明的。只要克服种种困难,精准免疫终有一天将会实现。

国外疫苗精准免疫策略研究发展较快,但国内基本处于空白状态。精准免疫策略研究存在不同分支,其中之一是实现基于个体状态,结合疫苗生物学特性达到最优的免疫效果,这有赖于大数据、多学科的交叉融合;另外一个研究焦点是建立特殊免疫状态个体的免疫策略。推动我国疫苗精准免疫策略研究的进一步发展,需要政府制定相关的扶持政策,形成宽松的科研氛围,医防结合显得尤为重要。

参考文献

［1］ CDC. Maternal vaccines：part of a healthy pregnancy［EB/OL］. https：//www. cdc. gov/vaccines/ pregnancy/index. html？CDC＿AA＿refVal＝https％3A％2F％2Fwww. cdc. gov％2Fvaccines％ 2Fpregnancy％2Fpregnant－women％2Findex. html.

［2］ Eskola J，Kayhty H，Takala A K，et al. A randomized，prospective field trial of a conjugate vaccine in the protection of infants and young children against invasive haemophilus influenzae type b disease［J］. N Engl J Med，1990，323(20)：1381-1387.

［3］ Regan A K，Moore H C，de Klerk N，et al. Seasonal trivalent influenza vaccination during pregnancy and the incidence of stillbirth：population-based retrospective cohort study［J］. Clin Infect Dis，2016，62(10)：1221-1227.

［4］ Sheffield J S，Greer L G，Rogers V L，et al. Effect of influenza vaccination in the first trimester of pregnancy［J］. Obstet Gynecol，2012，120(3)：532-537.

［5］ Stephens A S，Lain S J，Roberts C L，et al. Association of gestational age and severe neonatal morbidity with mortality in early childhood［J］. Paediatr Perinat Epidemiol，2016，30(6)：583-593.

［6］ Zaman K，Roy E，Arifeen S E，et al. Effectiveness of maternal influenza immunization in mothers and infants［J］. N Engl J Med，2008，359(15)：1555-1564.

［7］ Eick A A，Uyeki T M，Klimov A，et al. Maternal influenza vaccination and effect on influenza virus infection in young infants［J］. Arch Pediatr Adolesc Med，2011，165(2)：104-111.

［8］ Omer S B，Goodman D，Steinhoff M C，et al. Maternal influenza immunization and reduced likelihood of prematurity and small for gestational age births：a retrospective cohort study［J］. PLoS Med，2011，8(5)：e1000441.

［9］ Englund J A，Glezen W P，Thompson C，et al. Haemophilus influenzae type b-specific antibody in infants after maternal immunization［J］. Pediatr Infect Dis J，1997，16(12)：1122-1130.

［10］ DiazGranados C A，Dunning A J，Jordanov E，et al. High-dose trivalent influenza vaccine compared to standard dose vaccine in elderly adults：safety，immunogenicity and relative efficacy during the 2009-2010 season［J］. Vaccine，2013，31(6)：861-866.

［11］ Arnou R，Icardi G，De Decker M，et al. Intradermal influenza vaccine for older adults：a randomized controlled multicenter phase III study［J］. Vaccine，2009，27(52)：7304-7312.

［12］ Klein S L，Jedlicka A，Pekosz A. The Xs and Y of immune responses to viral vaccines［J］. Lancet Infect Dis，2010，10(5)：338.

［13］ Bachmann M F，Zinkernagel R M，Oxenius A. Immune responses in the absence of costimulation：viruses know the trick［J］. J Immunol，1998，161(11)：5791-5794.

［14］ Newport M J，Goetghebuer T，Weiss H A，et al. Genetic regulation of immune responses to vaccines in early life［J］. Genes Immun，2004，5(2)：122-129.

［15］ Lee Y C，Newport M J，Goetghebuer T，et al. Influence of genetic and environmental factors on the immunogenicity of hib vaccine in gambian twins［J］. Vaccine，2006，24(25)：5335-5340.

［16］ Hohler T，Reuss E，Evers N，et al. Differential genetic determination of immune responsiveness to hepatitis B surface antigen and to hepatitis A virus：a vaccination study in twins［J］. Lancet，2002，360(9338)：991-995.

［17］ Tan P L，Jacobson R M，Poland G A，et al. Twin studies of immunogenicity — determining the genetic contribution to vaccine failure[J]. Vaccine, 2001, 19(17-19): 2434-2439.

[18] Yan K, Cai W, Cao F, et al. Genetic effects have a dominant role on poor responses to infant vaccination to hepatitis B virus[J]. J Hum Genet, 2013, 58(5): 293-297.

[19] Newport M J, Goetghebuer T, Marchant A. Hunting for immune response regulatory genes: vaccination studies in infant twins[J]. Expert Rev Vaccines, 2005, 4(5): 739-746.

[20] Kruger A, Adams P, Hammer J, et al. Hepatitis B surface antigen presentation and HLA-DRB1 *- lessons from twins and peptide binding studies[J]. Clin Exp Immunol, 2005, 140(2): 325-332.

[21] Mineta M, Tanimura M, Tana T, et al. Contribution of HLA class I and class II alleles to the regulation of antibody production to hepatitis B surface antigen in humans[J]. Int Immunol, 1996, 8(4): 525-531.

[22] Lango-Warensjo A, Cardell K, Lindblom B. Haplotypes comprising subtypes of the DQB1 * 06 allele direct the antibody response after immunisation with hepatitis B surface antigen[J]. Tissue Antigens, 1998, 52(4): 374-380.

[23] Hohler T, Stradmann-Bellinghausen B, Starke R, et al. C4A deficiency and nonresponse to hepatitis B vaccination[J]. J Hepatol, 2002, 37(3): 387-392.

[24] Lindemann M, Barsegian V, Siffert W, et al. Role of G protein beta3 subunit C825T and HLA class II polymorphisms in the immune response after HBV vaccination[J]. Virology, 2002, 297(2): 245-252.

[25] Yucesoy B, Sleijffers A, Kashon M, et al. IL-1beta gene polymorphisms influence hepatitis B vaccination[J]. Vaccine, 2002, 20(25-26): 3193-3196.

[26] Hennig B J, Fielding K, Broxholme J, et al. Host genetic factors and vaccine-induced immunity to hepatitis B virus infection[J]. PLoS One, 2008, 3(3): e1898.

[27] Davila S, Froeling F E, Tan A, et al. New genetic associations detected in a host response study to hepatitis B vaccine[J]. Genes Immun, 2010, 11(3): 232-238.

[28] Poland G A, Ovsyannikova I G, Jacobson R M, et al. Identification of an association between HLA class II alleles and low antibody levels after measles immunization[J]. Vaccine, 2001, 20(3-4): 430-438.

[29] Ovsyannikova I G, Jacobson R M, Vierkant R A, et al. The contribution of HLA class I antigens in immune status following two doses of rubella vaccination[J]. Hum Immunol, 2004, 65(12): 1506-1515.

[30] Ovsyannikova I G, Jacobson R M, Ryan J E, et al. Relationship between HLA polymorphisms and gamma interferon and interleukin-10 cytokine production in healthy individuals after rubella vaccination[J]. Clin Vaccine Immunol, 2007, 14(2): 115-122.

[31] Dhiman N, Poland G A, Cunningham J M, et al. Variations in measles vaccine-specific humoral immunity by polymorphisms in SLAM and CD46 measles virus receptors[J]. J Allergy Clin Immunol, 2007, 120(3): 666-672.

[32] Hou J, Wang S, Jia M, et al. A systems vaccinology approach reveals temporal transcriptomic changes of immune responses to the yellow fever 17d vaccine[J]. J Immunol, 2017, 199(4): 1476-1489.

[33] Nakaya H I, Wrammert J, Lee E K, et al. Systems biology of vaccination for seasonal influenza in humans[J]. Nat Immunol, 2011, 12(8): 786-795.

[34] Bucasas K L, Franco L M, Shaw C A, et al. Early patterns of gene expression correlate with the

humoral immune response to influenza vaccination in humans[J]. J Infect Dis, 2011, 203(7): 921-929.

[35] Diaz-Mitoma F, Alvarez-Maya I, Dabrowski A, et al. Transcriptional analysis of human peripheral blood mononuclear cells after influenza immunization[J]. J Clin Virol, 2004, 31(2): 100-112.

[36] Garcia-Pineres A J, Hildesheim A, Dodd L, et al. Gene expression patterns induced by HPV-16 L1 virus-like particles in leukocytes from vaccine recipients[J]. J Immunol, 2009, 182(3): 1706-1729.

[37] Shao J, Zhang J, Wu X, et al. Comparing the primary and recall immune response induced by a new EV71 vaccine using systems biology approaches[J]. PLoS One, 2015, 10(10): e0140515.

[38] Meerveldeggink A, De W O, Am V D V, et al. Response to influenza virus vaccination during chemotherapy in patients with breast cancer[J]. Ann Oncol, 2011, 22(9): 2031-2035.

[39] Cheng F W, Ip M, Chu Y Y, et al. Humoral response to conjugate pneumococcal vaccine in paediatric oncology patients[J]. Arch Dis Child, 2012, 97(4): 358-360.

[40] Leung T F, Li C K, Hung E C, et al. Immunogenicity of a two-dose regime of varicella vaccine in children with cancers[J]. Eur J Haematol, 2004, 72(5): 353-357.

[41] Launay O, Van d V D, Rosenberg A R, et al. Safety and immunogenicity of 4 intramuscular double doses and 4 intradermal low doses vs standard hepatitis B vaccine regimen in adults with HIV-1: a randomized controlled trial[J]. JAMA, 2011, 305(14): 1432-1440.

[42] Belaunzaránzamudio P F, Garcíaleón M L, Wongchew R M, et al. Early loss of measles antibodies after MMR vaccine among HIV-infected adults receiving HAART[J]. Vaccine, 2009, 27(50): 7059.

[43] Harris V C, Armah G, Fuentes S, et al. Significant correlation between the infant gut microbiome and rotavirus vaccine response in rural ghana[J]. J Infect Dis, 2017, 215(1): 34-41.

[44] Lazarus R P, John J, Shanmugasundaram E, et al. The effect of probiotics and zinc supplementation on the immune response to oral rotavirus vaccine: a randomized, factorial design, placebo-controlled study among Indian infants[J]. Vaccine, 2017,

[45] Nagafuchi S, Yamaji T, Kawashima A, et al. Effects of a formula containing two types of prebiotics, bifidogenic growth stimulator and galacto-oligosaccharide, and fermented milk products on intestinal microbiota and antibody response to influenza vaccine in elderly patients: a randomized controlled trial[J]. Pharmaceuticals, 2015, 8(2): 351-365.

[46] Shaw F E, Jr, Guess H A, et al. Effect of anatomic injection site, age and smoking on the immune response to hepatitis B vaccination[J]. Vaccine, 1989, 7(5): 425.

[47] Phanuphak P, Khawplod P, Sirivichayakul S, et al. Humoral and cell-mediated immune responses to various economical regimens of purified vero cell rabies vaccine[J]. Asian Pac J Allergy Immunol, 1987, 5(1): 33-37.

[48] Chutivongse S, Wilde H. Postexposure prophylaxis for rabies with antiserum and intradermal vaccination[J]. Lancet, 1990, 335(8694): 896-898.

[49] Suntharasamai P. Clinical trials of rabies vaccines in Thailand[J]. Southeast Asian J Trop Med Public Health, 1988, 19(4): 537-547.

[50] Briggs D J, Banzhoff A, Nicolay U, et al. Antibody response of patients after postexposure rabies vaccination with small intradermal doses of purified chick embryo cell vaccine or purified vero cell rabies vaccine[J]. Bull World Health Organ, 2000, 78(5): 693.

[51] Quiambao B P, Dimaano E M, Ambas C, et al. Reducing the cost of post-exposure rabies prophylaxis: efficacy of 0. 1 ml PCEC rabies vaccine administered intradermally using the thai red cross post-exposure regimen in patients severely exposed to laboratory-confirmed rabid animals[J]. Vaccine, 2005, 23(14): 1709-1714.

[52] Holland D, Booy R, De L F, et al. Intradermal influenza vaccine administered using a new microinjection system produces superior immunogenicity in elderly adults: a randomized controlled trial[J]. J Infect Dis, 2008, 198(5): 650.

[53] Mutsch M, Zhou W, Rhodes P, et al. Use of the inactivated intranasal influenza vaccine and the risk of bell's palsy in switzerland[J]. New England Journal of Medicine, 2004, 350(9): 896.

[54] Dilraj A, Cutts F T, Castro J F D, et al. Response to different measles vaccine strains given by aerosol and subcutaneous routes to schoolchildren: a randomised trial[J]. Lancet, 2000, 355 (9206): 798.

[55] Sepulveda-Amor J, Valdespino-Gomez J L, Garcia-Garcia M L, et al. A randomized trial demonstrating successful boosting responses following simultaneous aerosols of measles and rubella (MR) vaccines in school age children[J]. Vaccine, 2002, 20(21-22): 2790-2795.

[56] Midulla M, Assensio A M, Balducci L, et al. Intranasal versus subcutaneous rubella vaccination in schoolgirls[J]. Developments in Biological Standardization, 1976, 33: 241.

[57] Ingardia C J, Kelley L, Steinfeld J D, et al. Hepatitis B vaccination in pregnancy: factors influencing efficacy[J]. Obstet Gynecol, 1999, 93(6): 983-986.

[58] Sheffield J S, Hickman A, Tang J, et al. Efficacy of an accelerated hepatitis B vaccination program during pregnancy[J]. Obstet Gynecol, 2011, 117(5): 1130-1135.

[59] Grosheide P M, Schalm S W, van Os H C, et al. Immune response to hepatitis B vaccine in pregnant women receiving post-exposure prophylaxis[J]. Eur J Obstet Gynecol Reprod Biol, 1993, 50(1): 53-58.

[60] Gupta I, Ratho R K. Immunogenicity and safety of two schedules of hepatitis B vaccination during pregnancy[J]. J Obstet Gynaecol Res, 2003, 29(2): 84-86.

[61] Freitas da Motta M S, Mussi-Pinhata M M, Jorge S M, et al. Immunogenicity of hepatitis B vaccine in preterm and full term infants vaccinated within the first week of life[J]. Vaccine, 2002, 20(11-12): 1557-1562.

[62] Plotkin S A. Immunologic correlates of protection induced by vaccination[J]. Pediatr Infect Dis J, 2001, 20(1): 63-75.

[63] Gaudelus J, Pinquier D, Romain O, et al. Is the new vaccination schedule recommended in france adapted to premature babies? [J]. Arch Pediatr, 2014, 21(9): 1062-1070.

[64] Martinon-Torres F, Czajka H, Center K J, et al. 13-valent pneumococcal conjugate vaccine (PCV13) in preterm versus term infants[J]. Pediatrics, 2015, 135(4): e876-886.

[65] Hartzell J D, Blaylock J M. Whooping cough in 2014 and beyond: an update and review[J]. Chest, 2014, 146(1): 205-214.

[66] Vazquez L, Garcia F, Ruttimann R, et al. Immunogenicity and reactogenicity of DTPa-HBV-IPV/Hib vaccine as primary and booster vaccination in low-birth-weight premature infants[J]. Acta Paediatr, 2008, 97(9): 1243-1249.

[67] Schloesser R L, Fischer D, Otto W, et al. Safety and immunogenicity of an acellular pertussis vaccine in premature infants[J]. Pediatrics, 1999, 103(5): e60.

[68] Heath P T, Booy R, McVernon J, et al. Hib vaccination in infants born prematurely[J]. Arch Dis

Child, 2003, 88(3): 206-210.

[69] Slack M H, Cade S, Schapira D, et al. DT5aP-Hib-IPV and MCC vaccines: preterm infants' response to accelerated immunisation[J]. Arch Dis Child, 2005, 90(4): 338-341.

[70] Klein N P, Gans H A, Sung P, et al. Preterm infants' T cell responses to inactivated poliovirus vaccine[J]. J Infect Dis, 2010, 201(2): 214-222.

[71] Roukens A H, Visser L G. Hepatitis B vaccination strategy in vaccine low and non-responders: a matter of quantity of quality? [J]. Hum Vaccin, 2011, 7(6): 654-657.

[72] 曾滢, 宋雪芳, 潘红星, 等. 成人乙肝疫苗无应答者复种效果研究[C/J]. 第五次全国免疫诊断暨疫苗学术研讨会论文集, 2011, 329-331.

[73] Clemens R, Sanger R, Kruppenbacher J, et al. Booster immunization of low-and non-responders after a standard three dose hepatitis B vaccine schedule — results of a post-marketing surveillance [J]. Vaccine, 1997, 15(4): 349-352.

[74] [74]Souayah N, Michas-Martin P A, Nasar A, et al. Guillain-barre syndrome after gardasil vaccination: data from vaccine adverse event reporting system 2006-2009[J]. Vaccine, 2011, 29 (5): 886-889.

[75] Nakayama T, Onoda K. Vaccine adverse events reported in post-marketing study of the kitasato institute from 1994 to 2004[J]. Vaccine, 2007, 25(3): 570-576.

[76] Partinen M, Saarenpaa-Heikkila O, Ilveskoski I, et al. Increased incidence and clinical picture of childhood narcolepsy following the 2009 H1N1 pandemic vaccination campaign in finland[J]. PLoS One, 2012, 7(3): e33723.

[77] Shu M, Liu Q, Wang J, et al. Measles vaccine adverse events reported in the mass vaccination campaign of Sichuan province, China from 2007 to 2008[J]. Vaccine, 2011, 29(18): 3507-3510.

[78] Langer-Gould A, Qian L, Tartof S Y, et al. Vaccines and the risk of multiple sclerosis and other central nervous system demyelinating diseases[J]. JAMA neurology, 2014, 71(12): 1506-1513.

[79] Joensuu J, Koskenniemi E, Pang X L, et al. Randomised placebo-controlled trial of rhesus-human reassortant rotavirus vaccine for prevention of severe rotavirus gastroenteritis[J]. Lancet (London, England), 1997, 350(9086): 1205-1209.

[80] Kramarz P, France E K, Destefano F, et al. Population-based study of rotavirus vaccination and intussusception[J]. Pediatr Infect Dis J, 2001, 20(4): 410-416.

[81] Carlin J B, Macartney K K, Lee K J, et al. Intussusception risk and disease prevention associated with rotavirus vaccines in australia's national immunization program[J]. Clin Infect Dis: an official publication of the Infectious Diseases Society of America, 2013, 57(10): 1427-1434.

[82] Ledent E, Lieftucht A, Buyse H, et al. Post-marketing benefit-risk assessment of rotavirus vaccination in japan: a simulation and modelling analysis[J]. Drug safety, 2016, 39(3): 219-230.

[83] Bajaj J, Puliyel J M. Intussusception risk with 116E rotavirus vaccine in vellore, south india[J]. Vaccine, 2016, 34(4): 403.

[84] WHO. Post-Marketing Surveillance of Rotavirus Vaccine Safety [R]. Geneva World Health Organization. 2009.

[85] Buchbinder S P, Mehrotra D V, Duerr A, et al. Efficacy assessment of a cell-mediated immunity HIV-1 vaccine (the Step Study): a double-blind, randomised, placebo-controlled, test-of-concept trial[J]. Lancet (London, England), 2008, 372(9653): 1881-1893.

[86] Hu H, Eller M A, Zafar S, et al. Preferential infection of human Ad5-specific CD4 T cells by HIV in Ad5 naturally exposed and recombinant Ad5-HIV vaccinated individuals[J]. PNAS, 2014, 111

(37): 13439-13444.

[87] Geier M R, Geier D A, Zahalsky A C. Influenza vaccination and guillain barre syndrome[J]. Clin Immunol (Orlando, Fla), 2003, 107(2): 116-121.

[88] 满玉红,于挺敏,吴杰,等. Fisher 综合征研究进展[J]. 中国实验诊断学,2005,9(4): 654-655.

[89] van Egmond M, Damen C A, van Spriel A B, et al. IgA and the IgA Fc receptor[J]. Trends Immunol, 2001, 22(4): 205-211.

[90] Fujinami R S, Oldstone M B, Wroblewska Z, et al. Molecular mimicry in virus infection: crossreaction of measles virus phosphoprotein or of herpes simplex virus protein with human intermediate filaments[J]. PNAS, 1983, 80(8): 2346-2350.

[91] Yuki N, Takahashi M, Tagawa Y, et al. Association of campylobacter jejuni serotype with antiganglioside antibody in guillain-barre syndrome and fisher's syndrome[J]. Ann Neurol, 1997, 42(1): 28-33.

[92] Yuki N, Taki T, Takahashi M, et al. Molecular mimicry between GQ1b ganglioside and lipopolysaccharides of campylobacter jejuni isolated from patients with fisher's syndrome[J]. Ann Neurol, 1994, 36(5): 791-793.

[93] Victoria J G, Wang C, Jones M S, et al. Viral nucleic acids in live-attenuated vaccines: detection of minority variants and an adventitious virus[J]. J Virol, 2010, 84(12): 6033-6040.

[94] Reif D M, McKinney B A, Motsinger A A, et al. Genetic basis for adverse events after smallpox vaccination[J]. J Infect Dis, 2008, 198(1): 16-22.

7 传染病防控中非药物干预的优化和精准化

传染病防控措施大体上可分为药物干预措施和非药物干预措施。药物干预措施主要是指通过药物预防和治疗缓解病程发展和降低病死率,以及针对疫苗可预防疾病通过预防接种减少易感人群的数量。非药物干预措施主要通过隔离病患及密切接触者、关闭学校、口岸检疫、改善个人卫生和环境卫生等降低社会传播风险,从而缓解和阻滞传染病疫情的社会人群中的自然发展。一般而言,特别通过疫苗接种能产生持久免疫力的疾病,接种疫苗是预防和控制传染病最有效、最经济的方法。如我国实施免疫规划至今,有效地控制甚至消灭了一些传染病疫情,如 20 世纪 70 年代,我国成功消灭了天花;2000 年时,世界卫生组织宣布中国进入无脊髓灰质炎状态;接种疫苗还明显遏制了乙肝病毒高感染率,控制了麻疹、甲肝、乙脑、流脑等传染性疾病的高发状况。然而,对于一些新发、突发传染病,在暴发初期,病原体生物医学特性往往难以明确,针对性的疫苗和药物研发周期较长,或现有疫苗保护效果不佳及储备不足等因素,此时药物防控措施往往不能及时满足应急防控需求,公共卫生应急决策者必须在多种措施,尤其是非药物性干预措施强度和社会影响之间作出艰难抉择,决策科学的重要性由此凸显。本章围绕当前主要的非药物干预措施,相关防控策略在几种重点传染病防控方面取得的效果,干预措施的局限性和策略优化等方面进行综述。

7.1 传染病非药物干预措施

在防控传染病流行过程中,有效的疫苗和药物无疑是降低患病率及病死率的两个最重要的医学干预措施。但受到储备和产能等方面的限制,在实际防控工作中往往面临疫苗和药物缺少储备、供应延迟或不足等情况,其使用也受到诸多限制。还有许多传染病受当前生物医学科技水平所限尚无可用疫苗和针对病原的特效治疗药物。因此,非药物干预措施仍是公共卫生部门阻止疫情蔓延所必须考虑的重要选项。

传染病非药物防控措施主要包括个人防护、检疫、隔离、疫源地消杀灭等,这些措施分别在不同程度上控制传染源、切断传播途径和保护易感人群,从而缓解或遏制疫情。例如,流感流行期间公共卫生部门往往建议民众通过注意个人手部卫生、咳嗽礼仪、佩戴口罩,出现症状时减少外出等措施减少感染或传播他人机会。当病毒传播能力和致病性增强、流行态势较为严重时则往往采取学校停课、居家办公、限制公众集会等干预措施。但采取关闭学校或工作场所,限制旅行等措施时,通常因带来较多的社会和经济问题而难以执行或因公众不能接受而无法实施。

在传染病防控中,对非药物公共卫生干预措施需求是非常普遍的,但在早期缺少有力科学证据时,将哪些措施纳入防控建议往往严重依赖于专家的主观判断。如专家通常建议在流感大流行的各个阶段和所有场所中都讲究手部卫生,注意咳嗽礼仪,并及时监测、报告病例和快速诊断病毒,鼓励公众使用口罩等个人防护装备以及患者自愿性的自我隔离。这些措施具有一定的科学基础,且其干预效果往往也容易受到病原体致病性、传播能力、人群免疫水平、传播方式、人群结构及其行为等诸多因素的影响。相当多的措施还需要更多的论据支持,在实际防控应用中有效性和可行性如何需要深入调查研究,从而进一步评估并确证这些非药物干预措施的实际防控效果。此外,在什么时机采取什么非药物防控措施最有效且能最大限度降低发病率、病死率并减少大流行对社会和经济造成的破坏,也成为当前重要的研究话题。

早期防控措施效果评价研究多为单一策略有效性的描述性评价,难以实现对防控策略特别是对组合策略有效性的定量评估,或模型严重依赖于对相应干预措施进行特定假设来评估其效果。传染病动力学根据种群特性、疾病发生及其在群体中的传播、发展规律,考虑相关社会因素,建立反映传染病动力学特性的数学模型,通过数值模拟对传染病进行理论性定量研究,分析传染病发病机制、传播规律,为寻求预防和控制的最优策略提供理论依据。基于此发展的数学建模方法则为探索复杂干预策略的有效性,量化不同策略间的潜在成本与收益提供了一个强大的工具。当前基于各种数学模型的传染病防控分析已经用于评估多种不同防控措施的效果,规模也涉及多个或单个国家或社区[1-3]。

目前,各种模型预测研究中往往都离不开表征疾病传播能力的重要参数——再生数 R_0,即在易感人群中由单个病例引起二次感染的平均数。研究表明在 R_0 较小时,仅采用抗病毒药物预防能够有效控制流感大流行,但通过家庭隔离等非药物干预也可以达到同样效果;在 R_0 较高时,将药物干预与学校或工作场所关闭或区域隔离两者或三者结合起来,能有效控制住病毒的传播,但若仅采用抗病毒药物干预,需要在较大区域内对接触者及个人实施才能达到同样目的[4]。当前,美国、英国、澳大利亚等国家将抗病毒药物作为应对流感大流行的主要应对措施,但大范围使用药物防控措施又可能带来药物供应不足以及抗病毒药物耐药等问题[5-7]。而社会疏远、检疫、个人卫生防护以及消毒等干预措施可以作为药物防控措施的替代或补充来改善防控效果,阻断和迟滞疾病传播。以下针对这些非药物防控措施在模型预测或实际疫情发生时在延缓或阻断疫情方面的实际效能进行客观评价。

7.1.1 社会疏远

社会疏远(social distancing)干预措施是传染病大流行时的常用备选方案,主要是指通过关闭学校、停工、限制公众集会、隔离病患、减少社交活动等来减少人群接触机会,降低传染病的传播风险。社会疏远措施之所以重要,在于其是在流行早期应对突发、新发传染病的可实行的应对措施,也是发达国家和发展中国家能够同时采取的第一道防线。

7.1.1.1 关闭学校防控效果评价

根据 WHO 指导,关闭学校、禁止公众集会等保持社会疏远的干预措施是流感大流行准备计划的一部分。对流感大流行时预测干预措施的有效性存在较多困难,在缺少直接证据时,计算机模拟可以用来帮助决策者制定计划,以应对将来可能暴发的流感大流行。Halder 等[8]使用基于个人的模拟模型来调查流感大流行时学校关闭干预的有效性,将再生数 R_0 分别设置为 1.5、2.0 和 2.0,并在关闭 2、4、8 周的 3 个时间周期,结合以每天临床诊断病例为基础的干预激活触发计划,对个别学校关闭和同时关闭学校的有效性进行了模拟。该小组还同时调查了结合抗病毒药物治疗和日常居住限制时学校关闭的有效性。结果发现在流感大流行时期,设定 R_0 为 1.5 且在社区每天临床病例达到 30 例时,采取持续 8 周的学校停课干预,发病率由 33% 下降到 19%。该措施与抗病毒药物结合时可使致病率降低 19%(从 33% 下降到 14%)。R_0 超过 2.0 时,关闭学校效果较差,在 R_0 分别取固定值 2.0 和 2.5 时,8 周的学校关闭策略使致病率分别降低了 9%(从 50% 下降到 41%)和 4%(从 59% 下降到 55%)。然而,结合抗病毒药物同时使用则能显著降低整体致病率(约降低了 15%)。研究还发现特定学校关闭策略的制定依赖于疾病的严重程度和传播能力,前者决定了可以接受的学校关闭周期。对于低传播能力($R_0 < 2.0$)或者不太严重的流行病,只有每天社区病例超过一定数量才需要关闭单个学校。对于严重的高传播性的流行病,应该尽快采取学校长时间关闭并结合其他干预措施。这些计算机模拟可以用来评估学校关闭的干预措施,并为公共卫生当局提供信息,从而完善大流行时期的学校停课规定。

2003 年,SARS 暴发为急性呼吸道传染病大流行非药物干预提供了诸多经验教训,如早期隔离患者并限制与病患者的接触有助于阻断 SARS 传播,但对于传播流行间隔周期短、初期感染力强,同时可无症状传播的流感等传染病,在流行期间采取类似的非药物干预措施可能不如 SARS 流行期间有效。在 1918 年的流感大流行时多个国家的报告指出,强制性的病例报告和患者隔离并没有有效阻止病毒传播。而且由于对症状不明显病例诊断的困难以及没有及时将病例上报,实际上对患者采取强制居家隔离和筛查仅仅能覆盖社区约 60％的患者。对 1957 年的流感大流行分析发现,疫情往往首先出现在部队、学校或其他密切接触的团体,同时农村地区的发病率则相对较低,而且暑假过后学生开学似乎在这场大流行暴发中起到重要作用。一项对法国 1984—2000 年期间 21 个地区的分析中发现学校假期和流感发病率下降之间存在关联。2000 年,以色列流感暴发时正值为期两周的老师罢课,同期 6～12 岁学龄儿童的呼吸道感染发病率、药品购买和其他参数都有明显下降,而当学生归校后,这些参数又开始增加。中国香港地区的研究发现由暑假导致的中学停课与跨年龄群流感传播的显著降低相关。法国和美国的研究也发现停课可以减少最大患病率,并且预防 13％～17％或 20％的病例。这些结果意味着避免公众聚集可能有助于减少大流行高峰期的发病率。因此,尽管目前的许多研究发现,早期发现和隔离患者即使不能完全阻止病毒传播,但仍能够起到一定的防控效果,尤其是在辅以对其与周边社区间的人员流动进行控制时,效果更为明显。

此外,易感者与感染者之间同时接触的程度不仅会影响易感者感染发病的机会,还可能与疾病严重程度相关。Paulo 等通过动物模型实验发现甲型流感的感染剂量与疾病的严重性相关,因此病死率的增加可能与疾病的动态变化以及与剂量依赖响应有关,而后者则可以通过易感个体与患病者同时接触的数量所介导。综合考虑流感季节性、免疫力减弱和 Holling-II 功能函数建立的仓室模型,可以模拟一个易感个体与多个患者的同时接触。患者病症的轻微或严重不仅依赖于人群中感染者的数量,还依赖于易感者与感染者之间同时接触的程度。进一步在模型中引入免疫力减弱和流感大流行不同时期志愿者隔离的高、低比例。研究发现,第一波(春季)中病死率较低可归因于有效再生数的减少。第二波(秋季)中病死率则依赖于重病例与轻度病例数目的比值,对于前者 1 000 个重症者中有 20 例死亡,后者则仅有 4 例。第三波(冬末)中病死率则与免疫力减弱所占比例或社区中新增病例有关。如果一群人自愿隔离并在几天之后回到社区,新的流感波动就会出现。而当保持感染者数量不变时,总病死率则随着波动次数的增加而减少,这意味着每次波动中感染者的较低比例抑制了严重感染数量的增加,进而减少了病死率。可以推测,随着流感大流行的发展,感染者比例不断增加,使得易感个体接触的感染剂量增加,从而可能导致了 1918 年流感大流行病死率在不同时期的波动。

通常在实际传染病防控中,观察这一干预措施的有效性较为困难,如在 2003 年 SARS 的防控中,各种社会隔离措施与其他多种干预措施同时使用,因此很难单独评价其效果。目前,见诸报道的多为通过对所需研究的人群数据建立模型进行模拟,以有助于为将来控制可能的暴发流行确定社会疏远的规模和启动的时机。

7.1.1.2 多种社会疏远措施组合策略效果评价

社区内人群的社会疏远也是 WHO 推荐的一个重要举措。基于一个人口约 3 万的真实社区中详细个人信息建立的模型,Kelso 等[9]采用干预措施的单独和组合使用,模拟了学校停课、有症状者在家隔离、不出席工作场所和减少社会接触等 4 项社会疏远措施。结果表明,在 R_0 值为 1.5,并在发现首例患者后的 6 周内,4 种社会隔离措施相结合可使患病率从 33% 降到 10% 以下。相反,对于 R_0 为 2.5 时,达到同样效果则需要在 2 个星期内就采取该组合策略。2、3 和 4 周的延迟处理导致最后的罹患率分别为 7%、21% 和 45%。对于 R_0 为 3.5 且没有延迟时所有 4 项措施相结合可将罹患率从 73% 减少到 16%。1、2 或 3 周的延迟处理导致最后的罹患率分别为 19%、35% 或 63%。这表明社会疏远对未来流感大流行的潜在控制具有关键作用,但这种干预只有在结合使用时才能真正抑制流感疫情的发展。

Glass 等[10]基于 10 000 个人组成的人群数据研究非药物干预措施效果,其模型基于人口数据合成城镇结构和接触模式。在 R_0 为 1.5~1.6 之间仅考虑学校停课措施,但 R_0 为 2.5 且实施所有非药物干预措施时,根据接触模式设定的不同,致病率减少范围在 10%~20% 之间。与之相反,Kelso 等[9]发现在首个病例发现后 1 周内启动干预并延续下去,可使致病率低至 3%。这可能是由于 Glass 等人设定在学校有超过 10 个确诊病例后才启动停课措施。这也进一步说明在预防大流行或控制流行规模中,快速有效的干预极为重要。而与对美国整个国家建立模型相比,仅采取学校停课措施,对于本地暴发的流感在 $R_0 = 1.5/1.6$ 时模拟致病率降低到 1% 和 13%。更有意思的是 R_0 在 1.9~2.4 之间时,只有将非药物干预与针对性的抗病毒药物预防或疫苗接种结合实施,才能将致病率降低到较为显著的水平[11]。而 Kelso 等则认为对于 R_0 取值到 2.5 时,只要第一时间启动并持续实施,仍可以仅通过非药物组合干预来控制疫情。鉴于疫苗或抗病毒药物实施的部署周期,非药物干预能够更快启动,实现与药物干预的联合实施,从而达到控制疫情的目的。实际上,抗病毒药物的应用也需要在疫情早期启动,Ferguson 等[12]发现干预结果对初始 24 小时的延迟介入比较敏感。基于使用的峰值感染函数,其模拟的单个非药物干预措施,如学校停课或家庭隔离对 R_0 在 1.7~2.0 之间基本没有效果。关闭学校和一半的工作场所在 Ferguson 等的模拟中仅能降低致病率 4%,而在 Kelso 等的工作中则可以达到 20%,这可能是因为两个模型在初始假设存在较大差异。

7.1.1.3 影响社会疏远措施效果的因素

目前社会疏远的有效性仍有存在争议,如 Cauchemez 等针对学校停课的影响所进行的大规模研究,基于法国学校开学和假期期间对季节性流感所做的调查,研究者估计关闭学校最多能够使发病率下降 17%。以色列教师罢工期间该地确诊的呼吸道传染病下降了 42%,但 2008 年我国香港一所学校关闭期间,该措施对流感致病率几乎没有影响,推测可能与流感高峰期过后采取关闭学校等措施有关[13]。此外,个人行为改变、疾病传播能力、采取措施的初始假设不同等多种因素,导致多种模型对社会疏远干预潜在效果的模拟结果存在较大差异[14]。

传染病在人群之间的传播是一个复杂的过程,要模拟这一过程意味着复杂并常常基于个体的模型才能分析现实中的时空细节。基于假定市区暴发流感,密歇根大学的研究者[15]建立了基于个人的时空活动模型(ISTAM)来模拟非药物干预措施的有效性:①受限的社会活动,②学校停课,③家庭隔离。该模型在时空尺度上基于个体间的物理接触建立传播网络。其中R_0设定为1.79,并随机选择5名个体作为初始病例。在测试的控制措施当中,不同服从水平的社会活动限制相对无效。而家庭隔离即使在不同服从水平的巨大差异下,尤其是在病例峰值和总病例数控制上仍较为有效。在100%遵从下,家庭隔离使病例峰值数由300以上减少到158个左右,约下降了48.7%。且暴发峰值延迟了3~17天。总致病人数减少到3 635~5 403之间,与基准线相比下降了63.7%~94.7%。采用组合策略分析发现,家庭隔离与学校停课结合能取得最大成效。不同策略组合带来的感染时空分布表明疫情暴发首先在儿童中强化,然后蔓延到成人。敏感性分析也发现较早采用防控策略能够带来更大功效,但对于具有较大基本再生数的传染病,非药物干预措施的有效性受到限制。模拟结果显示家庭隔离是最有效的控制措施,而其与学校停课一起实施能够取得最大效益。

基于1957年英国流感大流行的血清型和临床数据,英国研究者[16]建立了动态传播模型来估计基本再生数,进而评估临床症状的感染者比例以及学校或幼儿园关闭所带来的影响。模型分析推测此次流感的R_0约为1.8,60%~65%的感染者具有临床症状,因此认为在未来流感大流行中,如果R_0较高(如2.5或3.5),关闭学校或幼儿园仅仅可以在很小程度上(不足10%)减少流行规模。在R_0低至1.8且学校较早关闭时才可将患病率降低到22%。此外,社会疏远措施严重依赖于人群的行为模式,如果不对闭校期间学生的接触行为、停课介入时机或其他当前实际采取的干预措施作出指定,那么停课的效果就很难评估。美国的一项调查[17]显示仅有22%的家庭需要请假照顾孩子,然而约有40%的家庭耽误了工作,一个成年人因停课请了5天假,表明停课可能对这些家庭有很大影响。而年龄大的学生在闭校时多数待在家中,然而,多数学生在闭校期间至少离家一次出去购物、就餐或运动。这与类流感病例的学生活动基本一样,除了后者去诊所较多。这也与2006年北卡罗来纳州乙型流感期间学校关闭的调查结果一致[18],这种行为有可能增加传播的风险。对肯塔基州两个学区的调查也发现流感期间学校停课时学生参与了更多家庭以外的活动[19]。

2009年4月28日,芝加哥卫生部在确诊一名学生感染H1N1流感病毒后,于4月29日关闭了学校,并在5月6日重新开放。通过对有孩子在该校的家庭进行调查[20],学校744名学生来自609个家庭,对其中的439户进行了电话调查,最终可用样本包含170个家庭,其中54个受访者为全职,37个为兼职,78个为失业在家、家庭主妇、学生或退休。受访家庭平均有2个成人和两个在学前班的儿童。研究者发现调查的多数家庭能够遵守社会隔离措施,仅有不到1/3的家庭会在停课期间让孩子去公共场所。调查也显示,学校关闭期间,全职家庭由于照顾孩子需要改变日常安排,不仅会造成较多缺工,而且易造成孩子缺少陪护,甚至被迫外出就餐而失去社会隔离的效果。隔离时间仅持续 1 周,因此对家庭造成的影响比较有限,若不同社区、不同时间节点、持续超过 1 周的学校停课可能会对许多家庭造成较大困扰。因此,促使学生能够更好地遵守远离公共场所以免暴露于流感等将有助于增加学校停课的影响。同时,还要加强家长教育,并避免过多干预家庭日常活动和孩子在学校的学习。此外,学校停课造成学生午餐计划停止,可能迫使学生外出就餐或由社区组织提供,这一定程度上降低了学校停课的影响。因此需要进一步研究不同社区或人口结构中的停课时机,停课效果及其带来的经济影响。

此外,在模型预测研究过程中研究者通常假定干预措施启动后就可以长期持续,因此对其疫情防控效果的估算是在一种比较理想的情况下得到的。但在实际防控工作中,由于这种方法带来社会经济成本较高,无论从哪个角度考虑都无法长期实施这一干预措施,社会疏远干预也许可以为实施预防药物干预或分发、接种疫苗等药物干预措施赢得一定的时间。同时,社会疏远干预与药物疫苗具有某些共同点,两者采取措施后都易被耗尽资源(药物储备和公众耐心),从而难以形成持续有效的防控效果。社会干预措施往往在高度工业化的国家防控效果较好,对于发展中国家,由于较高的人口密度和较低的流动性,其日常接触率较高,相互抵销了该措施在限制接触和家庭隔离从而降低传播机会的效果。事实上,不同模型之间对人口统计学、人群接触行为、干预措施及其相应实施方法等的假设都存在诸多分歧。

7.1.2 检疫

检疫也是一种常见的干预措施,即通过追踪识别密切接触者或对已暴露于同一传染源的一组人群乃至对大规模或整个社区的限制,常用于出入境等的筛查。疫情发生后,卫生机构通常在海港、机场、边境和国界江河口岸或国内疫区边界采取的一系列措施,如旅行者建议、出入境筛查、疫区封锁等,目的是防止流感由国外传入,或从国内传出,或由国内疫区传出。

7.1.2.1 疫情防控中检疫措施效果观察

我国在 SARS 暴发流行期间在各个地方普遍实施了检疫措施,起到了一定的防控效果,但有文献报道在边境对旅行者的入境筛查对识别 SARS 病例效果有限,而出境筛查似乎稍有些效果。1918 年的流感大流行中,加拿大等国实施了对接触者的检疫,最终因效果不明显或实施困难而无法持续进行,但部分岛屿国家实施海上运输检疫似乎能延迟或预防流感大流行。澳大利亚应用海事检疫成功地推迟了 1918 年和 1919 年大流行的 H1N1 病毒进入该国。比如病毒虽在 1918 年 10 月即侵入新西兰,但直到 1919 年的 1 月才进入澳大利亚[21]。病毒侵入较晚的国家其估计病死率也相对较低[22]。但大多数国家无法承担严格边境检疫措施带来的经济损失,通常这一措施仅能将传播推迟约1~2周。

7.1.2.2 检疫措施防控效果模型预测

Longini等[23]建立的模型研究显示,局部的家庭检疫能有效控制$R_0 \leqslant 2.1$的流行。当R_0较高时,则需提高覆盖率到70%。家庭检疫能够有效降低流感罹患率,但需要较高的依从性。Ferguson等[12]采用大规模流行病模型模拟研究不同干预方案在新型流感暴发时的效果,结果表明边境和国内旅游限制对推迟流感蔓延作用有限,虽然学校停课可以降低高峰发病率达40%,但对总体发病率影响不大。当R_0为2.0时,对90%的病例采取干预措施就能够将累积发病率从34%降低到27%,因此快速隔离病例和抗流感病毒药物治疗一样可用于降低患者的传染性,且与抗病毒药物治疗效果相当或更为显著。国内邹云课题组等[24]建立了一种多区域确定性仓室模型来评估非药物干预的影响及其有效性,其基于非负矩阵最大特征值计算再生数,比较再生数、流行高峰和累积的感染人数和病死率等指标,发现对疑似病例和有症状患者进行隔离,能够有效地减少多个区域的流行严重程度。而入境检查策略仅能延迟流行高峰发生,但无助于疫情暴发控制,这也与Ferguson等的结论一致。

7.1.2.3 影响检疫措施的因素

由于没有任何边界筛查措施能够发现前驱症状或无症状的感染者,而流感大流行期间的无症状感染又非常普遍。流感大流行之前,仅有有限的科学证据支持边境控制措施。事实上,过去的流感大流行中,除了一些岛国,在国境、边界针对入境旅行者的筛查与检疫不能完全阻止病毒入侵,特别是交通运输高度便捷的现代社会,其有效性会更差。流行病学模型研究提示,除非在探测到流行后立即终止所有旅行,其他大多数情景下的旅行限制对延缓流感流行效果极其有限[25]。由于旅行限制效果有限,实施成本很高,因此公共卫生部门应充分考虑其成本收益,谨慎决策。

7.1.3 个人卫生与防护措施

以流感防控为例,流感病毒主要经飞沫传播,但也有证据支持其通过接触或飞沫(空气)传播。根据传播途径不同,又可将以阻断传播为基础的防护细分为飞沫、接触和空气防护。落实到个人可采取的卫生措施例如勤洗手、注意咳嗽礼节、公共场所使用口罩等,这些措施是预防流感的常规措施,也适用于其他传染病尤其是呼吸道传染病的预防。目前已有研究表明洗手能降低成年人和儿童呼吸道疾病的发病概率[25, 26],但这些研究不能提供直接证据支持洗手能预防流感。注意咳嗽礼节,如咳嗽时用手遮掩口鼻、使用一次性纸巾等,也被广泛认为能在一定程度上减少疾病传播,同样目前也尚无有力证据充分支持这一点[26]。

7.1.3.1 个人卫生与防护措施防控效果评价

2003年SARS暴发中,中国香港特区的一项病例对照研究显示,公共场所频繁使用口罩($OR=0.27,P<0.001$)和每天洗手超过 10 次($OR=0.58,P=0.008$)都是预防感染 SARS 的保护因素[27]。基于我国香港开展的一项随机研究发现,患者表现出流感样症状后的 36 小时内接触者佩戴口罩并注意洗手可以显著降低流感的传播[28]。澳大利亚则通过两个冬季来评估手术口罩、P2 口罩及不佩戴口罩对流感或相似病症的预防效果[29],敏感性分析发现坚持使用 P2 口罩或手术口罩能够有效降低类似流感病症的风险。使用酒精擦拭学生公用住所可以明显减少疾病发生率(降低 14.8%～39.9%)和学生缺勤率(减少 40%)[30]。

通过对西班牙 36 家医院进行一项多中心的病例对照研究[31],并采用 RT-PCR 对确诊的住院流感病例进行研究,其中每例选择 3 个匹配的对照(两个医院和一个社区)。收集在出现症状前 7 天即采取非药物干预措施(洗手频率、含有酒精的洗手液、接触污染表面后洗手等)的病例进行分析。最后共收集到 813 例流感住院病例和 2 274 名对照。研究发现洗手 5～10 次、大于 10 次和接触污染表面后洗手具有保护效果,并且呈明显剂量效应($P<0.001$),含酒精洗手液与边际效益相关,其校正后的比值比为 0.82。在一个小规模试验中,含柠檬酸的灭毒纸巾可以阻断鼻病毒引起的感冒及其借助于玩牌引起的传播[32],作为对照,使用可重复利用棉手帕的学生中有 42%患感冒。一日托机构在增加便携式消毒泡沫洗手液的同时,并教育员工勤洗手,可有效地将呼吸道感染率从每月 10.4%～14.5%减少到 5.7%($P<0.001$),且相应病毒分离株数量也有下降[33]。

参观或照顾儿童的医护人员在佩戴护目镜和面罩装置时能有效降低儿童感染合胞病毒和发生呼吸道症状(护目镜佩戴时 5%患病率 vs. 不佩戴时 61%患病率)[34]。对与感染合胞病毒儿童采取快速试验诊断、团队护理及接触者穿戴护士服及手套,使得该病毒感染率显著降低(比值比为 0.013～0.76)[35]。

另一项研究采取整群随机对照试验[36],选择至少包含 3 个及以上成员的家庭,并对出现流感类似症状小于 48 小时的家庭进行编号,一旦确诊为流感,则该病例即随机分配到对照组、手术口罩组和手部卫生组。并在随后的 36 小时内,及之后的 3 天、6 天、9 天对家庭进行走访,采集患者及家庭内接触者鼻咽拭子并进行病毒培养。在家庭接触者上通过实验室培养确定流感病毒为主要测定结果,临床诊断确诊为流感为次要结果。作者随机选取了 198 个家庭,并完成了对 128 个家庭的后续走访。122 个家庭的标定患者经实验室证实为流感病毒。其中有 21 个家庭成员接触者被实验室确诊为流感,相应的二次致病率为 6%。临床得到的二次致病率为 5%～18%,取决于病例定义的差异。实验室或临床确定的二次致病率之间在干预期间没有显著差异。可能由于易感模式差异以及流感病毒株缺少抗原漂移或者受限于症状采样等问题,从而导致二次致病率低于预期,也明显低于其他国家的报告。

Larson 等[37]比较了 3 种家庭干预措施对上呼吸道感染和流感的发生和传播的影

响：教育，教育且采用含有酒精的洗手液，教育且同时采用洗手液和口罩。通过对 509 个西班牙裔家庭分析，要求参与者每周汇报 2 次症状，收集流感疑似感染者的鼻拭子，并在随后的 19 个月中进行随访，每两个月至少访问一次。最后共得到 5 034 例上呼吸道感染记录，其中 669 例为流感疑似病例并通过实验室证实了 78 例。年龄、性别、出生地、教育及就业等人口统计学特征与感染率显著相关。洗手液组明显没有家庭成员出现症状（$P<0.01$），但在多变量分析中干预组在感染率上并无显著差异。然而参与家庭中超过一半人员接受流感疫苗的比例随着研究进行不断增加。这一研究中，与针对性教育相比，洗手和口罩的使用在上呼吸道感染率的控制中并无额外优势，但口罩佩戴有助于减少二次传播，在流感暴发时应鼓励使用。然而，这项研究期间，受到耐药金黄色葡萄球菌暴发影响，教育组也可能使用了洗手液，这在一定程度上稀释了干预的影响。

美国密歇根州大学安娜堡分校的研究人员在证实校园内出现首例流感患者之后[38]，将 1 437 名大学生按照居住公寓分成 3 组，分别为采取口罩和洗手液组合的预防措施、仅戴口罩及空白对照组，并进行了随机分组干预和为期 6 周的跟踪调查。研究者发现在最初的 2 周时间里，3 组参与者的类流感疾病发病率并无差异，但在最后几周，采取组合预防措施的学生类流感疾病发病率比对照组的学生低 35%～51%。只选择戴口罩的学生患病率也同样低于对照组，但在统计上无显著差异。

7.1.3.2 影响个人卫生与防护措施防控效果的因素

尽管勤洗手、戴口罩等卫生学方法和物理屏障在防控效果方面仍存在较大争议，但考虑到有相当一部分研究支持其在有效阻遏流感病毒传播中的作用，且此类措施的低廉和非侵入特性，也使其在减少呼吸道传染病发病方面具有潜在价值。因此，在流感大流行的应对策略中应该重视和优先评估这些举措。然而在疫情暴发早期推荐个人勤洗手、戴口罩等干预措施，势必要求人群改变自身行为，但这些措施又缺乏强制性，依从性差势必也会影响个人卫生和防护措施的防控效果。相对而言，此类防控措施对年龄较小的儿童采取干预措施通常会取得较好效果，可能与其自身卫生能力差，通过干预后卫生行为习惯改善较为明显有关。此外，虽然个人卫生与防护干预措施部分有效且相对廉价，但仍需要对其成本效益比进行深入评估。

7.1.4 消毒

2003 年 SARS 暴发期间，某些地区对载有 SARS 病例的交通工具（如救护车）和患者家庭内进行了消毒，但有关各种消毒措施能否有效降低社区或医院内感染传播的信息非常有限，香港特区的研究显示，家居环境的彻底消毒对预防感染 SARS 有保护作用（$OR=0.41$，$P<0.001$）。但尚没有证据证实对环境或空气的大面积消毒对预防流感是否有效。

7.1.5　干预措施的局限性

虽然各种研究提供了多种非药物干预措施指导,由于传染病传播流行动态的复杂性,且模型模拟疫情与实际疫情存在差异,且干预措施受到经济、社会、文化、习惯等多种因素制约,很难按照模拟结果来进行干预,因此实际应用于理论之间存在较大差距。

非药物干预主要效果在于控制传染病暴发的高峰并推迟其持续时间,从而为应对疫情防控提供缓冲时间。目前,主流意见仍认为疑似患者等应尽量采取居家隔离,并通过学校停课、限制公众集会等其他干预措施来减少儿童及成年人间的接触。但实施社会隔离等措施会带来社会、经济和后勤保障等诸多问题。以关闭学校为例,学生家长需请假回家照顾小孩,将导致各单位缺勤率显著增高,而儿童的依从性较差,为确保该措施的效果,其他学生可能聚集的场所也需要同时关闭,这将使一些基本公共服务的提供面临巨大挑战。因此,如何在决策前评估各种干预措施的利弊,平衡成本和社会收益,对于大流行的控制具有重要意义。Condon 等[39]基于 2009 年春天墨西哥城流感的研究发现,政府建议公众乘坐公共交通工具时戴口罩,听从建议的人在 3 天后达到顶峰,比例高达 65%。尽管此时正值政府采取严格控制措施,让所有非必要服务机构和经营部门停业,但只过了 5 天这一比例就下降到 26%。从这种表现来看,无论采取什么措施,要想让人们坚持遵守规定恐怕存在较大困难。

7.1.6　优化促进干预措施的效果

个人行为的改变对于降低非药物干预措施造成的社会、经济等损失也具有较为重要的作用。基于个人的 Simdemics 模型[40],以弗吉尼亚的新河谷地区为对象,模拟疾病通过社会网络传播时因疾病或防控措施不同所带来的生产力或间接经济的损失,结果发现个人行为的改变是减少损失最重要的因素。与对照相比,仅仅限制非必要的旅行和服用预防性的抗病毒药物就可以将病毒的传播规模减小 1/3,经济损失可减少 62%。如果同时采取学校停课可进一步将感染规模减小 10%~15%,若个人行为规范,单单学校停课也可使总经济损失比对照组减少 40%。这意味着疫情发生时个人要积极遵从卫生官员采取的社会隔离和药物措施。作者还发现学校停课虽然比提供抗病毒药物带来更多的经济损失,但也能够更好地控制疫情。

社会认知也会对个人卫生习惯产生影响,进而对传染病防御起到作用。如了解人群对流感的反应有助于优化公共卫生干预措施,但相关理论框架仍然匮乏。为了建立个人认知等与流感有关的个人卫生习惯之间的关联模型,Liao[41]通过对 2006 年甲型 H5N1 流感和 2009 年甲型 H1N1 流感代表性家庭的电话调查,收集到了多个因素之间的可比较数据,并采用探索性因子分析和验证性因素分析来证实、评估所提取的因素。模型基于 H5N1 数据采用结构方程建模进行优化,然后通过 H1N1 数据进行验证。结果发现对流感的了解和有意识的卫生效果与个人卫生习惯密切相关,提高公众信息的可信度能够促进个人卫生习惯的改进,同时个人担心也与 H5N1 中的个人卫生习惯密切相关。

除了受到个人行为影响,药物与非药物干预的有效性在很大程度上都取决于人群的行为,即是否遵从推荐的预防措施。为了促进人群采取足够的预防行为,公共卫生专家需要了解人们如何看待风险,如何看待非药物干预的有效性和接受程度,以及他们是否认可、愿意并能够使用公共卫生当局或专家传递的信息。2003 年在荷兰暴发严重的 H7N7 禽流感,导致一名患者死亡[42]。专家建议家禽业工人、农民及其家庭成员采取戴口罩和护目镜来预防感染,并服用抗病毒药物,但即使直接面临感染风险的人们对这些措施的遵从度也不高。因此风险感知作为各种行为理论构建的重要部分,对其的认识有助于公共卫生干预措施的实施和推广。de Zwart 等[43]采取网络调查方式,每次在多个网络小组中随机抽取 18 岁及以上成员,通过电子邮件联系受访者并进行持续多天的在线调查,收集到 3 840 个受访者的时间趋势数据,并采用线性回归分析和多因素分析来确定促使人群采取预防行为的决定因素。结果发现虽然受访者多数认为禽流感是非常严重的健康问题,但感知脆弱性(perceived vulnerability)得分仍然比较低,并随着时间延长而轻微下降。约一半受访者采取一种或多种预防措施,36%的受访者院里有野鸟或家禽。年龄、受教育程度、族裔、疫苗接种、知识水平等多个因素与是否采取防范措施密切相关,自我效能(self efficacy)对于那些几乎不去想禽流感的人是否采取预防措施较为重要。这项研究意味着随着疫情的发展,公众认知减弱,有必要通过不断地向公众传递疫情的危险信息和可以采取的有效措施,以控制流感大流行等疫情。

除了个人行为模式对非药物干预措施效果产生影响外,干预的实施时机也很重要。在缺少详细分析的情况下,通常认为疫情控制的最佳途径是尽早启动所有的控制措施。但疫情暴发早期不易识别以及后勤、政治和经济因素制约,这些控制措施可能会推迟实施。若控制措施能够持续到大流行所需的疫苗研发成功,那么较早实施干预能够减少病例,降低患病率和发病率的峰值。然而,非药物干预措施的长时间实施成本过高,且容易对医疗服务造成过大负担。疫情严重程度决定了干预措施的社会经济成本,而前者又难以在疫情早期确定。1918 年,流感大流行期间,美国一些城市经历了接触干预后的第 2 个病死率峰值,深入分析发现多种干预措施综合使用时比单个措施能够更好地控制疾病传播,且干预介入越晚,越无法有效减少病死率,尤其是在病死率较高时(如超过 1‰时)[44,45]。Hollingsworth 等[46]基于确定性 SIR 模型,在为期 12 周的干预模拟中,演示了短期干预是如何增加动态复杂性,并通过分析社会疏远的影响,发现即使是在疫情开始后的几周内采取干预措施,依然能够有效降低患病率和疫情暴发的峰值患病率,而在疫情早期就进行及时的干预并不一定有利于疫情控制,这与干预措施的有效性及其介入时机密切相关。该模型还考虑了减少接触、抗病毒药物使用以及疫苗的提前接种,发现药物仅对个人有效,其他两者则对个人及人群均有效果,属于预防性措施。因此,考虑到过早实施干预可能造成较大社会经济负担,推迟一段时间来启动干预不失为以后较好的策略。

干预措施的选择与疫情的具体特点密切相关。未来流感大流行的流行病学特征无法预知,即使在疫情早期也无法确定。然而,在 2009 年 H1N1 大流行中发现疫情防控中估计的传播特点与实际观察较为接近[47]。特定参数的设定影响暴发疫情的增长率和流行高峰,具体包括人群的年龄结构、不同年龄群体之间及其内部的接触率、家庭结构、就学模式以及先天的免疫力等。空间结构在某些情况下也有较大影响,尤其是人口密度、交通枢纽和医疗服务的方便与否。因此,不同地区因空间尺度的差异,其干预措施也可能不同。流感增长率增长很快,造成不同区域间的快速传播。疫情暴发早期,少量病例和输入病例数量差异可能会带来随机效应,促进或减缓疫情由局部暴发到指数级的大流行,进而影响干预的最佳时机。

7.2 小结

未来相当长一段时间内国家乃至全球应对突发新发传染病仍需依靠非药物干预措施或与药物防控措施共同发挥作用。尽管大多数防控措施都具备一定公共卫生理论基础和可行性,并在实际防控中发挥了重要作用,但没有一种防控措施是普适性的。目前,多种防控措施效果评价研究表明,防控措施的有效性往往取决于多方面的因素,既包括传染病本身致病性、传播能力、暴发流行动态、病原体变异情况及耐药性影响,也与人群免疫力和易感性,以及易感人群所处的地域性、社会结构、受教育情况、经济状况等有关。甚至一种措施在防控不同时空条件下同一种传染病的效果也存在千差万别。具体到每一种疾病及每一次暴发流行时不同措施或不同措施组合的防控效能可能存在显著差异。

每一种防控措施的实施都受到许多现实条件的制约。例如,在流感大流行的防控中,检疫措施难以发现无症状或前驱症状感染者,社会疏远措施中停工、停课往往仅涉及部分学校和单位,持续时间短,不能达到许多模型模拟的理想状态,更不可能完全阻止流感在学龄儿童这一高感染率群体间的传播。多数国家即使储备有神经氨酸酶抑制剂,虽对个体防护效果显著,封闭社区内的预防性服药能观察到预防效果,但难以迅速在人群水平上快速分配以达到防控目的。针对大流行的疫苗可为接种者带来保护,但多数国家疫苗接种率不高,且接种人员中实际面临了较大的感染风险的比例可能不高。此外,针对大流行的疫苗通常在早期难以获得,从而对第一波流行影响甚微,事实上,以当前科技来看,针对未来任何流感大流行制造的疫苗都不会较早出现。因此,在流感大流行防控场景下、入境筛查、停工停课、广泛的抗病毒药物预防和针对大流行的疫苗在阻断流感大流行方面均有不足之处，只有多种防控措施互为补充，取长补短，才能发挥最大的防控效能。

因而在传染病疫情精准防控方面，首先，迫切需要更多的研究来阐明传染病病原特点，传播流行规律，从而才能有针对性地采取防控措施。其次，要求公共卫生人员在疫情防控过程中，要审慎采取对策措施，充分考虑措施的科学性、可行性及可能的不良后果。第三，重视优化防控设计和数据收集，从而为总结疫情防控得失，进一步复盘评估各种措施的有效性，为今后的科学防控积累必要的数据基础和定量评价结果。最后，研究人员在利用模型模拟各类防控措施效果时，在模型设计时应尽可能贴近现实，特别是近年来出现的将传染病传播动力学过程映射到人群交互接触的复杂网络上，为我们实现精准预测、疫情控制和防控措施评估提供了重要方法。当然这种方法的最大缺陷是对数据条件要求较为苛刻，它不仅需要收集疫情流行过程的发病数据，而且需要清晰的掌握传染病例的接触史和人群的社会接触网络，当然这在实践中往往很难做到。因此，很多情况下，都是采用复杂网络模拟的方法进行科学研究，揭示在尽可能贴近人群实际社会接触特点的复杂网络中评估防控策略的有效性。

参考文献

［1］Grais R F, Dubray C, Gerst S et al. Unacceptably high mortality related to measles epidemics in niger, nigeria, and Chad［J］. PLoS Med, 2007, 4(1)：e16.

［2］Ferguson N M, Cummings D A, Cauchemez S, et al. Strategies for containing an emerging influenza pandemic in southeast Asia［J］. Nature, 2005, 437(7056)：209-214.

［3］Davey V J, Glass R J, Min H J, et al. Effective, robust design of community mitigation for pandemic influenza：a systematic examination of proposed US guidance［J］. PLos One, 2008, 3(7)：e2606.

［4］Lee V J, Lye D C, Wildersmith A, et al. Combination strategies for pandemic influenza response — a systematic review of mathematical modeling studies［J］. BMC Medicine, 2009, 7(1)：76.

［5］Lipsitch M, Cohen T, Murray M, et al. Antiviral resistance and the control of pandemic influenza［J］. PLos Medicine, 2007, 4(1)：e15.

［6］Le Q M, Kiso M, Someya K, et al. Avian flu：isolation of drug-resistant H5N1 virus［J］. Nature, 2005, 437(7062)：1108.

［7］De Jong M D, Thanh T T, Khanh T H, et al. Oseltamivir resistance during treatment of influenza a (H5N1) infection［J］. N Engl J Med, 2005, 353(25)：2667-2672.

［8］Halder N, Kelso J K, Milne G J, et al. Developing guidelines for school closure interventions to be used during a future influenza pandemic［J］. BMC Infect Dis, 2010, 10(1)：221.

［9］Kelso J K, Milne G J, Kelly H, et al. Simulation suggests that rapid activation of social distancing can arrest epidemic development due to a novel strain of influenza［J］. BMC Public Health, 2009, 9(1)：117.

[10] Glass R J, Glass L M, Beyeler W E, et al. Targeted social distancing design for pandemic influenza[J]. Emerg Infect Dis, 2006, 12(11): 1671-1681.

[11] Germann T C, Kadau K, Longini I M, et al. Mitigation strategies for pandemic influenza in the united states[J]. Proc Natl Acad Sci U S A, 2006, 103(15): 5935-5940.

[12] Ferguson N M, Cummings D A, Fraser C, et al. Strategies for mitigating an influenza pandemic [J]. Nature, 2006, 442(7101): 448-452.

[13] Cowling B J, Lau E H, Lam C L, et al. Effects of school closures, 2008 winter influenza season, Hong Kong[J]. Emerg Infect Dis, 2008, 14(10): 1660-1662.

[14] Milne G J, Kelso J K, Kelly H, et al. A small community model for the transmission of infectious diseases: comparison of school closure as an intervention in individual-based models of an influenza pandemic[J]. PLos One, 2008, 3(12).

[15] Yang Y, Atkinson P M, Ettema D, et al. Analysis of CDC social control measures using an agent-based simulation of an influenza epidemic in a city[J]. BMC Infect Dis, 2011, 11(1): 199.

[16] Vynnycky E, Edmunds W J. Analyses of the 1957 (Asian) influenza pandemic in the united kingdom and the impact of school closures[J]. Epidemiol Infect, 2008, 136(2): 166-179.

[17] Gift T L, Palekar R, Sodha S V, et al. Household effects of school closure during pandemic (H1N1) 2009, pennsylvania, USA[J]. Emerg Infect Dis, 2010, 16(8): 1315-1317.

[18] Johnson A J, Moore Z, Edelson P J, et al. Household responses to school closure resulting from outbreak of influenza B, North Carolina[J]. Emerg Infect Dis, 2008, 14(7): 1024-1030.

[19] Impact of seasonal influenza-related school closures on families — southeastern kentucky, february [J]. Mmwr Morb Mortal Wkly, 2009, 58(50): 1405-1409.

[20] Jarquin V G, Callahan D B, Cohen N J, et al. Effect of school closure from pandemic (H1N1) 2009, chicago, illinois, USA[J]. Emerg Infect Dis, 2011, 17(4): 751-753.

[21] Kelly H, Priest P, Mercer G N, et al. We should not be complacent about our population-based public health response to the first influenza pandemic of the 21st century[J]. BMC Public Health, 2011, 11(1): 78.

[22] Mcleod M, Baker M G, Wilson N, et al. Protective effect of maritime quarantine in South pacific jurisdictions, 1918-19 influenza pandemic[J]. Emerg Infect Dis, 2008, 14(3): 468-470.

[23] Longini I M, Nizam A, Xu S, et al. Containing pandemic influenza at the source[J]. Science, 2005, 309(5737): 1083-1087.

[24] Sang Z, Qiu Z, Yan X, et al. Assessing the effect of non-pharmaceutical interventions on containing an emerging disease[J]. Math Biosci Eng, 2011, 9(1): 147-164.

[25] Cooper B, Pitman R, Edmunds W J, et al. Delaying the international spread of pandemic influenza [J]. PLos Med, 2006, 3(6): 1-11.

[26] Inglesby T V, Nuzzo J B, Otoole T, et al. Disease mitigation measures in the control of pandemic influenza[J]. Biosecurity Bioterrorism Biodefense Strat Pr Sci, 2006, 4(4): 366-375.

[27] Lau J, Tsui H Y, Lau M, et al. SARS transmission, risk factors, and prevention in Hong Kong [J]. Emerg Infect Dis, 2004, 10(4): 587-592.

[28] Cowling B J, Chan K, Fang V J, et al. Facemasks and hand hygiene to prevent influenza transmission in households: a cluster randomized trial[J]. Ann Intern Med, 2009, 151(7): 437-446.

[29] Macintyre C R, Cauchemez S, Dwyer D E, et al. Face mask use and control of respiratory virus transmission in households[J]. Emerg Infect Dis, 2009, 15(2): 233-241.

[30] Murphy D, Todd J K, Chao R K, et al. The use of gowns and masks to control respiratory illness in pediatric hospital personnel[J]. J Pediatr, 1981, 99(5): 746-750.

[31] Godoy P, Castilla J, Delgadorodriguez M, et al. Effectiveness of hand hygiene and provision of information in preventing influenza cases requiring hospitalization[J]. Prev Med, 2012, 54(6): 434-439.

[32] Dick E C, Hossain S U, Mink K A, et al. Interruption of transmission of rhinovirus colds among human volunteers using virucidal paper handkerchiefs[J]. J Infect Dis, 1986, 153(2): 352-356.

[33] Falsey A R, Criddle M M, Kolassa J E, et al. Evaluation of a handwashing intervention to reduce respiratory illness rates in senior day-care centers[J]. Infect Control Hosp Epidemiol, 1999, 20(3): 200-202.

[34] Agah R, Cherry J D, Garakian A, et al. Respiratory syncytial virus (RSV) infection rate in personnel caring for children with RSV infections: routine isolation procedure vs routine procedure supplemented by use of masks and goggles[J]. JAMA Pediatrics, 1987, 141(6): 695-697.

[35] Madge P, Paton J Y, Mccoll J H, et al. Prospective controlled study of four infection-control procedures to prevent nosocomial infection with respiratory syncytial virus[J]. Lancet, 1992, 340(8827): 1079-1083.

[36] Cowling B J, Fung R O, Cheng C K, et al. Preliminary findings of a randomized trial of non-pharmaceutical interventions to prevent influenza transmission in households[J]. PLos One, 2008, 3(5): e2101.

[37] Larson E, Ferng Y, Wongmcloughlin J, et al. Impact of non-pharmaceutical interventions on URIs and influenza in crowded, urban household[J]. Public Health Reports, 2010, 125(2): 178-191.

[38] Aiello A E, Murray G F, Perez V, et al. Mask use, hand hygiene, and seasonal influenza-like illness among young adults: a randomized intervention trial[J]. J Infect Dis, 2010, 201(4): 491-498.

[39] Condon B J, Sinha T. Who is that masked person: the use of face masks on mexico city public transportation during the influenza a (H1N1) outbreak[J]. Heal Policy, 2010, 95(1): 50-56.

[40] Barrett C L, Bisset K R, Leidig J P, et al. Economic and social impact of influenza mitigation strategies by demographic Class[J]. Epidemics, 2011, 3(1): 19-31.

[41] Liao Q, Cowling B J, Lam W W, et al. The influence of social-cognitive factors on personal hygiene practices to protect against influenzas: using modelling to compare avian A/H5N1 and 2009 Pandemic A/H1N1 Influenzas in Hong Kong[J]. Int J Behav Med, 2011, 18(2): 93-104.

[42] Fouchier R A, Schneeberger P M, Rozendaal F W, et al. Avian influenza A virus (H7N7) associated with human conjunctivitis and a fatal case of acute respiratory distress syndrome[J]. Proc Natl Acad Sci U S A, 2004, 101(5): 1356-1361.

[43] De Zwart O, Veldhuijzen I K, Richardus J H, et al. Monitoring of risk perceptions and correlates of precautionary behaviour related to human avian influenza during 2006-2007 in the netherlands: results of seven consecutive surveys[J]. BMC Infect Dis, 2010, 10(1): 114.

[44] Bootsma M C, Ferguson N M. The effect of public health measures on the 1918 influenza pandemic in U. S. cities[J]. Proc Natl Acad Sci U S A, 2007, 104(18): 7588-7593.

[45] Hatchett R J, Mecher C E, Lipsitch M, et al. Public health interventions and epidemic intensity during the 1918 influenza pandemic[J]. Proc Natl Acad Sci U S A, 2007, 104(18): 7582-7587.

[46] Hollingsworth T D, Klinkenberg D, Heesterbeek H, et al. Mitigation strategies for pandemic

influenza a：balancing conflicting policy objectives[J]. PLos Comput Biol，2011，7(2)：e1001076.

[47] Fraser C，Donnelly C A，Cauchemez S，et al. Pandemic potential of a strain of influenza a (H1N1)：early findings[J]. Science，2009，324(5934)：1557-1561.

索　引